高等职业教育中医药类创新教材

U0694677

西医内科学

（供中医学、针灸推拿、中医骨伤、康复治疗技术等专业用）

主　编　姜旭光　艾　娟

副主编　王　雪　马林伟　鲍　宇　邢冬杰

编　委　（以姓氏笔画为序）

马林伟（江苏医药职业学院）

王　雪（重庆三峡医药高等专科学校）

尤　蕾［山东医学高等专科学校（临沂）］

艾　娟（南阳医学高等专科学校）

邢冬杰（山东中医药高等专科学校）

孙晓妍（菏泽医学专科学校）

陈晓艳（山东中医药高等专科学校）

陈喜苹（南阳医学高等专科学校）

荣　灿（江苏卫生健康职业学院）

姜旭光（山东中医药高等专科学校）

袁云川（重庆三峡医药高等专科学校）

鲍　宇［山东医学高等专科学校（临沂）］

中国健康传媒集团

中国医药科技出版社

内容提要

本教材是"高等职业教育中医药类创新教材"之一，以培养新时代中医药高等医药卫生专业人才为宗旨，教材内容涵盖了中医执业助理医师资格考试《西医内科学》考试大纲，充分兼顾临床工作实际需要，精选内科学核心知识，充实内科学最新进展，重视基础理论与临床实践的紧密结合，强调学生临床实践能力的培养。本教材为书网融合教材，配套丰富的数字内容，使教学资源更加多样化、立体化，方便自学与复习。本教材供高等职业院校中医学、针灸推拿、中医骨伤、康复治疗技术等专业教学使用，也可作为临床工作者及中医执业助理医师资格考试的参考用书。

图书在版编目（CIP）数据

西医内科学 / 姜旭光，艾娟主编 . —北京：中国医药科技出版社，2022.8
高等职业教育中医药类创新教材
ISBN 978-7-5214-3180-3

I.①西… II.①姜… ②艾… III.①内科学–高等职业教育–教材 IV.①R5

中国版本图书馆 CIP 数据核字（2022）第 078633 号

美术编辑 陈君杞
版式设计 南博文化

出版 **中国健康传媒集团** | 中国医药科技出版社
地址 北京市海淀区文慧园北路甲 22 号
邮编 100082
电话 发行：010-62227427 邮购：010-62236938
网址 www.cmstp.com
规格 889 × 1194mm $^1/_{16}$
印张 25
字数 718 千字
版次 2022 年 8 月第 1 版
印次 2022 年 8 月第 1 次印刷
印刷 三河市万龙印装有限公司
经销 全国各地新华书店
书号 ISBN 978-7-5214-3180-3
定价 79.00 元

获取新书信息、投稿、
为图书纠错，请扫码
联系我们。

代爱英（菏泽医学专科学校教务处处长）

刘　亮（遵义医药高等专科学校教务处副处长）

兰作平（重庆医药高等专科学校教务处处长）

王庭之（江苏医药职业学院教务处处长）

张炳盛（山东中医药高等专科学校教务教辅党总支原书记）

张明丽（南阳医学高等专科学校中医系党委书记）

苏绪林（重庆三峡医药高等专科学校中医学院院长）

王　旭（菏泽医学专科学校中医药系主任）

于立玲（山东医学高等专科学校科研处副处长）

冯育会（遵义医药高等专科学校中医学系副主任）

万　飞（重庆医药高等专科学校中医学院院长）

周文超（江苏医药职业学院医学院党总支书记）

办公室主任

范志霞（中国医药科技出版社副总编辑、副经理）

徐传庚（山东中医药高等专科学校中医系原主任）

数字化教材编委会

主　编　姜旭光　艾　娟　邢冬杰

副主编　王　雪　马林伟　鲍　宇　荣　灿　陈晓艳

编　委　（以姓氏笔画为序）

马林伟（江苏医药职业学院）

王　雪（重庆三峡医药高等专科学校）

尤　蕾［山东医学高等专科学校（临沂）］

艾　娟（南阳医学高等专科学校）

邢冬杰（山东中医药高等专科学校）

孙晓妍（菏泽医学专科学校）

陈晓艳（山东中医药高等专科学校）

陈喜苹（南阳医学高等专科学校）

荣　灿（江苏卫生健康职业学院）

姜旭光（山东中医药高等专科学校）

袁云川（重庆三峡医药高等专科学校）

鲍　宇［山东医学高等专科学校（临沂）］

出版说明

中医药职业教育是医药职业教育体系的重要组成部分，肩负着培养中医药行业多样化人才、传承中医药技术技能、促进就业创业的重要职责。为深入贯彻落实国务院印发的《中医药发展战略规划纲要（2016—2030年）》《国家职业教育改革实施方案》和教育部等九部门印发的《职业教育提质培优行动计划（2020—2023年）》等文件精神，充分体现教材育人功能，适应"互联网+"新时代要求，满足中医药事业发展对高素质技术技能中医药人才的需求，在"高等职业教育中医药类创新教材"建设指导委员会的指导下，中国医药科技出版社启动了本套教材的组织编写工作。

本套教材包含21门课程，主要特点如下。

一、教材定位明确，强化精品意识

本套教材认真贯彻教改精神，强化精品意识，紧紧围绕专业培养目标要求，认真遵循"三基""五性"和"三特定"的原则，在教材内容的深度和广度上符合中医类专业高职培养目标的要求，与特定学制、特定对象、特定层次的培养目标相一致，力求体现"专科特色、技能特点、时代特征"。以中医药类专业人才所必需的基本知识、基本理论、基本技能为教材建设的主题框架，充分体现教材的思想性、科学性、启发性、先进性和适用性，注意与本科教材和中职教材的差异性，突出理论和实践相统一，注重实践能力培养。

二、落实立德树人，体现课程思政

党和国家高度重视职业教育事业的发展，落实立德树人是教材建设的根本任务。本套教材注重将价值塑造、知识传授和能力培养三者融为一体，在传授知识和技能的同时，有机融入中华优秀传统文化、创新精神、法治意识，弘扬劳动光荣、技能宝贵、创造伟大的时代风尚，注重加强医德医风教育，着力培养学生"敬佑生命、救死扶伤、甘于奉献、大爱无疆"的医者精神，弘扬精益求精的专业精神、职业精神、工匠精神和劳模精神，以帮助提升学生的综合素质和人文修养。

三、紧跟行业发展，精耕教材内容

当前职业教育已经进入全面提质培优的高质量发展阶段。教育部印发的《"十四五"职业教育规划教材建设实施方案》强调：教材编写应遵循教材建设规律和职业教育教学规律、技术技能人才成长规律，紧扣产业升级和数字化改造，满足技术技能人才需求变化，依据职业教育国家教学标准体系，对接职业标准和岗位能力要求。本套教材编写以学生为本，以岗位职业需求为标准，以促进就业和适应产业发展需求为导向，以实践能力培养为重点，增加实训内容和课时的设置，力争做到课程内容与职业标准对接、教学过程与生产过程对接，突出鲜明的专业特色。内容编写上注意与时俱进，注重吸收融入行业发展的新知识、新技术、新方法，以适应当前行业发展的趋势，实现教材与时代的融合，以提高学生创造性解决实际问题的能力。

四、结合岗位需求，体现学考结合

为深入贯彻执行《国家职业教育改革实施方案》中推动的1+X证书制度，本套教材充分考虑学生考取相关职业资格证书、职业技能等级证书的需要，将岗位技能要求、劳动教育理念、国家执业助理医师资格考试等有关内容有机融入教材，突出实用和实践。教材理论内容和实训项目的设置涵盖相关考试内容和知识点，做到学考结合，满足学生在学习期间取得各种适合工作岗位需要的职业技能或资格证书的需求，以提升其就业创业本领。

五、配套数字教材，丰富教学资源

本套教材为书网融合教材，编写纸质教材的同时，重视数字资源配套增值服务的建设，通过教学课件PPT、思维导图、视频微课、题库等形式，丰富教学资源，利用中国医药科技出版社成熟的"医药大学堂"智能化在线教学平台，能够实现在线教学、在线评价、在线答疑、在线学习、在线作业、在线考试、在线互动等功能，极大提升教学手段，满足教学管理需要，为提高教育教学水平和质量提供支撑。

六、以学生为本，创新编写形式

本套教材在编写形式上坚持创新，在内容设置上注重模块化编写形式，整套教材设立相对统一的编写模块，模块设计分为"必设模块"和"选设模块"两种类型。"必设模块"是每本教材必须采用的栏目，使整套教材整齐划一。"选设模块"是每本教材根据课程的特点自行设计，目的是增强课堂互动和教材的可读性，提高学习的目的性和主动性。模块设置注重融入中医经典，融入课程思政，融入职业技能与中医助理执业医师资格考试内容，凸显本轮中医学专业教材编写的"传承创新"特色。

为编写出版一套高质量的精品教材，本套教材建设指导委员会的专家给予了很多宝贵的、建设性的指导意见，参编的几十所院校领导给予了大力支持和帮助，教材的编写专家均为一线优秀教师，他们业务精良，经验丰富，态度认真严谨，为本套教材的编写献计献策、精益求精、无私奉献，付出了辛勤的汗水和努力，在此一并表示衷心感谢。

本套教材目标明确，以满足高等职业院校中医药类专业教育教学需求和应用型中医药学人才培养目标要求为宗旨，旨在打造一套与时俱进、教考融合、特色鲜明、质量优良的中医类高职教材。希望本套教材的出版，能够得到广大师生的欢迎和支持，为促进我国中医类相关专业的职业教育教学改革和人才培养做出积极贡献。希望各院校师生在教材使用中提出宝贵意见或建议，以便不断修订完善，为下一轮教材的修订工作奠定坚实基础。

中国医药科技出版社

2022 年 6 月

为了更好地贯彻立德树人，培养高质量中医药专业人才队伍，以满足"健康中国"建设需求，本教材按照全国中医药高职高专院校各专业培养目标，参考中医执业助理医师资格考试相关考试大纲，充分兼顾临床工作实际需要编写而成。

西医内科学是用现代医学的方法研究和阐述内科疾病的病因、发病机制、病理、临床表现、辅助检查、诊断、鉴别诊断、治疗及预防的一门临床课程，是中医学、临床医学等专业学生的必修课和核心课。旨在培养医学生系统掌握西医内科学的基本理论、基本知识和基本技能，掌握常见病、多发病的诊断与防治，使学生在临床上能够拓宽思路，中西医并重，扬长避短，优势互补，促进中医及中西医结合医学事业的发展。

本教材编写过程聚焦"以学生为中心"的理念，着眼于学生职业岗位能力发展和执业医师资格考试，培养医德高尚、医术精湛的临床医生。力求教学内容具有实用性、科学性、先进性，重视学科的"三基"（基本理论、基本知识、基本技能），突出职业岗位能力培养。力争做到重点突出，层次分明，语言凝练，逻辑清晰。每章节前设置了"学习目标"模块，便于学生明确重点。设置了"思政课堂"栏目，突出医德教育与人文素质教育，将医德教育融于医学教育全过程。设置"岗位情景模拟"栏目，锻炼学生分析问题、解决问题的能力，突出临床实践能力的培养。

本教材特色之一为书网融合，配套有在线题库、知识点回顾、教学课件和微课，以满足广大师生对教学资源多样化、数字化的需求。

本教材除绪论外，分为呼吸系统疾病、循环系统疾病、消化系统疾病、泌尿系统疾病、血液系统疾病、内分泌与代谢疾病、风湿性疾病、神经系统疾病、常见急危重症，共9章。

根据编委会成员的专长，本次编写的具体分工如下：绪论、第二章第八节、第三章第十节、第四章由姜旭光编写；第一章第一至五节由艾娟编写；第一章第六至十节由马林伟编写；第二章第一、三、四节由孙晓妍编写；第二章第二、五、六、七节由袁云川编写；第三章第一至五节由王雪编写，第三章第六至九节由陈喜苹编写；第五章由荣灿编写；第六章由邢冬杰编写；第七章和第九章由陈晓艳编写；第八章第一节由尤蕾编写，第二至四节由鲍宇编写。各位副主编承担了部分审稿任务，主编进行了最后的审定和统稿。数字化内容的编写分工同纸质教材，由邢冬杰负责统稿工作。

本教材适用于高等职业教育中医学、针灸推拿、中医骨伤、康复治疗技术等专业教学使用，也可作为医学相关专业学生的西医内科学学习教材，以及中医执业助理医师资格考试的参考用书。

希望我们的教材能够为完成立德树人，培养高质量医药卫生人才的任务产生积极的推动作用。祈盼各位专家、学者、同仁在使用本教材过程中提出宝贵意见，以便再版时修订提高。

《西医内科学》编委会

2022年5月

CONTENTS **目录**

绪论 ………………………………… **001**

一、西医内科学的定位和内容 …………001

二、西医内科学的进展 …………………001

三、学习西医内科学的要求和方法 ………003

第一章　呼吸系统疾病 ………………… **006**

第一节　急性上呼吸道感染和急性气管-

　　　　支气管炎 ………………… **006**

一、急性上呼吸道感染 …………………006

二、急性气管-支气管炎 ………………009

第二节　慢性支气管炎 ………………… 011

第三节　慢性阻塞性肺疾病 …………… 016

第四节　慢性肺源性心脏病 …………… 023

第五节　支气管哮喘 …………………… 029

第六节　支气管扩张症 ………………… 037

第七节　肺炎 …………………………… 041

一、概述 …………………………………041

二、肺炎链球菌肺炎 ……………………044

三、肺炎支原体肺炎 ……………………047

四、病毒性肺炎 …………………………048

第八节　肺结核 ………………………… 050

第九节　原发性支气管肺癌 …………… 058

第十节　呼吸衰竭 ……………………… 066

一、概述 …………………………………067

二、急性呼吸衰竭 ………………………068

三、慢性呼吸衰竭 ………………………070

第二章　循环系统疾病 ………………… **074**

第一节　心力衰竭 ……………………… 074

一、概述 …………………………………074

二、慢性心力衰竭 ………………………077

三、急性心力衰竭 ………………………084

第二节　心律失常 ……………………… 087

一、概述 …………………………………087

二、期前收缩 ……………………………090

三、阵发性心动过速 ……………………092

四、心房颤动和心房扑动 ………………095

五、心室扑动与心室颤动 ………………097

六、房室传导阻滞 ………………………098

　　附：常见抗心律失常药物 …………100

第三节　原发性高血压 ………………… 101

第四节　冠状动脉粥样硬化性心脏病 …… 114

一、概述 …………………………………114

二、慢性心肌缺血综合征 ………………115

三、急性冠脉综合征 ……………………122

第五节　心脏骤停与心肺复苏 ………… 136

第六节　心脏瓣膜病 …………………… 141

一、二尖瓣狭窄 …………………………142

二、二尖瓣关闭不全 ……………………146

三、主动脉瓣狭窄 ………………………148

四、主动脉瓣关闭不全 …………………150

第七节　病毒性心肌炎 ………………… 153

第八节　急性心包炎 …………………… 155

第三章　消化系统疾病 ………………… **161**

第一节　慢性胃炎 ……………………… 161

第二节　消化性溃疡 …………………… 165

第三节　胃癌 …………………………… 171

第四节　病毒性肝炎 …………………… 176

第五节　脂肪性肝病 …………………… 180

一、非酒精性脂肪性肝病 ………………181

二、酒精性肝病 …………………………183

第六节　肝硬化 ·············· 186
第七节　原发性肝癌 ·············· 196
第八节　急性胰腺炎 ·············· 202
第九节　上消化道出血 ·············· 208
第十节　溃疡性结肠炎 ·············· 213

第四章　泌尿系统疾病·············· **220**

第一节　原发性肾小球疾病 ·············· 220
一、急性肾小球肾炎 ··············220
二、肾病综合征 ··············224
三、慢性肾小球肾炎 ··············231
附：无症状性血尿（或）蛋白尿 ··············233
第二节　尿路感染 ·············· 234
第三节　慢性肾衰竭 ·············· 240

第五章　血液系统疾病·············· **251**

第一节　贫血 ·············· 251
一、概述 ··············251
二、缺铁性贫血 ··············254
三、再生障碍性贫血 ··············258
第二节　白血病 ·············· 262
一、概述 ··············262
二、急性白血病 ··············263
二、慢性髓细胞性白血病 ··············268
第三节　原发免疫性血小板减少症 ·········· 271
第四节　过敏性紫癜 ·············· 275
第五节　骨髓增生异常综合征 ·············· 278

第六章　内分泌与代谢疾病············· **285**

第一节　甲状腺功能亢进症 ·············· 285
弥漫性毒性甲状腺肿 ··············286
第二节　甲状腺功能减退症 ·············· 292
第三节　糖尿病 ·············· 295

一、糖尿病 ··············295
二、糖尿病酮症酸中毒 ··············305
第四节　血脂异常 ·············· 308
第五节　高尿酸血症与痛风 ·············· 313

第七章　风湿性疾病·············· **319**

第一节　类风湿关节炎 ·············· 319
第二节　系统性红斑狼疮 ·············· 325

第八章　神经系统疾病·············· **332**

第一节　脑血管疾病 ·············· 332
一、概述 ··············332
二、短暂性脑缺血发作 ··············334
三、动脉粥样硬化性血栓性脑梗死 ·······336
四、脑栓塞 ··············342
附：腔隙性脑梗死 ··············343
五、脑出血 ··············344
六、蛛网膜下腔出血 ··············348
第二节　周围神经疾病 ·············· 352
一、三叉神经痛 ··············352
二、特发性面神经麻痹 ··············354
三、急性炎症性脱髓鞘性多发性神经病·····356
第三节　癫痫 ·············· 359
第四节　帕金森病 ·············· 365

第九章　常见急危重症·············· **371**

第一节　中毒 ·············· 371
一、概述 ··············371
二、急性有机磷杀虫药中毒 ··············374
三、急性一氧化碳中毒 ··············377
第二节　中暑 ·············· 380
第三节　淹溺 ·············· 383

绪　论

PPT

学习目标

知识要求：

1. 掌握西医内科学的定位、现代医学模式概念和正确的学习方法。
2. 熟悉循证医学对西医内科学的影响。
3. 了解各学科对西医内科学的贡献和21世纪西医内科学的挑战和机遇。

技能要求：

1. 能运用正确的学习方法学习西医内科学。
2. 能用现代医学模式看待疾病和分析疾病。

一、西医内科学的定位和内容

西医内科学是用现代医学的方法研究和阐述内科疾病的病因、发病机制、病理、临床表现、辅助检查、诊断、鉴别诊断、治疗及预防的一门临床课程。它的内容广博深厚，是临床医学各科的最为基本、最为核心的部分，与临床各学科有着密切的联系，是临床医学一门重要的专业课、必修课，在临床医学中占有极其重要的地位。

根据高等职业教育中医专业教学计划和教学目标的要求，本教材除包括西医内科学各系统的内容外，增加了神经系统疾病和常见危重症部分内容。全书包括呼吸系统疾病、循环系统疾病、消化系统疾病、泌尿系统疾病、血液系统疾病、内分泌与代谢疾病、风湿性疾病、神经系统疾病与常见急危重症。每个疾病叙述的内容主要包括病因与发病机制、病理、临床表现、并发症、辅助检查、诊断与鉴别诊断、治疗及预防等方面。

西医内科学的诊断方法多样，包括询问病史、查体、实验室检查、影像学检查、心电图检查、内镜检查等，可以收集资料，从而整理分析资料、鉴别诊断，获得准确诊断结果。治疗主要用非手术治疗，药物是其代表性方法。还包括氧疗、输血、营养支持、利用医疗设备或器械治疗，如导管或内镜实施介入治疗等。

二、西医内科学的进展

（一）疾病谱变化对西医内科学的影响

20世纪上半叶之前，威胁人类生命最主要的疾病是传染性疾病。历史上曾出现多次急性传染病如鼠疫、霍乱等的大流行，造成亿万人死亡。慢性传染病如疟疾、结核等也持续危害人类的生命和健康。因此，诊治传染性疾病是西医内科学早期的主要任务。

随着传染病的预防和治疗手段不断进展，各种疫苗、抗生素以及化学药物的出现，大部分传染病逐步得到了有效控制。但新的全球健康问题随之而来，与人类不良生活方式泛滥以及心理行为密切相关的心脑血管疾病、恶性肿瘤以及其他慢性病逐步成为社会主要的疾病类型。从具体病种来看，目前全球范围造成死亡的三大主要疾病依次是缺血性心脏病、脑卒中以及慢性阻塞性肺疾病。因此，诊治慢性非传染性疾病成为现代医学以及内科学的首要任务。

（二）各学科发展对西医内科学的影响

随着物理学及医学工程技术、生物与生化技术的飞跃发展，内科的诊疗技术取得了很大进展，如酶联免疫吸附测定、高效液相层析、病毒和细菌的DNA和RNA测定、单克隆抗体的制备和聚合酶链反应等，均已在临床实验室中应用，大大提高了检验水平。临床生化分析趋向自动化、高速、高效和超微量发展。随着心、肺、脑、血压的电子监护系统在临床的应用，大大提高了危重患者的抢救质量。内镜在临床的广泛应用，大大减轻了患者的痛苦。通过内镜不仅能深入和直接观察、采集脱落细胞或进行活组织、致病微生物检查，还可进行高频电刀、激光、微波及药物等治疗，在消化、呼吸、心血管和泌尿系统的诊断和治疗方面都有很大帮助。多排螺旋电子计算机断层扫描（多排螺旋CT）、磁共振体层显像（MRI）、数字减影血管造影（DSA）、正电子发射断层成像术（PET）、超声诊断技术的发展（如三维立体成像、多普勒彩色血流显像）等影像技术均有助于提高内科疾病的诊断水平。

（三）医学模式的变化

医学模式是医学观，是医学的基本概念、基本思维和基本方法，是指用何种思想方法看待、研究和处理健康与疾病的问题，是对人类健康、疾病、死亡等重要医学问题的总体观。对于认识、诊断、治疗和预防人类疾病与维护人类健康具有根本性的指导作用。

医学模式伴随着科技文化的发展、疾病谱的演变，以及人们对医学科学认识的逐步深入而变化。从远古时代到20世纪70年代以前，人们先后经历了神灵主义的医学模式、自然哲学的医学模式、机械论的医学模式以及生物医学模式。

现代医学诞生以来，生物医学模式把患者作为生物自然人个体对待，使人们对疾病的机制和医治方法的认识不断深入，对疾病的预防和治疗更加有效，极大地促进了现代医学的发展。但是，这一模式本身的缺陷也不断暴露，忽视了人的心理以及诸多社会因素对健康与疾病的影响，致使诸多疾病仅从生物学角度难以解释，单纯依靠生物学手段也难以达到理想疗效。于是，传统生物医学模式被"生物-心理-社会医学模式"取代。在生物-心理-社会医学模式中，整体看待健康与疾病问题，既要考虑到患者自身的生物学特性，还要充分考虑到有关的心理、社会因素（如酒精、吸烟、情绪紧张、生活习惯、经济、宗教）对发病、预防和诊治的影响。治疗的目标也不再仅限于治愈某一个疾病，还在于要促进康复、减少残疾、提高生活质量。医疗工作从以疾病为主导转变为以健康为主导，卫生保健不仅面向个体更要面向群体，疾病防治的重点不仅是躯体疾病，也要重视与心理、社会和环境因素密切相关的疾病。这对包括西医内科学在内的整个医学领域的发展都具有重要的理论和指导意义。

（四）循证医学对西医内科学的影响

随着医学的发展，人们越来越意识到：临床经验以及分散、个别的观察性研究或总结缺乏代表性，极易产生偏差，难于推及一般规律和群体。经过长期发展，逐渐形成了以循证医学为重要基础的现代临床医学体系。

循证医学是指在临床研究中采用前瞻性、随机双盲对照及多中心研究的科学方法，系统地收集、整理大样本研究所获得的客观证据，作为医疗决策的基础。循证医学保障了临床医疗决策基于科学实验的数据支持，避免了过去仅依据医生的个体经验积累来进行医疗决策时可能发生的偏见和失误。

循证医学在日常医学实践中已成为一个越来越重要的核心组成部分，近年来，国内外对较多常见病制订了相应的防治指南，其中各种诊疗措施的推荐均标明其级别和证据水平。某一诊疗措施，如由多个大规模、前瞻性、双盲、对照研究得出一致性的结论，则证据水平最高，常被列为强烈推荐；如尚无循证医学证据，仅为逻辑推理，但已被临床实践接受的，则证据级别水平最低，常被列为专家共识或临床诊治参考。同时，还应注意基于循证医学研究结论而制订的指南只是给临床医生提供重要的参考依据，不能作为临床决策的唯一证据，最终决策还是要取决于临床医生对每一个具体患者认真的个体化分析。

（五）21世纪西医内科学的机遇与挑战

1. 整合医学　整合医学是以患者为核心，将各种防治手段有机融合，实现医学整体和局部的统一。它将医学各领域最先进的知识理论和临床各专科最有效的实践经验有机整合，并根据社会、环境、心理进行调整，使之成为更加适合人体健康和疾病治疗的新的医学体系。

整合医学的核心是团队合作、多科合作，全程关注。对慢性病患者，比如2型糖尿病患者，医生不仅要提供单次就诊意见，给予降糖治疗处方，还需要了解患者的遗传背景和生活方式，评估心、肾、血管等多处靶器官的状态，全程指导疾病二级预防。随着患者疾病状态的变化，医生随时给予诊疗方案变更，推荐患者接受其他专科诊疗。

2. 精准医学　精准医学是通过基因测序找到肿瘤患者基因突变的靶标，给予靶向药物，监控相关肿瘤标志物的变化，结合高分辨影像学检测，精确跟踪治疗效果，并随时调整方案。简言之，就是根据个体情况量身定制个性化治疗方案，即"个性化医疗+遗传检测+靶向治疗"。精准医学已经广泛应用于肿瘤靶向治疗和遗传病诊断。对基因突变患者，精准治疗甚至可以代替传统的"地毯式"放化疗。不仅治疗效率明显提高，也可避免严重的放化疗毒副反应。例如：吉非替尼是一种选择性表皮生长因子受体（EGFR）酪氨酸激酶抑制剂，可以抑制肿瘤细胞生长、加速肿瘤细胞凋亡。它用于EGFR19/21外显子突变的中晚期非小细胞肺癌患者，可显著改善患者的生存质量。

三、学习西医内科学的要求和方法

（一）构建坚实的医学知识体系

如同建筑高楼大厦，需要打好地基，掌握好基础理论、基本知识、基本技能是学好西医内科学的根本。因此，需要经常复习、联系已学过的医学知识，如解剖学、生理学、免疫学、病理学、药理学等。学好基础理论知识，才能理解健康、疾病与生命的本质以及对其诊断、防治的科学道理，做到"知其然"，又知其"所以然"。医学发展中逐步形成了较为系统的临床应用技术体系，如诊断学、放射医学、检验医学、介入治疗学、生物工程学等，这些技术体系与诊断、防治疾病密切相关，是临床诊疗的有力支撑，应结合各系统疾病关注学习。

当今已步入互联网以及大数据时代，医学生要善于运用网络和国内外信息资源进行学习，并将之应用到临床上。总之，西医内科学作为临床医学中涉及面广泛、内容最综合的学科，需要医学生善于学习，从而构建坚实的内科学知识体系。

（二）积极参与临床实践

书本的知识理论仅是基于目前医学水平所认识到的疾病普遍规律，临床实践遇到的患者呈个性化表现。医学生应重视临床实践，通过完整的问诊、全面体格检查，进行综合分析判断，初步发现问题，选择辅助检查，然后通过整理资料得出初步判断，做出医疗决策，与患者及家属及时沟通，实施治疗并且动态监测病情，再根据情况及时调整。这是西医内科学实践的基本功。医学生要注意在临床实践中反复磨炼，才能不断积累提高。

（三）培养严谨、科学的临床思维

临床思维是指临床医生在诊治疾病的过程中，对病例进行信息获取、分析推理、判断决策、处理治疗、分析疗效的思维活动方式与过程。临床思维是科学、经验与"悟性"相结合的一种实践性智慧，是决定临床成效的关键因素。如何从纷繁复杂的临床信息中找到关键性线索及主要矛盾，总结概括出疾病的主线和本质规律，是培养临床思维的关键所在。

临床思维水平的提高需要医生在不断学习理论知识，积累丰富实践经验，准确细致全面获取患者临床信息的基础上，勤于思考领悟，反复对比印证自己的分析判断与患者客观实际的差别，善于学习借鉴其他医生和文献中展示的临床思维方法，认真总结经验和教训，努力使自己的主观判断符合客观实际，锻炼出善于透过现象看本质的能力。

（四）中西医融会贯通

中医学注重整体观念和辨证论治；西医学详于疾病的诊断与鉴别，对疾病的病因、病理机制认识较为深刻。在当今科学技术迅猛发展的时代，中医学和西医学互相配合，扬长避短，优势互补，可以大大提高临床医疗水平，解决许多单纯用西医或中医难以解决的临床棘手问题，提高人类的生存质量和生命健康。因此，在学习西医内科学的过程中，要主动联系已学过的中医学方面的知识，力求在西医辨病的基础上结合中医的辨证论治，紧紧围绕危害人类健康的重大疾病及常见病防治研究，最终以优质的疗效突破，带给患者全新的治疗体验和新的医疗境界。

（五）树立良好的医德医风

医生在工作中不仅要重视疾病，更要重视患者，要充分了解患者的心理，以高度的责任感、同情心和实事求是的作风，满腔热情地对待患者。患者希望得到医生的帮助，希望医生能同情和理解。患者不仅要求医生能解除痛苦，还希望医生能成为最可信赖的朋友。

在当前医患关系比较紧张的环境下，语言是医患沟通的桥梁，是建立良好医患关系的基石。医患关系是否和谐，患者是否接受和配合治疗，不仅取决于医生技术是否精湛，很重要的是双方相处中的沟通是否融洽。医生在与患者交流时，应具有同情关怀与冷静理性的判断，以语言收集患者的身体和心理资料，帮助患者了解疾病，正确对待疾病，树立达观的生命态度。

答案解析

目标检测

简答题

1. 简述现代医学模式的概念与特点。
2. 简述学习西医内科学的方法和要求。

（姜旭光）

书网融合……

习题

第一章 呼吸系统疾病

第一节 急性上呼吸道感染和急性气管－支气管炎

PPT

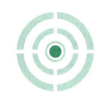

学习目标

知识要求：

1. 掌握急性上呼吸道感染和急性气管-支气管炎的概念、病因、临床表现、诊断要点和治疗原则。

2. 熟悉急性上呼吸道感染和急性气管-支气管炎的实验室检查和其他检查、鉴别诊断，以及并发症。

3. 了解急性上呼吸道感染和急性气管-支气管炎的病理特点、发病情况和预防措施。

技能要求：

1. 会应用所学知识评估急性上呼吸道感染和急性气管-支气管炎患者的病情。

2. 能根据病情制定合理的治疗方案。

3. 会对患者进行健康教育。

一、急性上呼吸道感染

急性上呼吸道感染（acute upper respiratory tract infection）简称"上感"，是指鼻腔、咽或喉部的急性炎症。发病不分年龄、性别和地区，是最常见的急性呼吸道感染性疾病。成人每年发生2~4次，儿童发生率更高。大多数患者病程短，有自限性，预后良好，但有时可引起严重并发症。本病具有一定传染性，应注意预防。

（一）病因和发病机制

70%~80%的急性上呼吸道感染是由病毒引起，主要有流感病毒、冠状病毒、呼吸道合胞病毒、腺病毒、埃可病毒和柯萨奇病毒等。细菌感染一般占20%~30%，可单纯发生或继病毒感染之后发生，以溶血性链球菌多见，其次为流感嗜血杆菌、肺炎链球菌和葡萄球菌等，偶见革兰阴性杆菌。

当机体受凉、淋雨、过度疲劳等使全身或呼吸道局部防御功能降低时，原已存在于上呼吸道或从外界侵入的病毒或细菌迅速繁殖，引起本病。年老体弱、儿童和患有慢性呼吸道疾病（如鼻窦炎、扁桃体炎）者，更易诱发。

（二）流行病学

全年均可发病，冬春季节多发，主要通过含有病毒的飞沫或被污染的用具传播，多数为散发性，但常在气候突变时流行。由于病毒的类型较多，人体对各种病毒感染后产生的免疫力较弱且短暂，并无交叉免疫，同时在健康人群中有病毒携带者，故一个人一年内可多次发病。

（三）病理

病毒、细菌在上呼吸道迅速繁殖时，上皮细胞损伤，炎症因子释放，从而引起发热，鼻、咽和喉部黏膜充血、水肿、上皮细胞破坏，淋巴细胞或中性粒细胞及少量单核细胞浸润，浆液或黏液渗出。

（四）临床表现

根据病因和病变范围，临床表现有以下类型。

1. **普通感冒**　又称伤风、急性鼻炎或上呼吸道卡他。主要由鼻病毒引起，其次由冠状病毒、呼吸道合胞病毒、埃可病毒、柯萨奇病毒等引起。起病较急，潜伏期1~3天不等。主要表现为鼻部症状，如打喷嚏、鼻塞、流清涕，2~3天后鼻涕变稠，常伴咳嗽、咽痛、咽干、咽痒或声嘶等。一般无发热及全身症状，或仅有低热、轻度畏寒、头痛和乏力。检查可见鼻腔黏膜充血、水肿、有分泌物，咽部轻度充血。并发咽鼓管炎时可有听力减退等症状。出现脓性痰或严重的下呼吸道症状时，提示合并鼻病毒以外的病毒感染或继发细菌性感染。如无并发症，5~7天可痊愈。

2. **急性病毒性咽炎和喉炎**　由鼻病毒、腺病毒、流感病毒、呼吸道合胞病毒等引起，临床表现为咽痒和灼热感。当有吞咽疼痛时，常提示合并链球菌感染，咳嗽少见。急性喉炎多为流感病毒或腺病毒等引起，表现为声嘶、讲话困难，咳嗽时咽痛，可伴有发热或咳嗽。检查可见咽喉部水肿、充血，局部淋巴结轻度肿大和触痛。

3. **急性疱疹性咽峡炎**　主要由柯萨奇病毒引起。发病急，有发热、咽痛症状。检查可见咽部、软腭、悬雍垂和扁桃体上有灰白色小丘疹，丘疹周围黏膜红晕，以后形成疱疹，破溃后可形成浅溃疡。病程约为1周。

4. **眼结膜炎**　常由腺病毒、柯萨奇病毒引起。儿童多见，常发生于夏季，游泳者易于传播。起病急，主要表现为发热、咽痛、畏光、流泪，检查可见咽及结膜充血，颈部浅表淋巴结肿大，有压痛。病程4~6天。

5. **急性咽扁桃体炎**　多由溶血性链球菌、流感嗜血杆菌、肺炎链球菌、葡萄球菌引起。起病急，畏寒、发热，体温可高达39℃以上，咽喉疼痛，吞咽时加剧。可伴有全身酸痛、乏力和头痛等。检查可见咽部充血，扁桃体肿大、充血，颈部浅表淋巴结肿大，有压痛。

（五）辅助检查

1. **血液检查**　病毒感染：白细胞计数多为正常或偏低，淋巴细胞比例升高。细菌感染：白细胞计数及中性粒细胞增多，可有核左移。

2. **病原学检查**　症状轻者无须做病原体检查。病毒和病毒抗原的测定根据需要可选用免疫荧光法、酶联免疫吸附检测法、血清学诊断和病毒分离，从而确定病毒的类型。细菌培养可判断细菌类型，同时做药敏试验指导临床用药。

（六）并发症

少数患者可并发鼻窦炎、中耳炎、气管-支气管炎、肺炎、风湿热、肾炎或病毒性心肌炎等。

（七）诊断与鉴别诊断

1. 诊断　根据典型的症状和体征，结合血液检查及胸部X线检查（阴性），临床诊断一般无困难。若病因复杂，进行细菌培养和免疫荧光法、酶联免疫吸附法、病毒血清学检查可确定病因诊断。

2. 鉴别诊断

（1）过敏性鼻炎　起病急骤，多由螨虫、灰尘、动物毛皮、冷空气刺激引起。其临床表现似普通感冒，症见鼻腔发痒，频繁打喷嚏，鼻涕多，呈清水样，持续时间较短，脱离过敏原后数分钟至数小时症状突然消失。检查可见鼻黏膜苍白、水肿，分泌物中有较多嗜酸性粒细胞。

（2）流行性感冒　简称流感，为流感病毒引起的急性呼吸道传染病，常有明显的流行性，在全世界已经引起多次暴发流行。流感病毒分甲、乙、丙三型，甲型流感病毒血凝素（H）和神经氨酸酶（N）易发生变异，目前已发现H有15种，N有9种。甲型流感病毒常引起大流行，病情重；乙型和丙型流感病毒引起流行和散发。流行性感冒根据临床表现可分为单纯型、胃肠型、肺炎型和中毒型。潜伏期1~3天。起病急，鼻咽部症状轻微，全身症状重。常表现为高热、畏寒、头痛、全身肌肉酸痛、乏力、结膜充血。胃肠型者有恶心、呕吐、腹泻等消化道症状。严重者可表现为肺炎、休克、弥散性血管内凝血（DIC）、循环衰竭，甚至死亡。根据流行病学特点、病毒分离和血清学检查可以鉴别。

🌿 知识拓展

　　1918年3月，美国中部的堪萨斯州一处军营发生了流感。当时，这还只是普通的流感，症状只有头痛、高热、肌肉酸痛和食欲不振。但是，1918年秋季，这场流感在全世界范围引爆，导致10亿人感染，西班牙、英国、法国、美国等国成为重灾区。流感引起了肺炎等并发症，造成全世界2500万~1亿人死亡，而当时全世界总人口只有17亿人左右。约800万西班牙人感染了此病，甚至连西班牙国王也感染了此病，所以被称为"西班牙大流感"。但是根据事后的科研表明，"西班牙大流感"并不源自于西班牙，"零号患者"也并不出现于西班牙。当时，人们还不清楚流感是由什么病原体造成。直到1933年，英国科学家Wilson Smith、Christopher Andrewes及Patrick Laidlaw才分离出第一个人类流感病毒，并命名为H1N1，从此人们才知道流行性感冒是由流感病毒造成的。

（3）传染病前驱症状　一些传染病，如麻疹、脊髓灰质炎、脑炎、伤寒、斑疹伤寒等在患病初期也常有鼻塞、头痛、咽痒、轻咳等上呼吸道感染症状，应予以重视。对于传染病流行地区和流行季节有上呼吸道感染症状者，应密切观察，并进行必要的实验室检查以资鉴别。

（4）急性气管-支气管炎　多由急性上呼吸道感染向下蔓延所致，临床表现为咳嗽、咳痰逐渐加重，肺听诊可闻及呼吸音粗糙、干啰音或湿啰音。X线胸片可有肺纹理增粗。

（八）治疗

目前尚无特效抗病毒药物，以休息、对症治疗为主，辅以抗病毒或抗生素治疗。

1. 一般治疗　多休息，多饮水，保持室内空气流通，避免过度劳累。发热、病情较重或年老体弱者应卧床休息。

2. 对症治疗 发热、头痛可选用阿司匹林、对乙酰氨基酚（扑热息痛）、布洛芬或一些抗感冒复方制剂，也可选用中成药。小儿感冒忌用阿司匹林（以防瑞氏综合征），哮喘者忌用阿司匹林。咽痛可选用华素片、复方草珊瑚含片、银黄含片等。声音嘶哑可予雾化吸入用药。鼻塞、鼻黏膜充血可用盐酸伪麻黄碱选择性收缩上呼吸道黏膜血管的药物予滴鼻等。频繁喷嚏、多量流涕等症状的患者，可酌情选用马来酸氯苯那敏或苯海拉明等抗过敏药物，为减轻这类药物引起的头晕、嗜睡等不良反应，宜在睡前服用。

3. 抗病毒治疗 滥用抗病毒药易造成耐药现象，故对无发热、免疫功能正常、发病不超过2天者，一般无须用抗病毒药。对免疫功能缺陷者早期应用抗病毒药物可缩短病程。利巴韦林对流感病毒和呼吸道合胞病毒有较强的抑制作用。奥司他韦对流感病毒和禽流感病毒H5N1、H7N9和H9N2有效，成人剂量为每日75mg，每日2次，连服5天，重症者服用到病毒检测连续两次阴性为止。扎那米韦可用于12岁以上患者。

4. 抗生素治疗 普通感冒无须用抗生素治疗。合并细菌感染时，可根据当地流行病学史和经验选用青霉素类、大环内酯类、第一代头孢菌素、喹诺酮类（16岁以下禁用）抗生素。

5. 中医药治疗 可选用具有清热解毒和抗病毒作用的中药进行治疗，有助于改善症状，缩短病程。小柴胡汤、藿香正气散、葛根汤、板蓝根冲剂应用较为广泛。

（九）预防

坚持有规律地进行适合个体的体育锻炼，增强体质，改善营养，劳逸结合，生活规律，是预防上呼吸道感染最好的方法。注意上呼吸道感染患者的隔离，防止交叉感染。上呼吸道感染流行时应戴口罩，勤洗手，避免在人多的公共场合出入。

二、急性气管－支气管炎

急性气管－支气管炎（acute tracheobronchitis）是由于感染、理化因素、过敏因素等引起的气管－支气管黏膜的急性炎症。临床主要表现为咳嗽、咳痰。多在寒冷季节发病，是呼吸系统常见病。

（一）病因和发病机制

1. 感染 机体在受寒、淋雨、过度劳累时，呼吸道防御功能减弱，使呼吸道抗病能力下降，有利于病毒、细菌的侵入而引起感染。急性上呼吸道感染向下蔓延，可引起本病。急性气管－支气管炎患者感染的病原体与急性上呼吸道感染类似，常见的病毒有流感病毒、腺病毒、呼吸道合胞病毒等。常见的细菌有流感嗜血杆菌、肺炎链球菌、链球菌、葡萄球菌等。

2. 理化因素 冷空气、粉尘、有害气体或烟雾，刺激气管－支气管黏膜可引发气管－支气管黏膜的急性损伤和炎症。

3. 过敏因素 花粉、有机粉尘、真菌孢子、动物皮毛等吸入性过敏，或对细菌蛋白质过敏，可引起气管－支气管的急性过敏性炎症。

（二）病理

病理表现主要为气管－支气管黏膜充血、水肿，淋巴细胞和中性粒细胞浸润，纤毛上皮细胞损伤、脱落，腺体增生肥大，分泌物增加。病变一般仅限于气管及近端支气管。炎症消退后，气管黏膜的结构和功能可恢复正常。

（三）临床表现

1. **全身症状**　一般较轻，可有发热，体温在38℃左右，头痛、全身酸痛，多在3~5天后消退。

2. **呼吸道症状**　起病时常有上呼吸道感染的症状，如鼻塞、打喷嚏、咽痛、声音嘶哑等。随后出现咳嗽，初起为干咳或有少量黏液性痰，随着病情加重，咳嗽更加频繁，痰量增多，为黏液脓性痰，偶可痰中带血。如伴有支气管平滑肌痉挛可有气促或喘息。呼吸道症状在2~3周消失，如反复发生或迁延不愈可发展为慢性支气管炎。

3. **体征**　肺部听诊可闻及呼吸音粗糙，散在易变的干、湿啰音，咳嗽后可减少或消失。

（四）辅助检查

1. **血常规检查**　一般无异常，细菌感染较重时，白细胞总数、中性粒细胞增高。

2. **痰液检查**　痰涂片或培养可发现致病菌。

3. **影像学检查**　胸部X线多数表现为肺纹理增粗，少数患者无异常。

（五）诊断与鉴别诊断

1. **诊断**　根据上呼吸道感染病史、咳嗽和咳痰等呼吸道症状以及两肺散在干、湿啰音等体征，结合血象和X线胸片检查，可作出临床诊断。痰液涂片和培养有助于病因诊断。

2. **鉴别诊断**

（1）急性上呼吸道感染　鼻咽部症状明显，咳嗽轻微、多无咳痰，肺部无异常体征。

（2）流行性感冒　起病急，常有明显的流行病史，全身中毒症状（如高热、全身酸痛、头痛、乏力等）重，而呼吸道症状相对轻。依据病毒分离和血清学检查可以鉴别。

（3）其他　肺炎、肺结核、肺癌、肺脓肿等多种肺部疾病早期均可有支气管炎的表现，但肺部影像学改变明显，应详细检查以资鉴别。

（六）治疗

1. **一般治疗**　适当休息，注意保暖，多饮水，补充足够的热量，避免劳累。

2. **对症治疗**　干咳无痰可用喷托维林（咳必清）、右美沙芬。痰液黏稠不易咳出时，用盐酸氨溴索、溴己新（必嗽平）、氯化铵、桃金娘油等；也可用雾化吸入帮助祛痰。支气管痉挛可用氨茶碱、沙丁胺醇等。发热可用解热镇痛剂如对乙酰氨基酚。

3. **抗感染**　一般在咳嗽10天以上，仅有细菌感染证据时使用抗生素。可选用大环内酯类、青霉素类、第一代头孢菌素、氟喹诺酮类。推荐使用：阿奇霉素5天，或克拉霉素7天，或红霉素14天。一般口服抗生素即可，症状较重者可肌内注射或静脉滴注。

4. **中医药治疗**　通过辨证联合应用具有止咳化痰，辛温解表或辛凉解表，清肺利咽作用的中药，有助于缓解症状、缩短病程。兼顾止咳化痰的复方甘草合剂已在临床广泛使用。

（七）预防

增强体质，加强耐寒锻炼，改善生活环境，避免吸入刺激性气体，避免接触过敏原。清除鼻咽、喉等部位的慢性病灶。

岗位情景模拟1

　　患者，男性，18岁。鼻塞、流涕、咽痛2天。患者自诉2天前受凉后开始出现打喷嚏、鼻塞、流涕、咽痛，伴全身乏力、肌肉酸痛、食欲不振、头痛，无发热、咳嗽、咳痰和胸闷气短。曾自服"感冒冲剂"2包，效果不佳，今来就诊。否认过敏性鼻炎、扁桃体炎病史。近期无外出史，无疫区接触史。

　　体格检查：体温（T）37.1℃，脉搏（P）86次/分，呼吸（R）20次/分，血压（BP）120/80mmHg。皮肤黏膜未见出血点，浅表淋巴结未触及。结膜无充血，巩膜无黄染，无鼻翼扇动。鼻腔有稀薄分泌物，鼻黏膜充血。口腔黏膜无溃疡，咽后壁明显充血，扁桃体无肿大。肺听诊未闻及干、湿啰音，心率100次/分，律齐，各瓣膜区未闻及杂音。腹平软，肝脾不大。

　　实验室检查：红细胞计数（RBC）6.0×10^{12}/L，血红蛋白（Hb）170g/L，白细胞计数（WBC）10.5×10^{9}/L，中性粒细胞百分比（N）41%，淋巴细胞百分比（L）51%，嗜酸性粒细胞百分比（E）3%，单核细胞百分比（M）5%。

问题与思考

1. 根据现有临床资料，提出初步诊断，并写出诊断依据。

2. 若初步诊断正确，写出初步治疗计划或方案。

答案解析

（艾　娟）

第二节　慢性支气管炎

PPT

学习目标

知识要求：

1. 掌握慢性支气管炎的概念、病因、临床表现、诊断要点和治疗原则。

2. 熟悉慢性支气管炎的鉴别诊断、并发症、实验室和其他检查。

3. 了解慢性支气管炎的病理改变、发病情况和预防措施。

技能要求：

1. 会应用所学知识评估慢性支气管炎患者的病情。

2. 能根据病情制定合理的治疗方案。

3. 会对患者进行健康教育。

　　慢性支气管炎（chronic bronchitis）简称"慢支"，是指气管、支气管黏膜及其周围组织的慢性非特异性炎症。临床上以慢性反复发作的咳嗽、咳痰或伴有喘息为主要特征。吸烟为本病发病的主要因素，呼吸道感染和受寒后症状加重。本病好发于中老年人，大多起病隐匿，病情进展缓慢，易并发慢性阻塞性肺疾病甚至慢性肺源性心脏病。

（一）病因和发病机制

本病的病因尚不完全清楚，可能是多种因素共同作用的结果。

1. **吸烟和大气污染**　经常吸入有害气体和有害颗粒，如香烟中的焦油和尼古丁，大气中的粉尘和刺激性气体（二氧化硫、二氧化氮、氯气及臭氧）等可损伤气道黏膜上皮细胞，使纤毛运动减弱，巨噬细胞吞噬能力降低，导致气道净化功能下降。同时刺激黏膜下感受器，使副交感神经功能亢进，导致气管平滑肌收缩，杯状细胞增生，黏液分泌增加，气道阻力增加。香烟烟雾还可使氧自由基产生增多，诱导中性粒细胞释放蛋白酶，抑制抗胰蛋白酶系统，破坏肺弹力纤维，引发肺气肿的形成。

2. **感染因素**　感染是慢支发生和发展的重要因素。病原体多为病毒和细菌。病毒以流感病毒、鼻病毒、腺病毒和呼吸道合胞病毒为多见。细菌感染常继发于病毒感染，常见细菌为肺炎链球菌、流感嗜血杆菌、卡他莫拉菌和葡萄球菌。感染造成气道黏膜损伤和慢性炎症。

3. **其他因素**　免疫因素、年龄因素和气候因素等均与慢支发病有关。老年人呼吸道防御功能下降，喉头反射减弱，细胞免疫功能下降，溶菌酶活性降低，从而容易造成呼吸道的反复感染。冷空气可以刺激腺体分泌，使纤毛运动减弱，黏膜血管收缩，导致局部血液循环障碍。

（二）病理

支气管在肺内呈树状分布，按功能分为肺内导气部和呼吸部（图1-2-1）。慢性支气管炎的早期，支气管黏膜上皮细胞变性、坏死、脱落。后期出现鳞状上皮化生，纤毛变短、粘连、倒伏、脱失，黏膜和黏膜下组织充血水肿，杯状细胞和黏液腺肥大增生、分泌旺盛，大量黏液潴留。浆细胞、淋巴细胞浸润及纤维组织增生。病情继续发展，炎症由支气管壁向周围组织扩散，支气管平滑肌束可断裂萎缩，黏膜下和支气管周围纤维组织增生，造成管壁僵硬和管腔塌陷。病变蔓延至细支气管和肺泡壁，肺泡弹性纤维断裂，纤维组织增生，进一步发展成阻塞性肺气肿和间质纤维化。

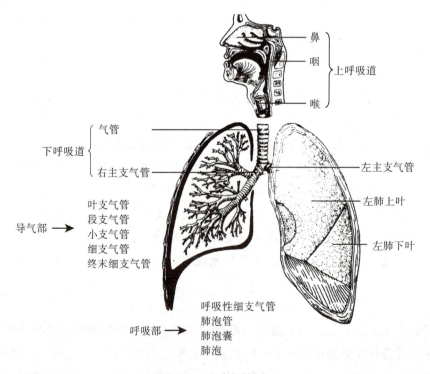

图1-2-1　支气管树

知识拓展

气管和支气管壁由内向外分黏膜层、黏膜下层和外膜层。①黏膜层：由黏膜上皮、黏液纤毛装置及固有膜组成。黏膜上皮细胞从上到下为假复层纤毛柱状上皮细胞、单层纤毛柱状上皮细胞和扁平上皮细胞。气管、主支气管的纤毛呈绒毯状，终末细支气管的纤毛呈孤立的簇状，纤毛不停地向喉口方向摆动，将黏液、灰尘和细菌一起推向喉部清除出去。纤毛柱状上皮细胞间散在有杯状细胞。杯状细胞可分泌黏液，将吸入的灰尘和细菌黏附起来。固有膜中的弹性纤维和胶原纤维可使呼吸性细支气管具有弹性，保持气道有适当的舒缩幅度。②黏膜下层：为疏松结缔组织，其中含有较多的腺体，腺体导管开口于黏膜表面。这些腺体经常分泌黏液，使黏膜上皮保持湿润并能黏附吸入的灰尘和细菌，便于通过上皮的纤毛运动而咳出体外。感染或过敏性炎症时，腺体分泌亢进，痰量增加。③外膜：由软骨和纤维组织构成。气管软骨呈马蹄形，缺口向背侧，由平滑肌束和结缔组织构成的膜壁封闭。当平滑肌收缩时，可使气管的管腔变窄。气管软骨之间由韧带相连，外面包裹结缔组织，其中含有血管、淋巴管、神经和脂肪组织。随着支气管分级的增多，软骨由环形到片状直至消失，管壁由厚逐渐变薄；管腔由粗逐渐变细；气道排痰、净化空气的作用越来越弱；管壁受胸腔内压的影响越来越大，易塌陷。慢性支气管炎迁延不愈，病变累及细支气管、终末细支气管时，呼气时胸腔内压增高，小气道阻塞，肺泡内气体不能排出，可引起肺气肿。

（三）临床表现

1. **症状** 起病缓，病程长，反复急性发作使病情加重。主要症状有咳嗽、咳痰和喘息。早期症状轻微，吸烟、接触有害气体、过度劳累、气候变化或受凉感冒后引起急性发作或加重。

（1）咳嗽 长期、反复、逐渐加重的咳嗽是本病的突出表现。轻者仅在冬春季节发病，尤以清晨起床前后最明显，白天咳嗽较少。夏秋季节咳嗽减轻或消失。重者则一年四季均咳嗽，冬春更甚，日夜咳嗽，晨起和睡眠时尤为剧烈。

（2）咳痰 起床或体位变化时咳痰较多，大多呈白色黏液痰，常因黏稠而不易咯出。感染或受寒后痰量增多，黏度增加，可呈黄色脓性痰，偶因剧咳而痰中带血丝。

（3）喘息或气促 部分患者因支气管痉挛而出现喘息或气促，称为慢性喘息型支气管炎。喘息明显者可能伴发支气管哮喘。若发展为肺气肿，可表现为活动后气促。

2. **体征** 早期多无明显体征，急性发作期可在背部或双肺底闻及干、湿啰音，咳嗽后可减少或消失。如合并哮喘可闻及广泛哮鸣音并伴呼气期延长。长期发作的患者可有肺气肿体征。

3. **临床分型** 分为单纯型和喘息型。单纯型患者表现为咳嗽、咳痰症状；喘息型患者除咳嗽、咳痰外，尚有喘息症状。

4. **临床分期**

（1）急性发作期 指1周内出现脓性或黏液脓性痰，痰量明显增加，或伴有发热等炎症表现；或在1周内，咳嗽、咳痰、喘息症状中任一项明显加剧。

（2）慢性迁延期 指不同程度的咳嗽、咳痰或喘息症状迁延不愈超过1个月以上。

（3）临床缓解期 指经治疗或自然缓解，症状基本消失，或偶有咳嗽或少量咳痰，保持2个月以上。

（四）并发症

慢支长期反复发作可并发阻塞性肺气肿、慢性阻塞性肺疾病、慢性肺源性心脏病等。支气管炎症蔓延到支气管周围肺组织中，可引起支气管肺炎。

（五）辅助检查

1. **血液检查**　慢支急性发作或并发肺部感染时，可见白细胞总数及中性粒细胞增多。喘息型慢支，可见嗜酸性粒细胞增多。

2. **痰液检查**　急性发作期时，痰涂片或培养可找到肺炎链球菌、流感嗜血杆菌、甲型链球菌、奈瑟球菌等，涂片中可见大量中性粒细胞及已破坏的杯状细胞。在喘息型患者的痰液中，常见较多的嗜酸性粒细胞。

3. **影像学检查**　胸部X线片早期无异常。病情反复发作，则引起支气管壁增厚，细支气管或肺泡间质炎症细胞浸润或纤维化，胸片可见两肺纹理增粗、紊乱，呈条索状、斑点状阴影，以下肺野明显。

4. **呼吸功能检查**　早期无异常。病情进展则可出现小气道狭窄和阻塞，最大呼吸流速–容量曲线在75%和50%肺容量时，流量明显降低。若第1秒用力呼气容积（FEV_1）与用力肺活量（FVC）的比值（FEV_1/FVC%）小于70%，提示已发展为慢性阻塞性肺疾病。

（六）诊断与鉴别诊断

1. **诊断依据**　咳嗽、咳痰，或伴有喘息，每年发病持续3个月，并连续2年或2年以上，并排除其他慢性气道疾病。

每年发病持续不足3个月的患者，若有明确的客观依据，如X线、肺功能等也可诊断。

2. **鉴别诊断**

（1）支气管哮喘　喘息型慢支应与支气管哮喘相鉴别。哮喘常于幼年和青年时突然起病，一般无慢性咳嗽、咳痰史，以发作性呼气性呼吸困难为特征。发作时两肺满布哮鸣音，可自行缓解或吸入药物后很快缓解。常有过敏性疾病史和家族史。

（2）支气管扩张症　具有咳嗽、咳痰反复发作的特点，合并感染时有大量脓痰，痰液有恶臭，部分患者有反复咯血。肺部有固定湿啰音，可伴有杵状指（趾）。胸部X线片可见卷发状阴影。支气管造影或高分辨CT（HRCT）可以鉴别。

（3）肺结核　患者多有结核中毒症状（如发热、乏力、盗汗、消瘦）和呼吸系统症状（咳嗽、咳痰、咯血等），经胸部X线检查和痰结核菌检查可以明确诊断。

（4）肺癌　患者年龄常在40岁以上，常有多年吸烟史。常有慢性咳嗽，反复发生或持续的血痰，咳嗽音色可呈金属音，胸部X线检查可发现块状阴影或结节状影，也可有肺炎表现，但经抗菌药物治疗未能完全消散。痰脱落细胞检查或经纤维支气管镜活检可明确诊断。

（5）其他引起慢性咳嗽的疾病　慢性咽炎、上呼吸道咳嗽综合征、胃食管反流、某些心血管疾病（如二尖瓣狭窄）等均各有特点。

（七）治疗

针对慢支的病因、病期和反复发作的特点，宜采取防治结合的综合治疗措施。在急性发作期和慢性迁延期，应以控制感染、祛痰镇咳、解痉平喘为主；缓解期以加强锻炼、增强体质、提高机体抵抗力、预防复发为主。教育患者自觉戒烟，避免和减少上呼吸道感染等诱发因素。

1. 急性发作期的治疗

（1）控制感染　根据感染的主要致病菌和严重程度选用抗生素。可按药物敏感试验选用喹诺酮类、大环内酯类、β-内酰胺类药物。如左氧氟沙星0.4g，每天1次；或罗红霉素0.3g，每天2次；或阿莫西林，每天2~4g，分2~4次口服；或头孢呋辛0.5g，每天2次，口服。病情严重时静脉给药。

（2）祛痰镇咳　对年老体弱无力咳痰或痰量较多者，应以祛痰为主，协助排痰，通畅气道；对咳嗽明显者，应以镇咳为主，但应避免应用强烈镇咳药如可待因等，以免抑制中枢加重呼吸道阻塞，使病情恶化。可用复方甘草合剂10mL，每天3次，口服；复方氯化铵合剂10mL，每天3次，口服；溴己新8~16mg，每天3次，口服；盐酸氨溴索30mg，每天3次，口服。干咳为主者可用右美沙芬、那可丁或其合剂等。

（3）解痉平喘　有明显喘息者可用解痉平喘药，如氨茶碱0.1g，每天3次，口服；或用茶碱控释剂；或用长效β₂受体激动剂加糖皮质激素吸入。

2. 缓解期的治疗
戒烟，避免有害气体和其他有害颗粒的吸入。可使用免疫调节剂，如流感疫苗、卡介苗多糖核酸、胸腺肽等提高免疫功能。坚持耐寒锻炼，预防感冒。

（八）预防

适当补充水分，每日保证饮水量在1500mL以上，进食高热量、高蛋白、高维生素饮食，不宜吃油腻辛辣等刺激性食物。避免吸入有害物质及过敏原。在气候变化和寒冷季节，注意及时增减衣服，避免受凉感冒，预防流感。根据自身体质选择医疗保健操、太极拳、五禽戏等，坚持锻炼，提高机体抗病能力，活动量以无明显气急、心率加快及过分疲劳为度。

> **岗位情景模拟2**
>
> 患者，男性，60岁，反复咳嗽、咳痰8年，加重伴发热4天就诊。8年前，患者因受凉出现咳嗽、咳少量白色黏液痰，当时无发热、气喘和咯血，用消炎药和止咳祛痰药治疗（具体不详），症状时轻时重，一直持续至次年夏天，咳嗽、咳痰完全消失。以后每年冬春季和气候突然变化时咳嗽、咳痰发作，每年发病持续3个月以上，经服药治疗症状可缓解。4天前，因气温骤降，开始出现发热，咳嗽、咳痰加重，痰呈白色，黏稠不易咳出，自服阿奇霉素片4天，痰液转为黄色脓性，遂来就医。既往身体健康，吸烟近40年，每天约30支，无药物过敏史。
>
> 体格检查：T 38.1℃，P 90次/分，R 22次/分，BP 120/80mmHg。神志清楚，无发绀，双肺可闻及散在湿啰音。心律齐。其余检查无异常发现。
>
> 实验室检查：①血常规：Hb 160g/L，WBC 12.8×10^9/L，N 82%。②痰涂片：见大量中性粒细胞及呈短链状排列的革兰阳性球菌，抗酸染色阴性。
>
> X线胸片：两肺纹理粗乱，尤以双下肺为甚。
>
> **问题与思考**
> 1. 根据现有临床资料，提出初步诊断，并写出诊断依据。
> 2. 若初步诊断正确，写出初步治疗计划或方案。

答案解析

（艾　娟）

PPT

第三节 慢性阻塞性肺疾病

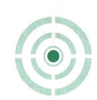

学习目标

知识要求：

1．掌握慢性阻塞性肺疾病的概念、病因、临床表现、并发症、诊断要点和治疗原则。

2．熟悉慢性阻塞性肺疾病的发病情况、预防措施、鉴别诊断、实验室检查和其他检查。

3．了解慢性阻塞性肺疾病的发病机制、病理特点。

技能要求：

1．会应用所学知识评估慢性阻塞性肺疾病患者的病情。

2．能根据病情制定合理的治疗方案。

3．会对患者进行健康教育。

慢性阻塞性肺疾病（chronic obstructive pulmonary disease，COPD）简称"慢阻肺"，是一种常见病和多发病，可以预防和治疗。其临床特征是持续存在的呼吸系统症状和呈进行性发展的不完全可逆的气流受限。肺功能检查对确定气流受限有重要意义，在吸入支气管扩张剂后，第1秒用力呼气容积（FEV_1）与用力肺活量（FVC）的比值（$FEV_1/FVC\%$）小于70%表明存在持续气流受限。本病与气道和（或）肺组织对有害气体或有害颗粒的慢性炎症反应有关。

慢性支气管炎和阻塞性肺气肿是导致COPD最常见的疾病。慢性支气管炎是气管的慢性非特异性炎症，临床上以慢性咳嗽、咳痰或伴有喘息为特征。肺气肿指肺部终末细支气管远端气腔出现异常持久扩张，并伴有肺泡壁和细支气管正常结构的破坏，而无明显的肺组织纤维化。慢性支气管炎和阻塞性肺气肿的早期，大多数患者虽有慢性咳嗽、咳痰症状，但肺功能检查尚无气流受限，此时不能诊断为COPD。随着病情发展，当肺功能检查有气流受限且不完全可逆时，即可诊断为COPD。

支气管哮喘是一种与COPD发病机制不同的慢性气道炎症性疾病，也具有气流受限，但其气流受限大多具有显著的可逆性，是其不同于慢阻肺的显著特征。部分哮喘患者随着病程进展，可出现较明显的气道重建，导致气流受限的可逆性明显减小，此时很难与COPD鉴别。

此外，一些已知病因或具有特征性病理表现的疾病，尽管有气流受限，但不属于COPD，如支气管扩张症、肺结核纤维化病变、弥漫性泛细支气管炎等。

COPD的患病率和病死率均较高，多见于老年人，男性患病率高于女性，是目前世界上的第四大死亡原因。1992年，对我国北中部地区102 230名农村成人的调查显示，该地区COPD的患病率为3%。2018年我国发布的COPD患病率占40岁以上人群的13.7%。因患者肺功能呈进行性减退，故常严重影响劳动力和生活质量，造成了巨大的社会和经济负担；慢阻肺也是导致慢性呼吸衰竭和慢性肺源性心脏病最常见的病因，约占全部病例的80%。

（一）病因

所有与慢性支气管炎和阻塞性肺气肿发生有关的因素都可能参与COPD的发生。已知的危险因素可以分为外因（环境因素）和内因（个体易患因素）两类。

1. 外因

（1）吸烟 吸烟是COPD最主要的发病因素。吸烟者慢性支气管炎的患病率比不吸烟者高2~8倍，烟龄越长，吸烟量越大，COPD的患病率越高。烟草中含焦油、尼古丁和氢氰酸等化学物质，可损伤气道上皮细胞，使纤毛运动减退和巨噬细胞吞噬功能降低；支气管黏液腺肥大，杯状细胞增生，黏液分泌增多，使气道净化能力下降；支气管黏膜充血、水肿，黏液积聚，容易继发感染，慢性炎症及吸烟刺激黏膜下感受器，使副交感神经功能亢进，引起支气管平滑肌收缩，导致气道阻力增加，气流受限。

（2）感染 感染是COPD发生、发展的重要因素之一。病毒和细菌感染是本病急性发作的主要因素。病毒主要为流感病毒、鼻病毒、腺病毒和呼吸道合胞病毒等；细菌以肺炎链球菌、流感嗜血杆菌、卡他莫拉菌及葡萄球菌感染为多见。

（3）大气污染 严重的大气污染易诱发COPD，大气中的有害气体可损伤气道黏膜，使纤毛清除功能下降，黏液分泌增加，为细菌感染创造条件。

（4）职业粉尘和化学物质 长期吸入职业粉尘及化学物质，均可能产生与吸烟效果类似的COPD。

2. 内因

（1）遗传因素 流行病学研究结果提示COPD的易患性与多种基因有关。其中 α_1 抗胰蛋白酶缺乏可增加患病风险。其他如谷胱甘肽S转移酶基因、基质金属蛋白酶组织抑制物-2基因、血红素氧合酶-1基因和肿瘤坏死因子-α 基因等，均可能与COPD发病有关。

（2）气道高反应性 国内外流行病学资料显示，气道反应性增高者其COPD的发病率也明显升高。

（3）肺生长发育不良 孕期、新生儿期和婴幼儿期各种原因导致的肺生长发育不良，成年后易罹患COPD。

（二）发病机制

1. 炎症机制 气道、肺实质及肺血管的慢性炎症是COPD的特征性改变，中性粒细胞、巨噬细胞、T淋巴细胞等炎症细胞均参与了COPD的发病过程。中性粒细胞的活化和聚集是COPD炎症过程的一个重要环节，通过释放中性粒细胞弹性蛋白酶等多种生物活性物质，引起慢性黏液高分泌状态并破坏肺实质。

2. 蛋白酶-抗蛋白酶失衡 蛋白水解酶对肺组织有损伤、破坏作用，而抗蛋白酶对多种蛋白酶具有抑制功能。其中 α_1 抗胰蛋白酶是活性最强的一种抗蛋白酶。蛋白酶和抗蛋白酶维持平衡是保证肺组织正常结构免受破坏的主要因素。蛋白酶增多或抗蛋白酶不足均可导致肺组织结构破坏而发生肺气肿。

3. 氧化应激反应 有许多研究表明，COPD患者的氧化应激增加。氧化物主要有超氧阴离子、羟自由基、次氯酸和一氧化氮等。氧化物可直接作用并破坏许多生化大分子（如蛋白质、脂质和核酸等），导致细胞功能障碍或细胞死亡，可以破坏细胞外基质，引起蛋白酶-抗蛋白酶失衡，促进炎症反应，参与多种炎症因子的转录。

4. 其他机制 如自主神经功能失调、营养不良、气温骤变等都有可能参与COPD的发生、发展。

（三）病理

COPD的病理改变主要表现为慢性支气管炎及阻塞性肺气肿的病理变化。支气管的慢性炎症过程中，支气管黏膜上皮细胞变性、坏死和形成溃疡；纤毛倒伏、粘连和部分脱落；黏膜上皮修复、增生、鳞状上皮化生和肉芽肿形成；腺体增生、肥大、杯状细胞数目增多和分泌亢进；基底部肉芽组织和纤维组织增生导致管腔狭窄。支气管炎症的反复发生，导致气道壁损伤和修复交替进行。修复过程可导致气道壁结构重塑、胶原含量增加及瘢痕形成，造成气道不完全性阻塞，导致肺泡中残存气体过多和肺泡过度充气，从而发生阻塞性肺气肿。依据累及肺小叶的部位，可将阻塞性肺气肿分为小叶中央型、全小叶型和混合型。肺气肿的发生使肺泡体积增大，导致肺泡壁毛细血管受压，肺组织血液供应减少和营养障碍，致使肺泡壁的弹性进一步减退。镜检可见肺泡壁变薄，肺泡腔扩大、破裂或形成大泡。肺组织外观呈灰白色，表面可见多个大小不一的肺大泡。

> #### ◉ 知识拓展
>
> 　　通气功能障碍分为阻塞性通气功能障碍、限制性通气功能障碍和混合性通气功能障碍。①阻塞性通气功能障碍：是支气管及其各级分支阻塞、肺弹性功能减退，气道开放不足或提前关闭引起的通气功能障碍。常见于COPD、支气管哮喘等。其肺功能检查以流速降低为主，如$FEV_1/FVC\%$降低，早期肺活量多正常，常合并残气容积、功能残气量和残气容积/肺总量的升高。②限制性通气功能障碍：是肺的扩张和回缩受限引起的通气功能障碍。主要见于肺间质纤维化、大量胸腔积液、胸膜增厚、胸廓畸形、心脏和纵隔疾病，也见于膈肌麻痹和大量腹水、巨大腹腔肿瘤和肥胖等疾病。其肺功能检查以肺活量（VC）和肺总量（TLC）降低为主，$FEV_1/FVC\%$正常或增高，肺一氧化碳弥散量下降。③混合性通气功能障碍：即阻塞性和限制性同时存在，COPD后期肺间质纤维化有可能会出现混合性通气功能障碍。

（四）病理生理

　　气道阻塞和气流受限是慢阻肺最重要的病理生理改变，引起阻塞性通气功能障碍。早期病变局限于小气道（直径<2mm的气道），仅闭合容积增大，反映肺组织弹性阻力及小气道阻力的动态肺顺应性降低。当病变累及大气道时，肺通气功能明显障碍，最大通气量降低。随着病情的发展，肺组织弹性日益降低，则残气量占肺总量的百分比增加。肺气肿加重，致使肺毛细血管大量减少，肺泡间的血流量减少，此时肺泡虽有通气，但肺泡壁无血液灌流，导致生理无效腔气量增大；也有部分肺区虽有血液灌流，但肺泡通气不良，不能参与气体交换。肺泡及毛细血管的大量丧失，弥散面积减小，发生通气/血流比值失调，使换气功能发生障碍。通气和换气功能障碍可引起缺氧和二氧化碳潴留，导致不同程度的低氧血症和高碳酸血症，最终造成呼吸衰竭。

（五）临床表现

1. 起病方式及病程　起病缓慢，病情反复发作，病程较长。

2. 症状

（1）呼吸困难　逐渐加重的呼吸困难是COPD的标志性症状。呼吸困难常被描述为气短或气促。早期在上楼梯、爬坡和重体力劳动时出现气短或气促，休息后缓解。随着病情进展，在平地活动、穿衣、洗漱，甚至休息时也感觉气短或气促。

（2）慢性咳嗽　咳嗽常年反复发作，晨间咳嗽明显，夜间有阵咳。

（3）咳痰　一般为白色黏液痰，清晨排痰较多。急性发作期痰量明显增多，可有脓性痰。

（4）其他　重度COPD或急性加重时可出现喘息、胸闷、发热、头痛、发绀、嗜睡、神志恍惚。

3. **体征**　早期可无明显异常体征，随着病情进展出现阻塞性肺气肿的体征。

（1）视诊　桶状胸，部分患者呼吸浅快。

（2）触诊　胸廓扩张度减弱，语音震颤减弱。

（3）叩诊　两肺叩诊呈过清音，心浊音界缩小，肺下界和肝浊音界下降，肺下界移动度减小。

（4）听诊　两肺呼吸音减弱，呼气延长，部分患者可闻及干、湿啰音。

（六）辅助检查

1. **肺功能检查**　肺功能检查是判断气流受限的主要客观指标。对评价COPD的严重程度、病情进展、预后及治疗效果有重要价值，应强调早测定，长期动态观察。

（1）第1秒用力呼气容积（FEV_1）占用力肺活量（FVC）百分比（FEV_1/FVC%）　是一项评价气流受限的敏感指标。吸入支气管舒张药后，FEV_1/FVC%<70%可确定为持续的气流受限。

（2）第1秒用力呼气容积占预计值百分比（FEV_1%预计值）　是评估COPD严重程度的良好指标，其变异性小，易于操作，正常FEV_1%预计值>80%。

（3）其他　肺总量（TLC）和残气量（RV）增高，肺活量（VC）减低，表明肺过度充气，对COPD诊断有参考价值。RV/TLC>40%可诊断肺气肿。

2. **影像学检查**

（1）胸部X线检查　早期胸部X线检查可无变化。以后可出现肺纹理增粗、紊乱及肺气肿改变。胸部X线改变对COPD的诊断特异性不高，主要作为确定肺部并发症及与其他肺疾病鉴别之用。

（2）胸部CT检查　CT检查可见COPD小气道病变及并发症表现，主要用于与其他疾病相鉴别。高分辨CT可确定肺大泡的大小和数量，对手术的预估有一定价值。

3. **血气分析**　血气分析对确定是否发生低氧血症、高碳酸血症、酸碱平衡失调以及判断呼吸衰竭的类型有重要价值。

4. **其他**　COPD急性发作合并细菌感染时，白细胞数增高伴有核左移。痰培养可检出病原菌。常见病原菌为肺炎链球菌、流感嗜血杆菌、卡他莫拉菌、肺炎克雷伯菌等。

（七）并发症

1. **肺部急性感染**　COPD急性加重常易并发支气管肺炎，此时患者出现全身感染中毒症状（畏寒、发热、头痛及全身酸痛、白细胞总数及中性粒细胞升高），呼吸困难、咳嗽、咳痰症状加重。肺部急性感染常易引起COPD患者呼吸衰竭和心力衰竭。

2. **自发性气胸**　如有突发一侧胸痛，突然加重的呼吸困难，并伴有明显发绀，患侧肺部叩诊为鼓音，听诊呼吸音减弱或消失，应考虑并发自发性气胸，X线检查可以确诊。

3. **慢性呼吸衰竭**　常在COPD急性加重时发生，患者症状明显加重，发生低氧血症和（或）高碳酸血症时，可有缺氧和二氧化碳潴留的临床表现。

4. **慢性肺源性心脏病**　是COPD最主要的并发症。由于肺部病变引起肺血管床减少及缺氧，致肺动脉痉挛、血管重构，导致肺动脉高压、右心室肥大，最终发生右心功能不全。

（八）诊断与鉴别诊断

1. **诊断要点**

（1）高危因素　存在吸烟、感染等高危因素。

（2）症状　有慢性咳嗽、咳痰、喘息和逐渐加重的呼吸困难。

（3）体征　有慢性支气管炎或肺气肿体征。

（4）肺功能检查　持续性气流受限是慢性阻塞性肺疾病诊断的必备条件，吸入支气管舒张药后，$FEV_1/FVC\% < 70\%$，$FEV_1\%$ 预计值 $< 80\%$。

（5）排除其他疾病　排除其他已知病因或具有特征病理表现的气流受限疾病，则可明确诊断为慢阻肺。

2. 鉴别诊断

（1）支气管扩张症　有慢性咳嗽、大量咯痰和反复咯血表现。肺听诊常有固定性湿啰音。部分患者胸部X线片显示肺纹理粗乱或呈卷发状，高分辨CT可见支气管扩张改变。

（2）支气管哮喘　多在儿童或青少年期起病，以发作性喘息为特征，发作时两肺布满哮鸣音，缓解后症状消失，常有家庭或个人过敏史。哮喘的气流受限多为可逆性，其支气管舒张试验阳性。

（3）肺结核　可有午后低热、乏力、盗汗等结核中毒症状，痰液检查可发现结核杆菌，胸部X线片或CT可发现病灶。

（4）肺癌　咳嗽、痰中带血丝或咯血，胸部X线片及CT可发现占位性病变、阻塞性肺不张或肺炎，痰细胞学、纤维支气管镜检查和活组织检查有助于明确诊断。

（5）硅肺及其他尘肺　有粉尘和职业接触史，胸部X线片可见矽结节、肺门阴影扩大及网状纹理增多等特点有助于诊断。

（九）病程分期与肺功能评估

1. 病程分期

（1）急性加重期　短期内咳嗽、咳痰、气促和（或）喘息加重，痰量增多，痰呈脓性或黏液脓性，可伴发热、发绀、嗜睡和头痛。急性加重的诱因多为呼吸道感染。

（2）稳定期　咳嗽、咳痰和气短等症状稳定或症状轻微。

2. 稳定期病情严重程度评估

目前多主张对稳定期慢阻肺采用综合指标体系进行病情严重程度的评估。

（1）肺功能评估　使用慢性阻塞性肺疾病全球倡议（GOLD）分级：患者吸入支气管舒张药后，$FEV_1/FVC\% < 70\%$，再依据 $FEV_1\%$ 预计值下降程度进行肺功能分级，见表1-3-1。

表1-3-1　COPD患者气流受限严重程度的肺功能分级

肺功能分级	气流受限程度	$FEV_1\%$ 预计值
GOLD 1级	轻度	≥80%
GOLD 2级	中度	50%~79%
GOLD 3级	重度	30%~49%
GOLD 4级	极重度	<30%

（2）症状评估　可采用改良版英国医学研究委员会呼吸困难问卷（mMRC问卷）评估呼吸困难程度（表1-3-2）。

（3）急性加重风险评估　根据患者上一年发生2次或2次以上急性加重，或者1次及1次以上需要住院治疗的急性加重，均提示今后急性加重风险增加。

表 1-3-2　mMRC 问卷

mMRC 分级	呼吸困难症状
0级	剧烈活动时出现呼吸困难
1级	平地快步行走或爬缓坡时出现呼吸困难
2级	由于呼吸困难，平地行走时比同龄人慢或需要停下来休息
3级	平地行走100米左右或数分钟后即需要停下来喘气
4级	因严重呼吸困难而不能离开家，或在穿衣、脱衣时即出现呼吸困难

依据上述症状、急性加重风险和肺功能改变等，即可对稳定期慢阻肺患者的病情严重程度作出综合性评估，并依据该评估结果选择稳定期的主要治疗药物。外周血嗜酸性粒细胞计数有可能在预估慢阻肺急性加重风险及吸入糖皮质激素（ICS）对急性加重的预防效果有一定价值。

（十）治疗

1. COPD急性加重期治疗

（1）一般治疗　卧床休息，注意补充营养，纠正水、电解质和酸碱失衡。

（2）氧疗　是COPD急性加重期患者的基础治疗。采用鼻导管或文丘里（Venturi）面罩吸氧。为避免吸入氧浓度过高而加重二氧化碳潴留，应估算吸入氧的浓度［估算公式：氧浓度（%）=21+4×氧流量（L/min）］。一般吸入氧浓度控制在25%~30%。在氧疗30分钟后，应再次行动脉血气分析，以确认氧合水平达满意程度［血氧分压（PaO_2）>60mmHg或血氧饱和度（SaO_2）>90%］，而又不加重二氧化碳潴留或酸中毒。

（3）抗生素　当患者有发热、呼吸困难加重、痰量增加和脓痰时，应积极选用抗生素治疗。可根据痰培养和抗生素敏感试验选用β-内酰胺类/β-内酰胺酶抑制剂如阿莫西林克拉维酸钾；或第二、三代头孢菌素如头孢呋辛、头孢唑肟等；或大环内酯类如红霉素或阿奇霉素；或喹诺酮类如左氧氟沙星或莫西沙星等。门诊患者可口服用药，住院患者多静脉滴注给药。

（4）支气管舒张剂　当患者出现严重喘息症状时，可给予沙丁胺醇1000μg加异丙托溴铵250~500μg，通过小型雾化吸入器吸入治疗，以缓解症状。喘息症状较轻时，治疗方法及所用药物与稳定期相同。

（5）祛痰　应让机体保持足够的体液，使痰液变稀薄，也可叩击胸部，行体位引流，并可酌情选用祛痰药。如氨溴索或羧甲司坦等。

（6）糖皮质激素　对COPD急性加重期住院患者，在有效抗生素治疗和使用支气管舒张剂的基础上可考虑每日口服泼尼松龙30~40mg，或静脉给予甲泼尼龙40mg，每日1次。静脉连续使用3~5日后，改为口服并逐渐减量。

（7）机械通气　目的是减轻呼吸肌的负荷，充分氧疗，减少肺的过度充气以及由此导致的后果。

（8）治疗并发症　如患者并发呼吸衰竭、心力衰竭、自发性气胸，其治疗可参阅本教材相关章节的内容。

2. COPD稳定期治疗

（1）健康教育与管理　最重要的是健康教育，这是降低肺功能损害的最有效措施。劝导患者戒烟，因职业或环境粉尘、刺激性气体所致者，应脱离污染环境。

（2）支气管舒张剂　包括短期按需应用以暂时缓解症状，以及长期规律应用以预防和减轻症状。此类药物可明显提高患者生活质量，是稳定期最主要的治疗药物。

　　1）β₂肾上腺素受体激动剂：①短效：沙丁胺醇气雾剂，每次100~200μg（1~2喷），疗效持续4~5小时，每24小时不超过8~12喷。特布他林，每次250~500μg。②长效：福莫特罗，每次4.5~9μg，每日仅需吸入1~2次。沙美特罗亦有同样作用。

　　2）抗胆碱药：①短效：异丙托溴铵气雾剂，每次吸入40~80μg（每喷20μg），疗效持续6~8小时，每日吸入3~4次。②长效：噻托溴铵吸入剂，每次吸入18μg，每日吸入1次。

　　3）茶碱类：①茶碱缓释片：每次0.2g，早、晚各1次，口服。②氨茶碱：每次0.1g，每日3次，口服。

　　（3）糖皮质激素　研究表明，长期使用糖皮质激素与长效β₂肾上腺素受体激动剂的联合制剂对于重度和极重度患者而言，可减少急性加重发作频率、增加运动耐量、提高生活质量。目前常用的有沙美特罗/氟替卡松和福莫特罗/布地奈德。

　　（4）祛痰药　盐酸氨溴索，每次30mg，每日3次；或羧甲司坦，每次0.5g，每日3次。

　　（5）长期家庭氧疗　一般用鼻导管吸氧，氧流量为1.0~2.0L/min，每天吸氧10~15小时。目的是使患者在海平面、静息状态下，达到$PaO_2 \geq 60mmHg$和（或）使SaO_2升至90%。长期家庭氧疗可提高COPD并发慢性呼吸衰竭者的生活质量和生存率，对血流动力学、运动耐力和精神状态均会产生有益的影响。使用指征如下。

　　1）$PaO_2 \leq 55mmHg$或$SaO_2 \leq 88\%$，有或没有高碳酸血症。

　　2）PaO_2 55~70mmHg，或$SaO_2 < 89\%$，并有肺动脉高压、心力衰竭或红细胞增多症（红细胞比容>0.55）。

　　（6）康复治疗　是稳定期重要的治疗手段。具体包括：呼吸生理治疗、呼吸机训练、营养支持和精神治疗等，以提高活动耐力，增强肺功能。

（十一）健康教育

　　应重视对患者及家属的健康教育，积极配合预防COPD的高危因素、急性加重的诱发因素，以及增强机体免疫力。教育内容包括：①积极劝导患者戒烟。②降低与污染环境的接触，减少有害气体或有害颗粒的吸入。③积极防治婴幼儿和儿童期的呼吸系统感染，可能有助于减少日后COPD的发生。④对有慢性支气管炎且反复感染的患者，注射流感疫苗、肺炎链球菌疫苗等。⑤加强体育锻炼，增强体质，提高机体免疫力。⑥对有COPD高危因素的人群，应定期进行肺功能监测，以尽可能早期发现COPD并及时给予干预。⑦教会患者正确使用吸入装置和掌握家庭氧疗的正确方法。

🧍 岗位情景模拟3

　　患者，男性，69岁。反复咳嗽、咳痰20余年，伴气短7年，加重伴发热5天。自诉20余年前无明显诱因出现咳嗽、咳白色黏痰，无咯血、持续低热和夜间盗汗，咳嗽以晨起为重，持续2个多月，经用消炎药、止咳药（具体不详）治疗好转。此后，受凉或吸烟时均出现咳嗽、咳痰，常年反复发作，每年患病时间在3个月以上，冬春季加重，夏季缓解。7年前开始出现上楼梯或干重活时气促，休息后可以缓解。曾多次到当地医院住院治疗，每次症状好转后出院。5天前因受凉咳嗽加重，咳黄色黏稠痰，每日约40mL，伴发热，自测体温38.1℃左右。气促加重，不能平卧。无咯血、明显胸痛、消瘦和夜间盗汗。自服左氧氟沙星、盐酸氨溴索（用量不详）等药物治疗，效果不佳。否认肺结核、支气管扩张症病史。吸烟史40余年，每日40支。无家族史。

　　体格检查：T 38.5℃，P 106次/分，R 22次/分，BP 130/85mmHg。口唇轻度发绀，桶状胸，

肋间隙增宽，双侧胸廓扩张度减弱，语颤减弱，双肺叩诊呈过清音，听诊呼吸音减弱、有散在湿啰音。其余检查未见异常。

实验室检查：①血常规：WBC 12.5×10^9/L，N 82%，L 17%，RBC 6.0×10^{12}/L，Hb 170g/L。②痰涂片：见革兰阳性球菌。

胸部X线片：双肺透亮度增加，肺纹理粗乱。

问题与思考

1. 根据现有临床资料，提出初步诊断，并写出诊断依据。

2. 若初步诊断正确，写出初步治疗计划或方案。

答案解析

（艾　娟）

PPT

第四节　慢性肺源性心脏病

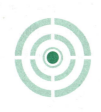

学习目标

知识要求：

1. 掌握慢性肺心脏的概念、病因、临床表现、并发症、诊断要点和治疗原则。

2. 熟悉慢性肺心病的发病情况、鉴别诊断、预防措施、实验室检查和其他检查。

3. 了解慢性肺心病的发病机制和病理特点。

技能要求：

1. 会应用所学知识评估慢性肺心病患者的病情。

2. 能根据病情制定合理的治疗方案。

3. 会对患者进行健康教育。

慢性肺源性心脏病（chronic pulmonary heart disease）简称"慢性肺心病"，是由慢性支气管-肺组织疾病、肺血管疾病或胸廓疾病导致肺循环阻力增高，引起肺动脉高压，进一步导致右心室肥大，甚至右心衰竭的疾病。

慢性肺心病是常见病、多发病。在我国东北、西北、华北地区以及农村患病率比较高，而在南方地区以及城市患病率比较低。高原地区患病率高于平原地区。吸烟者患病率明显高于不吸烟者。患病率随年龄增长而增高，男女无明显差异。本病在冬春季节和气候骤变时，常因上呼吸道感染而诱发急性加重。

（一）病因

1. 支气管、肺疾病　以COPD最常见，我国有80%~90%的慢性肺心病继发于COPD。其次为支气管哮喘、支气管扩张、肺结核、肺间质纤维化等。

2. 胸部运动障碍性疾病　脊柱侧凸与后凸、脊柱结核、胸膜广泛粘连及胸廓成形术后造成的严重胸廓或脊柱畸形等，均可致胸廓运动障碍、肺组织受压、支气管扭曲或变形，反复肺部感染，并发肺气肿或肺纤维化，最后发展至慢性肺心病。

3. 肺血管疾病　较少见。慢性栓塞性肺动脉高压、肺小动脉炎以及特发性肺动脉高压，均可使肺动脉狭窄、阻塞，肺血管阻力增加，形成肺动脉高压，加重右心室后负荷，逐渐发展成慢性肺心病。

4. 其他　睡眠呼吸暂停低通气综合征、先天性口咽畸形等均可导致低氧血症，引起肺血管收缩，造成肺动脉高压，并逐渐发展为慢性肺心病。

（二）发病机制和病理生理

肺动脉高压是慢性肺心病发生的先决条件，持续和日益加重的肺动脉高压，使右心负荷过重，导致右心室肥大，甚至右心衰竭。

1. 肺动脉高压的形成

（1）肺血管阻力增加

1）肺血管阻力增加的功能因素：COPD 患者常存在不同程度的低氧血症和高碳酸血症，这是导致肺血管收缩，形成肺动脉高压的最主要原因。缺氧导致血管收缩的机制：①缺氧时收缩血管的活性物质（血管紧张素Ⅱ、组胺、5-羟色胺、白三烯等）增多。②缺氧时肺血管平滑肌细胞膜对 Ca^{2+} 通透性增加，细胞内 Ca^{2+} 含量增多，兴奋-收缩耦联效应增强，直接导致肺血管收缩。③高碳酸血症时，H^+ 增多，使血管对缺氧的收缩敏感性增强，肺血管收缩增强，导致肺动脉高压。

2）肺血管阻力增加的解剖因素：长期反复发作的慢性支气管炎可累及邻近细小动脉，引起动脉管壁炎症，使管壁增厚、管腔狭窄，甚至完全闭塞。且随着肺气肿的日益加重，肺泡内压力增高使肺泡壁毛细血管受压；肺泡压力过大使肺泡壁破裂造成毛细血管床毁损，当血管床减少超过70%时，肺循环阻力增大，促使肺动脉高压发生。

（2）血液黏稠度增加　慢性缺氧引起继发性红细胞增多，血液黏稠度增加，血流阻力加大。

（3）血容量增多　缺氧和肾血流量减少，使醛固酮分泌增加，引起水、钠潴留，而导致血容量增多。

2. 心脏病变　肺动脉高压的早期，右心室为克服肺动脉阻力而代偿性肥厚，尚能维持排血量。随着病情的进展，肺动脉压持续升高，超过了右心室的代偿能力，右心室排血量减少，舒张末压增高，促使右心室进一步扩大甚至发生右心衰竭。

3. 其他重要器官的损害　缺氧和高碳酸血症除影响心脏外，还导致其他重要器官（如脑、肝、肾、胃肠）、内分泌系统及血液系统发生病理改变，引起多器官的功能损害。

（三）临床表现

1. 肺、心功能代偿期

（1）症状　以肺部原发基础疾病的临床表现为主，如咳嗽、咳痰、活动后心悸、乏力、劳动耐力下降以及逐渐加重的呼吸困难。

（2）体征　除了有肺部原发疾病的体征外，主要是肺动脉高压和右心室肥大的体征，如剑突下心脏搏动，肺动脉瓣第二心音（P_2）亢进、分裂，心音遥远，三尖瓣区可闻及收缩期吹风样杂音。

2. 肺、心功能失代偿期　失代偿的最常见诱因是急性上呼吸道感染，主要表现为呼吸衰竭和心力衰竭。

（1）呼吸衰竭　主要以Ⅱ型呼吸衰竭为主。

1）症状：早期主要表现为呼吸困难加重，伴有头痛、乏力、失眠或嗜睡等。病变进一步发展，可表现为表情淡漠、精神恍惚、谵妄等神经、精神症状。

2）体征：发绀明显，球结膜充血和水肿，严重时可有颅内压升高的表现。腱反射减弱或消失，出现病理反射。高碳酸血症者可出现周围血管扩张的表现，如皮肤潮红、大量出汗。

（2）心力衰竭　主要以右心衰竭为主，也可出现全心衰竭的表现。

1）症状：明显气促、心悸、腹胀、右上腹痛、恶心。

2）体征：明显发绀，颈静脉怒张，肝肿大有压痛，肝颈静脉回流征阳性，双下肢凹陷性水肿，心率增快，可伴有心律失常，三尖瓣区可闻及舒张期奔马律。严重者可有腹腔积液的体征。

（四）并发症

1. **肺性脑病**　是指由于呼吸衰竭所致严重的缺氧、二氧化碳潴留而引起精神障碍、神经系统症状的综合征。早期表现为失眠、昼夜颠倒、烦躁不安、谵妄等兴奋症状，严重时神志淡漠、肌肉震颤或扑翼样震颤、间歇抽搐、昏睡、昏迷、腱反射减轻或消失、锥体束征阳性等。肺性脑病是慢性肺源性心脏病死亡的首要原因。

2. **水、电解质和酸碱平衡失调**　缺氧和二氧化碳潴留常引起不同类型的酸碱失衡。早期最常见的是呼吸性酸中毒，治疗过程中常因利尿剂、激素等使用不当而造成低钾、低氯性代谢性碱中毒。长期低钠饮食、大量出汗、大量利尿剂可导致低血钠、低血钾。

> **知识拓展**
>
> 检测酸碱平衡失调的常用项目有：①pH<7.35为酸中毒，pH>7.45为碱中毒。②动脉血二氧化碳分压（$PaCO_2$）增高见于呼吸性酸中毒和代谢性碱中毒。$PaCO_2$也是判断呼吸衰竭的指标。③标准碳酸氢盐（SB）和实际碳酸氢盐（AB）：SB不受呼吸因素的影响，数值增减表示体内碳酸氢盐储备量的多少，反映了代谢因素导致的酸碱失衡；AB未排除呼吸因素的影响，反映了代谢因素导致的酸碱平衡；AB与SB的差值反映了呼吸因素对酸碱平衡的影响。AB>SB，为呼吸性酸中毒或代谢性碱中毒；AB<SB，为呼吸性碱中毒或代谢性酸中毒；AB=SB，且两者皆大于正常值，见于代谢性碱中毒；AB=SB，且两者皆小于正常值，见于代谢性酸中毒。④碱剩余（BE）：表示体内碱的储备量，它是代谢性酸碱失衡的定量指标，需用酸滴定时BE为正值，需用碱滴定时BE为负值。正常范围在0±3mmol/L。大于3mmol/L为代谢性碱中毒，小于-3mmol/L为代谢性酸中毒。在纠正代谢性酸碱失衡时，它可作为估算抗酸或抗碱药物使用剂量的参考。因无代偿因素存在，在酸碱平衡中意义大于血液碳酸氢盐（HCO_3^-）。⑤二氧化碳结合力（CO_2CP）：只反映来自碳酸氢盐和碳酸的二氧化碳（CO_2）总量，亦即结合状态的CO_2量，故同时受呼吸和代谢因素的影响。CO_2CP增高既可能是呼吸性酸中毒，也可能是代谢性碱中毒；CO_2CP降低可能是代谢性酸中毒，也可能是呼吸性碱中毒。

3. **心律失常**　多表现为房性期前收缩及阵发性室上性心动过速，也可有心房扑动及心房颤动。少数病例由于急性心肌缺氧，可出现心室颤动，以致心脏骤停。

4. 上消化道出血 严重的缺氧、二氧化碳潴留可造成胃肠道黏膜充血、水肿、糜烂，以及应激性溃疡，引起上消化道出血。

5. 休克、DIC 可有感染中毒性休克，也可因严重心力衰竭或心律失常发生心源性休克。一旦发生DIC，预后不良。

（五）辅助检查

1. X线检查 除有肺透亮度增强，肺纹理增粗、紊乱以及膈肌下移等基础疾病及急性肺部感染的特征外，尚有肺动脉高压和右心室肥大的征象。诊断依据：①右下肺动脉干扩张，横径≥15mm，或其横径与气管横径比值≥1.07。②肺动脉段凸出，其高度≥3mm。③心尖上凸。见慢性肺心病的X线示意图（图1-4-1）。

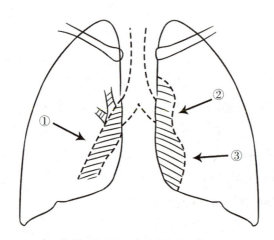

①右下肺动脉；②肺动脉段；③心尖

图1-4-1 慢性肺心病的X线表现示意图

2. 心电图检查 主要为右心房肥大和右心室肥大的表现，诊断依据：①肺型P波；②额面平均电轴≥+90°；③V_1 R/S≥1；④重度顺时针转位（V_3 R/S≤1）；⑤RV_1+SV_5≥1.05mV；⑥aVR R/S或R/Q≥1；⑦V_1~V_3呈QS型或Qr型（酷似心肌梗死，应注意鉴别）。以上具有一条即可诊断为慢性肺心病。

3. 超声心动图检查 超声心动图检查较心电图和胸部X线检查敏感性高。诊断依据：①右心室流出道内径≥30mm；②右心室内径≥20mm；③右心室前壁厚度≥5mm；④左/右心室内径<2；⑤右肺动脉内径≥18mm。

4. 血气分析 慢性肺心病肺功能失代偿期可出现低氧血症或合并高碳酸血症。当PaO_2<60mmHg、$PaCO_2$>50mmHg时，表示有Ⅱ型呼吸衰竭。

5. 血液检查 红细胞和血红蛋白可升高。若合并感染，可有白细胞和中性粒细胞升高，部分患者可能出现肝、肾功能异常及电解质紊乱。

（六）诊断与鉴别诊断

1. 诊断 患者有COPD或其他肺胸部疾病史；有肺动脉高压、右心室肥大或右心功能不全的临床表现，如P_2>A_2，颈静脉怒张，剑突下心尖搏动增强、肝肿大压痛、肝颈静脉回流征阳性、下肢水肿等；心电图、X线胸片、超声心动图有肺动脉增宽和右心增大、肥厚的征象，可以作出诊断。

2. 鉴别诊断

（1）冠状动脉粥样硬化性心脏病（冠心病） 慢性肺心病与冠心病均多见于老年人，临床表现有许多相似之处，而且常有两病共存。冠心病常有心绞痛或心肌梗死病史，多为左心室肥大和左心功能不全，有室性心律失常，X线检查呈现以左心室肥大为主的征象，心电图有典型的ST-T改变，可资鉴别。

（2）风湿性心脏病（风心病） 风心病的二尖瓣狭窄也有肺动脉高压和右心室肥大，也常伴有呼吸道感染，故易与慢性肺心病相混淆。根据患者的风湿热病史、典型的心脏杂音、超声心动图的特殊表现、X线及心电图有左心房和右心室肥大等表现，有助于鉴别。

（七）治疗

1. 肺、心功能失代偿期

治疗原则是积极控制感染，保持呼吸道通畅，改善呼吸功能，控制心力衰竭，营养支持，处理并发症。

（1）控制感染 在未能明确致病菌时，针对院外感染多以革兰阳性菌为主，可选用青霉素，第一、二代头孢菌素，大环内酯类等；针对院内感染以革兰阴性菌为主，应选用广谱抗菌药物，如第三代头孢菌素、氨基糖苷类、氟喹诺酮类等。最好参考痰菌培养结果及药物敏感试验选择抗生素。

（2）改善通气 清理呼吸道分泌物，使用溴己新、盐酸氨溴索、α-糜蛋白酶等药物减少痰液。对神志清楚者以超声雾化湿化气道，鼓励用力咳嗽排痰。使用β_2受体激动剂、茶碱类药物、吸入糖皮质激素，从而舒张支气管平滑肌。对病情严重者建立人工气道和机械通气。

（3）合理氧疗 低浓度（25%~30%）、低流量（1~2L/min）持续（每天不少于15小时）给氧，可采用鼻塞、鼻导管和文丘里（Venturi）面罩调节给氧。

（4）控制心力衰竭 经过积极控制感染、改善通气、纠正呼吸衰竭后，常能使心力衰竭得以纠正，但心力衰竭严重者或经上述治疗无效时可适当选用利尿剂、强心剂或血管扩张剂。

1）利尿剂：能够减少血容量，减轻右心负荷，消除水肿，在使用上要注意小剂量、间歇、联合用药。大剂量、长期快速利尿，易导致脱水而使痰液黏稠不易咳出，并出现低钾、低氯性碱中毒，使呼吸衰竭加重。临床常用药物为氢氯噻嗪，每次25mg，每日1~3次，或联合应用螺内酯，每次20~40mg，每日1~2次，口服。对严重水肿患者可用呋塞米20mg，静脉注射。使用过程中注意补充钾盐和其他电解质。

2）强心剂：慢性肺心病患者由于缺氧及感染，对洋地黄的耐受性差，易引起中毒，应用时应慎重，使用指征：①感染已被控制，呼吸功能已改善，经用利尿剂治疗右心功能仍未改善者。②以右心衰竭为主要表现而无明显急性感染者。③合并室上性快速心律失常，如室上性心动过速、心房颤动（心室率>100次/分）。④合并急性左心衰的患者。原则上尽量选择作用快、排泄快的洋地黄类药物，小剂量（常规剂量的1/2或1/3）给药。如毒毛花苷K 0.125~0.25mg，或毛花苷丙0.2~0.4mg加入10%葡萄糖液内缓慢静脉推注。用药前要纠正低氧血症，防治低钾血症，以免发生药物毒性反应。

3）血管扩张剂：血管扩张剂可减轻心脏前、后负荷，降低心肌耗氧量。临床常用的有酚妥拉明、硝酸甘油、依那普利等。血管扩张剂在扩张肺动脉的同时也扩张体循环动脉，造成体循环血压下降，反射性使心率增快，氧分压下降、二氧化碳分压上升，所以疗效不肯定。

（5）防治并发症 积极纠正水、电解质和酸碱平衡失调，有心律失常者给予抗心律失常药，防治休克、DIC、消化道出血。相关并发症的治疗详见有关章节。

（6）一般治疗 卧床休息，给予富含各种维生素、必需氨基酸、易消化的饮食，采取少量多餐，对心力衰竭严重者给予控制性低盐饮食，对食欲减退者可静脉输注复方氨基酸、白蛋白、乳化脂肪注射液等。密切观察呼吸、脉搏、神志、瞳孔、皮肤和粪便颜色的变化，严格记录24小时出入液量。注意心理调节，减轻患者的心理压力，配合治疗。

2. 肺、心功能代偿期　可采用中西医结合的综合措施，加强呼吸锻炼，长期家庭氧疗，增强患者的免疫功能，预防感染，消除诱发因素，减少或避免急性加重期的发生，使心、肺功能得到部分或全部恢复。

（八）预后

本病由于反复呼吸道感染，患者心、肺功能损害逐渐加重，多数预后不良，病死率在10%~15%。主要死亡原因是肺性脑病，心、肺功能衰竭，水、电解质及酸碱平衡失调，上消化道大出血，严重肺部感染等。但在疾病的发展过程中，有许多的环节是可逆转的，如能防止诱因和积极治疗，可使患者获得一定程度的恢复，延长患者的寿命，提高患者生活质量。

（九）健康教育

积极开展多种形式的群众性体育活动和宣传教育，提高人群的卫生知识，增强抗病能力。积极预防支气管、肺、胸和肺血管等基础疾病的诱发因素，如呼吸道感染，各种过敏原、有害气体吸入，粉尘作业等。

🧑‍⚕️ 岗位情景模拟 4

患者，男性，71岁。因反复咳嗽、咳痰20余年，活动后气促6年，加重伴双下肢水肿1周入院。患者20年前开始，每于秋冬季受凉后出现咳嗽，咯白痰，多为泡沫样，晨起明显，每年发作2~3次，持续3个月或以上；但无咯血、咳大量脓痰、胸痛、长期低热、盗汗和消瘦乏力等。6年前逐渐出现活动后气促，初起上3楼即需休息，目前走平路亦感气促，偶有喘息，但无夜间阵发性呼吸困难或咯粉红色泡沫痰。间断在门诊就诊，症状反复。1周前感冒受凉后上述症状加重且伴有低热、双下肢水肿、尿少，口唇颜面青紫，烦躁不安，今急诊入院。否认肺结核接触史，无冠心病、风心病史。吸烟40年，每天20支左右。

体格检查：T 37.8℃，P 98次/分，R 24次/分，BP 108/70 mmHg。半卧位，意识清楚，球结膜水肿，口唇颜面轻度发绀。颈静脉怒张，桶状胸，双肺叩诊过清音，呼吸音减弱，肺底部可闻及干、湿啰音。心律齐，剑突下明显搏动，P_2亢进分裂，各瓣膜区未闻及杂音。肝右肋下4cm处可触及，有压痛，肝颈静脉回流征阳性。双下肢凹陷性水肿。

血常规：RBC 6.3×10^{12}/L，Hb 170g/L，WBC 12.5×10^9/L，N 70%，L 25%。

血气分析：pH值7.35，动脉血氧分压（PaO_2）70mmHg，动脉血二氧化碳分压（$PaCO_2$）58mmHg。

X线胸片：双肺透亮度增加，双肺纹理粗乱。

问题与思考

1. 根据现有临床资料，提出初步诊断，并写出诊断依据。

2. 若初步诊断正确，写出初步治疗计划或方案。

答案解析

（艾　娟）

第五节　支气管哮喘

PPT

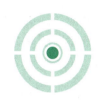

学习目标

知识要求：

1. 掌握支气管哮喘的概念、病因、临床表现、诊断要点和治疗原则。

2. 熟悉支气管哮喘的鉴别诊断、并发症、预防措施、实验室检查和其他检查。

3. 了解支气管哮喘的发病情况、发病机制和病理特点。

技能要求：

1. 会应用所学知识评估支气管哮喘患者的病情。

2. 能根据病情制定合理的治疗方案。

3. 会对患者进行健康教育。

支气管哮喘（bronchial asthma）简称"哮喘"，是由多种细胞（如嗜酸性粒细胞、肥大细胞、T淋巴细胞、中性粒细胞、平滑肌细胞、气道上皮细胞等）和细胞组分参与的气道慢性炎症性疾病。临床表现为反复发作性喘息、气急、胸闷或咳嗽等症状，常在夜间及凌晨发作或加重，多数患者可自行缓解或经治疗缓解。根据全球和我国哮喘防治指南提供的资料，经过长期规范化治疗和管理，80%以上的患者可达到临床控制。哮喘的主要病理特征：①气道慢性炎症。②气道对刺激呈现的高反应性。③多变的可逆性气流受限。④随着病程延长而导致气道重构。

各国哮喘发病率从1%~16%不等，我国约为1.24%。儿童患病率高于青壮年，男童患病率为女童的2倍。哮喘病死率为（1.6~36.7）/10万，我国是全球哮喘病死率最高的国家。目前全球约有3亿哮喘患者，且呈逐年上升趋势，世界卫生组织（WHO）估计到2025年全球哮喘患者将增加1亿。

（一）病因

1. 环境因素

（1）变应原因素　可诱发哮喘的变应原种类较多，如花粉、草粉、油漆、饲料、活性染料、鱼、虾、蟹、蛋类、牛奶、尘螨、蟑螂、动物毛屑、药物（阿司匹林、普萘洛尔）、细菌、病毒、支原体、寄生虫等。

（2）非变应原性因素　气候变化、精神因素、运动、肥胖、月经、妊娠等。

2. 遗传因素　许多研究资料表明，哮喘是一种复杂的、具有多基因遗传倾向的疾病。具有家族聚集现象，亲缘关系越近，患病率越高。在一个家系中，患者数量越多，其亲属患病率越高；患者病情越严重，其亲属患病率也越高。目前，全基因组关联研究（GWAS）已经鉴定出多个哮喘易感基因，如$5q^{12、22、23}$，$17q^{12~17}$，$9q^{24}$等。过敏体质是哮喘的主要危险因素，哮喘患者通常合并过敏性鼻炎、湿疹等。

（二）发病机制

1. 气道免疫-炎症机制

（1）气道炎症形成　当外源性变应原通过食入、吸入或接触等途径进入机体后，被抗原递呈细胞（如树突状细胞、巨噬细胞、嗜酸性粒细胞）内吞并激活T淋巴细胞，T淋巴细胞被激活后有两种情况：①活化的辅助性Th2细胞产生白介素（IL-4、IL-5和IL-13等），进一步激活B淋巴细胞，B淋巴细胞转化为浆细胞产生特异性IgE，并与肥大细胞和嗜碱性粒细胞表面的IgE受体结合，若变应原再次进入体内，则可与结合在细胞表面的IgE交联，使肥大细胞和嗜碱性粒细胞合成并释放多种活性介质，导致支气管平滑肌收缩、腺体分泌增加、血管通透性增高和炎症细胞浸润，从而产生哮喘的临床症状。②活化的辅助性Th2细胞产生的白介素直接激活肥大细胞、嗜酸粒细胞和肺泡巨噬细胞，使它们在气道聚集，并分泌多种炎症因子（如组胺、白三烯、前列腺素、血小板活化因子、嗜酸性粒细胞趋化因子等），构成了一个与炎症细胞相互作用的复杂网络，从而导致气道慢性炎症。根据吸入变应原后哮喘发生的时间，可分为早发型哮喘反应、迟发型哮喘反应和双相型哮喘反应。早发型哮喘反应几乎在吸入变应原的同时立即发生，15~30分钟达高峰，2小时后逐渐恢复正常。迟发型哮喘反应在接触过敏原后约6小时发生，持续时间长，可达数天。临床约半数以上患者表现为迟发型哮喘反应。

（2）气道高反应性　是指气道对各种刺激因子（如变应原、运动、冷空气、情绪变化等）呈现出的高度敏感状态，表现为患者接触这些刺激因子时气道出现过强或过早的收缩反应。气道慢性炎症是导致气道高反应性最重要的机制之一。当气道受到变应原或其他刺激后，炎症细胞释放炎症介质和细胞因子，引起气道上皮损害，上皮下神经末梢裸露，导致气道高反应性。

（3）气道重构　病情反复发作、长期没有得到良好控制的哮喘患者，可发生气道重构。表现为气道上皮细胞黏液化生、平滑肌肥大/增生、上皮下胶原沉积和纤维化、血管增生等。气道重构的发生主要与持续存在的气道炎症和反复的气道上皮损伤和修复有关。气道重构导致哮喘患者对所吸入激素的敏感性下降，造成不可逆气流受限和气道高反应性持续存在。

2. 神经调节机制　

神经因素也是哮喘发病的重要因素之一。支气管的自主神经支配包括：肾上腺素能神经、胆碱能神经以及非肾上腺素能非胆碱能神经系统。哮喘患者存在β-肾上腺素受体功能低下和胆碱能神经张力增加。非肾上腺素能非胆碱能神经（NANC）可释放舒张支气管平滑肌的神经介质（如一氧化氮、血管活性肽等）及收缩支气管平滑肌的介质（如神经激肽、P物质等），当这两类介质的平衡失调则可引起支气管平滑肌收缩。此外，感觉神经末梢释放的神经激肽A、降钙素基因肽、P物质可促使血管扩张、血管通透性增加，导致炎性渗出，由感觉神经末梢介导的这种炎症反应称为神经源性炎症。神经源性炎症通过局部轴突反射释放感觉神经肽而引发哮喘。

（三）临床表现

1. 症状

（1）典型症状　表现为反复发作性伴有哮鸣音的呼气性呼吸困难，可有干咳或咳白色泡沫痰、气促、胸闷等。多与接触变应原、理化刺激、精神因素等有关。于数分钟内发作，经数小时至数天自行缓解或用支气管舒张剂治疗后缓解，也有少部分不缓解而呈持续状态。严重哮喘患者被迫采取端坐呼吸，甚至出现烦躁、发绀等。常在夜间及凌晨发作、加重是哮喘的重要特征之一。青少年常在运动时出现哮喘症状，称为运动性哮喘。

（2）非典型症状　患者没有喘息症状，仅表现为发作性胸闷和咳嗽或其他症状。以咳嗽为唯一症状的不典型哮喘称为咳嗽变异性哮喘；以胸闷为唯一症状的不典型哮喘称为胸闷变异性哮喘。

2. 体征

（1）发作期　严重哮喘者可出现以下体征：①视诊：桶状胸、呼吸频率增快、发绀。②触诊：两肺语音震颤减弱。③叩诊：两肺叩诊呈过清音。④听诊：呼气延长、两肺闻及广泛哮鸣音，此为哮喘发作的典型体征。部分患者因为气道极度收缩或黏液栓阻塞，哮鸣音可减弱或消失，表现为"沉默肺"，这是病情危重的表现。

（2）非发作期　体检可无异常发现，故未闻及哮鸣音亦不能排除哮喘。

（四）辅助检查

1. 血常规检查　发作期嗜酸性粒细胞可增高，但多不明显。如合并感染，可有白细胞计数增高、中性粒细胞比例增高。

2. 痰液检查　痰涂片镜下见较多的嗜酸性粒细胞，痰液嗜酸性粒细胞计数可作为评价哮喘气道炎症的指标之一，也是评估糖皮质激素治疗反应性的敏感指标。

3. 胸部影像学检查　哮喘发作时，胸部 X 线检查示两肺透亮度增加，呈过度通气状态，缓解期多无明显异常。胸部 CT 检查可见支气管壁增厚，黏液阻塞。哮喘患者影像检查的主要目的是排除并发症，如肺不张、肺炎、气胸或纵隔气肿等，并注意心脏情况。

4. 肺功能检查

（1）通气功能检查　哮喘发作时呈阻塞性通气功能障碍。用力肺活量（FVC）正常或下降，第 1 秒用力呼气容积（FEV_1）、1 秒率（$FEV_1/FVC\%$）、最大呼气中期流速（MMEF）以及呼气流速峰值（PEF）均下降。残气量增加、肺总量增加、残气量占肺总量百分比增高。缓解期时，上述通气功能指标可逐渐恢复。

（2）支气管激发试验　吸入组胺或乙酰甲胆碱可测定气道反应性。通常以吸入后 FEV_1 下降≥20%，判断试验结果为阳性，提示存在气道高反应性。通过剂量反应曲线，计算使 FEV_1 下降≥20% 的吸入药物累积剂量，可判断气道反应性增高的程度。也有用运动做该试验的激发剂。支气管激发试验适用于非哮喘发作期、FEV_1 在正常预计值 70% 以上患者的检查。

（3）支气管舒张试验　吸入 $β_2$ 受体激动剂用于测定气道是否存在可逆性改变。常吸入沙丁胺醇、特布他林，15~20 分钟后测定 FEV_1 和 PEF。试验结果阳性判断标准：①FEV_1 较用药前增加≥12%，且其绝对值增加≥200mL。②PEF 较用药前增加≥20% 或增加 60L/min。

（4）呼气流速峰值（PEF）昼夜变异率测定　由于哮喘常见夜间或凌晨发作严重，患者通气功能随着时间节律改变，故监测日间、夜晚的 PEF 变异率有助于哮喘的诊断和病情评估。PEF 平均每日昼夜变异率≥20%，提示存在可逆性气道阻塞，需要进一步治疗。可采用微型呼气峰流速仪测定，操作方法简单，适用于患者自我病情监测与治疗评估。

> 🔖 **知识拓展**
>
> 　　肺功能检查是呼吸系统疾病的必要检查之一，主要用于检测呼吸道的通畅程度、肺容量的大小，对于早期检出肺、气道病变，评估疾病的病情严重程度及预后，评定药物或其他治疗方法的疗效，鉴别呼吸困难的原因，诊断病变部位，评估肺功能对手术的耐受力或劳动强度耐受力，以及对危重患者的监护等方面有重要的临床价值。常用检查项目：①肺活量（VC）：是指最大吸气后所能呼出的最大气量。②用力肺活量（FVC）：是指深吸气至肺总量后以最大

用力、最快速度所能呼出的全部气量。正常人3秒内可基本将肺活量全部呼出，第1、2、3秒所呼出的气量各占FVC的百分率为83%、96%、99%，FEV_1是第1秒用力呼气容积测定，也是1秒内的流量测定，临床应用广泛，1秒率就是FEV_1占FVC的百分比，被认为是反映早期气流受限的敏感指标。③肺总量（TLC）：是指深吸气后肺内所含全部气量，是肺活量与残气量之和。④残气量（RV）：是指最大呼气末残留于肺内的气量。⑤最大呼气中期流速（MMEF）：是由FVC曲线计算得到的用力呼出肺活量50%、75%的平均流速。MMEF降低见于阻塞性通气障碍；MMEF升高见于限制性通气障碍。

5. 动脉血气分析　轻度哮喘发作时，PaO_2和$PaCO_2$基本正常。重度哮喘发作时，PaO_2明显下降，$PaCO_2$升高，表现为呼吸性酸中毒。

6. 特异性变应原检查　该检查临床较为常用，需根据病史和生活环境选择可疑的变应原，通过皮肤点刺的方法进行，皮试阳性提示患者对该变应原过敏，用于指导患者避免接触变应原和脱敏治疗。外周血变应原特异性IgE增高有助于病因诊断。

（五）诊断

1. 诊断依据

（1）有反复发作的喘息、胸闷和咳嗽，多与接触变应原、冷空气、物理或化学性刺激、上呼吸道感染、运动等有关。

（2）发作时双肺可闻及散在或弥漫性、以呼气相为主的哮鸣音，呼气相延长。

（3）上述症状和体征可经平喘药物治疗后缓解或自行缓解。

（4）排除其他疾病所引起的喘息、气急、胸闷和咳嗽。

（5）临床表现不典型者应至少具备下列三项检查中的一项阳性　①支气管激发试验阳性。②支气管舒张试验阳性。③PEF昼夜变异率≥20%。

符合上述第1~4条或第4~5条者，可以诊断为支气管哮喘。

2. 哮喘分期及分级　哮喘可分为急性发作期、慢性持续期和临床症状缓解期。

（1）急性发作期　接触变应原等刺激物或治疗不当时，喘息、气急、咳嗽或胸闷突然发生或加重，症状可持续数小时或数天，偶尔数分钟即可危及生命。病情严重程度不一，可分为以下4级。

1）轻度：步行或上楼时气短，可有焦虑，呼吸频率加快，闻及哮鸣音，肺通气功能和血气分析检查正常。

2）中度：稍活动既感气短，讲话常有中断，时有焦虑，呼吸频率增加，可有三凹征，闻及响亮、弥漫的哮鸣音，心率增快，可出现奇脉，使用支气管舒张剂后PEF占预计值的60%~80%，SaO_2为91%~95%。

3）重度：休息时感气短，端坐呼吸，只能发单字表达，常有焦虑和烦躁，大汗淋漓，呼吸频率>30次/分，常有三凹征，闻及响亮、弥漫的哮鸣音，心率常>120次/分，奇脉，使用支气管舒张剂后PEF占预计值<60%或绝对值<100L/min或药物作用时间<2小时，$PaO_2<60mmHg$，$PaCO_2>45mmHg$，$SaO_2≤90\%$，pH可降低。

4）危重：患者不能讲话，嗜睡或意识模糊，胸腹矛盾运动，哮鸣音减弱甚至消失，脉率减慢或不规则，严重低氧血症和高碳酸血症，pH可降低。

（2）慢性持续期 是指患者虽然没有哮喘急性发作，但在相当长的时间内仍有不同频度和不同程度的发作性喘息、咳嗽、胸闷等症状，可伴有通气功能下降。目前最为广泛的慢性持续期哮喘严重性评估方法为哮喘控制水平。这种评估方法包括目前临床控制评估和未来风险评估。

临床控制评估依据过去4周患者存在：日间哮喘症状>2次/周；夜间因哮喘憋醒；使用药物缓解次数>2次/周；哮喘引起的活动受限等指标。通过患者拥有上述四项指标的多少，将哮喘控制水平分为：良好控制、部分控制和未控制3个等级。①良好控制：无上述任何一项。②部分控制：具有上述4项中的1~2项。③未控制：具有上述4项中的3~4项。

未来风险评估包括：急性发作风险；病情不稳定；肺功能迅速下降；药物不良反应。与不良事件风险增加的相关因素：①临床控制不佳。②过去一年频繁急性发作。③曾因严重哮喘而住院治疗。④FEV_1低。⑤烟草暴露。⑥高剂量药物治疗。

（3）临床缓解期 指患者无喘息、气急、胸闷及咳嗽，并维持1年以上。

3. 鉴别诊断

（1）急性左心衰 患者多有高血压、冠心病等病史。常在夜间熟睡时突然憋醒，出现气促，端坐呼吸，发绀，阵发性咳嗽，咳粉红色泡沫痰，双肺闻及广泛的哮鸣音和湿啰音，心界向左下扩大，心率增快，心尖部闻及舒张早期奔马律。胸部X线检查见心脏增大，肺淤血征。若一时难以鉴别，可雾化吸入短效β_2受体激动剂或静脉注射氨茶碱，待症状缓解后进一步检查。注意：忌用肾上腺素或吗啡。

（2）慢性阻塞性肺疾病 多见于中老年人，患者有长期吸烟或接触有害气体病史，有慢性咳嗽、咳痰、喘息病史。多有逐渐加重的活动后气急。体检：可有桶状胸、双肺语音震颤减弱、双肺呼吸音减弱或闻及湿啰音。对于中老年患者有时候很难将慢性阻塞性肺疾病与哮喘严格区分，肺功能检查及支气管激发试验或支气管舒张试验有助于鉴别。若患者同时具有慢性阻塞性肺疾病和哮喘的特征，可合并诊断。

（3）上呼吸道阻塞 见于气管－支气管结核、中央型支气管肺癌及气管异物吸入等所致支气管狭窄或伴感染，患者可出现喘鸣或类似哮喘样呼吸困难。肺部可闻及哮鸣音。但根据患者病史，特别是吸气性呼吸困难，胸部影像学、纤维支气管镜检查、痰细胞学检查可以鉴别。

（4）变应性支气管肺曲霉病 是多由烟曲霉引起的气道高反应性疾病。常以反复的哮喘发作为特征，伴低热、咳嗽，咳棕黄色黏液脓性痰，有时痰中有血丝，肺部可闻及哮鸣音。痰中有大量嗜酸性粒细胞及曲霉丝，烟曲霉培养阳性。曲霉速发型皮肤反应阳性，血清烟曲霉IgG阳性，血清IgE显著升高。胸部X线检查呈游走性或固定性浸润病灶，胸部CT可显示近端支气管呈囊状或柱状扩张。

（六）并发症

急性发作时可并发气胸、纵隔气肿、肺不张。长期反复发作可合并肺部感染，可并发慢性阻塞性肺疾病、慢性肺源性心脏病和支气管扩张症。

（七）治疗

尽管哮喘目前很难根治，但是长期规范治疗能够使大多数患者达到长期良好控制或完全控制。哮喘的治疗目标是长期控制症状、预防未来风险的发生，在采用最小有效剂量药物治疗或不用药物的基础上，使患者可以同正常人一样生活、学习和工作。

1. 减少危险因素接触
部分患者能找到引起哮喘发作的变应原或其他非特异性刺激因素，使患者脱离并长期避免接触这些危险因素是防治哮喘最有效的方法。

2. 药物治疗   治疗哮喘的药物分为控制性药物和缓解性药物两类。控制性药物是指需要坚持长期每天使用的药物，这些药主要是通过抗炎作用，良好或完全控制哮喘症状。缓解性药物是指按需使用的药物，可迅速解除支气管平滑肌痉挛，从而很快缓解哮喘症状。哮喘治疗药物分类见表1-5-1。

表1-5-1   哮喘治疗药物分类

控制性药物	缓解性药物
吸入型糖皮质激素（ICS）	全身用糖皮质激素
缓释茶碱	短效茶碱
长效 β_2 受体激动剂（LABA）	短效 β_2 受体激动剂（SABA）
长效吸入型抗胆碱药（LAMA）	短效吸入型抗胆碱药（SAMA）
白三烯调节剂	
色甘酸钠	
抗IgE抗体	
抗IL-5抗体	
联合用药（ICS/LABA）	

（1）糖皮质激素   是当前控制哮喘发作最有效的抗炎药物。主要作用机制是抑制炎症细胞的迁移和活化；抑制细胞因子的生成和炎症介质的释放；增强平滑肌细胞 β_2 受体的反应性。可分为吸入、口服和静脉用药。

1）吸入用药：吸入型糖皮质激素（ICS）的全身不良反应极小，是目前哮喘长期治疗的首选方法。常用的ICS有：莫米松、氟替卡松、倍氯米松和布地奈德等。通常需规律吸入1~2周起效。根据哮喘病情选择不同的ICS剂量。布地奈德低剂量为每日200~400μg，中剂量为每日400~800μg，高剂量为每日大于800μg。尽管ICS全身不良反应小，但少数患者可能出现声音嘶哑、口腔念珠菌感染。吸入后用清水漱口可减轻局部反应和胃肠道吸收。为减少吸入大剂量激素的不良反应，可采用低、中剂量ICS与长效 β_2 受体激动剂、白三烯调节剂或缓释茶碱联合使用。

2）口服用药：适用于中度哮喘发作，或作为静脉应用激素治疗后的序贯治疗。常用的有泼尼松，起始剂量为每日30~60mg，症状缓解后逐渐减量至每日10mg以下，然后停用或改用吸入剂。

3）静脉用药：适用于重度、危重哮喘发作。可选用琥珀酸氢化可的松，每日100~400mg，注射后4~6小时起作用。或甲泼尼龙，每日80~160mg，2~4小时起效。地塞米松因在体内半衰期较长、不良反应较多，故应慎用。无激素依赖倾向者，可在短期（3~5天）内停药。对有激素依赖倾向者，应适当延长给药时间，症状缓解后逐渐减量，然后改为口服和吸入剂维持。

（2） β_2 受体激动剂   主要通过激动气道的 β_2 受体，舒张支气管平滑肌。主要不良反应为心动过速、骨骼肌震颤、头痛。根据药效维持时间分为：短效 β_2 受体激动剂（SABA）和长效 β_2 受体激动剂（LABA）。

1）SABA：维持时间为4~6小时，为治疗哮喘急性发作的首选药物。常用药物有沙丁胺醇和特布他林。有吸入、口服和静脉三种剂型，首选吸入给药。①吸入：吸入SABA数分钟可起效，疗效维持数小时，有定量气雾剂（MDI）、干粉吸入剂和雾化溶液三种剂型，如沙丁胺醇每次100~200μg，或特布他林每次250~500μg，必要时20分钟再重复一次。②口服：缓释剂或控释剂适用于夜间哮喘的预防和治疗。③静脉注射：平喘作用迅速，但是不良反应发生率高，很少使用。

2）LABA：维持时间为10~12小时，常用药物有福莫特罗和沙美特罗。不推荐单独使用，与ICS联合使用是目前最常用的控制哮喘发作药物。目前常用的联合制剂有氟替卡松/沙美特罗吸入干粉剂，布地奈德/福莫特罗吸入干粉剂。

（3）抗胆碱药　此类药物主要为胆碱受体（M受体）拮抗药，可以降低迷走神经兴奋性而舒张支气管平滑肌，并有减少痰液分泌的作用。其舒张支气管平滑肌的作用比β_2受体激动剂弱，与β_2受体激动剂联合吸入有协同作用，尤其适用于夜间哮喘及多痰的患者。少数患者有口苦、口干等不良反应。根据药效维持时间分为短效抗胆碱药（SAMA）和长效抗胆碱药（LAMA）两种。

1）SAMA：维持时间为4~6小时，主要用于哮喘急性发作的治疗，常用药物是异丙托溴铵气雾剂。

2）LAMA：维持时间24小时，可选择性拮抗M_1、M_3受体，主要用于哮喘合并慢性阻塞性肺疾病的长期治疗，常用药物是噻托溴铵干粉吸入剂。

（4）白三烯调节剂　主要通过拮抗半胱氨酰白三烯受体，调节白三烯的生物活性而发挥抗炎作用，同时也具有舒张支气管平滑肌的作用。是目前除ICS外唯一可单独应用的哮喘控制性药物。可作为轻度哮喘ICS的替代治疗药物和中、重度哮喘的联合治疗用药，尤其适用于阿司匹林哮喘、运动性哮喘和伴有过敏性鼻炎的哮喘患者。常用药物有孟鲁司特（每日10mg）、扎鲁司特（每日20mg）。不良反应通常较轻微，主要是胃肠道症状，少数患者有皮疹、血管性水肿、转氨酶升高，停药后可恢复正常。

（5）茶碱类药物　具有舒张支气管平滑肌、强心、利尿、扩张冠状动脉、兴奋呼吸中枢等作用。低浓度茶碱具有抗炎和免疫调节作用。茶碱与SABA相比在舒张支气管平滑肌方面没有优势。联合应用茶碱、激素和抗胆碱药具有协同作用。但本品与β_2受体激动剂联合应用时易出现心律失常，应适当减少剂量。茶碱的不良反应有心律失常、血压下降，甚至死亡。使用西咪替丁、喹诺酮类、大环内酯类药物可影响茶碱代谢，使其排泄减慢，故应减少茶碱的用药剂量。给药途径有口服给药和静脉给药两种。

1）口服给药：主要用于轻度、中度哮喘急性发作以及哮喘的控制治疗。常用药物有氨茶碱和缓释茶碱，一般剂量为6~10mg/（kg·d）。口服缓释茶碱平喘作用可维持12~24小时，尤其适用于夜间哮喘症状的控制。

2）静脉给药：主要用于重度、危重哮喘。氨茶碱加入葡萄糖液中，缓慢静脉注射。负荷剂量为4~6mg/kg，维持剂量为0.6~0.8mg/（kg·h）。

（6）抗IgE治疗　抗IgE单克隆抗体是一种人源化的重组鼠抗人IgE单克隆抗体，具有阻断游离IgE与IgE效应细胞表面受体结合的作用，但不会诱导效应细胞脱颗粒反应。主要用于吸入ICS和LABA联合治疗后症状仍未控制，且血清IgE水平增高的重症哮喘患者。使用方法为皮下注射，每2周1次，至少持续3~6个月。该药临床使用时间较短，安全性及远期疗效有待进一步观察。

（7）其他药物　酮替芬、阿司咪唑、曲尼司特、氯雷他定对轻症哮喘和季节性哮喘有一定效果。生物制剂（抗IL-5单抗）对高嗜酸性粒细胞血症的哮喘患者疗效较好。色甘酸钠可阻断肥大细胞脱颗粒，而非舒张支气管平滑肌，故主要用于预防哮喘发作。

3. 免疫疗法　免疫疗法分为特异性和非特异性两种。

（1）特异性免疫治疗　是指把诱发哮喘发作的特异性变应原（如花粉、螨虫、猫毛等）配制成各种不同浓度的提取液，通过舌下含服、皮下注射等途径给予对该变应原过敏的患者，以此提高患者对此种变应原的耐受性，从而使患者再次接触该变应原时，不再发作哮喘，或哮喘发作程度明显减轻，称为脱敏疗法。通常需要1~2年的治疗，若效果良好，可坚持3~5年。脱敏治疗的局部反应（皮肤红肿、风团、瘙痒等）发生率为5%~30%，全身反应包括荨麻疹、结膜炎、鼻炎、喉头水肿、支气管痉挛、过敏性休克，甚至死亡（死亡率在1/10万以下）。因而脱敏疗法不能成为主要的治疗手段，必须在有抢救措施的医院进行。

（2）非特异性免疫治疗　如注射疫苗、卡介苗及其衍生物、转移因子等，有一定辅助的疗效。

4. 哮喘急性发作期的治疗　治疗的目的是尽快解除支气管平滑肌痉挛，缓解症状，纠正低氧血症，恢复肺功能，预防病情恶化及再次发作，防治并发症。

（1）轻度发作　可间断吸入SABA，第1小时内每20分钟吸入1~2喷，随后可调整为每3~4小时吸入1~2喷。若治疗效果不佳，可加用茶碱缓释片，或短效抗胆碱气雾剂吸入。

（2）中度发作　SABA第1小时内持续雾化吸入。联合雾化吸入短效抗胆碱药、糖皮质激素，效果欠佳的情况下可联合茶碱类静脉注射。如果是在控制性药物治疗的基础上发生的哮喘急性发作，应尽早口服糖皮质激素。

（3）重度及危重发作　应尽早吸氧，维持$PaO_2>60mmHg$；持续雾化吸入SABA，联合雾化吸入短效抗胆碱药及静脉注射茶碱类药物；积极静脉使用糖皮质激素，待病情控制或缓解后改为口服给药；对经上述积极治疗，临床症状和肺功能仍未明显改善或继续恶化者，应尽早积极行机械通气治疗。机械通气的适应证包括呼吸肌疲劳、$PaCO_2 \geqslant 45mmHg$、意识障碍（需要进行有创机械通气）。此外，还应注意预防呼吸道感染、补液、纠正酸碱平衡失调及电解质紊乱、积极处理并发症等。

5. 哮喘慢性持续期的治疗　慢性持续期的治疗应首先评估患者的哮喘控制水平，在此基础上选择合适的治疗方案。要为每个初诊患者制定个体化的治疗计划，既要考虑药物的疗效和安全性，也要考虑患者的经济状况和当地的医疗资源。要定期随访、监测，改善患者依从性，根据患者病情变化及时调整治疗方案。

6. 咳嗽变异性哮喘的治疗　治疗原则与典型哮喘相同，疗程多短于典型哮喘。大多数患者低剂量ICS联合 β_2 受体激动剂或缓释茶碱即可，或用布地奈德/福莫特罗、氟替卡松/沙美特罗，必要时可短期口服小剂量糖皮质激素治疗。咳嗽变异性哮喘若治疗不及时可发展为典型哮喘。

7. 难治性哮喘　是指使用包括ICS和LABA两种或多种控制药物，规范治疗至少6个月仍不能达到良好控制的哮喘。治疗包括：①首先排除患者治疗依从性不佳，并排除诱发加重或使哮喘难以控制的因素。②给予高剂量ICS联合/不联合口服激素，加用白三烯调节剂、抗IgE抗体联合治疗。③其他可选择的治疗包括免疫抑制剂、支气管热成形术等。

（八）健康教育与管理

支气管哮喘是一种气道慢性炎症性疾病，难以彻底治愈。医患之间的长期合作将会使患者得到有效的管理，所以要对患者及其家属进行长期、持续的健康教育。其目的是增强患者的自信心、增强其对治疗的依从性、增强其自我管理能力。教育的内容包括：①了解哮喘的病因，学会避免接触危险因素。②熟悉哮喘发作的先兆表现，学会哮喘发作时紧急自我处理方法。③正确掌握简易PEF的使用方法并坚持监测。④督促患者坚持记录日记，定期到医院复查。⑤教会患者掌握正确的吸入技术。⑥熟悉哮喘的严重表现，知道什么情况下及时就诊。

（九）预后

通过长期规范化治疗，成人哮喘控制率可达到80%左右，儿童可以达到95%左右。若未经合理治疗，哮喘长期反复发作，气道反应性明显增高，气道重构，或伴有其他过敏性疾病，可并发肺气肿、肺源性心脏病，预后较差。

📋 岗位情景模拟 5

患者，女性，27岁。反复喘息伴咳嗽、咳痰1年，再发1天入院。患者1年来反复发作喘息，多与接触花粉、油烟等刺激性气味有关。伴咳嗽，咳少许白痰。无胸闷、胸痛、心悸，无发热、消瘦、夜间盗汗。脱离接触环境后症状可自行缓解。喘息持续发作时，在当地诊所按"感冒"治疗，服用消炎平喘止咳药（具体不详），症状可逐渐缓解，缓解期间无不适症状。1天前患者逛花市后喘息再次发作，轻微活动即感胸闷、气促，夜间症状严重，需高枕卧位。发病以来，精神、食欲、睡眠较差，大小便正常。年幼时有皮肤湿疹病史，否认过敏性鼻炎史，无药物过敏史，无烟酒嗜好。家族中叔叔和奶奶有"哮喘病"。

体格检查：T 36.5℃，P 102次/分，R 26次/分，BP 120/76mmHg。意识清楚，能间断回答问题，端坐位，气促状，额部微汗，口唇无明显发绀。全身浅表淋巴结未触及肿大。胸廓外形正常，双侧触觉震颤减弱，双肺叩诊呈过清音，呼吸音减弱，可闻及广泛哮鸣音，未闻及湿啰音和胸膜摩擦音。心界不大，心律齐，未闻及心脏杂音。余未见异常。

实验室检查：①血常规：RBC 6.1×10^{12}/L，Hb150g/L，WBC 11.5×10^9/L，N 65%，L 20%，E 15%。②动脉血气分析：pH值7.43，PaO_2 80mmHg，$PaCO_2$ 37mmHg，HCO_3^- 23.5mmol/L，SaO_2 92%。

胸部X线片：未见明显异常。

问题与思考

1. 根据现有临床资料，提出初步诊断，并写出诊断依据。

2. 若初步诊断正确，写出初步治疗计划或方案。

答案解析

（艾 娟）

第六节 支气管扩张症

PPT

学习目标

知识要求：

1. 掌握支气管扩张症的概念、临床表现、辅助检查、诊断要点和治疗原则。

2. 熟悉支气管扩张的鉴别诊断、预后和预防。

3. 了解支气扩张的病因和发病机制。

技能要求：

1. 熟练掌握诊断支气管扩张的临床技能。

2. 学会应用临床知识解决支气管扩张治疗的问题。

支气管扩张症（bronchiectasis）主要指急、慢性呼吸道感染和支气管阻塞后，反复发作的气道感染和炎症所导致的支气管与细支气管的病理性、永久性扩张。支气管扩张症的临床表现主要为慢性咳嗽、咳大量脓痰和（或）反复咯血。本病可发生在任何年龄，但以青少年患者多见，大多数患者幼时曾有麻疹、百日咳或支气管肺炎等病史。

（一）病因和发病机制

1. 病因　支气管–肺组织感染和支气管阻塞是引起支气管扩张的主要原因，两者相互影响，促使支气管扩张的发生和发展。婴幼儿期支气管–肺组织的感染是支气管扩张症最常见的病因，多数患者在幼儿期有麻疹、百日咳或支气管肺炎迁延不愈的病史。异物等也可使支气管阻塞导致肺不张，胸腔负压直接牵拉支气管，导致支气管扩张。支气管扩张还可能是先天发育障碍以及遗传因素引起，如支气管软骨和纤毛细胞发育不全（Kartagener综合征）、肺囊性纤维化等都可引起支气管扩张症，但这种情况比较少见。

2. 发病机制　上述各种因素都可以损伤机体气道清除机制和防御功能，使其清除分泌物的能力下降，容易发生感染和炎症。细菌反复感染可使充满黏稠液体的气道逐渐扩大，形成瘢痕和扭曲。支气管壁由于水肿、炎症和新血管形成而变厚。周围间质组织和肺泡的破坏，导致了纤维化、肺气肿。

（二）病理

支气管扩张症的病理改变主要发生在段或亚段支气管管壁。管壁被破坏，管壁的弹性组织、平滑肌和软骨消失，被纤维组织替代，形成下面三种不同的表现。①柱状扩张：气道呈均匀管状扩张，在某处变细，远端小气道常被分泌物阻塞。②囊状扩张：病变气道呈囊状改变。③不规则扩张：支气管腔呈不规则改变或串珠状改变。

（三）临床表现

1. 症状

（1）慢性咳嗽、大量脓痰　这些症状常与体位改变有关，考虑是由于支气管扩张部位分泌物积聚，体位改变时分泌物刺激支气管黏膜，从而引起咳嗽和排痰。患者咳痰常在晨起、傍晚时居多。急性感染发作时，患者每日痰量可达100~400mL，痰液呈黄绿色脓痰，将痰液静置后可分为三层：上层为泡沫，中层为混浊黏液，下层为脓性坏死组织。引起感染的常见病原体是铜绿假单胞菌、金黄色葡萄球菌、流感嗜血杆菌、肺炎链球菌等，合并厌氧菌感染时痰液常有臭味。

（2）咯血　50%~70%的患者有不同程度的咯血，从痰中带血到大量咯血程度不等，咯血量与病情的严重程度、病变范围有时不一致。部分患者常以咯血为唯一症状，病变多位于引流较好的上叶支气管，临床上称之为"干性支气管扩张"。

（3）反复肺部感染　同一肺段可能反复发生肺炎，表现为上述症状加重，或伴有发热、胸痛，这是因为扩张的支气管发生扭曲变形，清除分泌物的功能丧失，导致痰引流不畅引起的。

（4）其他　反复感染可引起患者发热、乏力、贫血、消瘦、食欲下降等，儿童还可能影响其发育。

2. 体征　早期或轻度支气管扩张无明显异常肺部体征，如病变严重或继发感染时可在下胸部、背部闻及固定而持久的局限性粗湿啰音，有时还可闻及哮鸣音。部分患者因为长期缺氧而伴有杵状指（趾）。如若患者出现肺气肿、肺心病等并发症时会有相应体征。

（四）辅助检查

1. 影像学检查　影像学检查是支气管扩张常用的辅助检查方法。

（1）胸部X线检查　对支气管扩张的敏感性比较差。早期或患者症状轻时常无明显异常，或者仅仅表现为肺纹理增粗、紊乱。病变后期，患者X线胸片可表现为肺纹理粗乱，并且可以看到多个不规则环状透亮阴影或沿支气管走行的蜂窝状或卷发状阴影，合并感染时阴影内可见多个液体平面（图1-6-1）。

（2）胸部CT　可以显示支气管壁增厚的柱状扩张，或成串成簇的囊状扩张改变。扩张的支气管呈"双轨征"或"串珠状"改变；与伴行的肺动脉形成"印戒征"；当多个囊状扩张的支气管彼此相邻时，则表现为"蜂窝状"改变。高分辨CT在横断面可以清楚显示出扩张的支气管，其敏感性和特异性均能达到90%以上，现在已经成为支气管扩张的主要诊断方法（图1-6-2）。

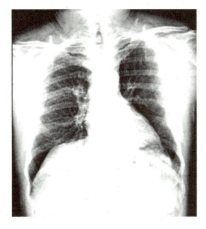
图1-6-1　支气管扩张胸部X线表现

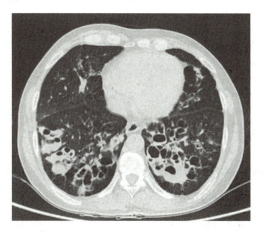
图1-6-2　支气管扩张胸部CT表现

（3）支气管造影　对支气管扩张的诊断具有确诊价值，可以明确病变的部位、范围、性质及其严重程度，为手术治疗提供可靠依据。但因为该检查是创伤性检查，目前已被高分辨CT取代。

> **知识拓展**
>
> 支气管扩张在影像学上分为三种类型：柱状支气管扩张、囊状支气管扩张和囊柱状支气管扩张（混合型）。柱状支气管扩张是指扩张的支气管像个圆柱，也就是支气管整体扩张得比较均匀。在CT上看到的影像是一个桶状的，即柱型。囊状支气管扩张是指扩张的支气管像一个袋子，就是像人们所说的囊，因为它有盲端，所以看起来就像一个个的卷发，如果多个囊连在一起，就像一个串珠样的形状。囊柱状支管扩张是指柱状支气管扩张的患者，如果支管壁的纤维化有收缩，在CT上可以看到既有囊状又有桶状的柱状改变，也就是两种影像同时出现。以上支气管扩张的类型是影像学的分类，它和临床的严重程度是不平行的。

2. **纤维支气管镜检查**　当支气管病变呈局灶性且在段支气管以上时，支气管镜下可见到病变部位呈弹坑样改变。支气管镜检查既可以明确出血、扩张或阻塞的部位，还可以进行局部灌洗或者取出异物，将取出的下呼吸道分泌物做病原学检查，有助于诊断和指导治疗。

3. **实验室检查**　血常规显示外周血白细胞计数一般正常，如出现急性感染时白细胞计数及中性粒细胞计数增高。通过痰细菌学检查可以找到病原体，这将有利于指导抗生素治疗。

（五）诊断与鉴别诊断

1. **诊断**　根据患者慢性咳嗽、大量脓痰、反复咯血的症状，且年幼时曾有诱发支气管扩张的呼吸道感染病史，在肺部可闻及固定而持久性湿啰音，结合影像学胸部高分辨CT显示支气管扩张的异常影像学改变，即可明确诊断。

2. 鉴别诊断

（1）慢性支气管炎　中年以上多见，患者多有吸烟史，常在气候多变的冬、春季节出现咳嗽、咳痰，痰常为白色黏液痰，急性感染时痰液可呈脓性，患者无反复咯血史，听诊可闻及双肺干湿啰音。

（2）肺脓肿　起病急，常有高热、咳嗽、大量脓臭痰；胸部X线检查可见局部浓密炎症阴影，阴影内有空腔液平。急性肺脓肿患者经有效的抗菌药物治疗后，炎症可以全部吸收消退。

（3）肺结核　患者常有乏力、低热、盗汗和消瘦等结核毒性症状，根据胸部X线片和痰结核菌检查可以作出诊断。

（4）支气管肺癌　多见于40岁以上，患者常有咳嗽、咳痰、痰中带血、胸痛等症状。可通过影像学、痰细胞学和支气管镜等检查确诊。

（六）治疗

支气管扩张的治疗原则是防治呼吸道反复感染，促进患者痰液排出，控制感染，必要时可行外科手术。

1. 控制感染
控制感染是支气管扩张急性感染发作期的主要治疗措施。如果痰量增加或出现黄色脓痰时需要尽早使用抗生素。可根据痰涂片或痰培养来指导抗生素的应用。在疾病最初可以根据经验用药，给予氨苄西林、阿莫西林或头孢克洛等。如果存在铜绿假单胞菌感染时可选用喹诺酮类（如环丙沙星、氧氟沙星）、氨基糖苷类（如庆大霉素、妥布霉素、阿米卡星）、β内酰胺类（如哌拉西林、头孢他啶、头孢哌酮、亚胺培南）等药物。如果痰液有臭味，则提示有厌氧菌感染，此时需加用甲硝唑或替硝唑。对于慢性咳脓痰患者，可选用疗程更长的抗生素，如口服阿莫西林或雾化吸入氨基糖苷类药物，或间断并规则使用单一抗生素以及轮换使用抗生素。

2. 保持呼吸道通畅
清除患者气道分泌物是减少感染和减轻全身中毒症状的关键。

（1）祛痰剂　口服氯化铵，每次0.3~0.6g，或溴己新（必嗽平），每次8~16mg，每日3次。还可以雾化吸入重组脱氧核糖核酸酶，直接作用于痰液中的主要黏性成分DNA，改变分泌物的组成和流变学性质，降低痰液黏度，改善受抑制的呼吸功能。

（2）体位引流　根据患者不同的病变部位采取不同的体位，原则上是使病灶处位于高位，引流支气管置于低处。引流前可给患者行雾化吸入，引流中可拍患者背部提高引流效果。

（3）物理治疗　通过胸腔叩击、胸壁震荡等方法促进患者痰液咳出。

3. 咯血
对于少量反复咯血的患者，可给予对症治疗或口服云南白药、卡巴克洛等；中量咯血可静脉给予垂体后叶素，伴妊娠、高血压、心力衰竭等的患者禁用垂体后叶素；大量咯血患者，如若内科治疗无效，可以使用介入栓塞治疗或外科手术治疗。

4. 治疗基础疾病
对有基础疾病的患者应积极治疗基础病，如对活动性肺结核伴支气管扩张的患者应积极进行抗结核治疗。

5. 外科治疗
对于反复呼吸道急性感染或大咯血，病变不超过两个肺叶，经内科治疗效果不佳，无严重心、肺功能损害的患者，可以考虑外科手术治疗。

> **🔬 岗位情景模拟6**
>
> 患者，男性，42岁。慢性咳嗽、大量脓痰约15年，近半个月来因感冒后症状加剧，并出现反复咯血，昨晚咯血约400mL而入院。患者童年时经常患支气管肺炎，且迁延不愈，后伴有反复发作的下呼吸道感染，继而出现慢性咳嗽，咳大量脓痰，痰量与体位改变有关，晨起

或夜间卧床转动体位时咳嗽、咳痰量增加，每日痰量可达数百毫升，静置后可分层。

体格检查：T 36.9℃，P 98次/分，R 22次/分，BP 130/70mmHg。神情疲乏，消瘦、贫血貌；左下胸部可闻及固定、持久的粗湿啰音，呼吸音减低。心率98次/分，律齐，未闻及病理性杂音。轻度杵状指。

辅助检查：胸部X线示左下肺可见沿支气管分布的卷发状阴影。

问题与思考

1. 根据现有临床资料，提出初步诊断，并写出诊断依据。

2. 若初步诊断正确，写出初步治疗计划或方案。

答案解析

（七）预后和预防

1. 预后　不同病因导致的支气管扩张预后不一，如结核引起的支气管扩张预后较好，而遗传的囊性纤维化引起的支气管扩张预后较差，死亡率较高。病变范围较广泛的预后差。

2. 预防　积极防治婴幼儿麻疹、百日咳、支气管肺炎等呼吸道疾病，是预防支气管扩张的重要措施。积极预防呼吸道感染，增强体质，提高机体免疫力，可接种肺炎球菌疫苗和流感疫苗预防急性发作。

（马林伟）

第七节　肺　炎

PPT

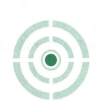

学习目标

知识要求：

1. 掌握肺炎的分类及诊断标准、肺炎链球菌肺炎的诊断和治疗。

2. 熟悉支原体肺炎、病毒性肺炎的治疗、支原体肺炎的诊断和治疗。

3. 了解肺炎链球菌肺炎和支原体肺炎的病因、发病机制，支原体肺炎、病毒性肺炎的临床特点和诊断。

技能要求：

1. 熟练掌握诊断肺炎的临床技能。

2. 学会应用临床知识解决不同肺炎治疗的问题。

一、概述

肺炎（pneumonia）是由病原微生物、理化因素、过敏、免疫损伤或药物导致的终末气道、肺泡及肺间质的炎症。

（一）病因和发病机制

1. 病因　常见的原因有病原体（病毒、细菌、衣原体、支原体等）感染、放射线、化学气体吸入、抗肿瘤药和免疫抑制剂等，细菌性肺炎最为常见。

2. **发病机制**   机体正常的呼吸道防御机制可以保证声门以下的呼吸道保持相对无菌状态。能否发生肺炎主要取决于两个因素：宿主因素和病原体。如果宿主呼吸道防御机制受损、全身免疫系统损害或侵入宿主的病原体数量多并且毒力强，宿主就会发生肺炎。

（二）分类

1. 按解剖部位分类

（1）大叶性（肺泡性）肺炎   炎症起于肺泡，通过肺泡间孔向其他肺泡蔓延，导致部分或整个肺段和整个肺叶发生炎症，支气管一般不会被累及。致病菌以肺炎链球菌最为多见。X线影像显示肺叶或肺段的实变阴影。由于抗生素的广泛使用，典型的大叶性肺炎已少见，而多数仅表现为肺段或亚肺段的渗出和实变。

（2）小叶性（支气管性）肺炎   病原体经支气管侵入，引起细支气管、终末细支气管及肺泡的炎症，常常继发于其他呼吸系统疾病（如支气管炎、支气管扩张等），致病菌有细菌、病毒、支原体等。X线影像显示为沿着肺纹理分布的不规则斑片状阴影，肺下叶常受累。

（3）间质性肺炎   病变主要累及肺泡壁及其周围支持组织。因病变仅发生在肺间质，所以患者呼吸道症状较轻，如果病变比较广泛，患者也会出现呼吸困难。常见的致病菌有细菌、病毒、支原体、衣原体、病毒或肺孢子菌等引起。胸部X线片表现为一侧或双侧肺下部不规则阴影，可呈磨玻璃状，或网格状，其间可散布密度增高的小点状阴影。

2. 按病因学分类

（1）细菌性肺炎   约占80%，常见的病原体有肺炎链球菌、金黄色葡萄球菌、肺炎克雷伯菌、甲型溶血性链球菌、流感嗜血杆菌、铜绿假单胞菌肺炎和鲍曼不动杆菌等。

（2）非典型病原体肺炎   常见的病原体有支原体、衣原体和军团菌等。

（3）病毒性肺炎   常见的病原体有流感病毒、冠状病毒、腺病毒、呼吸道合胞病毒和单纯疱疹病毒等。

（4）真菌性肺炎   病原体大多为条件致病菌，常见的病原体有白色念珠菌、曲霉菌、隐球菌等。

（5）其他病原体所致肺炎   常见的病原体有立克次体、寄生虫和弓形体等。

（6）理化因素所致肺炎   比如放疗引起的放射性肺炎，患者吸入各种刺激性物质引起的化学性肺炎。临床上通常所说的肺炎不包括理化因素所致的肺炎。

3. 按患病环境分类

（1）社区获得性肺炎（community acquired pneumonia，CAP）   指在医院外罹患的感染性肺实质炎症，包括有明确潜伏期的病原体感染而入院后在潜伏期内发病的肺炎。引起社区获得性肺炎的病原体主要包括肺炎链球菌、肺炎衣原体、肺炎支原体、流感嗜血杆菌、流感病毒和腺病毒等。

（2）医院获得性肺炎（hospital acquired pneumonia，HAP）   是指患者入院时不存在肺炎，也不处于感染潜伏期，入院48小时后在医院内发生的肺炎。引起医院获得性肺炎的病原菌主要有铜绿假单胞菌、肺炎克雷伯菌、鲍曼不动杆菌、金黄色葡萄球菌和大肠埃希菌等。因其高发病率、高病死率、高医疗资源消耗，目前受到很大关注。

（三）临床表现

1. **症状**   常见症状为咳嗽、咳痰，可见痰中带血、胸痛、发热，病情危重的患者可有呼吸困难。

2. **体征**   早期肺部体征无异常，重者可表现为呼吸频率增快、鼻翼扇动和发绀。肺实变时出现典型肺部体征，如患侧呼吸动度减弱、语颤增强，叩诊呈浊音，可闻及支管呼吸音、湿啰音等。

（四）诊断

1. 确定肺炎的诊断

（1）社区获得性肺炎的诊断依据　①新出现的咳嗽、咳痰或原有呼吸系统症状加重并出现脓痰；②发热；③肺实变体征和（或）闻及湿啰音；④血常规中白细胞>10×10^9/L或<4×10^9/L；⑤胸部X线片示：片状、斑片状浸润性阴影或间质性改变。患者在社区发病，上述前四项中任意一项加第五项，并除外肺结核、肺部肿瘤、非感染性肺间质性疾病、肺水肿、肺不张、肺栓塞等后，可建立临床诊断。

（2）医院获得性肺炎的诊断依据　①体温>38℃；②血常规中白细胞增多或减少；③脓痰；④胸部X线片提示新的或进展的肺部浸润影。患者在医院内发病，上述前三项中任意两项或以上加第四项，也需要排除其他疾病。

2. 评估严重程度
肺炎的严重程度主要取决于三个方面：肺部局部炎症程度、肺部炎症的播散和全身炎症反应程度。若社区获得性肺炎符合下列一项主要标准或三项次要标准以上即可诊断为重症肺炎，需密切观察，积极治疗，有条件时收入ICU治疗。主要标准：①需要气管插管行机械通气治疗；②脓毒症休克经积极液体复苏后仍需血管活性药物治疗。次要标准：①呼吸频率≥30次/分；②氧合指数（PaO_2/FiO_2）≤250mmHg；③多肺叶浸润；④意识障碍和（或）定向障碍；⑤血尿素氮（BUN）≥7.14mmol/L；⑥收缩压<90mmHg。

3. 确定病原体
目前常用方法如下。①痰液检查：采集方便，是最常用的下呼吸道病原学标本，采集后在室温下2小时内送检，包括痰涂片和痰培养。②经支气管镜或人工气道吸引：如果吸引物细菌培养浓度≥10^5cfu/mL，可认为是致病菌。③支气管肺泡灌洗：如细菌≥10^4cfu/mL，可认为是致病菌。④血和胸腔积液培养：如果患者血培养和痰培养分离到相同的细菌，可确定为肺炎的病原菌。⑤血清学检查：如支原体、衣原体、嗜肺军团菌和病毒感染时测定特异性IgM抗体滴度。⑥尿抗原试验：包括军团菌和肺炎链球菌尿抗原。⑦经皮细针吸检和开胸肺活检。

📝 **知识拓展**

呼吸喹诺酮类药物包括加替沙星、左氧氟沙星、吉米沙星、莫西沙星等新一代氟喹诺酮药物，这四种药物经过临床验证，其不良反应轻、疗效肯定，具有良好的药学特征，不仅保留了前代喹诺酮类药物的抗革兰阴性杆菌的抑制和杀灭作用，同时也大大提高了抗肺炎链球菌等革兰阳性球菌的活性，而且对支原体、衣原体以及军团菌等呼吸道非典型病原体具有良好的杀灭和抑制作用。但这四种药物的抗菌强度也是有所差异的，在治疗社区获得性肺炎、慢性阻塞性肺疾病急性加重、医院获得性肺炎、慢性支气管炎急性发作时，一定要根据情况对症选药。

目前临床中治疗社区获得性肺炎这种疾病时，使用最多的呼吸喹诺酮类药物主要有两种，分别是莫西沙星、左氧氟沙星；在治疗医院获得性肺炎时，常用的呼吸喹诺酮类药物主要有左氧氟沙星、莫西沙星等，而相对来说，左氧氟沙星比莫西沙星的疗效要好一些，因此临床中主要推荐患者使用左氧氟沙星治疗；当患者出现了慢性阻塞性肺疾病急性加重等情况时，可选择使用的呼吸喹诺酮类药物有吉米沙星、莫西沙星、左氧氟沙星等；而常用的治疗慢性支气管炎急性发作的呼吸喹诺酮类药物有两种，分别是加替沙星、莫西沙星。

（五）治疗

抗感染治疗是肺炎治疗的关键环节，抗菌药物应尽早使用，一旦怀疑为肺炎应马上给予首剂抗菌药物，越早使用预后越好。青壮年和无基础疾病的CAP患者常用青霉素类和第一代头孢菌素类；老年人、有基础疾病或住院的CAP患者常用呼吸喹诺酮类，第二、三代头孢菌素，β-内酰胺类/β-内酰胺酶抑制剂或厄他培南，可联合大环内酯类药物；HAP患者常用第二、三代头孢菌素，β-内酰胺类/β-内酰胺酶抑制剂、氟喹诺酮类或碳青霉烯类药物。

重症肺炎的治疗首选广谱的强力抗菌药物，应遵循足量、联合的用药原则。重症CAP患者常选用β-内酰胺类联合大环内酯类或氟喹诺酮类，或联合广谱青霉素/β-内酰胺酶抑制剂、碳青霉烯类；对于青霉素过敏者用喹诺酮类联合氨基糖苷类。重症HAP患者可用喹诺酮类或氨基糖苷类联合抗假单胞菌的β-内酰胺类、广谱青霉素/β-内酰胺酶抑制剂、碳青霉烯类的任何一种，必要时联用万古霉素。

患者病情稳定后可从静脉途径给药转为口服治疗。抗感染治疗一般在热退2~3天并且呼吸道症状明显改善后方可停药，疗程应根据患者病情严重程度、缓解速度、并发症和不同病原体来决定，没必要以患者肺部阴影吸收程度作为停用抗菌药物的指征。通常轻、中度CAP患者疗程为5~7天，重症以及伴有肺外并发症的患者可适当延长抗感染疗程。非典型病原体感染、治疗反应较慢的患者疗程可延长至10~14天。对于容易导致肺组织坏死的金黄色葡萄球菌、铜绿假单胞菌、克雷伯菌或厌氧菌等，抗菌疗程可延长至14~21天。

任何一种用药方案均需在72小时后复查炎症指标（如血常规、C反应蛋白等），在结合微生物学检查及临床表现等进行综合评价其疗效，适时调整治疗药物。治疗效果有效的表现为患者体温下降、症状改善、临床状态稳定、白细胞逐渐降低或恢复正常。但影像学的改变往往滞后于临床症状。部分患者因对治疗的反应相对较慢，所以在初始治疗后72小时对病情进行评价时，只要临床表现无恶化，可以继续观察，不必急于更换抗感染药物。经过治疗后达到临床稳定，可以认定为初始治疗有效。

如果72小时后患者症状无改善，可能因为：①药物未能覆盖到致病菌，或致病菌产生了耐药性。②为特殊病原体感染，比如结核杆菌、真菌、病毒等。③出现并发症或存在影响疗效的宿主因素（如免疫抑制）。④非感染性疾病误诊为肺炎。⑤药物热。此时需要仔细分析，做必要的检查，进行相应处理。

（六）预后和预防

1. **预后**　肺炎链球菌肺炎治愈后，患者肺的结构和功能都可恢复，不遗留肺部瘢痕，但细菌性肺炎中的金黄色葡萄球菌、铜绿假单胞菌和肺炎克雷伯菌等感染引起的肺炎可引起肺组织坏死性病变，容易形成空洞及瘢痕。

2. **预防**　加强体育锻炼，增强体质。避免危险因素如吸烟、酗酒。对年龄较大且有心血管疾病、肺疾病、糖尿病、酗酒、肝硬化和免疫抑制者可接种肺炎疫苗、流感疫苗等。

二、肺炎链球菌肺炎

肺炎链球菌肺炎（streptococcal pneumoniae pneumonia）是由肺炎链球菌感染引起的急性肺泡炎症，是引起社区获得性肺炎的一种常见肺炎。典型的肺炎链球菌肺炎通常起病急，以高热、寒战、咳嗽、咳痰、痰中带血和胸痛为临床特征，胸部影像学检查显示肺段或肺叶急性炎性实变。近年来，由于抗生素的广泛应用，使该病的起病方式、症状及胸部X线片改变均变得不典型。

（一）病因和发病机制

肺炎链球菌为革兰染色阳性双球菌，有荚膜，其毒力的大小与荚膜中的多糖结构有关。肺炎链球菌可在干燥痰液中存活数月，阳光直射1小时或加热至52℃、10分钟肺炎链球菌可被杀死，其对苯酚等消毒液敏感。机体免疫功能正常时，肺炎链球菌是寄居在口腔和鼻咽部的一种正常菌群；当机体免疫功能下降时，比如在淋雨、疲劳、醉酒、精神刺激、COPD、糖尿病等因素的影响，肺炎链球菌会侵入机体的下呼吸道，并在肺泡内繁殖而致病。

（二）病理

病理改变可分为充血期、红色肝变期、灰色肝变期和消散期。早期由于细菌荚膜对组织的侵袭，首先引起肺泡壁充血、水肿，肺泡内浆液渗出。发病后3~4天，肺泡内有大量红细胞渗出，受累肺叶明显肿大，质地变实如肝，切面呈灰红色。发病后第5~6天，肺泡内的红细胞大部分溶解消失，而纤维素渗出显著增多，同时有大量中性粒细胞渗出，肺叶肿胀，质地仍如肝脏，呈灰白色。发病后1周左右，病原菌被巨噬细胞吞噬、溶解，中性粒细胞变性、坏死，并释放出大量蛋白溶解酶，使渗出的纤维蛋白溶解，溶解物大部分经气道咳出，部分经淋巴管吸收，肺泡重新充气，实变的肺组织质地变软。病变消散后肺组织结构多无损坏，不留纤维瘢痕。

（三）临床表现

本病冬春季多见，常与呼吸道病毒感染相伴行。肺炎链球菌肺炎患者大多为以往健康的青壮年或老人与婴幼儿，男性更为多见。自然病程一般为1~2周。发病5~10天时，患者体温可自行骤降或逐渐消退；如若使用有效抗菌药物可使患者体温在1~3天内恢复正常，患者的其他症状与体征也随之逐渐消失。

1. **症状**　发病前常有受凉、淋雨、疲劳、醉酒、病毒感染史，多数患者有上呼吸道感染的前驱症状。起病急骤，常有畏寒、高热、咳嗽、咳痰、呼吸急促和胸痛等，体温在数小时内升高到39~40℃，呈稽留热，多伴有头痛、全身肌肉酸痛。常见胸痛，在咳嗽或深呼吸时加剧，且疼痛常放射至腹部、肩部，易被误诊为急腹症。痰量较少，可伴痰中带血或痰液呈铁锈色。老年人病情较隐匿，呼吸系统症状偏少，而神经、循环和消化系统症状多见。

2. **体征**　患者多表现为急性热病容，如面颊绯红、鼻翼扇动、皮肤干燥、口角和鼻周有单纯性疱疹等。当病变广泛时，常出现低氧血症，表现为气急、发绀。有脓毒血症者，皮肤和黏膜可出现出血点，巩膜黄染。早期患者肺部无明显体征，仅有胸廓呼吸运动幅度减小，叩诊轻度浊音，听诊可有呼吸音减低和胸膜摩擦音；当肺实变时有语颤增强、叩诊浊音或实音，听诊可闻及病理性支气管呼吸音，消散期可闻及湿啰音。心率增快，有时可有心律不齐。当炎症累及膈肌胸膜时可伴有肠胀气、上腹部压痛等。

3. **并发症**　近年已经少见，严重脓毒症或毒血症患者，尤其是老年患者，易出现感染性休克，表现为血压下降、面色苍白、四肢厥冷、脉搏细速、少尿或无尿，以及意识模糊、烦躁不安、昏迷等。其他并发症有胸膜炎、脓胸、心包炎、脑膜炎和关节炎等。

（四）辅助检查

1. **血常规检查**　白细胞计数增高，中性粒细胞多在80%以上，并有核左移。免疫力低下的患者白细胞计数可不增高，但中性粒细胞百分比增高。

2. **痰液检查**　痰涂片做革兰染色及荚膜染色镜检，如果发现带荚膜的双球菌或链球菌，就可初步作出病原学诊断，痰培养24~48小时可确定病原体。

3. **影像学检查**　胸部X线检查：病变早期可见肺纹理增粗或病变部位模糊阴影；实变期可见肺叶或肺段炎症浸润阴影或实变影，在实变影中可见支气管充气征，累及胸膜时肋膈角可见少量胸腔积液征；消散时，炎性浸润逐渐吸收，可因片状区吸收较快而呈现"假空洞"征，大部分患者在发病3~4周后完全消散。必要时可以给予肺部CT检查。

（五）诊断与鉴别诊断

1. **诊断**　根据患者典型的寒战、高热、全身肌肉酸痛、胸痛等临床特点，结合胸部X线检查，即可作出初步诊断。确诊的主要依据是病原菌检测。

2. **鉴别诊断**

（1）其他病原体所致的肺炎　①葡萄球菌肺炎：常见于有基础病（如糖尿病、艾滋病、营养不良等）的患者，毒血症状显著，咳大量脓血痰，X线显示肺叶浸润阴影，有单个或多发液气囊腔，细菌学检查是确诊依据。②克雷伯菌肺炎：多见于免疫力低下的患者，起病突然，咳砖红色胶胨样痰是重要特征，胸部X线片显示大叶实变或小叶浸润。在下呼吸道痰液、血液或胸腔积液中培养出肺炎克雷伯菌，即可确诊。③支原体肺炎：病情一般较轻，干咳是本病最突出的症状，X线检查呈间质性改变，冷凝集素试验有参考价值，对大环内酯类抗生素较敏感。④病毒性肺炎：起病急，大多有发热、头痛、全身肌肉酸痛、干咳等。X线显示间质性浸润，呈磨玻璃样。

（2）肺结核　多有结核中毒症状，痰中易查出结核杆菌；X线检查显示病变多在肺尖或锁骨上下区域，密度不均，病变消散慢，易形成空洞或在肺组织内播散。抗生素治疗无效。

（3）肺癌　以中老年男性多见，常有刺激性咳嗽和痰中带血丝，可伴有阻塞性肺炎，经抗生素治疗炎症消散后，肺部肿瘤阴影渐趋明显，需进一步做CT、MRI、纤维支气管镜检查和痰液脱落细胞学检查等以明确诊断。

（4）急性肺脓肿　症见突发畏寒、高热、咳嗽和咳大量脓臭痰，血白细胞总数及中性粒细胞显著增高，胸部X线片示浓密的炎性阴影中有空腔、气液平面，作出急性肺脓肿的诊断并不困难。痰、血培养及抗生素敏感试验，对作出病因诊断和抗生素的选用有重要价值。

（六）治疗

1. **抗菌药物治疗**　首选青霉素，用药途径及剂量应根据患者病情轻重和有无并发症而决定。对于成年轻症患者，可每天给予青霉素240万U，分3次肌内注射；病情稍重患者，可每天给予青霉素240万~480万U，分次静脉滴注，每6~8小时1次；重症及并发脑膜炎的患者，青霉素可增至每天1000万~3000万U，分4次静脉滴注。对青霉素过敏的患者，可改用呼吸喹诺酮类、头孢曲松或头孢噻肟等药物。抗生素的疗程一般为5~7天或患者退热后3天停药。

2. **支持疗法**　患者应卧床休息，注意补充足量蛋白质、热量和维生素。密切观察患者血压、尿量、心率，防止出现休克。如患者有明显胸痛，可给予少量止痛剂。一般不用阿司匹林或其他退热药，以免患者大量出汗干扰真实热型，影响临床判断。如有低氧血症者，应及时给予吸氧，如发绀明显并且病情不断恶化者，可进行机械通气。

3. **并发症的处理**

（1）感染性休克的处理　①一般处理：平卧，吸氧，监测生命体征等。②补充血容量：是抢救感染性休克的重要措施。③纠正水、电解质和酸碱平衡紊乱：主要是纠正代谢性酸中毒。④应用糖皮质激素。⑤应用血管活性药物：一般不作为首选，可根据病情应用多巴胺、间羟胺等。⑥控制感染：加大抗菌药物用量，必要时选用二、三代头孢菌素并采取联合用药。⑦防治心力衰竭、肾功能不全、上消化道出血及其他并发症。

> **岗位情景模拟 7**
>
> 　　男性，26 岁。寒战、发热、咳嗽 5 天。患者 5 天前洗澡受凉后，出现寒战、发热，体温高达 40℃，伴咳嗽、咳痰，痰量不多，为白色黏痰，无胸痛，无痰中带血，无咽痛及关节痛。门诊给予双黄连及退热止咳药后，体温未退至正常，波动在 38~40℃ 之间。病后纳差，睡眠差，大小便正常，体重无变化。既往体健，无特殊个人史、家族史。
>
> 　　体格检查：T 39.5℃，P 100 次/分，R 20 次/分，BP 120/80mmHg。发育正常，营养中等，神清，无皮疹，浅表淋巴结无肿大，咽无充血，扁桃体不大，颈静脉无怒张，气管居中。胸廓无畸形，呼吸平稳，左上肺叩诊呈浊音，语颤增强，可闻及湿啰音，心界不大，心率 100 次/分，律齐，无杂音。腹软，肝脾肋下未触及。
>
> 　　辅助检查：Hb 130g/L，WBC $11.7×10^9$/L，分叶核细胞 79%，嗜酸性粒细胞（E）1%，淋巴细胞（L）20%，PLT $210×10^9$/L，尿常规（—），粪常规（—）。
>
> **问题与思考**
> 1. 根据现有临床资料，提出初步诊断，并写出诊断依据。
> 2. 若初步诊断正确，写出初步治疗计划或方案。
>
> 答案解析

　　（2）肺外感染　应用抗菌药物治疗后，患者高热常在 24 小时内消退，或数日内逐渐下降。若体温降而复升或在升高 3 天后仍不下降，应考虑肺炎链球菌引起的肺外感染，比如脓胸、心包炎等；若持续发热应寻找其他原因。10%~20% 的肺炎链球菌肺炎常会伴发胸腔积液，应酌情抽取胸腔积液检查及培养以确定胸腔积液的性质。若肺炎治疗不当，约 5% 的患者会并发脓胸，应积极引流排脓。

（七）预后和预防

　　1. **预后**　多数患者预后良好；年老体弱或原有慢性心、肝、肾及代谢等基础疾病者，免疫缺陷者，病变范围较广、多叶受累者预后不良。

　　2. **预防**　增强体质，避免淋雨、受寒、疲劳、醉酒等诱发因素。对于 2 岁以上儿童和 65 岁以上老年人、免疫功能减退者，可以注射肺炎链球菌疫苗。

三、肺炎支原体肺炎

　　肺炎支原体肺炎（mycoplasmal pneumoniae pneumonia）是由肺炎支原体感染引起的呼吸道和肺部的急性炎症改变。肺炎支原体肺炎在社区获得性肺炎中的比例逐渐升高，约占社区获得性肺炎的 5%~30%。多见于儿童和青少年，成人也较常见。

（一）病因和发病机制

　　1. **病因**　肺炎支原体是介于细菌和病毒之间的一种病原体，它是兼性厌氧、能独立生活的最小微生物。

　　2. **发病机制**　肺炎支原体可随口、鼻的分泌物在空气中传播，潜伏期 2~3 周，引起散发或者小流行。发病前 2~3 天至病愈后数周，都可在患者呼吸道分泌物中发现肺炎支原体。肺炎支原体通常存在于纤毛上皮之间，极少侵犯黏膜以下及肺实质，可通过细胞膜上神经氨酸受体位点，吸附在宿主呼吸道上皮细胞表面，抑制纤毛活动并破坏上皮细胞。支原体或其代谢产物产生的机体过敏反应可能是肺炎支原体的致病原因。

（二）临床表现

肺炎支原体引起的感染起病缓慢，潜伏期为1~3周。患者早期一般无症状，随后出现咳嗽、发热、乏力、咽痛、肌肉酸痛、头痛等症状。咳嗽明显，常为阵发性、刺激性干咳，夜间为重，持久的阵发性剧烈咳嗽是支原体肺炎比较典型的表现。发热一般为中等度热，也可无发热。可伴有鼻咽部、耳部疼痛和斑丘疹等呼吸道以外的症状。体格检查可见咽部充血和耳鼓膜充血，可有颈部淋巴结肿大。

（三）辅助检查

1. **血液检查**　周围血白细胞总数正常或略增多，以中性粒细胞为主。
2. **病原学检查**　血清冷凝集试验是诊断肺炎支原体感染的主要方法，起病2周后，约2/3的患者冷凝集试验呈阳性，滴定效价大于1∶32，如果滴度效价逐步升高更有诊断价值。血清支原体IgM抗体≥1∶64，或恢复期抗体滴度增高4倍，可进一步确诊。
3. **影像学检查**　肺部X线检查显示肺部病变多样化，早期呈间质性改变，随后可呈支气管肺炎，肺下野最为多见，有的从肺门附近向外伸展。病变经3~4周后可自行消散。

（四）诊断

结合典型临床症状、胸部X线表现和血清学检查结果可以作出诊断。患者肺部X线征象比较明显但体征较少，可以作为支原体肺炎特征性诊断指标。

（五）治疗

早期应用抗菌药物可明显减轻咳嗽和肺部浸润，缩短病程以及降低传播性。本病有自限性，多数患者不经治疗可自愈。大环内酯类抗菌药物是肺炎支原体肺炎的首选药物，如红霉素、罗红霉素、克拉霉素、阿奇霉素等。对大环内酯不敏感者可选用呼吸喹诺酮类药物，如左氧氟沙星、加替沙星和莫西沙星等，四环素类也可用于肺炎支原体肺炎的治疗。疗程一般2~3周。若合并细菌感染，可根据病原学检查结果，选用有针对性的抗生素治疗。对剧烈呛咳患者应适当给予镇咳药。因肺炎支原体没有细胞壁，青霉素或头孢菌素类等抗生素对其无效。

（六）预后和预防

1. **预后**　本病常有自限性，多数患者不经治疗可自愈。重症患者预后较差。
2. **预防**　肺炎支原体肺炎的传染性比较弱，早期隔离患者可起到一定的预防效果，家庭中如有发病者应注意隔离，避免密切接触。

四、病毒性肺炎

病毒性肺炎（viral pneumonia）是由上呼吸道病毒感染，向下蔓延引起肺间质和肺实质的炎症。免疫功能正常或低下的儿童与成人均可患病。本病大多发生于冬春季，可呈暴发或散发流行。病毒是成人社区获得性肺炎除细菌外的第二大常见病原体，大多可自愈。近年来，新的变异病毒（如SARS、H5N1、H1N1、H7N9病毒等）不断出现产生暴发流行，死亡率较高，成为公共卫生防御的重要疾病之一。

（一）病因和发病机制

1. **病因**　引起肺炎最常见的病毒大体分为两类：呼吸道病毒（甲型流感病毒、乙型流感病毒、腺病毒、副流感病毒、呼吸道合胞病毒和冠状病毒等）和疱疹病毒（水痘－带状疱疹病毒、单纯疱疹病毒、巨细胞病毒等）。前者经呼吸道传播，具有较强传染性和一定的季节性，多见于儿童；后者的水痘－带状疱疹病毒经呼吸道传播、传染性较强；其余病毒传染性相对较弱，多为接触传播，常见于免疫低下宿主。

2. **发病机制**　病毒性肺炎为吸入性感染，是上呼吸道病毒感染向下蔓延所致，常伴气管－支气管炎，感染可波及肺间质与肺泡而引起肺炎。感染的气道上皮广泛受损，黏膜发生溃疡，气道防御功能下降，从而容易继发细菌感染。

（二）临床表现

病毒性肺炎好发于病毒性疾病流行季节，多有冬春季节性发作的临床特点，本病大多起病较急，发热、头痛、全身酸痛、疲劳等全身症状比较突出，常在急性流感症状尚未完全消退时又出现咳嗽、少痰、咽痛等症状。抵抗力较差的小儿和老年人容易发生重症病毒性肺炎，表现为呼吸困难、发绀、嗜睡、精神萎靡，甚至出现休克、心力衰竭和呼吸衰竭等并发症。轻症患者常没有显著的胸部体征，严重患者可出现呼吸浅快、心率增快、发绀和肺部干湿啰音等。

（三）辅助检查

1. **血常规检查**　白细胞计数正常、稍高或降低，如继发细菌感染时可增高。

2. **痰液检查**　痰涂片可见的白细胞以单核细胞居多，或仅发现散在细菌及大量有核细胞，或者找不到致病菌，应怀疑病毒性肺炎可能。痰培养常无致病细菌生长。

3. **影像学检查**　胸部X线可见肺纹理增多，磨玻璃状阴影，呈小片状浸润或广泛浸润。病情严重患者的肺部阴影往往在短时间内迅速增加，显示双肺大片致密影如"白肺"。

（四）诊断

病毒性肺炎的诊断主要依据临床症状和X线改变，并排除由其他病原体引起的肺炎。确诊则依赖病原学检查，包括病毒分离、血清学检查及抗原检查。如果在呼吸道分泌物中发现了细胞核内的包涵体则提示病毒感染，需要进一步收集下呼吸道分泌物或肺活检标本做培养分离病毒。血清监测病毒的特异性IgM抗体有助于早期诊断，急性期和恢复期的双份血清抗体滴度增高4倍或以上有确诊意义；聚合酶链式反应（PCR）检测病毒核酸对新发变异病毒或少见病毒有确诊价值。

（五）治疗

病毒性肺炎的治疗以对症治疗为主。卧床休息，保持室内空气流通，注意隔离消毒，预防交叉感染。给予患者足量维生素和蛋白质，保持呼吸道通畅，及时清除上呼吸道分泌物等。

目前已经证实较为有效的抗病毒药物有利巴韦林（主要用于呼吸道合胞病毒、腺病毒、副流感病毒和流感病毒）、阿昔洛韦（主要用于疱疹病毒和水痘病毒）、更昔洛韦（主要用于巨细胞病毒）、奥司他韦（主要用于甲、乙型流感病毒）、金刚烷胺（主要用于甲型流感病毒，且不单独使用）等。原则上不宜应用抗菌药物预防继发性细菌感染，一旦发现合并细菌感染时应及时选用敏感抗生素。

（六）预后和预防

1. **预后**　病毒性肺炎的预后与患者的年龄、机体免疫功能状态有密切关系。正常人获得性感染有自限性，婴幼儿及免疫力低下者预后较差。

2. 预防　增强体质，提高免疫力，避免与上呼吸道感染患者密切接触，对易感人群可采取特异性免疫接种或使用人免疫球蛋白。

（马林伟）

PPT

第八节　肺结核

学习目标

知识要求：

1. 掌握肺结核的概念、临床表现、辅助检查、诊断要点和治疗原则。
2. 熟悉肺结核的鉴别诊断、预后和预防。
3. 了解肺结核的病因和发病机制。

技能要求：

1. 熟练掌握诊断肺结核的临床技能。
2. 学会应用临床知识解决肺结核治疗的问题。

肺结核又称"肺痨"，是由结核分枝杆菌感染引起的一种呼吸系统慢性传染病。结核分枝杆菌可累及全身多个脏器，如肺结核、肠结核、骨结核、淋巴结核、肾结核等。肺结核的感染率比其他器官高，占人体结核病的首位。生活条件差、居住环境拥挤、营养不良、缺乏良好的卫生习惯等都是使肺结核迅速播散的原因。自中华人民共和国成立以来，结核病的防治工作使得疫情得到有效控制，但自20世纪80年代以来，全球结核病流行出现回升并呈全球性恶化的趋势，主要考虑和以下三个原因有关：移民及流动人口使结核病难以控制、人类免疫缺陷病毒（HIV）与结核分枝杆菌的双重感染和结核杆菌多重耐药性的出现。目前，结核病仍然是危害人类健康的公共卫生问题。

（一）病因

肺结核的病原菌为结核分枝杆菌，引起人类结核病的主要菌型为人型结核菌。典型的结核分枝菌是细长、稍弯曲、两端圆形的杆菌，痰标本中的结核分枝杆菌可呈现为T、V、Y字形以及丝状球状、棒状等多种形态。结核分枝杆菌抗酸染色呈红色，并可以抵抗盐酸酒精的脱色作用，故又称抗酸杆菌。结核分枝杆菌生长缓慢，人工培养需4~6周才能繁殖成可见的菌落，对外界抵抗力较强，在阴湿处能生存5个月以上，但在阳光下暴晒2小时、紫外线照射10~20分钟、70%乙醇接触2分钟、煮沸1分钟，均可被杀灭。其中煮沸法和高压消毒法是最有效的消毒法，将痰吐在纸上直接焚烧是最简易的灭菌方法。

（二）流行病学和发病机制

1. 流行病学

（1）传染源和传播途径　痰涂片检查阳性的肺结核患者是本病的主要传染源，主要通过咳嗽、喷嚏、大笑等方式把含有结核分枝杆菌的微滴排到空气中而传播。呼吸道感染是肺结核的主要感染途径，飞沫传播是最常见的传播方式。肺结核传染性的大小除了与患者排出结核分枝杆菌量的多少有关，还与空间含结核分枝杆菌微滴的密度及通风情况、与患者接触的密切程度和时间长短，以及个体免疫力的状况有关。通过通风换气来减少空间微滴的密度是减少肺结核传播的有效途径。

（2）人群易感性　人群普遍易感，但感染后仅有少数人发病。免疫力低下者（婴幼儿、老年人、HIV感染者、免疫抑制剂使用者、慢性疾病患者等）是结核病的易感人群。

2. 发病机制　感染结核分枝杆菌仅仅是致病条件，只有侵入机体的结核分枝杆菌数量足够多、毒性足够大并在机体免疫功能低下时才会发病。结核病的基本病理改变有渗出、增生和干酪性坏死三种，这三种病变可同时存在于一个肺部病灶中，但临床上常以其中一种病变为主。

（1）细胞介导的免疫反应　经巨噬细胞处理的结核杆菌特异性抗原传递给辅助T淋巴细胞（$CD4^+$细胞），使之致敏。致敏的淋巴细胞再次接触结核杆菌，可释放出多种淋巴因子，使巨噬细胞聚集在细菌周围，吞噬并杀灭细菌，然后变成类上皮细胞及朗格汉斯细胞，最终形成结核结节，使病变局限。

（2）迟发型变态反应　当结核杆菌侵入机体4~8周后，身体组织可对结核杆菌及其代谢产物引起的敏感反应称为变态反应。主要表现为局部组织充血水肿、细胞坏死及干酪样坏死、液化后空洞形成，最后使病灶扩散。

总之，结核病的发生、发展和转归决定于入侵结核分枝杆菌的数量、毒力、机体免疫力和过敏反应强弱。机体免疫力低下时，变态反应比较强烈，组织溃烂、坏死和液化空洞形成，结核病容易发生和发展，反之感染后不易发病，即使发病也较轻微且易痊愈。

（3）初次感染与再次感染　结核杆菌初次进入肺部时，因机体无特异性免疫，亦无变态反应而发病，此种肺结核为原发性肺结核。当机体再次接触结核杆菌，激发特异性免疫和变态反应，称为继发性肺结核。这种机体对结核杆菌初次感染与再次感染所表现出的不同反应的现象称为科赫（Koch）现象。

（三）病理

肺结核的基本病理变化是炎性渗出、增生和干酪样坏死。上述三种病理变化多同时存在，或以某一种变化为主，并且可以相互转化。渗出为主的病变主要出现在炎症初期或病变恶化复发时，可表现为局部中性粒细胞浸润，后由巨噬细胞和淋巴细胞取代。增生为主的病变发生在机体抵抗力较强、病变恢复阶段，常表现为结核结节，直径约为0.1mm，由淋巴细胞、上皮样细胞、朗格汉斯细胞以及成纤维细胞组成，结核结节的中间可出现干酪样坏死。干酪样坏死为主的病变多发生在结核分枝杆菌毒力强、感染菌量多、机体超敏反应增强、抵抗力低下的情况。干酪坏死病变镜检为红染、无结构的颗粒状物，含脂质多，肉眼观察呈淡黄色，状似奶酪，又称干酪样坏死。

病理变化转归主要取决于机体免疫力和结核杆菌致病力之间的力量对比。当机体抵抗力强，则病灶可缩小、吸收、纤维化、钙化，病情趋于稳定和治愈；相反，当机体抵抗力低时，则病灶可扩散、增多、坏死、液化和空洞形成。

（四）临床表现

1. 全身症状　本病起病缓慢，发热是最常见的症状，常为午后或傍晚低热，次日晨降至正常，可伴有乏力、盗汗、体重减轻等症状。若病变加重，可出现不规则高热。女性患者可有月经失调或闭经。

2. 呼吸系统症状

（1）咳嗽、咳痰　咳嗽是肺结核的早期症状，常为干咳或咳少量黏液痰。当肺结核患者出现干酪样坏死，形成空洞或合并其他细菌感染时痰量才会逐渐增多，可为脓痰。

（2）咯血　咯血是肺结核的常见症状，约1/3患者有咯血，病灶毛细血管扩张破裂可导致痰中带血；小血管损伤或空洞内动脉瘤破裂可出现中等量以上咯血。

（3）胸痛　当病灶炎症累及胸膜壁层时，患者可出现固定性针刺样胸痛，呼吸和咳嗽可加重胸痛，患侧卧位减轻，提示胸膜受累。

（4）呼吸困难　当肺组织病变广泛、肺功能明显下降时，患者可出现呼吸困难。如并发大量胸腔积液、气胸时，则呼吸困难更为严重。

3. 体征
因肺结核好发于肺上叶尖后段及下叶背段，故在锁骨上下及肩胛间区闻及细湿啰音有重要的诊断价值。若病变范围较大而位置较浅时，则可见患侧呼吸运动减弱，语颤增强，叩诊呈浊音，听诊有异常支气管呼吸音和细湿啰音。若肺部病灶有广泛纤维化或胸膜粘连增厚时，可有气管向患侧移位，患侧胸壁下陷，叩诊浊音，听诊呼吸音减弱或闻及湿啰音。若合并大量胸腔积液时，气管移向健侧，患侧视诊胸廓饱满，触诊语颤减弱，叩诊实音，听诊呼吸音消失。

（五）分类

目前根据我国制订的结核病分类标准，将结核病分为以下5类。

1. 原发型肺结核
人体初次感染结核杆菌而发生的肺结核，多见于儿童患者无症状或症状较轻微，多有结核病接触史，结核菌素试验多为强阳性，原发病灶多位于肺上叶的下部或下叶的上部，其机体尚未形成特异性免疫力，病菌沿所属淋巴管到肺门淋巴结，进而可出现早期菌血症。4~6周后免疫力形成，因原发灶和肺门淋巴结炎，X线胸片呈"哑铃征"，即原发病灶、淋巴管炎和肺门淋巴结炎，统称为"原发综合征"（图1-8-1）。原发病灶一般吸收较快，可不留任何痕迹。

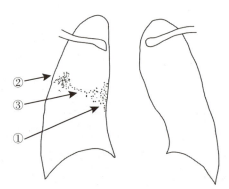

图1-8-1　原发型肺结核
①原发病灶；②淋巴管炎；③淋巴结炎

2. 血行播散型肺结核
又叫粟粒型肺结核，是较严重的一种类型。包括急性血行播散型肺结核及亚急性、慢性血行播散型肺结核。急性粟粒型肺结核多见于婴幼儿和青少年，特别是营养不良、长期应用免疫抑制剂导致抵抗力明显下降的小儿，儿童多数是由原发型肺结核进展而来，成人可由肺内、外结核病灶破溃至血管播散而引起。急性粟粒型肺结核起病急，患者可出现持续高热、出汗、呼吸困难、全身衰竭等毒性症状。胸部X线片和CT检查开始表现为肺纹理粗，在症状出现2周左右可发现由肺尖至肺底呈大小、密度和分布都均匀的粟粒状结节阴影，结节直径在2mm左右（图1-8-2）。如果人体抵抗力较强，仅少量结核杆菌分批经血液循环进入肺部，临床上称为亚急性或慢性血行播散型肺结核。亚急性、慢性血行播散型肺结核起病较缓、症状较轻，胸部X线片呈双上、中肺野为主的大小不等、密度不同和分布不均的粟粒状或结节状阴影，新鲜渗出与陈旧硬结和钙化病灶共存。

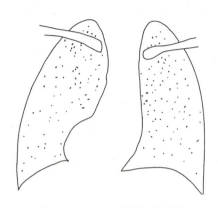

图1-8-2 血型播散型肺结核

3. 继发型肺结核 是肺结核中最常见的一种类型，包括浸润性肺结核、空洞性肺结核、结核球和干酪性肺炎、慢性纤维空洞性肺结核等。

（1）浸润性肺结核 浸润渗出性结核病变多发生在肺尖和锁骨下，影像学可表现为小片状或斑点状阴影，可融合和形成空洞。一般均有典型的结核全身中毒症状和呼吸系统症状。

（2）空洞性肺结核 空洞形态不一，大多由干酪渗出物溶解形成洞壁不明显的、多个空腔的虫蚀样空洞。也可见张力性空洞和干酪溶解性空洞。空洞性肺结核患者常有发热、咳嗽、咳痰和咯血等症状，而且痰中经常排菌。

（3）结核球 多由干酪样病变吸收和周围纤维膜包裹或干酪空洞阻塞性愈合而形成。结核球内有钙化灶或液化坏死形成的空洞，80%以上的结核球有卫星灶，直径为2~4cm。

（4）干酪性肺炎 多发生在机体免疫力低下，又受到大量结核分枝杆菌感染的患者，病情重、进展快，可出现严重的细菌毒性症状。大叶性干酪性肺炎胸部X线表现为大叶性密度均匀的磨玻璃样阴影，逐渐出现溶解区，呈虫蚀样空洞，可出现播散病灶，痰液中能检查出结核分枝杆菌。小叶性干酪性肺炎的症状和体征比大叶性干酪性肺炎轻，胸部X线片呈小叶斑片播散病灶，多发生在双肺中下部。

（5）慢性纤维空洞性肺结核 病程较长，病变常反复进展恶化，肺组织破坏严重，肺功能受损严重，双侧或单侧出现纤维厚壁空洞和广泛的纤维增生，造成肺门抬高和肺纹理呈垂柳样，患侧肺组织收缩，纵隔向患侧移位，常可见胸膜粘连和代偿性肺气肿（图1-8-3）。

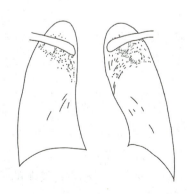

图1-8-3 纤维空洞性肺结核

4. 结核性胸膜炎　当结核杆菌进入胸膜腔，机体对结核杆菌蛋白成分处于高度变态反应时，胸膜充血、水肿、纤维蛋白渗出，胸膜增厚并且粗糙，称为干性胸膜炎；若病情进一步发展，有大量浆液渗出，称为渗出性胸膜炎。临床主要表现为发热、胸痛、呼吸困难、胸膜摩擦音和胸腔积液征。

5. 其他肺外结核　按结核杆菌感染的部位和脏器命名，如肾结核、肠结核、输卵管结核、骨结核、结核性脑膜炎等。

（六）辅助检查

1. 痰结核杆菌检查　痰中找到结核杆菌是确诊肺结核的主要依据，痰结核杆菌检查有涂片法、集菌法和培养法。涂片法简单、快速、易行和可靠，最常用，若痰中抗酸杆菌阳性，对诊断肺结核具有重要意义。也可留取24小时痰液做浓缩集菌检查。痰结核杆菌培养更为准确可靠，常作为诊断肺结核的"金标准"，同时还可为药物敏感试验和菌种鉴定提供菌株。随着痰结核杆菌聚合酶链反应（PCR）技术的推广，结核病快速诊断取得了进展。

2. 影像学检查　胸部X线检查是肺结核诊断的首选方法，可以较早发现肺结核，了解病变的部位、范围，并能大致评估结核病灶的性质和严重程度，对于肺结核的诊断有重要价值。胸部CT检查可用于发现微小或隐蔽性病变及鉴别肺部病变性质。

3. 结核菌素试验　结核菌素是结核杆菌的代谢产物，主要成分是结核蛋白，目前世界卫生组织推荐使用的是结核杆菌纯蛋白衍生物（PPD）。该试验可作为诊断结核感染的参考指标，而非检出结核病。常用皮内注射法，以PPD 0.1mL（5TU，0.1μg）于被检查者左前臂内侧皮内注射，48~72小时后观察注射部位皮肤皮丘变化：<5mm为阴性，5~9mm为弱阳性，10~19mm为阳性，>20mm或局部有水疱、坏死者为强阳性。对于成人，阳性仅表示曾有结核杆菌感染，并不一定现在处于患病状态。对于婴幼儿的诊断价值较成人大，3岁以下强阳性反应者，可视为有新近感染的活动性结核病。结核菌素试验阴性除了提示没有结核分枝杆菌感染外，还可见于下列情况：①结核分枝杆菌感染后需4~8周才有过敏反应建立，所以为阴性；②使用了免疫抑制药物，如应用糖皮质激素、细胞毒药物等；③严重结核病如粟粒型肺结核；④麻疹、水痘、营养不良和癌症、艾滋病患者。

4. 其他　如纤维支气管镜、血液检查等对诊断及判断病情有一定帮助。

（七）诊断与鉴别诊断

1. 诊断流程

（1）可疑症状患者的筛选　主要可疑症状，首先是咳嗽、咳痰持续2周以上和咯血，其次是午后低热、乏力、盗汗、月经不调或闭经，有肺结核接触史或肺外结核。上述情况应考虑到肺结核病的可能性，要进行痰抗酸杆菌和胸部X线检查。

（2）是否为肺结核　凡X线检查肺部发现有异常阴影者，必须通过系统检查确定病变性质是结核性或其他性质。如一时难以确定，可经2周左右观察后复查。大部分炎症病变会有所变化，肺结核则变化不大。

（3）有无活动性　根据临床表现、X线检查和痰菌结果判断。活动性病变在胸片上通常表现为边缘模糊不清的斑片状阴影，可有中心溶解或空洞，或出现播散病灶。胸部X片表现为钙化、硬结或纤维化，痰检查不排菌，无任何症状，为无活动性肺结核。

（4）是否排菌　依据痰菌检查结果有无排菌，是确定传染源的唯一方法。

（5）是否耐药　根据药物敏感试验确定。

（6）明确初治和复治　通过病史询问确定。

2. 肺结核记录　包括肺结核类型、病变范围、部位、痰菌检查和化疗史。

（1）肺结核类型见前述。

（2）病变范围及部位按左、右侧肺的上、中、下肺野记录。

（3）痰结核杆菌检查痰菌阳性或阴性分别以涂（+）、涂（-），培（+）、培（-）表示，若患者无痰或未查痰时，则注明"无痰"或"未查"。

（4）化疗史分为初治和复治。

记录方式如：原发型肺结核左上涂（-），初治。继发型肺结核双上培（+），复治。若有并发症（自发性气胸），伴发病（糖尿病）和手术（肺叶切除术后）等情况，可在化疗史后按并发症、伴发病和手术等顺序书写。

> 🕮 **知识拓展**
>
> 　　世界结核病日：为了纪念德国微生物学家罗伯特·科赫发现结核病病原菌，世界卫生组织与国际预防结核病和肺部疾病联盟在1982年决定，将每年的3月24日确定为世界防治结核病日。我国每年都在3月24日纪念世界防治结核病日，以增加公众对结核病的了解。

3. 鉴别诊断

（1）肺炎　病毒性肺炎等可有全身中毒症状，胸片多呈磨玻璃样阴影。支原体肺炎可有冷凝集素试验阳性。肺炎链球菌肺炎起病急骤，常有高热、寒战、胸痛，口唇疱疹，咳铁锈色痰，痰结核分枝杆菌阴性。经有效抗菌药物治疗，症状可明显改善。

（2）肺脓肿　肺脓肿需与伴有空洞的继发性肺结核鉴别。肺脓肿起病急，患者表现为高热、大量脓痰，痰中无结核分枝杆菌，而有多种其他细菌，外周血白细胞总数和中性粒细胞增高，抗菌药物治疗有效。

（3）肺癌　多见于40岁以上男性，有长期吸烟史，主要表现为刺激性咳嗽和进行性消瘦，常无结核毒性症状。胸部X线片检查提示病灶边缘有切迹、毛刺，而结核球周围可有卫星病灶或钙化。痰结核分枝杆菌检查、支气管镜检查、病灶组织活检有助于鉴别诊断。

（4）支气管扩张症　支气管扩张症常有慢性咳嗽、咳痰和反复咯血史，应与某些继发性肺结核鉴别。胸部X线片可见局部肺纹理粗乱、卷发状阴影，痰结核分枝杆菌阴性，支气管造影或高分辨率CT可以确诊。肺结核常并发支气管扩张。

（5）慢性支气管炎　患者的慢性咳嗽、咳痰有时酷似某些继发性肺结核，胸部X线片下可见肺纹理增多或正常。而肺结核的胸部X线片可显示结核病灶，痰结核分枝杆菌检查阳性。

（八）治疗

抗结核化学治疗是当前治疗结核病的重要手段，合理化疗可以消灭病灶内的结核杆菌，最终达到痊愈。根据患者病情，还可辅以对症治疗和手术治疗。

1. 抗结核化学药物治疗（化疗）

（1）化疗原则及化疗适应证　应坚持早期、联用、适量、规律、全程使用抗结核药物的原则。活动性肺结核均为化疗适应证，即临床上有结核毒性症状、痰菌阳性、X线检查示病灶有浸润渗出或空洞，病变处于进展期或好转期。

（2）常用的抗结核药物

1）异烟肼（H）：又称雷米封，是单一抗结核药物中早期杀菌力最强的药物，对巨噬细胞内外的结核杆菌均具有杀灭作用。口服后吸收快，容易渗入组织，能透入胸水及干酪样病灶中，较易通过血-脑屏障杀灭细胞内外的结核杆菌。成人剂量为每日300mg，顿服；儿童为每日5~10mg/kg，最大剂量每日不超过300mg。常规用量很少发生不良反应，偶见周围神经炎、肝功能异常等。如果发生周围神经炎可服用维生素B_6（吡哆醇）。

2）利福平（R）：对巨噬细胞内外的结核杆菌均有快速杀灭作用。异烟肼和利福平联用可显著缩短疗程。药物可渗入胸膜腔、透过血-脑脊液屏障，与其他抗结核药之间无交叉耐药性。成人剂量为每日8~10mg/kg，体重在50kg及以下者为450mg，50kg以上者为600mg，顿服。儿童为每日10~20mg/kg。利福平及其代谢产物为橘红色，服后大小便及眼泪为橘红色。一般毒性反应少，偶有轻度胃肠反应和暂时性肝功能损害。用药后如果出现一过性转氨酶升高，可以继续用药，同时加服保肝药物。如果出现黄疸则立即停药。

3）链霉素（S）：对巨噬细胞外碱性环境中的结核杆菌有杀灭作用。肌内注射，每日用量为0.75g，每周5次。主要不良反应为耳毒性、前庭功能损害和肾毒性等，注意严格掌握使用剂量，儿童、老人、孕妇、听力障碍和肾功能严重受损者不宜使用。

4）吡嗪酰胺（Z）：能杀灭吞噬细胞内、酸性环境中的结核杆菌。成人用药为每周3次，每日1.5~2.0g，儿童用量为每日30~40mg/kg。本药的胃肠道吸收较好，全身均可到达，包括中枢神经系统。常见的不良反应有肝功能损害、高尿酸血症、关节痛、胃肠不适等。

5）乙胺丁醇（E）：是结核杆菌的抑菌药，与其他抗结核药物联用时，可延缓结核杆菌对其他药物产生耐药性。成人用量为每日1.0~1.25g，每周3次，口服易吸收。不良反应有胃肠不适及视神经毒性反应等。

6）对氨基水杨酸钠（P）：为结核杆菌的抑菌药，用量较大，疗效较小，常与异烟肼、链霉素联用。成人用量为每日8~12g，分2~3次口服。不良反应主要有胃肠反应、皮疹、肝功能损害等。

（3）化疗方法

1）"标准"化疗与短程化疗：以前常规使用异烟肼、链霉素和对氨基水杨酸钠，每日给药，疗程为12~18个月，称"标准"化疗。但因疗程过长，患者常不能坚持完成，使疗效受到影响。目前，多采用利福平+异烟肼两种杀菌药物与其他药物合用，疗程为6~9个月，称短程化疗，疗效与标准化疗相同。

2）间歇用药及分阶段用药：有规律的每周用药3次，能达到与每天用药相同的效果。开始化疗的1~3个月内，每天用药（强化阶段），以后每周3次间歇用药（巩固阶段）。间歇用药阶段仍联合用药，异烟肼、利福平、乙胺丁醇等药物剂量可适当增加，而链霉素、对氨基水杨酸钠等不良反应较多，每次用药剂量不宜增加。

（4）化疗方案　方案用药物英文缩写字母和相关数字表示，如2RHZ/4RH表示前2个月用利福平（R）、异烟肼（H）、吡嗪酰胺（Z），后4个月用利福平和异烟肼，每日1次。如药名右下方有数字者，则表示每周给药次数。

1）初治方案

每日用药。①强化治疗：前2个月用异烟肼、利福平、吡嗪酰胺和乙胺丁醇，每日1次。②巩固治疗：后4个月用异烟肼和利福平，每日1次，简写为：2HRZE/4HR。

间歇用药。①强化治疗：前2个月用异烟肼、利福平、吡嗪酰胺和乙胺丁醇，隔日1次或每周3次。②巩固治疗：后4个月用异烟肼、利福平，隔日1次或每周3次，简写为：$2H_3R_3Z_3E_3/4H_3R_3$。

2）复治方案：强烈推荐药物敏感性试验，敏感患者按下列方案治疗，耐药者纳入耐药方案治疗。

敏感患者用药方案。①强化期：异烟肼、利福平、吡嗪酰胺、链霉素和乙胺丁醇，每日1次，治疗2个月。②巩固期：异烟肼、利福平和乙胺丁醇，每日1次，治疗6~10个月。简写为：2HRZSE/6~10HRE。

间歇用药方案。①强化期：异烟肼、利福平、吡嗪酰胺、链霉素和乙胺丁醇，隔日1次或每周3次，治疗2个月。②巩固期：异烟肼、利福平和乙胺丁醇，隔日1次或每周3次，治疗6个月。简写为：$2H_3R_3Z_3S_3E_3/6~10H_3R_3E_3$。

上述间歇方案为我国结核病治疗所采用，但必须采用全程督导化疗管理，以保证患者不间断的规律用药。

2. 对症治疗

（1）休息与饮食 中毒症状较重的患者应卧床休息，进食富含维生素丰富的饮食。

（2）发热 一般无须使用退热剂，应让患者卧床休息，加强营养以增强抵抗力。对病情严重的干酪性肺炎和急性粟粒型肺结核，且高热不退或伴有显著全身中毒症状者，可在足量抗结核药物治疗的基础上，加用肾上腺皮质激素如泼尼松，待病情好转后逐渐减量至停用，对由继发性呼吸道感染引起的发热者，应及时选用适当抗菌药物治疗。

（3）咳嗽咳痰 对刺激性咳嗽患者可适当给予镇咳祛痰剂，如喷托维林、氯化铵等。痰液黏稠不易咳出者可用雾化吸入。

（4）咯血 一般小量咯血无须特殊处理，对大咯血者则需积极治疗。

1）解除顾虑，安静休息。让患者取患侧卧位，鼓励其将血块咯出，以免发生窒息。但禁用大量镇静、镇咳药。

2）以垂体后叶素10U加生理盐水20mL，于10~15分钟内缓慢静脉滴注，或将垂体后叶素10~20U加入250mL液体内静脉缓滴，必要时6小时后重复应用。

岗位情景模拟 8

患者，男，37岁，农民。因低热伴咳嗽2个月来诊。患者于2个月前受凉后出现低热，体温最高不超过38℃，午后明显。咳嗽，咳少量白色黏痰，无咯血和胸痛，自服"感冒冲剂"若干，效果差。有时伴夜间盗汗。病后进食和睡眠稍差，体重稍有下降，二便正常。平时不吸烟，其父有肺结核。

体格检查：T 37.8℃，P 85次/分，R 20次/分，BP 120/80mmHg。右上肺叩诊浊音，语颤增强，可闻及支气管肺泡呼吸音和少量湿啰音，心、腹部检查未见异常。

实验室检查：Hb 130g/L，WBC 9.0×10^9/L，N 68%，L 32%，血小板（PLT）138×10^9/L，红细胞沉降率（ESR）35mm/h；PPD试验强阳性。

问题与思考

1. 根据现有临床资料，提出初步诊断，并写出诊断依据。

2. 若初步诊断正确，写出初步治疗计划或方案。

答案解析

（九）预防

1. 控制传染源 这是防治结核病的重要环节。发现并治愈痰涂片阳性的结核病患者是切断传染源的最有效方法。定期胸片检查、早发现、早诊断、早治疗痰菌阳性者。

2. 切断传播途径 肺结核主要通过呼吸道传播。改善居住条件，保持良好的卫生环境；加强卫生宣教，倡导良好的生活习惯，严禁随地吐痰；做好患者痰液管理，痰吐于痰杯中并加2%煤酚皂或1%甲醛溶液灭活，这些都对结核病有预防作用。

3. 提高人群抵抗力 增强体质，提高机体抵抗力。加强锻炼、合理饮食、充分休息、保持良好心态等均对提高机体的免疫功能有积极的影响。我国已经对新生儿、婴幼儿接种卡介苗以提高免疫力，新生儿在出生24小时内即给予皮内疫苗注射。

（马林伟）

PPT

第九节 原发性支气管肺癌

学习目标

知识要求：

1. 掌握原发性支气管肺癌的临床表现、辅助检查、诊断要点和治疗原则。

2. 熟悉原发性支气管肺癌的鉴别诊断、预后和预防。

3. 了解原发性支气管肺癌的病因和发病机制。

技能要求：

1. 熟练掌握诊断原发性支气管肺癌的临床技能。

2. 学会应用临床知识解决原发性支气管肺癌治疗的问题。

原发性支气管肺癌又称肺癌，是发生在支气管黏膜上皮细胞的恶性肿瘤，是肺部最常见的原发性恶性肿瘤。近五十年来，世界各国肺癌的发病率呈明显上升趋势，在发达国家和我国大城市中，肺癌已占男性肿瘤发病率的首位，女性仅次于乳腺癌占第二位。发病年龄多在55~65岁，男女发病率比为2.1∶1。临床症状多隐匿，以咳嗽、咳痰、咯血和消瘦等为主要表现，胸部影像学检查主要表现为肺部结节、肿块影等。由于约75%患者就诊时已是肺癌晚期，故肺癌5年生存率低于20%。因此，要提高患者的生存率就必须重视早期诊断和规范化治疗。

（一）病因和发病机制

肺癌的病因尚未完全明确，考虑和下列因素有关。

1. 吸烟 吸烟是肺癌的一个重要致病因素，也是肺癌死亡率进行性增加的首要原因。吸烟者比从不吸烟者发生肺癌的危险性高10倍，重度吸烟者可高达10~25倍。已戒烟者与从未吸烟者相比危险性仍是其9倍，随着戒烟时间的延长，发生肺癌的危险性逐步降低。吸烟与肺癌之间存在着明确的关系，开始吸烟年龄越小，吸烟时间越长，吸烟量越大，肺癌的发病率和死亡率越高。

二手烟或被动吸烟也是肺癌的病因之一，非吸烟者与吸烟者结婚共同生活多年后其肺癌风险增加20%~30%，且其罹患肺癌的危险性随配偶吸烟量的增多而升高。烟草烟雾中含有多种致癌物质，如苯并芘、烟碱、亚硝胺及微量砷等，烟草已列为A级致癌物，研究结果显示：吸烟与所有病理类型肺癌的危险性均有相关性。

我国是烟草生产大国，令人担忧的是年轻人中吸烟人数在增多，因此，积极地劝阻和控制吸烟已经成为我国防治肺癌综合措施的关键。

2. 空气污染 工业废气、汽车尾气、公路沥青等都有致癌物质，如苯并芘、甲基胆蒽类环烃化合物、二氧化硫、一氧化氮等。有研究显示，城市肺癌发病率明显高于农村，这可能与城市的大气污染有关。烹调时加热所释放出的油烟雾也是不可忽视的致癌因素，有研究发现，中国女性肺癌患者超过60%有长期接触厨房油烟史。

3. 职业致癌因素 在某些职业的工作环境中存在致癌物质。已经被确认的致癌物质包括石棉、砷、双氯甲基乙醚、铬、镍、多环芳香烃类，电离辐射和微波辐射等，这些物质可以提高肺癌发生的危险性。有3%~4%的肺癌发病是由于暴露于石棉，接触石棉的吸烟者的肺癌死亡率是对照组的8倍。由于肺癌形成是一个漫长的过程，可达20多年之久，不少患者在停止接触上述物质很长时间后才发生肺癌。

4. 电离辐射 电离辐射分为职业性的和非职业性。有研究报道，一般人群中电离辐射49.6%来源于自然界，44.6%为医疗照射，其中来自X线诊断的占36.7%。室内氡污染也是诱发肺癌的一个不可忽视的因素，而建筑材料是室内氡的最主要来源。

5. 其他 人体免疫功能低下、代谢障碍、遗传因素、肺部慢性炎症等，与肺癌的发生也有一定的关系。成熟期水果和蔬菜的摄入量低，肺癌发生的危险性升高；血清β-胡萝卜素水平低的人，肺癌发生风险高。中高强度的体力活动使发生肺癌的风险下降。

> **知识拓展**
>
> 厨房油烟的危害：厨房油烟是女性肺癌的祸首，女性长期在厨房做饭时接触高温油烟，会使其患肺癌的危险性增加2~3倍。当油烧到150℃时，其中的甘油就会生成油烟的主要成分——丙烯醛。它具有强烈的辛辣味，对鼻、眼、咽喉黏膜有较强的刺激，可引起鼻炎、咽喉炎、气管炎等呼吸道疾病；当油烧到"吐火"时，油温可达350℃，这时除了产生丙烯醛外，还会产生凝聚体，不仅会使人产生"醉油"症状，还能导致慢性中毒，容易诱发呼吸和消化系统癌症。所以女性应从远离厨房的油烟做起以远离肺癌，提倡改进厨房通风设备，改变烹饪习惯，炒菜时的油温要有所控制，尽可能不超过200℃（以油锅冒烟为极限）。

（二）分类

1. 按解剖学部位分类

（1）中央型肺癌 发生在段支气管及以上支气管的肺癌，位置靠近肺门，约占3/4，以鳞状上皮细胞癌和小细胞肺癌多见。

（2）周围型肺癌 起源于段支气管以下的肺癌，位置在肺的周围部分，约占1/4，以腺癌多见。

2. 按组织学分类 肺癌的组织病理学可分为非小细胞肺癌和小细胞肺癌两大类，非小细胞肺癌最为常见。

（1）非小细胞肺癌（non-small cell lung cancer，NSCLC）

①鳞状上皮细胞癌（鳞癌）：多为中央型，典型的鳞癌来源于支气管上皮的鳞状上皮细胞化生，常

有细胞角化和（或）细胞间桥。鳞癌多起源于段或亚段的支气管黏膜，并有向管腔内生长的倾向，早期常引起支气管狭窄，导致肺不张或阻塞性肺炎。癌组织易变性、坏死，形成空洞或癌性肺脓肿。患者年龄多在50岁以上，男性多见，一般生长较慢，转移晚，手术切除机会较多。对化疗和放疗敏感性不如小细胞肺癌。

②腺癌：腺癌是肺癌最常见的类型。女性多见，主要起源于支气管黏液腺，可发生于细小支气管或中央气道，常在肺边缘部形成直径2~4cm的结节或肿块，临床多表现为周围型。腺癌细胞为立方形或柱状、细胞较不规则核仁明显、胞浆丰富，常含有黏液，在纤维基质支持下形成腺体状。局部浸润和血行转移较早，易累及胸膜引起胸腔积液。

③大细胞癌：此型少见，占肺癌的10%以下。癌细胞大、分化差、形态多样、核大、核仁显著、胞质丰富，有黏液形成。常见大片出血性坏死。大细胞癌的转移较小细胞未分化癌晚，手术切除机会较大。

（2）小细胞肺癌（small cell lung cancer，SCLC）　是一种低分化的神经内分泌肿瘤。小细胞癌细胞小，圆形或卵圆形，胞质少，细胞边缘不清。核呈细颗粒状或深染，核仁缺乏或不明显，核分裂常见。小细胞肺癌细胞质内含有神经内分泌颗粒，具有内分泌和化学受体功能，能分泌5-羟色胺、儿茶酚胺、组胺、激肽等物质，可引起类癌综合征。发病率比鳞癌低，发病年龄较轻，多见于男性，多为中央型，虽然对放、化疗敏感，但是由于恶性程度高，生长快，在各型肺癌中预后最差。

（三）临床表现

肺癌的临床表现与病变所在部位、大小、类型和转移有密切关系。

1. 原发肿瘤引起的症状和体征

（1）咳嗽　是肺癌最常见的早期症状，常为无痰或少痰的刺激性干咳，肿瘤增大后多为持续性、高调金属音性咳嗽或刺激性呛咳。如若继发肺部感染，咳痰增加，痰液呈黏液脓痰。

（2）咯血　多见于中央型肺癌，常为痰中带血点、血丝或少量咯血。当癌肿侵蚀大血管时，患者可出现大咯血。

（3）胸闷、气急　若肺癌肿瘤增生，引起部分气道狭窄；或肺癌转移到肺门淋巴结，压迫主支气管；或转移到胸膜发生大量胸腔积液时，轻者胸闷，重者呼吸困难、气短、喘息，有时伴喘鸣，肺部听诊可闻及单侧或局限性哮鸣音。

（4）胸痛　患者可有胸部隐痛，这可能与肿瘤的转移或直接侵犯胸壁有关。

（5）发热　多数为肿瘤压迫或阻塞支气管引起的肺炎、肺不张，常伴有发热和相应体征，抗生素治疗可暂时缓解；肿瘤组织坏死可引起发热，抗生素治疗无效。

（6）消瘦及恶病质　消瘦为恶性肿瘤的常见症状之一。肿瘤发展到晚期，患者因感染、疼痛、肿瘤毒素等原因引起食欲减退，临床上表现为消瘦及恶病质。

2. 肿瘤局部扩张引起的症状和体征

（1）胸痛　肿瘤如果侵犯到胸膜或胸壁，患者会产生隐痛、钝痛，在呼吸、咳嗽时加重。如肿瘤压迫肋间神经，胸痛可累及沿肋间神经走行区域。肋骨、脊柱受侵犯所致的胸痛常有固定的局部压痛。

（2）声音嘶哑　肿瘤如果转移至纵隔淋巴结后压迫喉返神经会使声带麻痹，出现声音嘶哑。

（3）吞咽困难　如果肿瘤压迫食管，可出现吞咽困难。

（4）胸腔积液　如果肿瘤转移累及胸膜或淋巴管回流受阻，可引起胸腔积液。

（5）心包积液　肿瘤直接蔓延侵犯心包，或阻塞心脏的淋巴引流导致心包积液，大量心包积液可引起心脏压塞症状。

（6）上腔静脉阻塞综合征　如果肿瘤直接侵犯纵隔，或转移的肿大淋巴结压迫上腔静脉均可导致上腔静脉回流受阻。患者可表现为上肢、颈面部水肿和胸壁静脉曲张。严重者皮肤呈暗紫色，眼结膜充血，视物模糊，头晕、头痛。

（7）Horner综合征　肺尖部肺癌可压迫颈交感神经，患者表现为患侧上睑下垂、瞳孔缩小、眼球内陷，同侧额部与胸壁少汗或无汗，临床上称为Horner综合征。

3. 肿瘤远处转移引起的症状和体征

（1）中枢神经系统转移　脑转移时患者可出现头痛、恶心呕吐等颅内压增高症状，也可表现为眩晕、共济失调、复视、癫痫发作等症状。若出现背痛、下肢无力、感觉异常，或膀胱或肠道功能失控，高度怀疑脊髓束受压迫。

（2）骨骼转移　肺癌骨转移的常见部位为肋骨、脊椎、股骨等，表现为局部疼痛和压痛。

（3）腹部转移　可转移至肝脏，患者出现食欲减退、肝区疼痛、黄疸等症状，查体发现肝大，甚至出现腹腔积液。

（4）淋巴结转移　常见的转移部位是锁骨上窝淋巴结，查体发现淋巴结可单个或多个肿大，固定且质地较硬，多个淋巴结可以融合，无压痛。

4. 癌肿作用于其他系统引起的肺外表现　包括内分泌、神经–肌肉、结缔组织、血液系统和血管的异常改变，又称副癌综合征。

（1）肥大性肺性骨关节病　常见于肺癌，多侵犯上下肢长骨远端，发生杵状指（趾）和肥大性骨关节病。两者常同时存在，多见于鳞癌。切除肺癌后，症状可减轻或消失，肿瘤复发时又可出现。

（2）分泌促性腺激素　引起男性乳房发育，常伴有肥大骨关节病。

（3）分泌促肾上腺皮质激素样物　可引起库欣综合征，表现为肌力减弱、水肿、高血压、血糖增高等。小细胞肺癌或支气管类癌是引起库欣综合征的最常见的细胞类型。这些患者中很多在瘤组织中甚至血液中可测到促肾上腺皮质激素（ACTH）增高。

（4）分泌抗利尿激素引起稀释性低钠血症，表现为食欲不佳、恶心、呕吐、乏力、嗜睡、定向力障碍等水中毒症状，称抗利尿激素分泌不当综合征。

（5）神经–肌肉综合征　常见为多发性周围神经炎、重症肌无力和肌病、小脑变性等。发生原因不明确，这些症状与肿瘤的部位和有无转移无关。它可以发生于肿瘤出现前数年，也可作为一个症状与肿瘤同时发生，在手术切除后尚可发生。它可发生于各型肺癌，但多见于小细胞未分化癌。

（6）高钙血症　轻症者表现口渴和多尿，重症者可有恶心、呕吐、腹痛、便秘，甚或嗜睡、昏迷，是恶性肿瘤最常见的威胁生命的代谢并发症。切除肿瘤后，血钙水平可恢复正常。常见于鳞癌患者，由于肿瘤细胞分泌甲状旁腺样激素，激活破骨细胞活性而引起。

（四）辅助检查

1. 胸部X线片检查　是肺癌普查的重要手段。

（1）中心型肺癌　肿瘤向管腔外生长或伴有局部淋巴结转移，则在肺门区出现边缘清楚或模糊的不规则肿块，边缘毛刺，外形常呈分叶状。肿瘤向管腔内生长可引起支气管阻塞征象，完全阻塞时，表现为段、叶不张。发生于右上叶支气管的肺癌，肺门部肿块和右肺上叶不张组成致密影，下缘显示呈倒"S"影，外侧凹陷，为肺不张，内侧凸出，为肿瘤边缘，此为中心型肺癌的特征性表现（图1-9-1）。

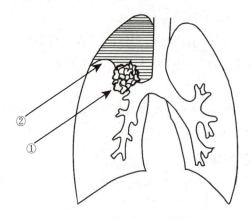

图1-9-1　右肺上叶肺癌合并肺不张

①中央型肺癌；②肺不张

（2）周围型肺癌　胸部X线表现为孤立性圆形或椭圆形轮廓不规则的块影，常呈小的分叶或切迹，边缘模糊毛糙，常有细短的毛刺影。癌肿中心部分坏死液化，可见厚壁偏心性空洞，内壁凹凸不平，一般没有明显的液平面（图1-9-2）。

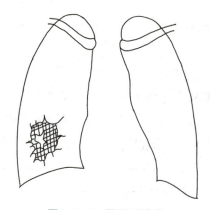

图1-9-2　周围型肺癌

结节状，有空洞，中央液化呈偏心空洞

2. **CT检查**　胸部电子计算机体层扫描（CT）具有更高的分辨率，可发现肺微小病变和普通胸部X线片难以显示的部位，增强CT能敏感地检出肺门、纵隔淋巴结肿大，有助于肺癌的临床分期。螺旋式CT可显示直径<5mm的小结节，明确病灶与周围气道和血管的关系。低剂量螺旋CT可以有效发现早期肺癌，已经替代胸部X线片成为较敏感的肺结节评估工具。CT引导下经皮肺病灶穿刺活检是重要的组织学诊断术，应用模拟成像功能，可以引导支气管镜在气道内或经支气管壁进行病灶的活检。

3. **痰细胞学检查**　要提高痰检的阳性率，必须得到气管深部咳出的痰，及时送检，保持标本新鲜。3次以上的系列痰标本可使中央型肺癌诊断率提高到80%，周围型肺癌诊断率达50%。

4. **纤维支气管镜检查**　对中央型肺癌的诊断阳性率较高，可在支气管腔内直接看到肿瘤，还可取小块组织（或穿刺病变组织）活检做病理切片检查，也可经支气管镜取肿瘤表面组织或吸取支气管内分泌物进行细胞学检查。

5. **经胸壁穿刺活组织检查**　病变靠近胸壁者可在超声引导下针吸活检；远离胸壁时，可在透视或CT引导下穿刺针吸或活检。由于针刺吸取的细胞数量有限，可出现假阴性结果。为提高诊断率，可做2~3次多点检查。对周围型肺癌的诊断阳性率较高，常见并发症是气胸，发生率25%~30%。

6. **放射性核素检查**　正电子发射断层扫描（PET-CT）是肺癌定性诊断最好的无创检查，还能全面了解转移情况。因其价格昂贵，尚未全面开展。

7. **转移病灶活组织检查**　对已有转移的病灶，可切除做病理检查，以明确诊断。

8. **胸水检查**　可抽取胸水检查，寻找癌细胞，以明确诊断。

9. **剖胸探查**　肺部肿块经过检查，仍不能明确病变性质，也不能排除肺癌可能性时，如患者全身情况许可，可行剖胸探查。

（五）诊断与鉴别诊断

1. **诊断**　肺癌的早期诊断具有重要意义。对40岁以上者应定期普查，如果出现反复咳嗽、痰中带血、发热、胸痛等症状，应高度重视，尽早检查，排查肺癌。

（1）CT确定部位　患者如有临床症状或放射学征象怀疑肺癌，应先行胸部和腹部CT检查，发现肿瘤的原发部位、淋巴结转移等情况。CT检查是诊断肺癌的最重要手段，对于早期肺癌发现和肺部肿块的鉴别诊断具有重要意义。

（2）组织病理学诊断　怀疑肺癌的患者必须获得组织学标本诊断。肿瘤组织可通过支气管镜、胸腔镜等微创技术获取。如浅表可扪及的淋巴结也应活检，怀疑远处转移病变，也应获得组织标本。目前建议对高度怀疑为Ⅰ期和Ⅱ期肺癌者可直接手术切除。

（3）分子病理学诊断　有条件者应在病理学确诊的同时检测肿瘤组织的*EGFR*基因突变、*ALK*融合基因和*ROSI*融合基因等，NSCLC也可考虑检测PD-L1的表达水平，以利于制订个体化的治疗方案。

2. **鉴别诊断**

（1）肺结核　是肺部疾病中与肺癌较容易混淆的疾病。①肺结核球：常需与周围型肺癌相鉴别。前者多见于年轻人，常无临床症状，病灶多见于结核好发部位（如肺上叶尖后段和下叶背段），呈边界清楚的高密度影，可有包膜。有时含钙化点，多年不变。②肺门淋巴结结核：容易与中央型肺癌相混淆，该病多见于儿童、青年，患者有发热、盗汗等结核中毒症状，结核菌素试验呈阳性，抗结核治疗有效。③急性粟粒型肺结核：容易与浸润性黏液腺癌混淆，患者年龄较轻，有发热、盗汗等全身中毒症状。胸部X线片表现为细小、分布均匀、密度较淡的粟粒样结节病灶。

（2）肺炎　患者有发热、咳嗽、咳痰等症状，抗生素治疗有效。对于起病缓慢、症状轻微、抗生素治疗不佳或同一部位反复发生的肺炎，应考虑肺癌可能。

（3）肺脓肿　本病起病急，中毒症状严重，患者多有寒战、高热、咳嗽、咳大量脓臭痰等症状。胸片可见均匀的大片状阴影，空洞内常见液平。癌性空洞患者一般不发热，如继发感染，可见刺激性咳嗽、反复血痰，胸部X线片可见空洞偏心、壁厚、内壁凹凸不平。

（4）纵隔淋巴瘤　常为肺门双侧改变，常有发热、乏力等全身症状，而局部呼吸道症状不明显。

3. **临床分期**

（1）TNM分期　肺癌的预后决定于临床分期，临床分期依照第八版肺癌（TNM）分期系统，根据原发肿瘤（T）、区域淋巴结（N）、远处淋巴结（M）综合判断（表1-9-1）。

表1-9-1　肺癌的TNM分期

原发肿瘤（T）
Tx：未发现原发肿瘤，或通过痰细胞学或支气管灌洗发现癌细胞，但影像学及支气管镜无法发现
T_0：无原发肿瘤的证据

续表

原发肿瘤（T）

Tis：原位癌

T_1：肿瘤最大径≤3cm，周围包绕肺组织及脏层胸膜，支气管镜见肿瘤侵及叶支气管，未侵及主支气管

T_{1a}：肿瘤最大径≤1cm

T_{1b}：肿瘤最大径1~2cm

T_{1c}：肿瘤最大径>2~3cm

T_2：肿瘤最大径>3~5cm；侵犯主支气管（不常见的表浅扩散型肿瘤，不论体积大小，侵犯限于支气管壁时，虽可能侵犯主支气管，仍为T），但未侵及隆突；侵及脏层胸膜；有阻塞性肺炎或者部分或全肺不张。符合以上任何一个条件即归为T2

T_{2a}：肿瘤最大径>3~4cm

T_{2b}：肿瘤最大径>4~5cm

T_3：肿瘤最大径>5~7cm；直接侵及以下任何一个器官，包括：胸壁（包含肺上沟瘤）、膈神经、心包；全肺肺不张或阻塞性肺炎；同一肺叶出现孤立性癌结节。符合以上任何一个条件即归为T3

T_4：肿瘤最大径>7cm；无论大小，侵及以下任何一个器官，包括：纵隔、心脏、大血管、隆突、喉返神经、主气管、食管、椎体、膈肌；同侧不同肺叶内出现孤立癌结节

区域淋巴结（N）

Nx：区域淋巴结无法评估

N_0：无区域淋巴结转移

N_1：同侧支气管周围及（或）同侧肺门淋巴结以及肺内淋巴结转移，包括原发肿瘤直接侵及的肺内淋巴结

N_2：同侧纵隔内及（或）隆突下淋巴结转移

N_3：对侧纵隔、对侧肺门、同侧或对侧前斜角肌及锁骨上淋巴结转移

远处转移（M）

Mx：远处转移无法评估

M_0：无远处转移

M_1：远处转移

M_{1a}：局限于胸腔内，包括胸膜播散（恶性胸腔积液、心包积液或胸膜结节）以及对侧肺叶出现癌结节

M_{1b}：远处器官单发转移灶

M_{1c}：多个或单个器官多处转移

（2）临床分期　按照TNM分期判断临床分期（表1-9-2）。

表1-9-2　TNM与临床分期的关系

临床分期		TMN 分期	临床分期	TMN 分期
隐匿期		$T_x N_0 M_0$	ⅡB期	$T_{2b} N_0 M_0$
0期		$T_{is} N_0 M_0$	ⅢA期	$T_4 N_0 M_0$；$T_{3-4} N_0 M_0$；$T_{1a-2b} N_2 M_0$
ⅠA期	ⅠA1	$T_{1a} N_0 M_0$	ⅢB期	$T_{3-4} N_2 M_0$；$T_{1a-2b} N_3 M_0$
	ⅠA2	$T_{1b} N_0 M_0$	ⅢC期	$T_{3-4} N_3 M_0$
	ⅠA3	$T_{1c} N_0 M_0$	Ⅳ期	$T_{1-4} N_{0-3} M_1$
ⅡA期		$T_{2a} N_0 M_0$		

（六）治疗

虽然部分肺癌患者在确诊时就失去了手术机会，使得肺癌的治疗效果不太理想，但手术仍然是肺癌最重要和最有效的治疗手段，放疗、化疗、中药等都可以提高肺癌的治疗效果。非小细胞肺癌只要条件允许，均可手术治疗，术后根据患者具体情况结合放疗和化疗。对于小细胞肺癌发生转移早，手术效果差，所以不主张手术治疗，多采用放疗、化疗。

1. 手术治疗 手术治疗的目的是切除肺部原发肿瘤和局部及纵隔淋巴结，尽可能多的保留正常的肺组织，以达到减少转移和复发的目的。非小细胞肺癌Ⅰ期及Ⅱ期患者，根治性手术切除是首选的治疗手段。除了Ⅰ期外，Ⅱ～Ⅲ期肺癌根治性手术后需辅助化疗。对不能耐受肺叶切除的患者也可考虑行楔形切除。90%以上的小细胞肺癌就诊时已有胸内或远处转移，一般不推荐手术治疗。单纯手术无法根治小细胞肺癌，所以术后的小细胞肺癌患者均需采用含铂的两药进行化疗4~6个疗程。

2. 化学治疗 对分化程度低的肺癌，特别是小细胞癌疗效较好。术前化疗可以提高手术切除率；术中、术后化疗可以减少复发。化疗应当严格掌握适应证，充分考虑患者的疾病分期、体力状况、自身意愿、药物不良反应、生活质量等，避免治疗过度或治疗不足。非小细胞肺癌对化疗反应较差，目前一线化疗药推荐两个含铂药联合化疗，如卡铂或顺铂加上紫杉醇、长春瑞滨、吉西他滨、培美曲塞或多西他赛等，治疗4~6个周期。对于化疗之后肿瘤缓解或疾病稳定而没有发生进展的患者，可给予维持治疗。一线治疗失败者，推荐用多西他赛或培美曲赛单药二线化疗。小细胞肺癌对化疗非常敏感，是治疗的基本方案。一线化疗药物包括依托泊苷或伊立替康联合顺铂或卡铂，共4~6个周期。手术切除的患者推荐辅助化疗。对于局限期小细胞肺癌推荐以放、化疗为主的综合治疗。对于广泛期患者则采用以化疗为主的综合治疗。

3. 放射治疗 是局部消灭病灶的一种方法。小细胞癌最敏感，鳞癌次之，其他类型的敏感性较差。根据治疗的目的，可分为根治性放疗、姑息性放疗、辅助放疗等，可根据患者病情选用。放疗常与手术、化疗综合使用。

4. 分子靶向治疗 已成为恶性肿瘤治疗的一个重要方向，靶向治疗是以肿瘤组织或细胞的驱动基因变异以及肿瘤相关信号通路的特异性分子为靶点，利用分子靶向药物特异性阻断该靶点的生物学功能，选择性地从分子水平逆转肿瘤细胞的恶性生物学行为，从而达到抑制肿瘤生长甚至使肿瘤消退的目的。目前分子靶向治疗主要应用于非小细胞肺癌中的腺癌患者，常用药物有厄洛替尼、吉非替尼、阿法替尼、奥希替尼等。靶向治疗成功的关键是选择特异性的标靶人群。

5. 介入治疗 支气管动脉灌注化疗适用于失去手术指征，全身化疗无效的晚期患者。此方法毒副作用小，可缓解症状，减轻患者痛苦。目前经支气管镜介入治疗在临床上应用更广泛。

6. 中医中药治疗 根据患者临床症状、舌苔、脉象等表现，选用中医中药治疗，可以使一部分患者的症状得到改善，寿命延长。

岗位情景模拟 9

　　患者，男，52岁。咳嗽、咳痰、发热2个月入院。2个月前，患者出现咳嗽、咳黄白色脓痰，体温38℃左右。在当地医院就诊，以"肺炎"给予抗生素治疗后，咳痰量减少，但咳嗽渐加剧，以夜间明显。食欲尚可，体重减轻2kg，无低热、盗汗、气促。既往体健，吸烟史25年，每日30~40支。

　　体检：T 37.2℃，P 70次/分，R 18次/分，BP 112/68mmHg。神志清晰，全身皮肤无黄染。

气管居中，两侧胸部呼吸运动对称，两肺呼吸音稍粗，可闻及右下肺细湿啰音，心律齐，肝脾肋下未及。

辅助检查：WBC 7.2×10^9/L，N 68%，L 32%，RBC 4.2×10^{12}/L，Hb 126g/L，PLT 150×10^9/L；肝功能正常；腹部B超：肝脾未见异常；胸部X线片发现右肺门有一个5cm×7cm类圆形阴影。

问题与思考

1. 根据现有临床资料，提出初步诊断，并写出诊断依据。

2. 若初步诊断正确，写出初步治疗计划或方案。

答案解析

（七）预后和预防

1. 预后　肺癌的预后和早发现、早诊断、早治疗有密切关系。由于肺癌一般诊断明确时都处于晚期，导致预后差，86%的患者在确诊后5年内死亡；只有15%的患者在确诊时处于肺癌早期，这些患者的5年生存率可达50%。

2. 预防　肺癌是可以预防的，也是可以控制的。已有的研究表明：近年来，发达国家通过控烟和保护环境，肺癌的发病率和死亡率已明显下降。

（1）戒烟　已有研究证明，戒烟能明显降低肺癌的发生率，且戒烟越早肺癌发病率降低越明显。因此，戒烟是预防肺癌最有效的途径。

（2）保护环境　已有研究证明，大气污染、沉降指数、烟雾指数、苯并芘等暴露剂量与肺癌的发生率呈正相关，保护环境、减少大气污染是降低肺癌发病率的重要措施。

（3）职业因素的预防　许多职业致癌物增加了肺癌发病率已经得到公认，减少职业致癌物的暴露就能降低肺癌发病率。

（4）科学饮食　增加饮食中蔬菜、水果等可以预防肺癌。

（马林伟）

第十节　呼吸衰竭

PPT

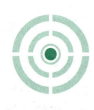

学习目标

知识要求：

1. 掌握呼吸衰竭的定义和诊断标准，慢性呼吸衰竭的临床表现、诊断、治疗原则。

2. 熟悉呼吸衰竭的鉴别诊断、预后和预防。

3. 了解呼吸衰竭缺氧、二氧化碳潴留的发生机制和病理生理改变。

技能要求：

1. 熟练掌握诊断呼吸衰竭的临床技能。

2. 学会应用临床知识解决呼吸衰竭治疗的问题。

一、概述

呼吸衰竭（respiratory failure）是指各种原因引起的肺通气和（或）换气功能严重障碍，致使静息状态下也不能维持足够的气体交换，导致机体缺氧，伴或不伴高碳酸血症，而引起一系列生理功能和代谢紊乱的临床综合征。在海平面、静息状态、呼吸空气条件下，排除心内解剖分流和原发性心输出量降低等情况后，动脉血氧分压（PaO_2）<60mmHg，伴或不伴二氧化碳分压（$PaCO_2$）>50mmHg，即可诊断为呼吸衰竭。

1. 病因　损害呼吸功能的各种因素都可以导致呼吸衰竭。

（1）阻塞性呼吸功能障碍　如慢阻肺、哮喘急性加重时可引起气道痉挛、炎性水肿、分泌物阻塞气道等。

（2）各种累及肺泡和肺间质的病变　如肺炎、肺气肿、严重肺结核、弥漫性肺纤维化、肺水肿等。

（3）肺血管疾病　如肺栓塞等。

（4）胸廓与胸膜病变　如胸廓畸形、严重的气胸、大量胸腔积液、胸膜肥厚与粘连、强直性脊柱炎等。

（5）神经–肌肉系统疾病　如脑血管疾病、颅脑外伤、脑炎、脊髓灰质炎、多发性神经炎、重症肌无力等。

2. 分类

（1）按起病缓急分类　分为急性呼吸衰竭和慢性呼吸衰竭。前者是指因某种突发致病因素（如严重肺疾病、休克、溺水、电击、急性气道阻塞等），使肺通气和（或）肺换气功能发生严重障碍。慢性呼吸衰竭多是在原有慢性呼吸系统疾病（慢阻肺、肺结核等）基础上，呼吸功能经过较长的时间逐渐加重而发生的呼吸衰竭。

（2）按血气分析分类　按动脉血气分析的变化，将呼吸衰竭分为以下两型。

1）Ⅰ型呼吸衰竭：PaO_2<60mmHg，而$PaCO_2$正常或降低。主要是由肺换气功能障碍引起，如间质性肺疾病、急性肺栓塞等。

2）Ⅱ型呼吸衰竭：PaO_2<60mmHg，且$PaCO_2$>50mmHg。主要是由肺泡通气不足引起，最常见慢阻肺。

（3）按发病机制分类　分为泵衰竭和肺衰竭。泵衰竭是指驱动或调控呼吸运动的中枢神经系统、外周神经系统、神经肌肉组织及胸廓等部位的功能障碍导致的呼吸衰竭。主要引起通气功能障碍，表现为Ⅱ型呼吸衰竭。肺衰竭是指气道阻塞、肺组织和肺血管病变导致的呼吸衰竭。主要引起换气功能障碍，表现为Ⅰ型呼吸衰竭。

3. 发病机制　呼吸衰竭的基本异常是缺氧和二氧化碳潴留，导致出现低氧血症和高碳酸血症。

（1）通气障碍　在静息呼吸空气时，肺泡通气量约为4L/min，才能维持正常的PaO_2和$PaCO_2$。当肺泡通气量减少时，空气中的氧不能进入肺泡，使PaO_2下降，而肺泡内的二氧化碳不能及时排出体外，导致PaO_2升高，从而发生缺氧和二氧化碳潴留。

（2）通气/血流比例失调　是引起呼吸衰竭的基本病因。正常人在安静状态下肺泡平均通气量为4L/min，肺循环平均血流量为5L/min，平均通气/血流比值为0.8。当通气/血流比值增大，肺泡通气不能被充分利用，称为无效腔样通气，如肺栓塞。当通气/血流比值变小时，肺内的一部分静脉血流经无通气或通气不足的肺泡，使未经氧合或未经充分氧合的肺动脉血直接流入肺静脉血中，形成肺动–静脉样分流。这种通气/血流比例失调通常会导致低氧血症，而无二氧化碳潴留。

（3）弥散障碍　肺泡与肺毛细血管血流内的气体分子通过肺泡–肺毛细血管壁交换的过程称为弥散。弥散过程受肺泡肺毛细血管膜的厚度和通透性、弥散面积、弥散膜两侧的气体分压差、弥散系数和气体与血液流经时间等因素的影响。肺间质纤维化、肺间质水肿等会使肺泡-毛细血管膜增厚导致弥散障碍。因二氧化碳的弥散能力是氧气的20倍，所以弥散障碍主要影响氧的交换，而导致低氧血症。当弥散面积减少1/3以上时可出现呼吸困难。休克或心衰患者血流过慢，贫血、甲亢患者血流过速，这些都会影响气体交换导致缺氧。

（4）肺内动-静脉解剖分流增加　肺动脉内的血液未经氧合直接流入肺静脉，导致PaO_2降低，常见于肺动-静脉瘘。

（5）氧耗量增加　肺泡氧分压与肺泡通气量呈正比，与氧耗量呈反比。氧耗量增加是加重缺氧的重要原因之一。寒战、发热、呼吸困难、烦躁不安和抽搐等都可增加氧耗量而加重呼吸衰竭。

4. 病理生理变化　呼吸衰竭导致的低氧血症和高碳酸血症对机体各器官系统均产生重要影响。

（1）对中枢神经系统的影响　中枢神经系统对缺氧最为敏感。轻度缺氧，即PaO_2降至60mmHg时，患者可出现注意力不集中、智力减退等；随着缺氧的加重，即PaO_2降至40~50mmHg时，患者可出现躁动不安、头痛、定向力与记忆力障碍、精神错乱、嗜睡等；重度缺氧，即PaO_2低于30mmHg时，患者可出现昏迷；当PaO_2低于20mmHg时，患者神经细胞只需数分钟就会出现不可逆性损伤。二氧化碳潴留使脑脊液中氢离子浓度增加，细胞内酸中毒，降低脑细胞兴奋性，皮质活动受到抑制；二氧化碳潴留加重，对皮质下层刺激加强，进而兴奋皮层；随着二氧化碳潴留进一步加重，皮质下层受抑制，中枢神经处于麻痹状态，又称二氧化碳麻痹，表现为嗜睡、昏睡，甚至昏迷。

（2）对呼吸系统的影响　缺氧主要通过刺激颈动脉窦和主动脉体化学感受器的反射作用刺激通气，但缺氧程度缓慢加重时，这种反射变得迟钝。二氧化碳是强有力的呼吸中枢兴奋剂，吸入的二氧化碳浓度增加，通气量也增加。但当二氧化碳浓度持续增高而通气量不再增加，呼吸中枢处于抑制状态。比如呼吸道阻力增加、肺组织损害、胸廓运动障碍等原因，通气量并无增加，反而呈下降趋势。

（3）对循环系统的影响　一定程度的缺氧可使心率增快，心搏量增加，血压上升，冠状动脉血流量增加。二氧化碳潴留可直接抑制心血管中枢神经，导致血压下降、心律失常等严重后果。心肌对缺氧十分敏感，可导致出现心室颤动、心搏骤停、心肌纤维化等。

（4）对泌尿、消化系统的影响　缺氧可使肾血流量减少，肾功能受到抑制，可出现功能性肾功能不全。轻度二氧化碳潴留时，肾血管扩张，肾血流量增加，尿量增加。严重二氧化碳潴留时，pH下降，导致肾血管痉挛，血流减少，尿量随之减少。缺氧可直接或间接损害肝细胞，使谷丙转氨酶上升，但缺氧纠正后，肝功能可恢复正常。

（5）对酸碱平衡和电解质的影响　呼吸功能障碍导致血$PaCO_2$增高（>45mmHg）、pH下降（<7.35）、H^+浓度升高（>45mmol/L），发生呼吸性酸中毒，早期可出现血压升高、躁动、嗜睡、精神错乱、扑翼样震颤等。缺氧可使机体无氧代谢增强，产生乳酸，引起代谢性酸中毒，患者表现为呼吸性酸中毒合并代谢性酸中毒，可出现意识障碍、血压下降、心律失常甚至心搏骤停；缺氧导致能量不足，钠泵功能受损，Na^+和H^+滞留于细胞内，K^+转移至细胞外，形成细胞内酸中毒和高钾血症。

（6）对造血系统的影响　缺氧可使红细胞生成素增加，刺激骨髓引起继发性红细胞增多，虽可增加血液氧含量，但也同时增加了血液黏稠度，加重了肺循环和右心负荷。

二、急性呼吸衰竭

急性呼吸衰竭是指原呼吸功能正常，由于某种突发原因，导致肺通气和（或）换气功能急剧下降，产生缺氧和（或）二氧化碳潴留。

1. 病因　异物吸入、喉头水肿、严重呼吸系统感染、重度哮喘、急性肺水肿、胸廓外伤、自发性气胸和大量胸腔积液等疾病，导致肺通气或（和）换气障碍；颅内感染、颅脑外伤、脑血管病变等可抑制呼吸中枢；脊髓灰质炎、重症肌无力、多发性肌炎、周期性瘫痪等可损伤神经-肌肉传导系统，引起肺通气不足。以上各种原因均可造成急性呼吸衰竭。

2. 临床表现　急性呼吸衰竭的临床表现主要是缺氧导致的呼吸困难和多脏器功能障碍。

（1）呼吸困难　是临床最早出现的症状，表现为呼吸频率、节律和幅度的改变。早期可表现为呼吸费力、呼吸频率增快，后期出现呼吸困难，辅助呼吸肌活动加强。

（2）发绀　发绀是缺氧的症状，当动脉血氧饱和度（SaO_2）<90%时，可在患者口唇、指甲、耳垂、口腔黏膜等血流量较大、皮肤较薄的部位出现发绀。

（3）神经精神症状　急性缺氧可出现精神错乱、躁狂、昏迷、抽搐等症状。急性二氧化碳潴留可出现头痛、嗜睡、昏迷、肌肉震颤等。

（4）循环系统表现　缺氧和二氧化碳潴留可引起心动过速、心律失常、血压下降、周围循环衰竭、心肌损害。

（5）消化和泌尿系统表现　严重呼吸衰竭患者可出现丙氨酸氨基转移酶和血尿素氮升高，尿中可出现蛋白、红细胞和管型。缺氧使胃肠道黏膜充血水肿、糜烂渗血，严重者可发生应激性溃疡，引起上消化道出血。

3. 诊断　除原发疾病、低氧血症及二氧化碳潴留所导致的临床表现外，呼吸衰竭的诊断主要依靠血气分析。肺功能、胸部影像学和纤维支气管镜等检查对于明确呼吸衰竭的病因至关重要。

（1）动脉血气分析　对判断呼吸衰竭和酸碱失衡的严重程度及指导治疗均具有重要意义。当$PaCO_2$升高、pH正常时，称为代偿性呼吸性酸中毒；若$PaCO_2$升高、pH<7.35时，则称为失代偿性呼吸性酸中毒。因血气受年龄、海拔高度、氧疗等多种因素影响，故一定要结合临床情况再进行具体分析。

（2）肺功能检测　通过肺功能检测可以判断通气功能障碍的性质（阻塞性、限制性或混合性）及是否合并换气功能障碍，还能对通气和换气功能障碍的严重程度进行判断。

（3）胸部影像学检查　包括胸部X线片、胸部CT和放射性核素肺通气灌注扫描、肺血管造影等。

（4）纤维支气管镜检查　可明确气道疾病并获取病理学证据。

4. 治疗　呼吸衰竭的治疗原则，首先是保持呼吸道通畅、纠正缺氧和改善通气等；其次为呼吸衰竭病因和诱因的治疗、一般支持治疗以及严密监测病情。

（1）保持呼吸道通畅　是最基本、最重要的治疗措施。主要的方法：①昏迷患者应处于仰卧位，头后仰，托起下颌并将口腔打开。②清除气道内分泌物及异物。③如果以上方法均不能奏效，必要时建立人工气道。人工气道的建立一般有三种方法，即简便人工气道、气管插管和气管切开。

（2）氧疗　是使通过增加吸入氧浓度增加肺泡内氧分压来纠正患者缺氧的治疗方法。吸氧浓度的原则是在保证PaO_2迅速提高到60mmHg或血氧饱和度达90%以上的前提下，尽量降低吸氧浓度。主要的吸氧装置有鼻导管、面罩和经鼻主流量氧疗等。

（3）机械通气与体外膜肺氧合　当机体出现严重的通气和（或）换气功能障碍时，可采取机械通气治疗。机械通气能维持必要的肺泡通气量，降低$PaCO_2$改善肺的气体交换效能；还能使呼吸肌得以休息，有利于恢复呼吸肌功能。根据患者病情选用无创或有创机械通气，无创正压通气主要是经鼻面罩给氧，有创正压通气是经气管插管给氧。当通过常规氧疗不能维持通气及氧合，或患者呼吸道分泌物增多，咳嗽和吞咽反射减弱甚至消失时，应行气管插管，使用有创机械通气。

体外膜肺氧合（ECMO）是体外生命支持技术中的一种，通过将患者静脉血引出体外后经氧合器进行充分的气体交换，然后再输入患者体内。

（4）病因治疗　针对不同病因采取适当的治疗是治疗呼吸衰竭的根本所在。

（5）其他治疗　纠正电解质紊乱和酸碱平衡失调；加强液体管理；保证充足的营养及热量供给；加强对重要脏器功能的监测与支持；防治多器官功能障碍。

🖋 知识拓展

　　ECMO即体外膜肺氧合，简称膜肺，鉴于其对重症呼吸衰竭的独特疗效，也被称为"魔肺"，是抢救垂危生命的顶尖技术。ECMO是一种有创的心肺支持技术，最初由Hill于1972年发明并用于治疗呼吸衰竭患者，1976年Bartlett为一名婴儿成功进行床边心肺支持治疗，拉开了ECMO技术在临床上应用的序幕。ECMO是以体外循环系统为基本设备，采用体外循环技术进行操作和管理的一种辅助治疗手段，是体外循环技术范围的扩大和延伸。ECMO是将静脉血从体内引流到体外，经膜式氧合器氧合后再用血泵将血液灌入体内。临床主要用于呼吸功能不全和心脏功能不全的支持，使心脏和肺脏得到充分休息，有效地改善低氧血症，避免长期高氧吸入所致的氧中毒，以及机械通气所致的气道损伤；心脏功能得到有效支持，增加心排血量，改善全身循环灌注，为心肺功能的恢复赢得时间。同时也为呼吸机和心脏起搏器等其他辅助治疗不能改善的心肺功能衰竭提供有效的治疗手段。ECMO主要用于循环支持、呼吸支持、替代体外循环三方面。

三、慢性呼吸衰竭

1. **病因**　慢性呼吸衰竭主要由支气管-肺疾病引起，如COPD、肺间质纤维化、重症肺结核、肺尘埃沉着症等。此外还有胸廓和神经肌肉病变，如胸部外伤、广泛胸膜增厚、胸廓脊椎畸形、脊髓侧索硬化症等，也可导致慢性呼吸衰竭。

2. **临床表现**　除原发病表现外，主要是缺氧和二氧化碳潴留引起的各系统功能障碍和代谢紊乱。慢性呼吸衰竭的临床表现与急性呼吸衰竭大致相似，但也有所不同，主要表现在以下几方面。

（1）呼吸困难　慢性阻塞性肺疾病导致的呼吸困难，病情较轻时患者表现为呼吸费力伴呼气延长，随着病情的发展演变成浅快呼吸。如果并发二氧化碳潴留，$PaCO_2$升高过快或显著升高时，患者可由呼吸过速转为浅慢呼吸或潮式呼吸。

（2）神经症状　慢性呼吸衰竭伴二氧化碳潴留时，表现为先兴奋后抑制现象。兴奋症状主要包括失眠、烦躁、躁动、夜间失眠而白天嗜睡（昼夜颠倒现象）等，此时切忌应用镇静或催眠药，以免加重二氧化碳潴留，诱发肺性脑病。

（3）循环系统表现　二氧化碳潴留使外周体表静脉充盈、皮肤充血、温暖多汗、血压升高、心排血量增多导致脉搏洪大；多数患者有心率增快、搏动性头痛等。

3. **诊断**　慢性呼吸衰竭的血气分析诊断标准参见急性呼吸衰竭，但在临床上Ⅱ型呼吸衰竭患者还常见于另一种情况，即吸氧治疗后，$PaO_2>60mmHg$，但$PaCO_2$仍高于正常水平。

4. **治疗**　治疗原发病、保持气道通畅、恰当的氧疗等治疗原则与急性呼吸衰竭基本一致。

（1）氧疗　慢性阻塞性肺疾病是导致慢性呼吸衰竭的常见病因，患者常伴有二氧化碳潴留，故氧疗时要保持低浓度吸氧，防止血氧含量过高。慢性高碳酸血症患者呼吸主要靠低氧血症对颈动脉体、主动脉体化学感受器的刺激来维持，如果吸入高浓度氧，会使血氧迅速上升，解除了低氧对外周化学感受器的刺激，抑制了患者呼吸，造成患者通气状况进一步恶化，二氧化碳浓度快速上升，严重时患者会陷入二氧化碳麻醉状态。

（2）正压机械通气　根据病情选用无创机械通气或有创机械通气。慢性阻塞性肺疾病急性加重早期应及时使用无创机械通气，防止呼吸功能不全加重，缓解呼吸肌疲劳，改善预后。

（3）抗感染　慢性呼吸衰竭急性加重最常见的诱因是感染，合理选择抗生素抗感染对于慢性呼吸衰竭治疗至关重要。

（4）呼吸兴奋剂　慢性呼吸衰竭患者根据病情可服用呼吸兴奋剂阿米三嗪，每次50~100mg，每日2次。

（5）纠正酸碱平衡失调　慢性呼吸衰竭常有二氧化碳潴留，导致呼吸性酸中毒。机体通常通过增加碱储备来代偿，以维持pH在相对正常水平。当通过机械通气等方法迅速纠正呼吸性酸中毒时，原已增加的碱储备会使pH升高，所以在纠正呼吸性酸中毒时，同时应该纠正潜在的代谢性碱中毒，可以给予患者盐酸精氨酸和补充氯化钾来纠正代谢性碱中毒。

岗位情景模拟 10

　　男性，65岁，反复咳嗽、咳痰20年，呼吸困难7年，加重2天。患者20年前无明显诱因出现咳嗽，咳白色黏液痰，无发热、咯血、盗汗，无胸痛、呼吸困难。自服抗生素及止咳祛痰药物，症状可逐渐缓解。此后上述症状反复发作，秋冬季明显。7年前逐渐出现活动后气短，曾行肺功能检查提示"阻塞性通气功能障碍"，间断使用"祛痰，平喘"治疗，症状可减轻，但呼吸困难逐渐加重。2天前，患者受凉后再次出现咳嗽、咳黄白色黏液痰，呼吸困难加重，稍活动即感气短，无胸痛及双下肢水肿，为进一步诊治入院。本次发病以来，精神、食欲、睡眠欠佳，大小便正常。否认高血压、心脏病及糖尿病史。否认传染病接触史。吸烟20年，每日20支。偶尔饮酒。无遗传病家族史。

　　体格检查：T 36.9℃，P 98次/分，R 24次/分，BP 130/70mmHg。神志清楚。浅表淋巴结未触及，口唇略发绀，颈静脉无怒张。桶状胸，双肺触觉语颤减弱，双肺叩诊呈过清音，呼吸音减弱，可闻及散在哮鸣音，双肺底少许湿性啰音。心界不大，心率98次/分，律齐，各瓣膜听诊区未闻及杂音。双下肢无水肿。

　　辅助检查：动脉血气分析示pH 7.34，$PaCO_2$ 52mmHg，PaO_2 54mmHg，HCO_3^- 27.5mmol/L。

问题与思考

1. 根据现有临床资料，提出初步诊断，并写出诊断依据。
2. 若初步诊断正确，写出初步治疗计划或方案。

答案解析

（马林伟）

答案解析

目标检测

单项选择题

1. 男性，35岁，3天前因受凉开始出现打喷嚏、鼻塞流涕，咽干、咽痒，轻微咳嗽，无发热，最可能的诊断是（　　）

A. 普通感冒　　　　　　　　　　　B. 急性病毒性咽喉炎

C. 急性咽结膜炎　　　　　　　　　D. 急性咽扁桃体炎

E. 急性疱疹性咽峡炎

2. 男性，18岁，1周前因受凉开始发热，鼻塞流涕，干咳，近2天咳嗽加重，咳白色黏痰，听诊呼吸音粗糙，肺部有散在干啰音，最可能的诊断是（　　）

A. 流行性感冒　　　　　　　　　　B. 普通感冒

C. 急性气管-支气管炎　　　　　　D. 急性病毒性咽喉炎

E. 支气管哮喘

3. 患者症见反复咳嗽、咳痰、喘息，符合以下哪项可诊断为慢支（　　）

A. 每年发病持续3个月，连续2年或以上

B. 每年发病持续3个月，连续3年或以上

C. 每年发病持续2个月，连续3年或以上

D. 每年发病持续2个月，连续2年或以上

E. 每年发病持续3个月，连续4年或以上

4. COPD的标志性症状是（　　）

A. 长期咳嗽　　　　　　　　　　　B. 逐渐加重的气短

C. 咳痰　　　　　　　　　　　　　D. 咯血

E. 长期低热

5. COPD患者持续气流受限的主要客观依据是（　　）

A. $FEV_1/FVC\% < 70\%$　　　　　B. 胸部X线片显示肺透亮度增加

C. 心电图显示P波高尖　　　　　　D. 心电图显示R_{V1}大于1.2mV

E. 高分辨率CT检查发现肺大泡

6. 慢性肺心病的主要诊断依据是（　　）

A. 长期吸烟　　　　　　　　　　　B. 咳嗽、心率增快、心脏扩大

C. 杵状指、口唇发绀　　　　　　　D. 肺气肿体征

E. 慢性肺胸疾病史、肺动脉高压、右心扩大等表现

7. 提示肺心病右心室肥大的体征是（　　）

A. 心界向左下移位　　　　　　　　B. 心音遥远

C. 剑突下明显心尖搏动　　　　　　D. 桶状胸

E. 肺动脉瓣区第二心音亢进

8. 抑制支气管哮喘气道炎症最常用的药物是（　　）

A. 糖皮质激素　　　　　　B. 茶碱类药物　　　　　　C. 抗过敏药

D. 抗胆碱药　　　　　　　E. β_2受体激动剂

9. 以下哪项有助于鉴别急性左心衰与支气管哮喘（　　）

A. 哮鸣音　　　　　　　　B. 咳粉红色泡沫样痰　　　　C. 端坐呼吸

D. 发绀　　　　　　　　　E. 气促

10. 支气管肺组织的感染和阻塞所致的支气管扩张的最常见原因是（　　）

A. 肺结核

B. 支气管肺曲菌感染

C. 婴幼儿百日咳、麻疹、支气管肺炎感染等

D. 肿瘤、异物吸入引起的支气管阻塞

E. 有害气体的吸入损伤气道

11. 肺炎球菌肺炎典型的痰液为（　　）

A. 白色黏液样　　　　　　B. 鲜血样　　　　　　　　C. 脓性

D. 泡沫状　　　　　　　　E. 铁锈色

12. 肺炎球菌肺炎的抗感染治疗首选的抗生素是（　　）

A. 红霉素　　　　　　　　B. 庆大霉素　　　　　　　C. 青霉素

D. 磺胺类　　　　　　　　E. 异烟肼

13. 下列容易引起听力障碍、眩晕过敏反应的药物是（　　）

A. 异烟肼　　　　　　　　B. 吡嗪酰胺　　　　　　　C. 乙胺丁醇

D. 链霉素　　　　　　　　E. 利福平

14. 抗结核治疗的原则是（　　）

A. 早期、联合、适量、规律

B. 早期、联合、适量、全程

C. 早期、联合、适量、规律、全程

D. 早期、联合、足量、规律、全程

E. 早期、联合、规律、全程

15. 50岁男性，长期吸烟，出现刺激性咳嗽，偶有血丝痰，首先应做的检查是（　　）

A. 纤维支气管镜　　　　　B. 胸部CT　　　　　　　　C. 胸部MRI

D. 胸部X线片　　　　　　E. 放射性核素肺扫描

16. 呼吸衰竭急性发作常见的诱因是（　　）

A. 使用镇静剂　　　　　　B. 高浓度吸氧　　　　　　C. 精神紧张

D. 过度疲劳　　　　　　　E. 急性上呼吸道感染

17. 呼吸衰竭时出现的电解质紊乱少见的类型是（　　）

A. 低钾血症　　　　　　　B. 高钙血症　　　　　　　C. 高钾血症

D. 低氯血症　　　　　　　E. 低钠血症

18. 男，68岁，原有肺心病病史；受凉后发热，咳脓痰，发绀加重，次日神志模糊，嗜睡，血压120/80mmHg，无病理反射，最可能并发（　　）

A. 脑血管意外　　　　　　B. 感染性休克　　　　　　C. 肺性脑病

D. 电解质紊乱　　　　　　E. 消化道出血

书网融合……

知识回顾

微课

习题

第一节 心力衰竭

PPT

学习目标

知识要求：

1. 掌握心力衰竭的概念、分级与分期，急、慢性心力衰竭的临床表现、实验室检查、诊断要点和治疗原则。

2. 熟悉心力衰竭的病因、发病机制、病理生理变化。

3. 了解心力衰竭的发病情况和预后。

技能要求：

1. 熟练掌握诊断急、慢心力衰竭的临床技能。

2. 学会应用临床知识解决急、慢性心力衰竭治疗及预防的问题。

心力衰竭（heart failure，HF）简称心衰，是各种心脏结构或功能性疾病导致心室充盈和（或）射血功能受损，心排血量不能满足机体组织代谢需要的一组临床综合征，以肺循环和（或）体循环淤血，器官、组织血液灌注不足为临床表现，主要表现为呼吸困难、体力活动受限和体液潴留。心功能不全理论上是一个更广泛的概念，伴有临床症状的心功能不全称之为心力衰竭。

一、概述

（一）分类

1. 根据发病速度和严重程度分类

（1）慢性心力衰竭 有一个缓慢的发展过程，一般均有代偿性心脏扩大或肥厚及其他代偿机制的参与。

（2）急性心力衰竭 是由于急性的严重心肌损害、心律失常或突然加重的心脏负荷，使正常的心功能或处于代偿期的心脏在短时间内发生衰竭或慢性心衰急剧恶化。

2. 根据发生部位分类

（1）左心衰竭 由左心室代偿功能不全所致，以肺循环淤血为特征。多见于高血压、冠心病、主动脉瓣狭窄或关闭不全。

（2）右心衰竭　以体循环淤血为主要表现，主要见于肺源性心脏病及某些先天性心脏病。

（3）全心衰竭　兼具左、右心衰竭的临床表现，左心衰竭后肺动脉压力增高，使右心负荷加重，右心衰竭继之出现，即为全心衰竭。心肌炎、心肌病因左、右心同时受损，可表现为全心衰竭。

3. 根据左心室射血分数（left ventricular ejection fraction，LVEF）分类

（1）射血分数降低性心衰　LVEF<40%，即收缩性心衰。

（2）射血分数保留性心衰　LVEF≥50%的心衰，即舒张性心衰，通常存在左心室肥厚或左心房增大等充盈压升高、舒张功能受损的表现。

（3）中间范围射血分数心衰　LVEF在40%~49%之间，这些患者通常以轻度收缩功能障碍为主，同时伴有舒张功能不全的特点。

（二）病因与诱因

1. 基本病因

（1）心肌损害

1）原发性心肌损害：①冠状动脉疾病导致缺血性心肌损害，如心肌梗死、慢性心肌缺血；②炎症和免疫性心肌损害，如心肌炎、扩张型心肌病；③遗传性心肌病，如家族性扩张型心肌病、肥厚型心肌病等。

2）继发性心肌损害：①内分泌代谢性疾病并发的心肌损害，如糖尿病、甲状腺疾病；②系统性浸润性疾病并发的心肌损害，如心肌淀粉样变性；③结缔组织病并发的心肌损害；④心脏毒性药物并发的心肌损害。

（2）心脏负荷过重

1）压力负荷（后负荷）过重：即心脏收缩时承受的阻力负荷增加。左心室压力负荷过重见于高血压、主动脉瓣狭窄等；右心室压力负荷过重见于肺动脉高压、肺动脉瓣狭窄、肺阻塞性疾病和肺栓塞等。

2）容量负荷（前负荷）过重：即心脏舒张时承受的容量负荷过重。左心室容量负荷过重见于主动脉瓣、二尖瓣关闭不全，先天性心脏病右向左分流；右心室容量负荷过重见于房间隔缺损、肺动脉瓣或三尖瓣关闭不全等；双心室容量负荷过重见于严重贫血、甲状腺功能亢进症及体循环动静脉瘘等。早期心室腔代偿性扩大，心肌收缩功能尚能代偿，但心脏结构和功能发生改变超过一定限度后，即出现失代偿表现。

（3）心脏舒张受限　常见于心室舒张期顺应性减低（如冠心病心肌缺血、高血压心肌肥厚、肥厚型心肌病）、限制型心肌病及缩窄性心包炎。二尖瓣狭窄和三尖瓣狭窄限制心室充盈，导致心房衰竭。

2. 诱因

（1）感染　感染是常见诱因，以呼吸道感染最常见，感染后加重肺淤血，诱发心衰或使心衰加重。

（2）心律失常　器质性心脏病最常见的心律失常是心房颤动。快速心房颤动时心排出量降低，心肌耗氧增加，加重心肌缺血，诱发心衰发作或加重心衰。严重心动过缓使心排出量降低，也可诱发心衰。

（3）血容量增加　如静脉输入液体过多、过快，钠盐摄入过多等。

（4）肺栓塞　发生肺栓塞时，右心室负荷增加，诱发或加重右心衰竭。

（5）过度体力消耗或情绪激动　如妊娠后期及分娩过程、暴怒等加重心脏负荷，诱发心衰。

（6）治疗不当　如不恰当地停用利尿药物或降血压药等。

（7）原有心脏病变加重或并发其他疾病　如冠心病发生心肌梗死，风湿性心瓣膜病出现风湿活动，

合并甲状腺功能亢进或贫血等。

（三）病理生理

当心肌收缩力减弱时，为了保证正常的心排出量，机体通过多种机制进行代偿以维持其泵功能。代偿能力有一定限度，长期维持时将出现失代偿，发生心衰。

1. Frank-Starling机制　通过调节心脏前负荷来维持正常心排出量。心脏前负荷增加，回心血量增多，心室舒张末期容积增加，在一定程度上心肌收缩力量增强，进而心排血量增加。随着左心室充盈压增高，心室舒张末压力也增高，心房压静脉压随之升高，达到一定程度时可出现肺循环和（或）体循环静脉淤血，图2-1-1示左心室功能曲线。

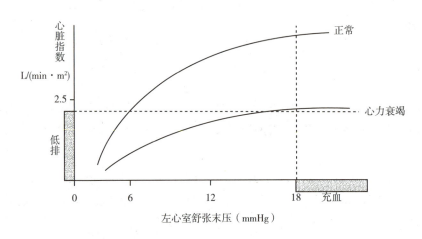

图2-1-1　左心室功能曲线

2. 神经体液机制　当心脏排血量不足，心腔压力升高时，机体全面启动神经体液机制进行代偿，包括如下几个方面。

（1）肾素-血管紧张素-醛固酮系统（RAAS）激活　由于心排血量降低导致肾脏灌注压减低，RAAS激活，心肌收缩力增强，周围血管收缩维持血压，调节血液再分配，保证心、脑等重要脏器的血供，并促进醛固酮分泌，水、钠潴留，增加体液量及心脏前负荷，起到代偿作用。但RAAS激活促进心脏和血管重塑的发生，加重心肌损伤和心功能恶化。

（2）交感神经兴奋性增强　心力衰竭患者血液中去甲肾上腺素（NE）水平升高，NE具有以下作用：①作用于心肌β_1肾上腺素能受体，增强心肌收缩力并提高心率，从而提高心排血量。②使周围血管收缩，心脏后负荷增加，心率加快，从而增加心肌耗氧量。③对心肌细胞有直接毒性作用，促使心肌细胞凋亡，参与心室重塑的病理过程。此外，交感神经兴奋还可使心肌应激性增强而有促心律失常作用。

（3）其他体液因子的改变　心力衰竭时除了上述两个主要神经内分泌系统的代偿机制外，另有众多体液调节因子（如精氨酸加压素、利钠肽类）参与心血管系统调节，并在心肌和血管重塑中起重要作用。另外，内皮素、一氧化氮、缓激肽以及一些细胞因子、炎症介质等均参与慢性心力衰竭的病理生理过程。

3. 心室重塑　心室重塑是心力衰竭发生发展的基本病理机制。在心脏功能受损、心腔扩大、心肌肥厚的代偿过程中，心肌细胞、胞外基质、胶原纤维网等均发生相应变化，即心室重塑。除了因为代偿能力有限、代偿机制的负面影响外，心肌细胞的能量供应不足及利用障碍导致心肌细胞坏死、纤维化也是失代偿发生的一个重要因素。心肌细胞减少使心肌整体收缩力下降；纤维化的增加又使心室顺应性下降，重塑更趋明显，心肌收缩力不能发挥其应有的射血效应，形成恶性循环，最终导致不可逆转的终末阶段。

（四）分级

1. 心力衰竭分级 心力衰竭的严重程度通常采用美国纽约心脏病学会（NYHA）的心功能分级方法。

Ⅰ级：心脏病患者日常活动量不受限制，一般活动不引起乏力、呼吸困难等心衰症状。

Ⅱ级：心脏病患者体力活动轻度受限，休息时无自觉症状，一般活动下可出现心衰症状。

Ⅲ级：心脏病患者体力活动明显受限，低于平时一般活动量即引起心衰症状。

Ⅳ级：心脏病患者不能从事任何体力活动，休息状态下也存在心衰症状，活动后加重。

这种分级方案的优点是简便易行，但缺点是仅凭患者的主观感受和（或）医生的主观评价，短时间内变化的可能性较大，患者个体间的差异也较大。

2. 6分钟步行试验分级法 是指通过评定慢性心衰患者的运动耐力，来评价心衰严重程度和疗效的一种分级方法。要求患者在平直走廊里尽快行走，测定6分钟步行距离。若6分钟步行距离<150m，为重度心衰；150~450m为中度心衰；>450m为轻度心衰。本试验简单易行、安全方便。

二、慢性心力衰竭

（一）流行病学

慢性心力衰竭（chronic heart failure，CHF）是心血管疾病的终末期表现和最主要的死因。据我国2003年的抽样调查，成人心衰患病率为0.9%。随着年龄的增长，心衰患病率迅速增加，70岁以上人群患病率更上升至10%以上。心力衰竭患者4年死亡率达50%，严重心衰患者1年死亡率高达50%。尽管心力衰竭的治疗有了很大进展，心衰患者死亡数仍在不断增加。冠心病、高血压已成为慢性心力衰竭的最主要病因。

（二）临床表现

1. 左心衰竭 以肺循环淤血及心排血量降低为主要表现。

（1）症状

1）呼吸困难：左心衰竭的主要症状是呼吸困难，由于肺循环淤血，肺顺应性降低，患者表现为不同程度的呼吸困难。①劳力性呼吸困难：体力活动时，回心血量增加，左心房压力升高，加重肺淤血，诱发呼吸困难，休息后可缓解。是左心衰竭最早出现的症状。随着心衰加重，引起呼吸困难的运动量逐渐减少。②夜间阵发性呼吸困难：指患者入睡后突然憋醒，有窒息和恐惧感，被迫取坐位，多于端坐休息后缓解。其发生机制与睡眠平卧时回心血量增加、夜间迷走神经张力增加、小支气管收缩、膈肌抬高、肺活量减少等因素有关。③端坐呼吸：指患者平卧几分钟后即出现呼吸困难，需要坐位，仍然气喘，不能平卧。因平卧时回心血量增多且膈肌上抬，左心衰时舒张末压力增高，肺静脉和肺毛细血管压提高，引起肺水肿，增加气道阻力，降低肺顺应性，从而加重呼吸困难。④急性肺水肿：又称为"心源性哮喘"，是左心衰竭之呼吸困难最严重的形式，重者可有哮鸣音。

2）咳嗽、咳痰、咯血：咳嗽是较早出现的症状，是肺泡和支气管黏膜淤血时气道受刺激的反应，常发生在夜间，坐位或立位时咳嗽缓解。咳痰通常为白色泡沫样、痰带血丝或粉红色泡沫痰，其机制是肺毛细血管压升高，肺泡出现浆液性分泌物，表现为白色泡沫痰，肺微血管破损表现为痰带血丝，血浆渗入肺泡时出现粉红色泡沫样痰。

3）泌尿系统症状：夜尿增多，由于左心衰竭早期血流再分布。尿量减少、少尿或血肌酐升高，见于严重左心衰竭时心排血量下降，肾血流量首先减少，可有肾功能不全的相应症状。

4）其他症状：可见乏力、疲倦、运动耐量降低、头晕、心慌等，由于左心室输出量降低，器官、组织灌注不足及代偿性心率加快所致。

（2）体征

1）肺部啰音：是左心衰竭的主要体征。由于肺毛细血管压升高，液体渗出到肺泡而出现湿啰音。随着病情的加重，肺部啰音可从局限于肺底部直至全肺。侧卧位时下垂的一侧肺部啰音较多。严重者双肺满布湿啰音，常伴有哮鸣音。约1/4心力衰竭患者可发生胸腔积液。

2）心脏体征：心尖搏动点左下移位，提示心脏扩大。可伴有心率增快、第三心音或第四心音奔马律、P_2亢进。心尖部可闻及收缩期杂音，提示左心室扩大引起相对性二尖瓣关闭不全。

2. 右心衰竭   是以体循环淤血为主要表现的临床综合征。

（1）症状

1）消化系统症状：是右心衰竭常见的症状。包括胃肠道淤血引起腹胀、食欲减退、恶心、呕吐、便秘等症状；肝淤血、肝大、肝包膜被牵拉引起右上腹饱胀、肝区疼痛。

2）泌尿系统症状：肾脏淤血引起肾功能减退，表现为白天少尿、夜间多尿，可出现少量蛋白尿、透明或颗粒管型、红细胞，血尿素氮升高。

3）劳力性呼吸困难：单纯性右心衰为分流性先天性心脏病或肺部疾病所致，均有明显的呼吸困难。

（2）体征

1）颈静脉征：是右心衰竭时的主要体征，表现为颈静脉充盈、怒张、搏动增强，肝-颈静脉回流征阳性是右心衰竭的最早征象。

2）肝大和压痛：肝淤血、肿大常伴压痛，右心衰竭短时间迅速加重时，肝脏急剧增大，牵拉肝包膜可出现压痛、黄疸、转氨酶升高；持续慢性右心衰可致心源性肝硬化。

3）水肿：是右心衰竭的典型体征，体静脉压力升高使软组织出现水肿，表现为始于身体低垂部位的对称性凹陷性水肿。也可表现为胸腔积液，以双侧多见，右侧积液量常多于左侧；单侧胸腔积液时，以右侧多见，主要与体静脉和肺静脉压同时升高、胸膜毛细血管通透性增加有关。

4）心脏体征：心率增快，胸骨左缘或剑突下可见搏动，三尖瓣听诊区可闻及右心室舒张期奔马律提示心肌损害，收缩期杂音提示三尖瓣关闭不全。

3. 全心衰竭   全心衰竭见于心脏病晚期，同时具有左右心衰竭的临床表现。左心衰竭继发右心衰竭而形成全心衰竭，因右心衰竭时右心输出量减少，因此以往的左心衰竭症状和体征反而有所减轻。

（三）辅助检查

1. 实验室检查

（1）利钠肽   利钠肽是心衰诊断、患者管理、临床事件风险评估中的重要指标，临床上常用脑钠肽（BNP）及氨基末端脑钠肽前体（NT-proBNP）。BNP最初是从猪脑组织中分离出来的，并被称为脑钠肽，但其合成及分泌主要在心室肌细胞。NT-proBNP是BNI激素原分裂后没有活性的N-末端片段，更能反映BNP通路的激活。未经治疗者若利钠肽水平正正常可基本排除心衰诊断，已接受治疗者利钠肽水平高则提示预后差。

（2）肌钙蛋白　心衰患者检测肌钙蛋白的主要目的是明确有无心肌损伤。肌钙蛋白升高，特别是同时伴有利钠肽升高，也是心衰预后的强预测因子。

（3）常规检查　包括血常规、尿常规、肝肾功能、血糖、血脂、电解质等，甲状腺功能检测不容忽视。

2. 心电图　心力衰竭并无特异性心电图表现，但能帮助判断心肌缺血、陈旧性心肌梗死、传导阻滞及心律失常等情况。

3. 影像学检查

（1）超声心动图　是诊断心力衰竭最主要的影像学检查，能够更准确地评价各心腔大小变化及瓣膜结构和功能，方便快捷地评估心功能和判断病因。

1）收缩功能：以收缩末期及舒张末期的容量差计算左心室射血分数（LVEF）作为心力衰竭的诊断指标，方便实用。

2）舒张功能：超声多普勒是临床上最实用的判断舒张功能的方法。心动周期中，舒张早期心室充盈速度最大值为E峰，舒张晚期（心房收缩）心室充盈最大值为A峰，E/A比值正常人≥1.2，中青年更大。舒张功能不全时，E峰下降，A峰增高，E/A比值降低。需要根据患者临床表现综合评价是否存在舒张功能不全，不能单纯依据超声结果进行诊断。

（2）X线检查　是确诊左心衰竭肺水肿的主要依据，并有助于鉴别心衰与肺部疾病。①心影大小及形态为心脏病的病因诊断提供了重要的参考资料。②肺淤血程度反映心功能状态。早期肺静脉压增高时，主要表现为肺门血管影增强；肺动脉压力增高，可见右下肺动脉增宽；间质性肺水肿可使肺野模糊；慢性肺淤血的特征性表现克利B线（Kerley B-line），是在肺野外侧清晰可见的水平线状影，是肺小叶间隔内积液的表现；出现急性肺泡性肺水肿时，肺门呈蝴蝶状，肺野可见大片融合的阴影。左心衰竭还可见胸腔积液等。

（3）冠状动脉造影（CAG）　对于拟诊冠心病或有心肌缺血症状、心电图或负荷试验有心肌缺血表现者，可行冠状动脉造影明确病因诊断。

（4）放射性核素检查　放射性核素心血池显影能相对准确地评价心脏大小和LVEF，还能反映心脏舒张功能。常同时行心肌灌注显像评价存活/缺血心肌，但在测量心室容积或更精细的心功能指标方面价值有限。

4. 有创性血流动力学检查　对急性重症心衰患者，必要时可采用床旁右心漂浮导管（Swan-Ganz导管）检查，经静脉将漂浮导管插入至肺小动脉，以测定各部位的压力及血液含氧量，计算心脏指数（CI）及肺毛细血管楔压（PCWP）。该检查可直接反映左心功能，正常时CI>2.5L/（min·m^2），PCWP<12mmHg。

（四）诊断与鉴别诊断

1. 诊断　心力衰竭的主要诊断依据为原有基础心脏病的证据及循环淤血的表现。

（1）循环淤血的表现　①左心衰竭以肺循环淤血为主，表现为不同程度的呼吸困难、肺部啰音。②右心衰竭以体循环淤血为主，表现为颈静脉征、肝大、水肿。③左右心衰都可伴有奔马律、瓣膜区杂音等心脏体征。

（2）静息状态心脏结构和功能的客观证据　①心脏扩大。②超声检查示心功能异常。③血浆脑钠肽（BNP）及氨基末端脑钠肽前体（NT-proBNP）升高。

早期发现心衰的关键是症状和体征，完整的病史采集及详尽的体格检查非常重要。但症状的严重程度与心功能不全的程度无明确相关性，要进行客观检查并评价心功能。BNP测定也可作为诊断依据，并能帮助鉴别呼吸困难的病因。

2. 鉴别诊断   心力衰竭主要应与以下疾病相鉴别。

（1）支气管哮喘   重度左心衰竭患者常出现夜间阵发性呼吸困难，称为"心源性哮喘"，应与支气管哮喘相鉴别。左心衰竭发作时必须坐起以缓解呼吸困难症状，重症者肺部可闻及干、湿性啰音，甚至咳粉红色泡沫痰，多见于器质性心脏病患者；支气管哮喘发作时双肺可闻及典型哮鸣音，咳出白色黏痰后呼吸困难常可缓解，多见于有过敏史的青少年。测定血浆脑钠肽（BNP）水平对鉴别心源性哮喘和支气管性哮喘有较大的参考价值。

（2）心包积液、缩窄性心包炎   由于心包积液、缩窄性心包炎引起上、下腔静脉回流受阻可以出现颈静脉怒张、肝大、下肢水肿等表现，应根据病史、心脏及周围血管体征进行鉴别，超声心动图、心脏磁共振检查（CMR）可确诊。

（3）门脉性肝硬化   腹腔积液伴下肢水肿应与慢性右心衰竭鉴别，除病史有助于鉴别外，门脉性肝硬化并非静脉压升高，不会出现颈静脉怒张或肝-颈静脉回流征等上腔静脉回流受阻的体征。

（五）治疗

心衰的治疗原则包括：①去除心衰的基本病因和诱因；②防止和延缓心室重构；③缓解症状，改善患者的心功能状态。治疗目标是降低发病率和死亡率，改善患者的预后。

1. 一般治疗

（1）病因治疗

1）基本病因治疗：对所有可能导致心脏功能受损的常见疾病，在尚未造成心脏器质性改变前即应早期进行有效治疗，如治疗高血压及其靶器官损害、控制糖尿病和血脂异常、治疗心肌炎和心肌病；冠心病通过经皮冠状动脉介入治疗或旁路手术改善心肌缺血；心脏瓣膜病行瓣膜置换手术；先天性心血管畸形行矫正手术等。

2）消除心衰诱因：常见的诱因为感染、心律失常、肺梗死、贫血和电解质紊乱，应针对诱因给予治疗。注意排查及纠正潜在的甲状腺功能异常等。

（2）生活方式管理

1）患者教育：为心衰患者及家属提供准确的有关疾病知识和管理的指导，内容包括健康的生活方式、平稳的情绪、适当的诱因规避、规范的药物服用、合理的随访计划等。

2）体重监测：体重改变往往出现在临床体液潴留症状和体征之前，体重突然增加，要考虑患者体液潴留情况，及时调整利尿剂，帮助指导调整治疗方案。部分严重慢性心力衰竭患者若出现心源性恶病质即大量体脂丢失或干重减轻，往往提示预后不良。

3）饮食管理：减少钠盐摄入有利于减轻心衰患者体内水钠潴留、血容量增加，但在应用强效排钠利尿剂时不要过分严格限盐，否则可导致低钠血症。

4）休息与活动：急性期或病情不稳定者应限制体力活动，多做被动运动，预防深部静脉血栓形成；勤翻身，防止坠积性肺炎、压疮等。病情稳定的心衰患者应鼓励其主动运动，在不诱发症状的前提下从床边小坐开始逐步增加有氧运动，以后可每日步行多次，每次5~10分钟。适宜的活动能提高骨骼肌功能，改善活动耐量。

2. 药物治疗

（1）利尿剂   利尿剂是心衰治疗中唯一能够控制体液潴留的药物，是心力衰竭治疗中改善症状的"基石"，但不能作为单一治疗。原则上在慢性心衰急性发作和明显体液潴留时应用。其通过抑制钠、水重吸收而消除水肿，减少循环血量，减轻肺淤血，降低心脏容量负荷而改善心功能，有明显缓解症状的作用。

1）噻嗪类尿剂：作用于肾远曲小管近端和髓袢升支远端，抑制钠、钾的重吸收，轻度心力衰竭患者可首选噻嗪类尿剂，代表药物：氢氯噻嗪（双氢克尿噻），当肾小球滤过率（GFR）<30mL/min时，该类药物作用明显受限。使用时从小剂量开始，起始剂量为每次12.5~25mg，每日1次，逐渐加量，可增至每日75~100mg，分2~3次服用，同时注意监测尿量，预防电解质紊乱，常与保钾利尿剂合用。长期大剂量应用可影响糖、脂代谢，抑制尿酸排泄引起高尿酸血症。

2）袢利尿剂：为强效利尿剂，作用于髓袢升支粗段，排钠排钾，以呋塞米（速尿）为代表。①轻度慢性心力衰竭患者：一般从小剂量起始，每次20mg，口服，每日1次，注意监测尿量，逐渐增加剂量，一般体重控制以每天减轻0.5~1.0kg为宜，直至干重；②重度慢性心力衰竭患者：使用剂量可增至每次100mg，每日1~2次，静脉注射效果优于口服。但须注意监测血钾，预防低钾血症；如无禁忌，袢利尿剂可与血管紧张素转换酶抑制剂（ACEI）或血管紧张素受体阻断剂、保钾利尿剂联合使用，必要时给予补钾治疗。

3）保钾利尿剂：利尿作用弱，作用于肾远曲小管远端，通过拮抗醛固酮或直接抑制Na^+-K^+交换而具有保钾作用，常用药物：螺内酯（安体舒通）、氨苯蝶啶、阿米洛利。常与噻嗪类利尿剂或袢利尿剂联用，以加强利尿效果并可预防低血钾的发生。

长期使用利尿剂最常见的不良反应是电解质紊乱，因此应注意监测电解质，及时发现异常并予以纠正，预防因电解质紊乱导致的严重后果。

4）精氨酸加压素（AVP）受体阻断剂（托伐普坦）：能够减少水的重吸收，不增加排钠，因此可用于治疗伴有低钠血症的心力衰竭。

（2）肾素-血管紧张素-醛固酮系统（RAAS）抑制剂

1）血管紧张素转换酶抑制剂（ACEI）：ACEI能够抑制肾素-血管紧张素-醛固酮系统（RAAS）的激活；具有扩血管作用，从而改善心衰患者血流动力学；能改善心室重塑。

心衰患者的ACEI治疗宜从小剂量起始，注意监测血压，如能耐受则逐渐加量，用药1~2周内监测血钾和肾功能，定期复查。临床研究证实ACEI早期足量应用不仅可缓解症状，还能延缓心衰进展，降低死亡率。因此如能耐受且无禁忌，应长期维持终身用药。

ACEI的不良反应主要包括低血压、干咳、肾功能一过性恶化、高血钾和血管性水肿等。禁忌证：①有威胁生命的不良反应（血管性水肿和无尿性肾衰竭）；②妊娠期妇女；③ACEI过敏者。下列情况慎用：①低血压；②高血钾（>5.5mmol/L）；③血肌酐明显升高（>265μmol/L）；④双侧肾动脉狭窄。ACEI的疗效可被非甾体类抗炎药（NSAIDs）阻断并加重其不良反应，应避免同时使用。

2）血管紧张素受体阻断剂（ARB）：ARB不具有抑制缓激肽降解作用，因此干咳和血管性水肿的不良反应较少见。ACEI是治疗心衰的首选药物，当其引起干咳、血管性水肿，患者不能耐受时，可改用ARB；但已使用ARB且症状控制良好者无须换为ACEI。目前不主张ACEI与ARB联用，因为研究证实二者联用不能增加心衰患者疗效，反而增加不良反应（特别是低血压和肾功能损害）的发生。

3）醛固酮受体阻断剂：为保钾利尿剂，使用时必须注意监测血钾。①螺内酯等保钾利尿剂能阻断醛固酮效应，抑制心血管重塑，改善心衰的远期预后；近期有肾功能不全、血肌酐升高或高钾血症者不宜使用。②依普利酮是一种新型选择性醛固酮受体阻断剂，只作用于盐皮质激素受体，拮抗醛固酮的作用较强，可显著减少轻度心衰患者住院率，降低心血管事件的发生风险及心血管病死亡率，尤其适用于老龄、糖尿病和肾功能不全患者。

（3）β 受体阻断剂　β 受体阻断剂可抑制交感神经激活对心力衰竭代偿的不利作用，且在已接受 ACEI 治疗的患者中仍能观察到 β 受体阻断剂抑制交感神经激活对心力衰竭代偿的不利作用，说明这两种神经内分泌系统阻滞剂的联合应用具有叠加效应。目前已经临床验证的 β 受体阻断剂包括选择性 β_1 受体阻断剂（如美托洛尔、比索洛尔）与非选择性肾上腺素能 α_1、β_1 和 β_2 受体阻断剂（如卡维地洛）。

心力衰竭患者长期应用 β 受体阻断剂能减轻症状、改善预后、降低死亡率和住院率。多项临床试验表明，在慢性心力衰竭急性失代偿期或急性心力衰竭时，持续服用原剂量 β 受体阻断剂较减量或中断治疗者临床转归更好。因此，对于慢性心衰急性失代偿的患者，应根据患者的实际临床情况，在血压允许的范围内尽可能地继续 β 受体阻断剂治疗，以获得更佳的治疗效果。突然停用 β 受体阻断剂可致临床症状恶化，应予避免。

β 受体阻断剂的禁忌证：①支气管痉挛性疾病；②严重心动过缓；③二度及二度以上房室传导阻滞；④严重周围血管疾病（如雷诺病）；⑤重度急性心衰。

所有心功能不全的患者一经诊断，如病情稳定且无禁忌证均应立即从小剂量起始应用 β 受体阻断剂，逐渐增加达最大耐受剂量并长期维持。其主要目的在于延缓疾病进展，减少猝死。对于存在体液潴留的患者应与利尿剂同时使用。

（4）洋地黄类正性肌力药物　洋地黄类药物作为正性肌力药物的代表用于治疗心衰已有200余年的历史。口服制剂地高辛是最常用且唯一经过安慰剂对照研究进行疗效评价的洋地黄制剂，常用起始剂量：每次 0.125mg，每日 1 次，维持治疗；年龄 >70 岁、肾功能损害或干重低的患者起始剂量减至每次 0.125mg，隔日 1 次。研究证实，地高辛可显著减轻轻中度心衰患者的临床症状，改善其生活质量，提高运动耐量，减少住院率，但对生存率无明显改变。静脉注射用制剂毛花苷丙（西地兰）和毒毛花苷 K，起效速度快，适用于急性心力衰竭或慢性心衰加重时。对于液体潴留或低血压等心衰症状急性加重的患者，应首选静脉制剂，待病情稳定后再应用地高辛作为长期治疗策略之一。

洋地黄类药物的适应证：①扩张型心肌病、二尖瓣或主动脉瓣病变、陈旧性心肌梗死及高血压性心脏病所致慢性心力衰竭，伴有快速心房颤动或心房扑动的收缩性心力衰竭是应用洋地黄的最佳指征；②在利尿剂、ACEI/ARB 和 β 受体阻断剂治疗过程中仍持续有心衰症状的患者可考虑加用地高辛。

但对代谢异常引起的高排血量心衰（如贫血性心脏病、甲状腺功能亢进）以及心肌炎、心肌病等病因所致的心衰，洋地黄类药物治疗效果欠佳。下列情况应慎用洋地黄类药或减量：①肺源性心脏病常伴低氧血症，与心肌梗死、缺血性心肌病均易发生洋地黄中毒，应慎用；②应用其他可能抑制窦房结或房室结功能或可能影响地高辛血药浓度的药物（如胺碘酮或 β 受体阻断剂）时须慎用或减量。

洋地黄类药物的禁忌证：①存在流出道梗阻如肥厚型心肌病、主动脉瓣狭窄的患者，增加心肌收缩性可能使原有的血流动力学障碍更为加重；②风湿性心脏病单纯二尖瓣狭窄伴窦性心律的肺水肿患者，增加右心室收缩功能可能加重肺水肿程度；③严重窦性心动过缓或房室传导阻滞患者在未植入起搏器前。

洋地黄中毒的表现及处理：洋地黄制剂应用过程中应警惕洋地黄中毒的发生。心肌缺血、缺氧及低血钾、低血镁、甲状腺功能减退、肾功能不全的情况下更易出现洋地黄中毒。①洋地黄中毒的表现：其最重要的表现为各类心律失常，以室性期前收缩常见，多表现为二联律，以及非阵发性交界区心动过速、房性期前收缩、心房颤动及房室传导阻滞等。快速房性心律失常伴传导阻滞是洋地黄中毒的特征性表现。胃肠道表现如恶心、呕吐，以及神经系统症状如视物模糊、黄视、绿视，定向力障碍、意识障碍等则较少见。②洋地黄中毒的处理：发生洋地黄中毒后应立即停药。停药后单发性室性期前收缩、一度房室传导阻滞等常可自行消失；对快速型心律失常者，如血钾浓度低则可用静脉补钾，如血钾不低可用利多卡因或苯妥英钠，电复律因易致心室颤动，一般禁用；有传导阻滞及缓慢型心律失常者可予阿托品静脉注射；异丙肾上腺素易诱发室性心律失常，故不宜应用。

（5）非洋地黄类正性肌力药物

1）磷酸二酯酶抑制剂：米力农、氨力农是常用的静脉制剂，磷酸二酯酶抑制剂短期应用可改善心衰症状，但已有研究证明，长期应用米力农治疗重症慢性心力衰竭，死亡率增加。因此，仅对心脏术后急性收缩性心力衰竭、难治性心力衰竭及心脏移植前的终末期心力衰竭的患者短期应用。

2）β肾上腺素能激动剂：包括多巴胺与多巴酚丁胺。多巴胺是去甲肾上腺素前体。①较小剂量：<2μg/（kg·min）可扩张肾血管、冠状动脉和脑血管，可降低外周阻力。②中等剂量：（2~5）μg/（kg·min）可增强心肌收缩力，扩张血管，特别是扩张肾小动脉，心率加快不明显，能显著改善心力衰竭的血流动力学异常。③大剂量：5~10μg/（kg·min）可收缩血管，增加左心室后负荷。多巴酚丁胺是多巴胺的衍生物，加快心率的效应比多巴胺小，扩血管作用不如多巴胺明显。两者均只能短期静脉应用，在慢性心衰加重时起到帮助患者渡过难关的作用，连续用药超过72小时可能出现耐药，长期使用将增加死亡率。

心衰患者的心肌处于血液或能量供应不足的状态，过度或长期应用正性肌力药物将扩大能量的供需矛盾，加重心肌损害，增加死亡率。因此，在心衰治疗中不应以正性肌力药取代其他治疗用药。

（6）伊伐布雷定 是选择性特异性窦房结 I_f 电流抑制剂，能够减慢窦性心律，延长舒张期，不影响心脏内传导、心肌收缩或心室复极化，且无β受体阻断剂的不良反应或反跳现象。

（7）扩血管药物 仅对伴有心绞痛或高血压的患者可考虑联合使用血管扩张药物，不推荐应用于对慢性心力衰竭患者的治疗，对存在心脏流出道或瓣膜狭窄的患者应禁用。

3. 非药物治疗

（1）心脏再同步化治疗（CRT） 部分心力衰竭患者心脏内传导异常，存在房室、室间和（或）室内收缩不同步，导致心肌收缩力进一步降低。CRT通过改善房室、室间和（或）室内收缩同步性，增加心输出量，从而改善心衰症状，减少住院率并明显降低死亡率。慢性心力衰竭患者CRT的Ⅰ类适应证包括：已接受最佳药物治疗仍持续存在心力衰竭症状的窦性心律患者、NYHA分级Ⅱ~Ⅳ级、LVEF≤35%、QRS波呈完全左束支传导阻滞（CLBBB）图形、QRS间期>130毫秒。对于有高度房室传导阻滞和心室起搏指征的射血分数减低的心衰患者，无论NYHA分级如何，均推荐使用CRT，包括房颤患者。

（2）左心室辅助装置 左心室辅助装置使血流由左心房或左心室流出，然后送至主动脉。血液泵的流入口和流出口装有阻止血液逆流的人工瓣膜，血液的驱动用压缩空气做动力，驱动装置是正压、负压发生装置，心搏量、空气压、动作时间均可独立调整，同时装有与心电图同步的自动调节装置。适用于严重心脏事件后或准备行心脏移植术患者的短期过渡治疗和急性心衰的辅助性治疗。

（3）植入型心律转复除颤器（ICD） 中度至重度心衰患者超过50%死于恶性室性心律失常所致的心脏性猝死，而ICD可用于LVEF≤35%，优化药物治疗3个月以上NYHA仍为Ⅱ级或Ⅲ级患者的一级预防，也可用于射血分数降低性心衰（HFrEF）心脏停搏幸存者或伴血流动力学不稳定持续性室性心律失常患者的二级预防。

（4）心脏移植 是治疗顽固性心力衰竭的最终治疗方法，但因其供体来源及排斥反应而难以广泛开展。

4. 射血分数保留性心衰（HFpEF）的治疗
射血分数保留性心衰（HFpEF）以舒张功能不全为主，治疗原则与射血分数降低性心衰（HFrEF）有所差别，主要措施如下。

（1）积极寻找并治疗基础病因　如治疗冠心病或主动脉瓣狭窄、有效控制血压等。

（2）降低肺静脉压　应用利尿剂，限制钠盐摄入；可小剂量应用静脉扩张剂（硝酸盐制剂）减少静脉回流，来改善肺淤血症状，但应避免过量使用导致左心室充盈量和心输出量明显下降。

（3）血管紧张素转换酶抑制剂/血管紧张素受体阻断剂（ACEI/ARB）　有效控制高血压，最适用于高血压性心脏病及冠心病，长期使用能够改善心肌及小血管重构，有利于改善舒张功能。

（4）β受体阻断剂　一般治疗目标为维持基础心率50~60次/分，主要通过减慢心率使舒张期相对延长，而改善舒张功能，同时控制高血压，减轻心肌肥厚，改善心肌顺应性。

（5）钙通道阻滞剂　通过降低心肌细胞内钙浓度，改善心肌主动舒张功能，改善左心室早期充盈，主要用于肥厚型心肌病。维拉帕米和地尔硫䓬能通过减慢心率而改善舒张功能。

（6）尽量维持窦性心律，保持房室顺序传导，保证心室舒张期充分的容量。

（7）在无收缩功能障碍的情况下，禁用正性肌力药物。

> **岗位情景模拟 11**
>
> 　　患者，女性，62岁，劳累后胸痛、胸闷5年，加重1周。患者5年前出现劳累后胸痛，伴胸闷，曾行冠状动脉造影，诊断为冠状动脉三支病变，建议行冠状动脉旁路移植术，患者及家属拒绝手术，长期口服冠心病二级预防药物治疗。5年来患者活动能力逐渐下降，轻微活动即可诱发胸痛，伴胸闷、心悸。近1周感胸闷加重，伴咳嗽、咳痰，静息时即感胸闷，夜间睡眠时平卧位胸闷明显，侧卧位或高枕卧位胸闷减轻；食欲差，进食较前减少，小便量较前减少。睡眠可，体重较前增加。既往无高血压、糖尿病病史，无青霉素过敏，个人史无特殊，父亲有冠心病病史。
>
> 　　体格检查：T 36.2℃，P 86次/分，BP 105/62mmHg，神志清、精神差，无皮疹，巩膜无黄染，心界扩大，心音低钝，律齐，未闻及病理性杂音，双肺呼吸音粗，双下肺闻及干、湿啰音，腹软，肝脾不大，双下肢水肿。
>
> 　　实验室检查：脑钠肽（BNP）6500pg/mL，空腹血糖5.6mmol/L，K^+ 4.0 mmol/L，Na^+ 136 mmol/L，血尿素（BUN）4.2mmol/L，血肌酐（Scr）76μmol/L。
>
> **问题与思考**
>
> 1. 根据现有临床资料，提出初步诊断，并写出诊断依据。
> 2. 写出心力衰竭的分级及治疗原则。

答案解析

三、急性心力衰竭

急性心力衰竭（acute heart failure，AHF）是指原发性心脏病或非心脏病基础上的心力衰竭急性发作和（或）加重，以急性肺水肿、心源性休克为主要表现的一组临床综合征，可表现为急性新发或慢性心衰急性失代偿。

（一）病因与病理生理

1. 急性容量负荷过重　由于心脏前负荷过重导致心室舒张末期容积显著增加，导致肺静脉压显著增高，引起急性肺水肿。如急性缺血性乳头肌功能不全、感染性心内膜炎伴发瓣膜腱索损害。

2. 急性心脏后负荷过重　由于心脏后负荷过重导致心室舒张末期压力突然升高，使肺静脉压显著增高，发生急性肺水肿，迅速降低后负荷可以缓解症状。如动脉压突然显著升高或高血压危象、原有主动脉瓣/二尖瓣瓣膜狭窄。

3. 急性弥漫性心肌损害 急性心肌损害引发泵衰竭，心肌收缩力明显降低，心输出量减少，导致肺静脉压增高和肺淤血，引起急性肺水肿。

4. 心源性休克 严重的急性心衰导致组织低灌注，通常表现为血压下降和少尿。

5. 非心源性急性心衰 无心脏病患者由于快速大量输液导致容量骤增；甲亢危象、贫血患者高心输出量状态；容量负荷过重、大手术后、急性肺栓塞患者出现急性肺静脉压显著增高。

（二）分类与分级

1. 临床分类

（1）急性左心衰竭 急性心衰发作或加重时心肌收缩力明显降低、心脏负荷加重，造成急性心排血量骤降、肺循环压力突然升高、周围循环阻力增加，出现急性肺淤血、肺水肿并可伴组织器官灌注不足和心源性休克的临床综合征。包括慢性心衰急性失代偿、急性冠脉综合征、高血压急症、急性心瓣膜功能障碍、急性重症心肌炎、围生期心肌病和严重心律失常。

（2）急性右心衰竭 主要表现为右心输出量急剧减低的临床综合征，由于右心室心肌收缩力急剧下降或右心室的前后负荷突然加重引起，常由右心室梗死、急性大面积肺栓塞、右心瓣膜病所致。

2. 分级 急性心肌梗死时心力衰竭的严重程度用Killip分级评价。

Ⅰ级：无心力衰竭的临床症状与体征。

Ⅱ级：有心力衰竭的临床症状与体征。肺部50%以下肺野湿性啰音，心脏第三心音奔马律。

Ⅲ级：严重的心力衰竭临床症状与体征。严重肺水肿，肺部50%以上肺野湿性啰音。

Ⅳ级：心源性休克。

（三）临床表现

患者突发严重呼吸困难，强迫坐位，面色灰白、发绀，大汗，烦躁，同时频繁咳嗽，咳粉红色泡沫样痰，有恐惧和濒死感。极重者可因脑缺氧而致神志模糊。发病初始可有一过性血压升高，病情如未缓解，血压可持续下降直至休克。呼吸频率常达30~50次/分，听诊时双肺满布湿啰音和哮鸣音，心尖部第一心音减弱，心率增快，同时有舒张早期第三心音奔马律、肺动脉瓣第二心音亢进。

心源性休克主要有以下表现：持续性低血压，收缩压<90mmHg，持续时间超过30分钟，肺毛细血管楔压（PCWP）≥18mmHg，心脏指数（CI）≤2.2L/（min·m^2），伴组织低灌注状态，如皮肤湿冷、苍白和发绀，尿量显著减少，意识障碍，代谢性酸中毒。重症患者采用漂浮导管行床旁血流动力学监测，肺毛细血管楔压随病情加重而增高，心脏指数则相反。

胸部X线片显示：①早期间质水肿时，上肺静脉充盈、肺门血管影模糊、小叶间隔增厚；②肺水肿时表现为蝶形肺门；③严重肺水肿时，为弥漫满肺的大片阴影。

（四）诊断与鉴别诊断

根据典型症状与体征，脑钠肽（BNP）及氨基末端脑钠肽前体（NT-proBNP）升高，一般不难作出诊断。应尽快明确容量状态、循环灌注状态、急性心衰诱因及并发症情况。

急性心衰需与重度支气管哮喘、非心源性肺水肿及非心源性休克相鉴别。疑似患者可行脑钠肽（BNP）及氨基末端脑钠肽前体（NT-proBNP）检测，阴性者几乎可排除急性心力衰竭的诊断。

（五）治疗

缺氧和严重呼吸困难是急性左心衰竭时的致命威胁，必须尽快缓解。治疗目标：改善症状，减轻心脏前后负荷，稳定血流动力学状态，维护重要脏器功能，避免复发，改善预后。

1. 一般处理

（1）体位　端坐位，双腿下垂，以减少静脉回流，减轻心脏前负荷。

（2）吸氧　立即高流量鼻导管给氧，严重者采用无创呼吸机持续加压（CPAP）或双水平气道正压（BiPAP）给氧，增加肺泡内压，既可加强气体交换，又可对抗组织液向肺泡内渗透。

（3）救治准备　有开放静脉通道、留置导尿管、心电监护及经皮血氧饱和度监测等。

（4）其他　出入量管理。

2. 药物治疗

（1）镇静　吗啡不仅可以使患者镇静，减轻躁动所带来的额外的心脏负担，同时也具有舒张小血管而减轻心脏负荷的功能。用法：吗啡3~5mg，静脉注射，必要时每隔15分钟重复1次，共2~3次。老年患者可减量。禁忌证：慢性阻塞性肺部疾病、支气管哮喘、低血压或休克、意识障碍及伴有呼吸抑制的危重患者。恶心为吗啡的常见不良反应，如症状明显可给予对症治疗。

（2）快速利尿　袢利尿剂可快速利尿，降低心脏容量负荷。呋塞米20~40mg于2分钟内静脉注射，4小时后可重复1次。除利尿作用外，还有静脉扩张作用，有利于肺水肿的缓解。注意记录出入量，预防电解质紊乱，监测肾功能。

（3）氨茶碱　能解除支气管痉挛，并有一定的增强心肌收缩、扩张外周血管作用。急性心肌梗死时慎用氨茶碱。

（4）血管活性药物

1）血管扩张剂：小剂量慢速给药并与正性肌力药物合用，必须密切监测血压变化。①硝普钠：为动、静脉血管扩张剂，起始剂量0.3μg/（kg·min），静脉滴注，静脉滴注后2~5分钟起效，根据血压逐步加量。为预防氰化物中毒，用药时间不宜连续超过24小时。②硝酸酯类：扩张小静脉，降低回心血量，使左心室舒张末压及肺血管压降低，患者对本药的耐受量个体差异很大，常用药物包括硝酸甘油、硝酸异山梨醇酯。后者耐药性和血压、浓度稳定性优于硝酸甘油。③α受体阻断剂：选择性结合α肾上腺受体，扩张血管，降低外周阻力，减轻心脏后负荷，并降低肺毛细血管压，减轻肺水肿，也有利于改善冠状动脉供血。常用药物乌拉地尔，扩张静脉的作用大于动脉，并能降低肾血管阻力，对心率无明显影响。④重组人脑钠肽（rhBNP）：扩张静脉和动脉，降低心脏前、后负荷，并具有排钠利尿、抑制RAAS和交感神经系统、扩张血管等作用，适用于急性失代偿性心衰。

2）正性肌力药物：可减轻低灌注所致的症状，保证重要脏器的血供。①多巴胺：小到中等剂量［<5μg/（kg·min）］多巴胺可通过降低外周阻力，增加肾、脑和冠状动脉血流量，增加心肌收缩力和心输出量，有利于改善症状。但大剂量［>5μg/（kg·min）］多巴胺可增加左心室后负荷和肺动脉压而对患者有害。②多巴酚丁胺：起始剂量为2~3μg/（kg·min），最大剂量可达20μg/（kg·min）。应根据尿量和血流动力学监测结果调整滴速，注意其致心律失常的不良反应。③磷酸二酯酶抑制剂：常用药物为米力农，米力农兼有正性肌力及降低外周血管阻力的作用，在扩血管利尿的基础上短时间应用米力农可能取得较好的疗效。④左西孟旦：适用于无显著低血压或低血压倾向的急性左心衰患者。通过结合于心肌细胞上的肌钙蛋白C增强心肌收缩，并通过介导腺苷三磷酸敏感的钾通道，扩张冠状动脉和外周血管，减轻缺血并纠正血流动力学紊乱。⑤洋地黄类药物：毛花苷丙，静脉给药。首剂0.4~0.8mg，2小时后可酌情续用0.2~0.4mg。适应证：有快速心室率的心房颤动并心室扩大伴左心室收缩功能不全者。禁忌证：洋地黄中毒、急性心肌梗死、急性心肌炎、低钾血症、房室传导阻滞、甲状腺功能低下。

3）血管收缩剂：常用药物有去甲肾上腺素、肾上腺素等，对外周动脉有显著的收缩血管作用，通过收缩外周血管重新分配血流，但以增加左心室后负荷为代价提高血压，保证重要脏器灌注，多用于正性肌力药无明显改善的心源性休克。

3. 非药物治疗

（1）机械通气治疗　包括无创机械通气和气管插管机械通气。适应证：①合并严重呼吸衰竭经常规治疗不能改善者；②心肺复苏患者。

（2）连续性肾脏替代治疗（CRRT）　可用于代谢废物和液体的滤除，维持体内稳态。适应证：①高容量负荷且对利尿剂抵抗；②低钠血症且出现相应临床症状；③肾功能严重受损且药物不能控制时。

（3）机械辅助循环支持装置　适应证：急性心衰经常规药物治疗无明显改善时。

1）主动脉内球囊反搏（IABP）：有效改善心肌灌注，降低心肌耗氧量并增加心排出量。适应证：心源性休克、冠心病急性左心衰。

2）体外膜式氧合（ECMO）：提供体外心肺功能支持，适用于心脏不能维持全身灌注或者肺不能进行充分气体交换时。急性心力衰竭时可替代心脏功能，使心脏有充分的时间恢复，可作为心脏移植的过渡治疗。

3）可植入式电动左心室辅助泵：常用于左心室，也有用于右心室的设备。在急性心衰时通过辅助心室泵血来维持外周灌注并减少心肌耗氧量，从而减轻心脏的损伤。可用于高危冠心病患者和急性心肌梗死患者。

4. 病因治疗　应根据条件适时对诱因及基本病因进行治疗。

（孙晓妍）

第二节　心律失常

PPT

学习目标

知识要求：

1. 掌握心律失常的定义及各种心律失常的常见病因。
2. 熟悉各种心律失常的心电图特点。
3. 了解心律失常的常用实验室与辅助检查。

技能要求：

1. 学会识别常见类型的心律失常。
2. 学会应用临床知识处理常见心律失常。

一、概述

正常情况下，心脏以一定范围的频率发生有规律的搏动，这种搏动的冲动起源于窦房结，以一定的顺序和速率传导至心房和心室，协调心脏各部位同步收缩、形成一次心搏，周而复始，为正常节律。心律失常（cardiac arrhythmia）是指心脏冲动的频率、节律、起源部位、传导速度或激动次序的异常。其可见于生理情况，更多见于病理性状态，包括心脏本身疾病和非心脏疾病。

（一）心脏传导系统

由负责正常心电冲动形成与传导的特殊心肌组成，包括窦房结、结间束、房室结、希氏束、左束支、右束支和浦肯野纤维网（图2-2-1）。

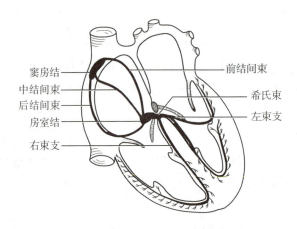

图2-2-1　心脏传导系统示意图

窦房结是心脏正常窦性心律的起搏点，窦房结通常起搏频率为60~100次/分，冲动在P细胞形成后，通过T细胞传导至窦房结以外的心房组织。房室结是最重要的次级起搏点，频率一般为40~60次/分。希氏束为索状结构，向下分成左、右束支。左、右束支的终末部呈树枝状分布，组成浦肯野纤维网，潜行于心内膜下。

正常心电活动的顺序是冲动在窦房结形成后，由结间束和普通心房肌传递，抵达房室结及左心房；冲动在房室结内传导速度极为缓慢，抵达希氏束后传导再度加速；束支与浦肯野纤维的传导速度极快，使全部心室肌几乎同时被激动。最后，冲动抵达心外膜，完成一次心动周期。

（二）病因和发病机制

1. 病因　心律失常的病因可分为遗传性和后天获得性。

（1）遗传性心律失常　多为基因突变导致的离子通道病，使得心肌细胞离子流发生异常。

（2）后天获得性心律失常　生理性因素如运动、情绪紧张、焦虑等，或饮用浓茶、咖啡、酒精等饮料可引起交感神经兴奋而产生快速型心律失常；夜间睡眠等迷走神经兴奋而发生缓慢型心律失常。病理性因素又可分为心脏本身、全身性和其他器官障碍的因素。心脏本身的因素主要为各种器质性心脏病，包括冠心病、高血压性心脏病、风湿性心脏病、心脏瓣膜病、心肌病、心肌炎和先天性心脏病等。全身性因素包括药物毒性作用、各种原因的酸碱平衡及电解质紊乱、神经与体液调节功能失调等。心脏以外的其他器官在发生功能性或结构性改变时亦可诱发心律失常，如甲状腺功能亢进、贫血、重度感染、脑卒中等。此外，胸部手术（尤其是心脏手术）、麻醉过程、心导管检查、各种心脏介入性治疗及药物与毒素（如河豚素）等均可诱发心律失常。

2. 发病机制　包括冲动形成异常和（或）冲动传导异常。

（1）冲动形成异常　包括自律性异常和触发活动。

1）自律性异常：是指具有自律性的心肌细胞如窦房结、结间束、房室结和希氏束-浦肯野纤维系统等因自主神经兴奋性改变或其内在病变，导致不适当的冲动发放；或无自律性的心肌细胞，如心房和心室肌细胞，在病理状态下出现异常自律性，如心肌缺血、药物、电解质紊乱、儿茶酚胺增多等均可导致自律性异常增高而形成各种快速型心律失常。前者为正常节律点的自律性异常，后者为异常节律点形成。

自律性异常可引起两种类型心律失常：一类是由于窦房结频率减慢或冲动被阻滞时，异位冲动夺获心室，称为被动性异位心律（逸搏或逸搏心律）；另一类是异位自律点频率超过窦房结频率而主导心脏节律，称为主动性异位心律（期前收缩或自主性心动过速）。

2）触发活动：是指心房、心室与希氏束-浦肯野纤维组织在动作电位后产生的除极活动，又称为后除极。后除极包括早期后除极和延迟后除极，前者发生于动作电位二相或三相，主要与内向钙电流（I_{ca}）有关，后者发生于动作电位四相，主要与细胞内钙离子浓度增高时的时相性波动有关。若后除极的振幅增高并达到阈值，便可引起一次激动，持续的反复激动即形成快速型心律失常。它可见于局部儿茶酚胺浓度增高、心肌缺血再灌注、低血钾、高血钙和洋地黄中毒时。

（2）冲动传导异常　包括折返激动、异常传导和传导阻滞等。

1）折返激动：是快速型心律失常最常见的发生机制。折返形成与维持的三个必备条件：折返环路、单向传导阻滞和缓慢传导。心脏两个部位的传导性与不应期各不相同，包括传导速度慢而不应期短的慢径（α径）和传导速度快而不应期长的快径（β径），快径与慢径相互连接形成一个闭合环；其中一条通道发生单向传导阻滞，另一条通道传导缓慢，使原先发生阻滞的通道有足够时间恢复兴奋性，原先阻滞的通道再次激动，从而完成一次折返激动，冲动在环内反复循环，产生持续而快速的心律失常。（图2-2-2）

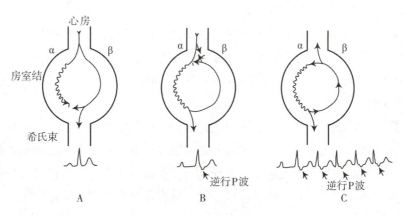

图2-2-2　房室结内折返示意图

2）异常传导：常见房室旁道，窦性或房性冲动经房室旁道传导均可引起心室预激，房室旁道和正常房室传导途径之间折返可形成房室折返性心动过速。

3）房室传导阻滞：冲动抵达部位的心肌处于有效不应期，不能发生可传导的兴奋，即冲动传导完全阻滞，若抵达部位的心肌处于相对不应期，则冲动传导可发生延迟或不完全阻滞。

（三）分类

心律失常按照起源部位不同分为室上性心律失常和室性心律失常；按照发生时心率的快慢，分为快速型与缓慢型心律失常两大类；按照发生机制分为冲动形成异常和冲动传导异常两大类。本章主要依据心律失常起源部位、发生机制以及心率快慢进行综合分类。

1. 按照起源部位分类

（1）室上性心律失常　①窦性心律失常：包括比较常见的窦性心动过速、窦性心动过缓，还有窦性心律不齐等，以及比较少见的窦性停搏或病态窦房结综合征等；②房性心律失常：包括比较常见的房性早搏、房性心动过速、房扑、房颤等；③交界性心律失常：包括比较常见的交界性期前收缩或者交界性心动过速。

（2）室性心律失常　主要有室性期前收缩或室性心动过速，还有室内传导阻滞；比较严重的是心室扑动或者室颤。

2. 按照心率快慢分类

（1）快速心律失常　①期前收缩：包括房性、房室交界性、室性；②心动过速：包括窦性、室上性、室性；③扑动（心房、心室）与颤动（心房、心室）；④预激综合征。

（2）缓慢心律失常　①窦性缓慢性心律失常；②逸搏与逸搏心律；③传导缓慢性心律失常（窦房传导阻滞、房内阻滞、室内组织）。

（四）诊断

1. 病史　心律失常的诊断应从详尽采集病史开始，让患者客观描述发生症状时的感受。病史通常能提供对诊断有用的线索。病史询问包括：发作诱因和频度，起止方式，发作时的症状和体征；既往是否有类似心律失常发作史，以及家族成员中是否有类似发作史；是否有已知心脏病病史；是否有引起心脏病变的全身性疾病，如甲亢；是否有服药史，尤其是抗心律失常药物、洋地黄和影响电解质的药物；是否有植入人工心脏起搏器史等。

2. 体格检查　在系统查体的基础上对心脏进行重点检查，注意心率（律）改变、心音强度、有无杂音及附加音、心率与脉搏的关系、血压高低等。

3. 心电图检查　是诊断心律失常最重要的一项无创伤性检查技术。心电图分析原则：根据P波形态特征确定其节律，判断基本心律是窦性心律还是异位心律；测定PP或RR间期，计算心房率或心室率有无心动过速或过缓，以及心律不齐；测定PR间期和QT间期，判断有无延长或缩短；比较PP间期和RR间期，寻找心房律和心室律的关系。

4. 动态心电图　该检查使用一种小型便携式记录器，连续记录患者24~72小时的心电图，患者日常工作与活动均不受限制。其主要用于心律失常和心肌缺血检查，包括了解心悸与晕厥等症状的发生是否与心律失常有关、明确心律失常或心肌缺血发作与日常活动的关系以及昼夜分布特征、协助评价抗心律失常药物疗效、起搏器或植入型心律转复除颤器的疗效以及是否出现功能障碍等。

5. 食管心电生理检查　解剖上，左心房后壁毗邻食管，将食管电极经鼻腔送入食管的心房水平，可记录心房和心室电活动（食管心电图），并能进行心房快速起搏或程序电刺激，常用于鉴别室上性心动过速的类型。该检查简单易行、安全性高。

6. 其他　还包括心腔内电生理检查和运动平板试验。

（五）治疗

详见各种类型心律失常治疗。

二、期前收缩

期前收缩是由异位起搏点在窦性激动前提前发出冲动，使心脏提前搏动。根据异位起搏点的部位不同，可分为房性、房室交界区性和室性期前收缩三种，其中以室性期前收缩最常见。

期前收缩可从一个异位起搏点发出，也可从多个异位起搏点发出，前者称为单源性期前收缩，后者称为多源性期前收缩。如果期前收缩每分钟少于5次，称为偶发期前收缩，反之称为频发期前收缩。期前收缩如每隔1、2、3次正常窦性搏动而出现1次者，分别称为二联律、三联律或四联律。每隔正常窦性搏动而接连出现2个期前收缩，称为成对出现的期前收缩。

（一）病因

1. **功能性期前收缩**　由神经功能性因素引起，常见于情绪激动、疲劳、过度吸烟、饮酒等。
2. **器质性期前收缩**　见于各种器质性心脏病，如冠心病、高血压性心脏病等。
3. **药物因素**　应用洋地黄、肾上腺素、麻黄碱、咖啡因等药物。
4. **电解质紊乱**　如低血钾、低血钙、低血镁等。
5. **对心脏的直接刺激**　如心脏手术或心导管检查等机械刺激。

（二）临床表现

1. **症状**　轻者可无症状，部分患者有心悸或心脏停搏感，频发期前收缩时由于心输出量减少，可出现头晕、乏力等。
2. **体征**　心律不规则，在基本心律之间有提前发生的搏动，期前收缩第一心音增强，其后有较长间隙，有脉搏短绌现象。

（三）诊断

期前收缩以心电图检查为主要确诊依据。

1. 房性期前收缩

（1）提早出现的房性异位P'波，形态与窦性P波有差异。

（2）P'–R间期 ≥ 0.12秒。

（3）P'波后QRS波群正常或增宽（伴室内差异性传导时），未下传的房性期前收缩则P'波后无QRS波群。

（4）大多数房性期前收缩后有一个不完全代偿间歇。（图2-2-3）

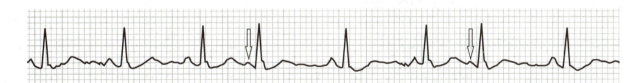

图2-2-3　房性期前收缩

2. 房室交界区性期前收缩

（1）提前出现的QRS波群与窦性相同，或因差异性传导而变异。

（2）逆行性P'波（P'波在Ⅱ、Ⅲ、aVF导联倒置，aVR导联直立）可出现在提前的QRS波群之前（P'–R间期 <0.12秒）、之后（R–P'间期 <0.20秒）或埋于QRS波群之中。

（3）期前收缩后有完全性代偿间歇。（图2-2-4）

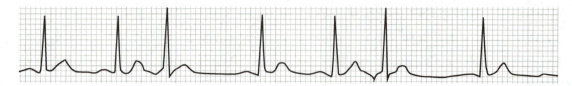

图2-2-4　房室交界区性期前收缩

3. 室性期前收缩

（1）提前出现的宽大畸形的QRS波群，时限>0.12秒。

（2）QRS波群前无相关P波。

（3）T波与QRS波群主波方向相反。

（4）期前收缩后大多有完全性代偿间歇。（图2-2-5）

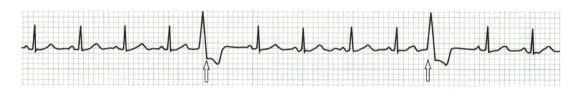

图2-2-5　室性期前收缩

（四）治疗

1. 应尽可能去除病因，无明显自觉症状或偶发者不需特殊治疗，症状明显者可给予镇静剂或β受体阻断剂等。

2. 对于频发的、症状明显或伴有严重器质性心脏病者，必须积极治疗。房性和交界性早搏可选用Ⅰa类、Ⅰc类、Ⅱ类、Ⅳ类抗心律失常药。室性期前收缩多选用Ⅰ类和Ⅲ类药。

有原因可寻的，首先应治疗病因，如心力衰竭引起的，首先治疗心力衰竭；洋地黄中毒引起的，首先要停用洋地黄，同时予以钾盐和苯妥英钠；伴有急性心肌缺血时，应积极予以治疗，首选利多卡因，无效时可用普鲁卡因胺，但不主张预防性用药；对伴有慢性心脏病者，目前倾向于用β受体阻断剂及小剂量胺碘酮。症状明显者以消除症状为目的，可选用β受体阻断剂，心肌梗死后室性期前收缩首选β受体阻断剂，能降低心肌梗死后的猝死发生率。

三、阵发性心动过速

阵发性心动过速是一种突然发作、突然终止、快速而规则的异位心律。根据异位起搏点发生的部位不同，可将阵发性心动过速分为房性、房室交界区性、室性阵发性心动过速三种。前两者由于不易鉴别，可统称为室上性心动过速。

（一）病因

1. **阵发性室上性心动过速**　可见于无器质性心脏病者，也可见于各种器质性心脏病患者，如冠心病、风湿性心脏病、高血压性心脏病、甲状腺功能亢进、中毒等，尤见于预激综合征患者。

2. **阵发性室性心动过速**　主要见于各种器质性心脏病，严重的心肌损伤是最常见的原因，还可以见于药物中毒、心导管术及心胸外科手术。

（二）临床表现

1. **阵发性室上性心动过速**　突然发生，持续时间可为数秒、数分、数小时或数日，阵发性心悸是主要的临床症状，其他症状包括胸闷、乏力、头晕、恐惧、头颈部发胀，如发作时间长且心率在200次/分以上者，可出现心绞痛、晕厥、心力衰竭等。查体发现心律整齐，心率常在160~250次/分，第一心音强度不变，脉搏细速而有规则。

2. **阵发性室性心动过速**　非持续性室速（发作时间短于30秒，能自行终止），通常无症状；持续性室速突然发生（发作时间超过30秒，需要药物或电复律方可终止），主要表现为心输出量下降引起的心脑器官供血不足的症状，如头晕、乏力、呼吸困难、低血压、晕厥等，原基础病变严重者，可出现休克、心力衰竭。查体时可发现轻度心律不齐，第一、二心音分裂，脉搏细弱快速。

（三）心电图诊断

1. **阵发性室上性心动过速**

（1）心率150~250次/分，心律规则。

（2）QRS波群时限与形态正常，但发生室内差异性传导或原有束支传导阻滞时，QRS波群可宽大畸形。

（3）逆行P′波，常埋藏于QRS波内，无法辨认，或位于QRS波群终末部分，与QRS波群保持固定关系。

（4）起始突然，常由一个房性期前收缩触发，下传的PR间期显著延长，随之引起心动过速发作。（图2-2-6）

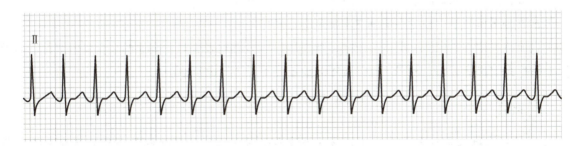

图2-2-6　阵发性室上性心动过速

2. **阵发性室性心动过速**

（1）连续3个或3个以上的连续性室性期前收缩。

（2）QRS波群宽大畸形，时限>0.12秒。

（3）频率多为100~250次/分，节律可略不规则。

（4）窦性P波与QRS波群无关，形成房室分离。

（5）偶可产生心室夺获波或心室融合波（为与阵发性室上性心动过速最重要的区别）。（图2-2-7）

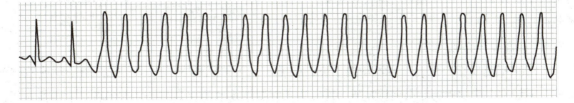

图2-2-7　阵发性室性心动过速

（四）治疗

1. 阵发性室上性心动过速

（1）去除病因。

（2）机械刺激迷走神经　通过机械刺激迷走神经，使心动过速终止，仅对部分患者有效。包括刺激咽部诱导恶心反射、Valsaval动作（深吸气后屏气，再用力做呼气动作）、按摩颈动脉窦（患者取仰卧位，先行右侧，每次5~10秒，无效再按摩左侧，切莫双侧同时按摩）、压迫眼球、将面部浸于冷水中等，有些操作具有危险性，应严格掌握适应证，目前多推荐潜水试验。

（3）药物治疗

①腺苷和钙离通道阻滞剂：首选腺苷6~12mg，快速静脉注射，起效迅速。可见胸部压迫感、面部潮红、房室传导阻滞等副作用，因其半衰期短于6秒，副作用会很快消失。如腺苷无效可改用维拉帕米5mg，静脉注射，若无效，间隔10分钟再静脉注射5mg。或用地尔硫草0.25~0.35mg/kg，静脉注射。上述药物疗效可达90%以上。如合并心衰、低血压或不明性质的宽QRS波心动过速，不宜选用钙通道阻滞剂，宜选用腺苷治疗。

②洋地黄和β受体阻断剂：毛花苷丙0.4~0.8mg静脉注射，必要时每2~4小时静脉注射1次，24小时总量控制在1.6mg以内。洋地黄目前较少使用，但对伴心衰的患者可首选。β受体阻断剂以选用短效制剂如艾司洛尔50~100μg/（kg·min）较合适，但应避免用于伴心力衰竭、支气管哮喘的患者。

③普罗帕酮：1~2mg/kg，静脉注射。在静脉注射过程中若室上速终止，则可停止用药。

④胺碘酮：150mg，静脉滴注，时间不少于10分钟。合并低血压者，可应用升压药物如去甲肾上腺素、间羟胺等，但老年人、高血压患者、急性心肌梗死患者禁用。

（4）食管心房调搏术　食管心房调搏术常能终止发作。

（5）直流电复律　当患者有严重心绞痛、低血压、心力衰竭表现时，应立即行直流电复律。急性发作经以上治疗无效也应实施电复律。但已应用洋地黄者不应进行电复律。

> **🌿 知识拓展**
>
> 　　心脏射频消融术是将电极导管经静脉或动脉血管送入心腔特定部位，释放射频电流导致局部心内膜及心内膜下心肌凝固性坏死，达到阻断快速心律失常异常传导束和起源点的介入性技术。经导管向心腔内导入的射频电流损伤范围在1~3mm，不会造成机体危害。射频消融术已经成为根治阵发性心动过速最有效的方法。基本设备包括X光机、射频消融仪及心内电生理检查仪器。

（6）预防复发　导管消融技术已十分成熟，其安全、有效且能根治心动过速，应优先应用。暂时不能行导管消融术者且又发作频繁和症状显著者，可考虑应用长效β受体阻断剂、长效钙通道阻滞剂或洋地黄预防发作；如发作不频繁、可较好耐受、持续时间短、可自行终止或患者自行容易终止者，则不必预防性用药。

2. 阵发性室性心动过速

（1）终止室速发作　无显著血流动力学障碍的室速，可选用利多卡因、β受体阻断剂或胺碘酮静脉推注，但经中心静脉用药会引起低血压，因此用药时要严密监测生命体征。如患者已发生低血压、休克、心绞痛、充血性心力衰竭或脑血流灌注不足等症状，应迅速施行电复律。复律成功后可静脉应用胺碘酮、利多卡因等，以防止室速短时间内复发。洋地黄中毒引起的室速不宜用电复律，应给予药物治疗。

（2）预防复发　应努力寻找和治疗诱发及维持室速的可逆性病变，例如缺血、低血压及低血钾等。治疗充血性心力衰竭有助于减少室速发作。窦性心动过缓或房室阻滞时，心室率过于缓慢，亦有利于室性心律失常的发生，可给予阿托品治疗或应用人工心脏起搏。

> **岗位情景模拟 12**
>
> 　　患者，男性，20岁，因"阵发性心悸3年，再发2小时"入院。患者3年前开始常无明显诱因出现心悸，突发突止，发作时伴胸闷、头晕不适，每次持续20分钟至1小时不等，有时能自行缓解。2小时前患者无诱因再次发作心悸，持续不缓解，伴胸闷、胸痛不适，急诊入院。
>
> 　　查体：血压100/60mmHg。神志清楚，心界无扩大，心率160次/分，心律齐，第一心音强弱不等，各瓣膜听诊区未闻及杂音。肺部检查无异常。双下肢无水肿。
>
> 　　辅助检查：心电图示心室率160次/分，心律绝对规整，QRS波形态与时限正常，P′波埋于ORS波群之后，继发性ST-T改变。
>
> **问题与思考**
>
> 1. 初步诊断和诊断依据是什么？
> 2. 为明确诊断，还需要做哪些检查？
> 3. 对该患者的治疗策略是什么？
>
>
> 答案解析

四、心房颤动和心房扑动

心房颤动简称房颤，是由于心房内多发性微折返形成或多个异位起搏点自律性增高，同时连续快速发放冲动所致，表现为心房快速而不规则的收缩活动，是仅次于期前收缩的快速性心律失常。

心房扑动简称房扑，是快速而规则的心房异位心律失常，常由于心房内微折返形成或异位起搏点自律性增高所致。

（一）病因

可见于各类器质性心脏病，以风湿性心瓣膜病之二尖瓣狭窄最常见，其次可见于冠心病、甲状腺功能亢进、高血压性心脏病、心肌病等，以及心导管检查术及胸腔手术、药物中毒。

（二）临床表现

1. 症状

（1）房颤与房扑的心室率在正常范围可完全无症状，心室率快者可出现心悸、胸闷、头晕、呼吸困难等，严重时可诱发心绞痛、肺水肿、心源性休克等。

（2）房颤并发体循环栓塞的危险性甚大。栓子来自左心房，据统计，非瓣膜性心脏病者合并房颤，发生脑卒中的机会较无房颤者高5~7倍。二尖瓣狭窄或二尖瓣脱垂合并房颤时，脑栓塞的发生率更高。心房颤动时心排血量减少25%或25%以上，故房颤患者对体力活动的耐受性下降。

2. 体征

（1）听诊特点　①心室律快慢不一致；②第一心音强弱不一致；③心率与脉率不一致。

（2）房扑心律是否整齐取决于房室传导比例是否固定。如果固定，则心律、脉搏整齐，第一心音强弱一致；否则心律和脉律不整齐，第一心音强弱不一致。

（三）心电图检查

1. 心房颤动

（1）窦性P波消失，代之以形态、间距及振幅绝对不规则的形似小锯齿状房颤（f）波，频率在350~600次/分。

（2）R–R间距绝对不规则，心室率通常在100~160次/分。

（3）QRS波形态一般正常。（图2-2-8）

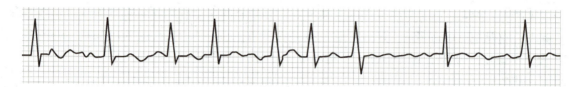

图2-2-8　心房颤动

2. 心房扑动

（1）窦性P波消失，代之以形态、间距及振幅绝对规则的形似大锯齿状房扑（F）波，频率在250~350次/分。

（2）R–R间距规则或不规则，取决于房室传导比例是否固定。

（3）QRS波形态一般正常。

（四）治疗

1. 房颤　
心房颤动治疗强调长期综合管理，即在治疗原发疾病和诱发因素基础上，积极预防血栓栓塞、转复并维持窦性心律及控制心室率，这是房颤治疗的基本原则。

（1）急性房颤的治疗　通常在短时间内可自行终止发作。症状显著者，可静脉注射β受体阻断剂或钙通道阻滞剂（维拉帕米），也可选用洋地黄类（不作为首选）。治疗的目标是使快速的心室率减慢，安静时保持在60~80次/分，较轻的运动时不超过100次/分。心衰和低血压者宜选用洋地黄类。

若48小时内仍未恢复窦性心律，可选用药物或电复律。若发作时出现急性心力衰竭或血压下降明显者，宜紧急实施电复律。房颤转复后，维持窦性心律。

（2）慢性房颤的治疗　慢性阵发性房颤常能自行终止，急性发作时的处理如上所述。

持续性房颤应考虑复律治疗：药物复律，可选用普罗帕酮、莫雷西嗪、索他洛尔和胺碘酮。以上药物亦可用于预防复发。选用电复律者，应在电复律前几天给予抗心律失常药物，以防复律后复发。低剂量胺碘酮（200mg/d）的疗效与患者耐受性均较好，可酌情选用。经复律治疗无效者，可选择减慢心室率并注意血栓栓塞的预防，其预后与经复律后维持窦性心律者并无显著差别，且较为简便易行，尤其适用于老年患者。

控制心室率：可选用β受体阻断剂、钙通道阻滞剂或地高辛。但应注意其禁忌证。

（3）预防栓塞并发症　以往有栓塞病史、瓣膜病、高血压、糖尿病、左心房扩大、冠心病及老年患者等，其发生栓塞的危险性更大，应长期接受抗凝治疗。应口服华法林，使凝血酶原时间国际标准化比值（INR）维持在2~3之间。不适宜应用华法林及无上述危险因素者，可改用阿司匹林（100~300mg/d）。

长期抗凝治疗者，应严密监测药物可能引起出血的危险。房颤持续超过2天者，若实施复律，应在复律前接受3周华法林治疗，待心律转复后需继续抗凝治疗3~4周。

2. 房扑

（1）药物治疗　减慢心室率的药物包括β受体阻断剂、钙通道阻滞剂（维拉帕米、地尔硫草）或洋地黄制剂（地高辛、西地兰）。转复房扑并预防复发的药物常用胺碘酮，长期维持窦性心律可选用胺碘酮、多非利特或索他洛尔等药物。

（2）非药物治疗　直流电复律是终止房扑最有效的方法。通常应用很低的电能（低于50J），便可迅速将房扑转复为窦性心律。食管心房调搏术也是转复房扑的有效方法，尤其适用于服用大量洋地黄制剂患者。导管消融术可根治房扑，因房扑的药物疗效有限，对于症状明显或引起血流动力学不稳定的房扑，应选用导管消融术治疗。

（3）抗凝治疗　持续性心房扑动的患者发生血栓栓塞的风险明显增高，应给予抗凝治疗。具体抗凝策略同心房颤动。

📗 **知识拓展**

HAS-BLED评分：心房颤动患者抗凝治疗开始前应进行出血危险评估，目前临床上常用HAS-BLED评分系统。引起出血的危险因素包括：高血压（H，1分）、肝、肾功能异常（各1分）（A，1或2分）、脑卒中（S，1分）、出血（B，1分）、INR值易波动（L，1分）、老年（年龄>65岁）（E，1分）、药物或嗜酒（各1分）（D，1或2分），最高值9分。其中高血压定义为收缩压>160mmHg；肝功能异常是指慢性肝病（如肝硬化）或显著的生化指标紊乱（如胆红素>正常值上限的2倍，丙氨酸氨基转移酶>正常值上限的3倍等）；肾功能异常定义为慢性透析或肾移植或血清肌酐≥200μmol/L；肝、肾功能均异常记2分；出血指既往有出血病史和（或）出血倾向；INR值易波动是指INR不稳定，INR在治疗窗内的时间<60%；药物是指合并用药，如抗血小板药物或非甾体类抗炎药等；同时使用增加出血风险的药物并伴酗酒记2分。HAS-BLED评分≥3分者提示高出血危险。HAS-BLED评分增高并不能视为抗凝治疗的禁忌证，而应积极处理可纠正的出血危险因素。

五、心室扑动与心室颤动

心室性扑动与室性颤动简称室扑和室颤，是指心室突发快速无序的激动，致使心室规律有序的激动和舒缩功能消失，均为功能性的心脏停搏，是致死性的心律失常。

（一）病因

室扑和室颤的病因常多见于器质性心脏病患者，如冠心病、心肌病、心肌炎、其他器质性心脏病，尤其并发心功能不全时发生；电解质紊乱，如严重低血钾或高血钾；药物（如洋地黄、奎尼丁等）的毒性作用；心脏手术、低温麻醉及电击伤等。

（二）临床表现

室扑与室颤一旦发生，患者迅即出现心脑缺血综合征（即Adams-Stokes综合征），表现为意识丧失、抽搐、呼吸停止。检查时心音消失、脉搏消失。如不及时抢救，患者将在3~5分钟内死亡。

（三）心电图检查

1. **心室扑动**　表现为规则而波幅大的心室波，相对规整、振幅相等的正弦样波，频率150~300次/分（图2-2-9）。

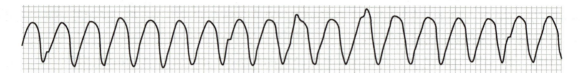

图2-2-9　心室扑动

2. **心室颤动**　表现为形态、频率及振幅均完全不规则的心室波，频率150~500次/分（图2-2-10）。

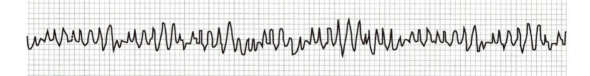

图2-2-10　心室颤动

（四）治疗

应立即就地进行心肺复苏的抢救，患者取平卧位，予以胸外心脏按压及人工呼吸。急救措施：对于院外患者，目击者应立即实施心肺复苏，同时设法呼救，有条件时寻找并使用自动体外除颤器（AED）；对于住院患者，尽快建立有效的呼吸通道、静脉输液通道、心电图监测、静脉注射肾上腺素，必要时加用阿托品和利多卡因，以及应用一些其他药物。无效者予以电击除颤和心脏起搏，纠正水、电解质、酸碱失衡，低氧血症等治疗措施。后续处理：进一步高级生命支持和复苏后处理。对于复苏成功的患者，应积极治疗原发病和改善心功能，并考虑植入植入型心律转复除颤器（ICD），预防心脏性猝死的发生。

六、房室传导阻滞

房室传导阻滞（atrioventricular block，AVB）又称房室阻滞，是指冲动从心房传导至心室的过程中出现异常延迟或不能抵达心室。房室阻滞可以发生在房室结、希氏束以及左、右束支等不同部位。

按照传导阻滞的严重程度，通常可将其分为三度。一度阻滞的传导时间延长，但全部冲动仍能传导。二度阻滞分为两型：二度Ⅰ型和二度Ⅱ型。二度Ⅰ型阻滞（又称文氏阻滞）表现为传导时间进行性延长，直至一次冲动不能传导；二度Ⅱ型阻滞表现为间歇出现的传导阻滞。三度阻滞又称完全性阻滞，此时全部冲动不能被传导。

（一）病因

正常人或运动员可发生一度和二度Ⅰ型房室阻滞，与迷走神经张力增高有关，常发生于夜间。其他导致房室阻滞的病变有冠心病急性心肌梗死、冠状动脉痉挛、心肌炎、心内膜炎、多发性肌炎、心肌病、心脏手术损伤等；也可见于电解质紊乱（如高钾血症）、药物中毒（如洋地黄）等。

（二）临床表现

1. **症状**　一度房室阻滞患者通常无症状。二度房室阻滞可引起心搏脱漏，可有心悸症状，也可无症状。三度房室阻滞的症状取决于心室率的快慢与伴随病变，症状包括疲倦、乏力、头晕、晕厥、心绞痛、心力衰竭。如合并室性心律失常，患者可感到心悸不适。当一、二度房室阻滞突然进展为完全性房室阻滞，因心室率过慢导致脑缺血，患者可出现暂时性意识丧失，甚至抽搐，称为心脑缺血（adams-stokes）综合征，严重者可致猝死。

2. **查体** 一度房室阻滞听诊时，因PR间期延长，第一心音强度减弱。二度Ⅰ型房室阻滞的第一心音强度逐渐减弱并有心搏脱漏；二度Ⅱ型房室阻滞亦有间歇性心搏脱漏，但第一心音强度恒定。三度房室阻滞的第一心音强度经常变化，第二心音可呈正常或反常分裂，间或听到响亮亢进的第一心音。

（三）心电图检查

1. **一度房室阻滞** 每个心房冲动都能传导至心室，但PR间期超过0.20秒。房室传导束的任何部位发生传导缓慢，均可导致PR间期延长（图2-2-11）。

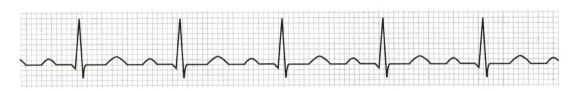

图2-2-11 一度房室阻滞

2. **二度房室阻滞**

（1）二度Ⅰ型房室传导阻滞 这是最常见的二度房室阻滞类型，表现为：①PR间期进行性延长，直至一个P波受阻不能下传心室。②相邻RR间期进行性缩短，直至一个P波不能下传心室；③包含受阻P波在内的RR间期小于正常窦性PP间期的2倍。最常见的房室传导比例为3∶2和5∶4。在大多数情况下，阻滞位于房室结，QRS波正常，极少数可位于希氏束下部，QRS波呈束支传导阻滞图形。二度Ⅰ型房室阻滞很少发展为三度房室阻滞（图2-2-12）。

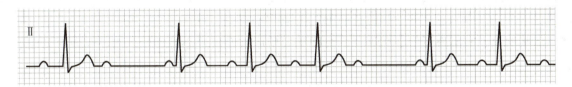

图2-2-12 二度Ⅰ型房室传导阻滞

（2）二度Ⅱ型房室传导阻滞 ①PR间期固定，时限多正常或延长。②QRS波群间歇性脱漏，传导比多为2∶1、3∶1或不等比阻滞。③下传的QRS波群大多正常或呈束支传导阻滞。当QRS波增宽，形态异常时，阻滞位于希氏束或浦肯野系统；若QRS波正常，阻滞可能位于房室结内（图2-2-13）。

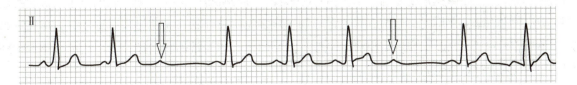

图2-2-13 二度Ⅱ型房室传导阻滞

3. 三度（完全性）房室阻滞

三度房室传导阻滞心电图特征：①P波与QRS波群互不相关。②心房（P波）率＞心室（QRS波群）率。③QRS波群的形态和时限取决于阻滞的部位：阻滞在房室结，心室起搏点来自希氏束分叉以上，则QRS波群正常，频率为40~60次/分（图2-2-14）；阻滞发生在希氏束分叉以下，心室起搏点来自心室内，则QRS波群宽大畸形，频率为20~40次/分（图2-2-15）。

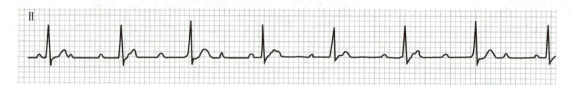

图2-2-14　三度房室传导阻滞（心室起搏点位于希氏束分叉之上）

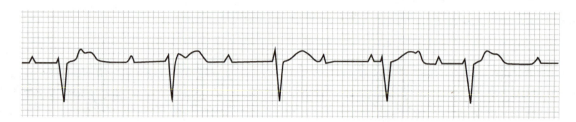

图2-2-15　三度房室传导阻滞（心室起搏点位于希氏束分叉之下）

（四）治疗

1. 首先应针对病因治疗。

2. 一度和二度Ⅰ型房室阻滞心室率＞50次/分者，若无症状则无需治疗。

3. 二度Ⅱ型及三度房室阻滞，若症状明显或有血流动力学障碍，应给予起搏治疗。

4. 阿托品可提高房室阻滞的心率，适用于阻滞位于房室结的患者。异丙肾上腺素适用于任何部位的房室传导阻滞，但应用于急性心肌梗死时应十分慎重，因可能导致严重室性心律失常。以上药物使用数天，疗效不佳且不良反应严重，仅适合于无心脏起搏条件的应急情况。

5. 症状明显、心室率过缓，尤其QRS波群宽大畸形且发生过心源性晕厥者，应及时安装心脏起搏器。

附：常见抗心律失常药物

在进行长期抗心律失常药物治疗之前，要先评估心律失常发生的原因、基础心脏病变及其严重程度，以及有无可纠正诱因，如心肌缺血、电解质紊乱、甲状腺功能异常等。

正确合理使用抗心律失常药物的原则包括：①重视基础心脏病的治疗；②掌握抗心律失常药物适应证，并非所有的心律失常均需应用抗心律失常药物，众多无明显症状、无明显预后意义的心律失常，如偶发期前收缩，一度或二度Ⅰ型房室阻滞，一般不需要用抗心律失常药物治疗；③注意抗心律失常药物的不良反应，包括对心功能的影响。

目前，临床上依据电生理效应，将常用的抗心律失常药物分为四大类，其中Ⅰ类再分为三个亚类。

Ⅰ类药阻滞快速钠通道。

　　Ⅰa类药：减慢动作电位0相上升速度（V_{max}），延长动作电位时程，奎尼丁、普鲁卡因胺、丙吡胺等属此类。

　　Ⅰb类药：不减慢V_{max}，缩短动作电位时程，美西律、苯妥英钠与利多卡因等属此类。

　　Ⅰc类药：减慢V_{max}，减慢传导与轻微延长动作电位时程，氟卡尼、恩卡尼、普罗帕酮等属此类。

　　Ⅱ类药阻断β肾上腺素能受体，美托洛尔、阿替洛尔、比索洛尔等属此类，是目前已明确的可以改善患者长期预后的抗心律失常药物。

　　Ⅲ类药阻滞钾通道与延长复极，胺碘酮、决奈达隆、索他洛尔、多非利特等属此类。

　　Ⅳ类药阻滞慢钙通道，维拉帕米和地尔硫草属此类。

　　其他抗心律失常作用的药物作用机制各异，临床上亦有应用，包括腺苷、洋地黄类、阿托品、异丙肾上腺素、硫酸镁、伊伐布雷定和中药参松养心胶囊、稳心颗粒等。

（袁云川）

第三节　原发性高血压

PPT

学习目标

知识要求：

　　1. 掌握原发性高血压的概念、诊断标准及分级；原发性高血压的心血管危险分层及血压控制目标；5类基本降压药物的作用特点。

　　2. 熟悉原发性高血压的病因、发病机制及靶器官损害的病理特点。

　　3. 了解原发性高血压的发病情况、并发症和预后。

技能要求：

　　1. 熟练掌握诊断原发性高血压的临床技能。

　　2. 学会应用临床知识解决原发性高血压治疗的问题。

　　高血压（hypertension）是以体循环动脉收缩期和（或）舒张期血压升高为主要临床表现的心血管综合征，可分为原发性高血压和继发性高血压。原发性高血压，又称高血压病，是心脑血管疾病最重要的危险因素，常与其他心血管危险因素共存，可损伤重要脏器，如心、脑、肾的结构和功能，最终导致这些器官的功能衰竭。继发性高血压指的是某些确定的疾病和原因引起的血压升高。

　　高血压的患病率、发病率及血压水平随年龄增长而升高。高血压在老年人中较为常见，尤以单纯收缩期高血压为多。我国1959年、1979年、1991年、2002年进行了4次较大规模的成人血压普查，高血压患病率分别为5.11%、7.73%、13.58%和18.80%，总体呈明显上升趋势。依据2015年的调查，我国人群高血压知晓率为42.7%，治疗率和控制率分别38.3%和14.5%。

（一）血压分类和定义

　　人群中血压呈连续性正态分布，正常血压和高血压的划分无明确界线，高血压的标准是根据临床及流行病学资料界定的。目前，我国采用的血压分类和标准见表2-3-1。高血压定义：在未使用降压药物的情况下，3次非同日诊室测量血压，收缩压≥140mmHg和（或）舒张压≥90mmHg。根据血压升高水平，进一步将高血压分为1~3级。

表2-3-1 血压水平分类和定义（单位：mmHg）

分类	收缩压		舒张压
正常血压	<120	和	<80
正常高值血压	120~139	和（或）	80~89
高血压	≥140	和（或）	≥90
1级高血压（轻度）	140~159	和（或）	90~99
2级高血压（中度）	160~179	和（或）	100~109
3级高血压（重度）	≥180	和（或）	≥110
单纯收缩期高血压	≥140	和	<90

注：当收缩压和舒张压分属于不同分级时，以较高的级别作为标准。以上标准适用于任何年龄的成年男性和女性

（二）病因

原发性高血压的病因为多因素，尤其是遗传和环境因素交互作用的结果。但是遗传与环境因素具体通过何种途径升高血压尚不明确。

1. **遗传因素** 高血压具有明显的家族聚集性。父母均有高血压，子女发病率高达46%。约60%高血压患者有高血压家族史。不仅高血压发生率体现遗传性，而且在血压水平、并发症发生以及其他有关因素如肥胖等也有遗传性。高血压的遗传可能存在主要基因显性遗传和多基因关联遗传两种方式。

2. **环境因素**

（1）饮食因素 ①不同地区人群血压水平和高血压患病率与钠盐平均摄入量显著正相关，但同一地区人群中个体间血压水平与摄盐量并不相关，摄盐过多导致血压升高主要见于对盐敏感人群。②钾摄入量与血压呈负相关。③饮食中饱和脂肪酸或饱和脂肪酸/多不饱和脂肪酸比值较高也属于升压因素。④高蛋白质摄入属于升压因素。⑤饮酒量与血压水平呈线性相关，尤其与收缩压相关性更强。

（2）吸烟 可使交感神经末梢释放去甲肾上腺素增加而使血压升高，同时可以通过氧化应激损害一氧化氮介导的血管舒张，引起血压升高。

（3）精神应激 ①脑力劳动者高血压患病率高于体力劳动者。②从事精神紧张度高的职业者发生高血压的可能性较大。③长期生活在噪声环境中，听力敏感性减退者患高血压也较多。上述高血压患者经休息后症状和血压可获得一定改善。

3. **其他因素**

（1）体重增加 是血压升高的重要危险因素。肥胖的类型与高血压发生关系密切，腹型肥胖者容易发生高血压。

（2）药物 服用避孕药引起高血压的发生率和程度与服药时间长短有关。一般为可逆转的轻度高血压，终止服用避孕药后3~6个月血压常可恢复正常。其他药物如麻黄碱、非甾体抗炎药（NSAIDs）、肾上腺皮质激素、甘草等也可使血压增高。

（3）睡眠呼吸暂停低通气综合征（SAHS） SAHS是指睡眠期间反复发作性呼吸暂停，分为有中枢性和阻塞性睡眠呼吸暂停。50%SAHS患者有高血压，血压升高程度与SAHS病程和严重程度有关。

（三）发病机制

基础和临床研究表明，高血压不是一种同质性疾病，不同个体间病因和发病机制不尽相同；其次，高血压病程较长，进展一般较缓慢，不同阶段始动、维持和加速机制不同，各种发病机制间也存在交互作用。因此，高血压是多因素、多环节、多阶段和个体差异性较大的疾病。

1. 神经机制 各种原因使大脑皮质下神经中枢功能发生变化，各种神经递质浓度与活性异常，包括去甲肾上腺素、肾上腺素、多巴胺、5-羟色胺、血管加压素、脑啡肽、脑钠肽和中枢肾素-血管紧张素系统，最终使交感神经系统活性亢进，血浆儿茶酚胺浓度升高，阻力小动脉收缩增强而导致血压升高。

2. 肾脏机制 各种原因引起肾性水、钠潴留，增加心输出量，通过全身血流自身调节使外周血管阻力和血压升高，启动压力-利尿钠机制再将潴留的水、钠排泄出去。有较多因素可引起肾性水、钠潴留，例如：①交感活性亢进使肾血管阻力增加；②肾小球有微小结构病变；③肾脏排钠激素包括前列腺素、激肽酶、肾髓质素分泌减少，或者潴钠激素（18-羟去氧皮质酮、醛固酮）释放增多。也可能通过排钠激素分泌释放增加，例如内源性类洋地黄物质，在排泄水、钠的同时使外周血管阻力增高而使血压增高。许多高血压患者的基本病理生理异常是高盐饮食的生活方式加上遗传性或获得性肾脏排钠能力的下降。

3. 激素机制 肾素-血管紧张素-醛固酮系统（RAAS）激活。经典的RAAS包括：肾小球入球动脉的球旁细胞分泌肾素，激活从肝脏产生的血管紧张素原（AGT），生成血管紧张素Ⅰ（AT Ⅰ），然后经肺循环的转换酶（ACE）生成血管紧张素Ⅱ（AT Ⅱ）。AT Ⅱ是RAAS的主要效应物质，作用于血管紧张素Ⅱ受体1（AT$_1$），使小动脉平滑肌收缩，刺激肾上腺皮质球状带分泌醛固酮，通过交感神经末梢突触前膜的正反馈使去甲肾上腺素分泌增加，这些作用均可使血压升高。

📝 **知识拓展**

同型半胱氨酸（Hcy）属于α-螺旋氨基酸，是一种具有细胞毒性的含巯基氨基酸，是甲硫氨酸和半胱氨酸代谢的重要中间产物。人体同型半胱氨酸几乎全部由肾小管重吸收，通过再甲基化和转硫途径代谢和排泄。研究证实Hcy可通过损伤血管内皮、促进血管平滑肌细胞增殖及血小板功能异常、诱导动脉硬化相关基因异常甲基化、细胞周期失控等途径促进动脉硬化的发生发展，Hcy水平升高是心血管病预后的重要危险因素之一。

---

4. 血管机制 血管重构即大动脉和小动脉结构与功能的变化在高血压发病中发挥着重要作用。覆盖在血管壁内表面的内皮细胞能生成、激活和释放各种血管活性物质，调节心血管功能。年龄增长以及各种心血管危险因素（例如血脂异常、血糖升高、吸烟、高同型半胱氨酸血症等），导致血管内皮细胞功能异常，使氧自由基产生增加，一氧化氮灭活增强，血管炎症、氧化应激反应等影响动脉的弹性功能和结构。由于大动脉弹性减退，脉搏波传导速度增快，可以导致收缩压升高，舒张压降低，脉压增大。阻力小动脉结构（血管数目稀少或壁/腔比值增加）和功能（弹性减退和阻力增大）改变，也对脉压增大起重要作用。

5. 胰岛素抵抗 胰岛素抵抗（IR）是指机体组织对胰岛素处理葡萄糖的能力减退，必须以高于正常的血胰岛素释放水平来维持正常的糖耐量。约50%原发性高血压患者存在不同程度的胰岛素抵抗，在肥胖、血甘油三酯升高、高血压及糖耐量减退四联症并存的患者中最为明显。近年来认为，IR是2型糖尿病和高血压发生的共同病理生理基础，但IR是如何导致血压升高，多数认为是IR造成继发性高胰岛素血症引起的，继发性高胰岛素血症使肾脏水钠重吸收增强，交感神经系统活性亢进，动脉弹性减退，从而使血压升高。

（四）病理生理和病理

1. 病理生理　从血流动力学角度，血压主要决定于心输出量和体循环周围血管阻力平均动脉血压（MBP）=心输出量（CO）×总外周血管阻力（PR）。随年龄增长常可呈现不同的血流动力学特征。

（1）年轻高血压患者主要表现为交感神经系统的过度激活，血流动力学的主要改变为心输出量增加和主动脉硬化，一般发生于男性。

（2）中年（30~50岁）高血压患者主要表现为舒张压增高，伴（或不伴）收缩压增高。血流动力学的主要特点为周围血管阻力增加而心输出量正常。单纯舒张期高血压常见于中年男性，伴随体重的增加而增加。

（3）老年高血压患者最常见的类型是单纯收缩期高血压。单纯收缩期高血压常见于老年人和妇女，也是舒张性心力衰竭的主要危险因素之一。脉压增加提示中心动脉的硬化以及周围动脉回波速度的增快导致收缩压增加。

2. 病理　目前认为血管内皮功能障碍是高血压最早期和最重要的血管损害。长期高血压及伴随的危险因素可促进动脉粥样硬化的形成及发展。心脏和血管是高血压损害的主要靶器官，早期可无明显病理改变。长期高血压引起的心脏改变主要是左心室肥厚和扩大。而全身小动脉病变则主要是壁/腔比值增加和管腔内径缩小，导致重要靶器官缺血。

（1）心脏　长期压力负荷增高，儿茶酚胺与血管紧张素Ⅱ（AT Ⅱ）等都可刺激心肌细胞肥大和间质纤维化，引起左心室肥厚和扩张，称为高血压性心脏病。高血压性心脏病常可合并冠状动脉粥样硬化和微血管病变。左心室肥厚可以使冠状动脉血流储备下降，特别是在耗氧量增加时，导致心内膜下心肌缺血。

（2）脑　高血压促使脑动脉粥样硬化，粥样斑块破裂可并发脑血栓形成。脑小动脉闭塞性病变，引起腔隙性脑梗死。长期高血压使脑血管发生缺血与变性，形成微动脉瘤，一旦破裂可发生脑出血。

（3）肾脏　长期持续高血压使肾小球内囊压力升高，肾小球纤维化、萎缩，肾动脉硬化导致肾实质缺血和肾单位不断减少。慢性肾衰竭是长期高血压的严重后果之一，尤其在合并糖尿病时。恶性高血压时，入球小动脉及小叶间动脉发生增殖性内膜炎及纤维素样坏死，可在短期内出现肾衰竭。

（4）视网膜　视网膜小动脉早期发生痉挛，随着病程进展出现硬化。血压急骤升高可引起视网膜渗出和出血。眼底检查有助于对高血压严重程度的了解，目前采用Keith-Wagener眼底分级法：Ⅰ级：视网膜动脉变细、反光增强；Ⅱ级：视网膜动脉狭窄、动静脉交叉压迫；Ⅲ级：在上述病变基础上有眼底出血及棉絮状渗出；Ⅳ级：在上述基础上又出现视盘水肿。

（五）临床表现及并发症

1. 症状　常见症状有头晕、头痛、颈项板紧、疲劳、心悸等，也可出现视物模糊、鼻出血等较重症状，典型的高血压头痛在血压下降后即可消失。高血压患者可以同时合并其他原因的头痛，往往与血压水平无关，例如紧张性头痛、偏头痛、青光眼等。如果突然发生严重头晕与眩晕，要注意可能是脑血管病、直立性低血压。大多数患者起病缓慢，缺乏特殊临床表现，导致诊断延迟，仅在测量血压时或发生心、脑、肾等并发症时才被发现。高血压患者还可以出现受累器官的症状，如胸闷、气短、心绞痛、多尿等。另外，有些症状可能是降压药的不良反应所致。

2. 体征 高血压体征一般较少。心脏杂音、血管杂音、周围血管搏动征等是重点检查的项目。心脏听诊可有主动脉瓣区第二心音亢进、收缩期杂音或收缩早期喀喇音。应重视的是颈部背部两侧肋脊角、上腹部脐两侧、腰部肋脊处的血管杂音较常见。

3. 并发症

（1）脑血管疾病 包括脑出血、脑血栓形成、腔隙性脑梗死、短暂性脑缺血发作。长期高血压可形成小动脉的微动脉瘤，血压骤然升高可引起动脉瘤破裂而导致脑出血；高血压也促进脑动脉硬化的发生、发展及脑动脉闭塞，可引起短暂性脑缺血发作、脑血栓形成及腔隙性脑梗死。

（2）心力衰竭和冠心病 长期高血压使左心室后负荷加重，心室肌肥厚、心脏扩大，形成高血压性心脏病，最终因失代偿而发生心力衰竭。高血压可促使冠状动脉粥样硬化形成和发展，出现心绞痛、心肌梗死。

（3）慢性肾衰竭 长期持久的血压升高可导致进行性肾动脉硬化，并加速肾动脉粥样硬化的发生。可出现蛋白尿，肾功能损害，最终发展为肾衰竭。

（4）主动脉夹层 在动脉粥样硬化的基础上，过高的血压使主动脉内膜撕裂，主动脉腔内的血液通过内膜破口进入动脉壁中层形成夹层血肿。患者起病急，突发剧烈疼痛、高血压、心脏表现以及其他脏器或肢体缺血症状，如不及时诊治，48小时内病死率可高达50%。

（六）辅助检查

1. 基本项目 血液生化（钾、空腹血糖、总胆固醇、甘油三酯、高密度脂蛋白胆固醇、低密度脂蛋白胆固醇和尿酸、肌酐）；全血细胞计数、血红蛋白和血细胞比容；尿液分析（蛋白、糖和尿沉渣镜检）；心电图。

2. 推荐项目 24小时动态血压监测、超声心动图、颈动脉超声、餐后2小时血糖、血同型半胱氨酸、尿白蛋白定量、尿蛋白定量、眼底检查、胸部X线检查、脉搏波传导速度以及踝臂血压指数等。

动态血压监测是由仪器自动定时测量血压，每隔15~30分钟自动测压，连续24小时或更长时间。正常人血压呈明显的昼夜节律，在上午6~10时及下午4~8时各有一高峰，而夜间血压明显降低，表现为双峰一谷。动态血压监测可发现隐蔽性高血压、顽固性高血压；排除白大衣高血压；评估血压升高程度、短时变异、昼夜节律以及治疗效果等。

3. 选择项目 ①对有并发症的高血压患者，进行相应的心、脑和肾检查；②对怀疑为继发性高血压患者，根据需要可以分别选择以下检查项目：血浆肾素活性、血浆和尿醛固酮、血浆和尿皮质醇、血浆肾上腺素及去甲肾上腺素、血浆和尿儿茶酚胺、动脉造影、肾和肾上腺超声、CT或MRI、睡眠呼吸监测等。

（七）诊断与鉴别诊断

1. 诊断

（1）高血压的诊断主要根据诊室测量的血压值，采用经核准的汞柱式或电子血压计，测量安静休息坐位时上臂肱动脉部位血压，一般需非同日测量3次血压值收缩压均≥140mmHg和（或）舒张压均≥90mmHg可诊断高血压。根据WHO减少汞污染的倡议，于2020年全面废除汞柱式血压计的使用，电子血压计将是未来主要的血压测量工具。

（2）患者既往有高血压史，正在使用降压药物即便血压正常，也诊断为高血压。

（3）一般来说，左、右上臂的血压相差<10~20mmHg。如果左右上臂血压相差较大，要考虑一侧锁骨下动脉及远端有阻塞性病变。

（4）如疑似直立性低血压的患者还应测量平卧位和站立位血压。

（5）血压是否升高，不能仅凭1次或2次诊室血压测量值，需要经过一段时间的随访，进一步观察血压变化和总体水平。需对高血压患者准确诊断并进行长期管理，除诊室血压外，更要充分利用家庭自测血压和动态血压的方法，全面评估血压状态，从而能更有效地控制高血压。

2. 鉴别诊断　原发性高血压需要与继发性高血压鉴别。

（1）肾血管性高血压　肾血管性高血压是单侧或双侧肾动脉主干或分支狭窄引起的高血压。上腹部或肾区可闻及血管杂音，肾动脉多普勒、肾动脉造影等检查可明确诊断。常见病因有多发性大动脉炎、肾动脉纤维肌性发育不良和动脉粥样硬化。前两者主要见于青少年，后者主要见于老年人。

（2）肾实质性高血压　急、慢性肾小球肾炎，糖尿病肾病，慢性肾盂肾炎，多囊肾和肾移植后等多种肾病引起的高血压，是最常见的继发性高血压。往往在发现血压升高时已有蛋白尿、血尿、贫血、肾小球滤过功能减退、肌酐清除率下降。

（3）原发性醛固酮增多症　原发性醛固酮增多症因肾上腺皮质增生，或肿瘤分泌过多醛固酮所致，临床上以长期高血压伴低血钾为特征，少数患者血钾正常。实验室检查有低血钾、高血钠、代谢性碱中毒、血浆肾素活性降低、血浆及尿醛固酮增多。血浆醛固酮/血浆肾素活性比值增大有较高诊断敏感性和特异性。超声、放射性核素、CT、MRI可确定病变性质和部位。

（4）皮质醇增多症　皮质醇增多症主要是由于促肾上腺皮质激素（ACTH）分泌过多导致肾上腺皮质增生或者肾上腺皮质腺瘤，引起糖皮质激素分泌过多所致。80%患者有高血压，同时有向心性肥胖、满月脸、水牛背、皮肤紫纹、毛发增多、血糖增高等表现。24小时尿中17-羟类固醇和17-酮类固醇增多，地塞米松抑制试验和肾上腺皮质激素兴奋试验有助于诊断。颅内蝶鞍X线检查、肾上腺CT、放射性核素肾上腺扫描可确定病变部位。

（5）嗜铬细胞瘤　嗜铬细胞瘤常起源于肾上腺髓质、交感神经节和体内其他部位嗜铬组织，肿瘤间歇或持续释放过多肾上腺素、去甲肾上腺素与多巴胺。临床表现变化多端，典型的发作表现为阵发性血压升高伴心动过速、头痛、出汗、面色苍白。在发作期间可测定血或尿儿茶酚胺或其代谢产物3-甲氧基-4-羟基苦杏仁酸（VMA），如有显著增高，提示嗜铬细胞瘤。超声、放射性核素、CT或MRI可作为定位诊断。

（6）主动脉缩窄　主动脉缩窄多数为先天性，少数是多发性大动脉炎所致。临床表现为上臂血压增高，而下肢血压不高或降低。在肩胛间区、胸骨旁、腋部有侧支循环的动脉搏动和杂音，胸部听诊有血管杂音。胸部X线检查可见肋骨受侧支动脉侵蚀引起的切迹。主动脉造影可确定诊断。

（八）危险评估和预后

高血压患者的预后与血压水平、是否合并其他心血管危险因素以及靶器官损害程度有关。因此从指导治疗和判断预后的角度，应对高血压患者进行心血管危险分层，具体危险分层标准根据血压升高水平（1、2、3级）、其他心血管危险因素如糖尿病、靶器官损害以及并发症情况（表2-3-2），将高血压患者分为低危、中危、高危和很高危。用于分层的其他心血管危险因素、靶器官损害和伴随临床疾病，见表2-3-3。

表2-3-2　高血压患者心血管危险分层标准

其他危险因素和病史	高血压		
	1级	2级	3级
无	低危	中危	高危
1~2个其他危险因素	中危	中危	很高危
≥3个其他危险因素或靶器官损害	高危	高危	很高危
临床并发症或合并糖尿病	很高危	很高危	很高危

表2-3-3　影响高血压患者心血管预后的重要因素

心血管危险因素	靶器官损害	伴随临床疾病
·高血压（1~3级） ·年龄>55岁（男性）；>65岁（女性）	·左心室肥厚 　心电图：（SV_1+RV_5）>4.0mV（男性）或>3.5mV（女性）；（$RaVL+SV_3$）>2.8mV（男性）或>2.0mV（女性）	·脑血管病 　脑出血，缺血性脑卒中，短暂性脑缺血发作
·吸烟 ·糖耐量受损和（或）空腹血糖受损	·超声心动LVMI男性≥125g/m²，女性>120g/m²	·心脏疾病 　心肌梗死，心绞痛，冠状动脉血运重建，慢性心力衰竭
·血脂异常：TC≥5.7mmol/L或LDL-C>3.3mmol/L或HDL-C<1.0mmol/L	·颈动脉超声IMT≥0.9mm或动脉粥样硬化斑块 　颈股动脉PWV≥12m/s ·ABI<0.9	·肾脏疾病 　糖尿病肾病，肾功能受损 　肌酐≥133μmol/L（男性）， 　≥124μmol/L（女性） 　尿蛋白≥300mg/24h
·早发心血管病家族史（一级亲属发病年龄：男性<55岁，女性<65岁） ·腹型肥胖（腰围：男性≥90cm，女性≥85cm或肥胖（BMI≥28kg/m²） ·血同型半胱氨酸升高（≥10μmol/L）	·eGFR<60mL/（min·1.73m²）或血肌酐轻度升高115~133μmol/L（男性），107~124μmol/L（女性） ·尿微量白蛋白30~300mg/24h或白蛋白/肌酐≥30mg/g	·周围血管病 ·视网膜病变 ·出血或渗出，视盘水肿 ·糖尿病

注：TC：总胆固醇；LDL-C：低密度脂蛋白胆固醇；HDL-C：高密度脂蛋白胆固醇；BMI：体重指数；LVMI：左心室质量指数；IMT：内膜中层厚度；ABI：踝臂指数；PWV：脉搏波传导速度；eGFR：估测的肾小球滤过率

（九）治疗

1. 治疗目的　原发性高血压目前尚无根治方法。降压治疗的最终目的是减少高血压患者心、脑血管病的发生率和死亡率。临床证据表明收缩压下降10~20mmHg或舒张压下降5~6mmHg，3~5年内脑卒中、冠心病与心脑血管病死亡率事件分别减少38%、16%与20%，心力衰竭减少50%以上，高危患者获益更为明显。

2. 治疗原则

（1）治疗性生活方式干预　适用于所有高血压患者。

1）减轻体重：将BMI尽可能控制在<24kg/m²；体重降低对改善胰岛素抵抗、糖尿病、血脂异常和

左心室肥厚均有益。

2）健康饮食：①减少钠盐摄入：膳食中约80%钠盐来自烹调用盐和各种腌制品，所以应减少烹调用盐，每人每日食盐量以不超过6g为宜；②补充钾盐：每日吃新鲜蔬菜和水果；③减少脂肪摄入：减少食用油摄入，少吃或不吃肥肉和动物内脏。

3）戒烟限酒。

4）增加运动：运动有利于减轻体重和改善胰岛素抵抗，提高心血管调节适应能力，稳定血压水平。

5）减轻精神压力，保持心态平衡。

6）必要时补充叶酸制剂。

（2）降压药物治疗对象

1）高血压2级或以上患者。

2）高血压合并糖尿病，或者已经有心、脑、肾靶器官损害或并发症患者。

3）血压持续升高，改善生活方式后血压仍未获得有效控制者。

4）高危和很高危患者必须使用降压药物强化治疗。

（3）血压控制目标值

1）目前一般主张血压控制目标值应<140/90mmHg。

2）糖尿病、慢性肾病、心力衰竭或病情稳定的冠心病合并高血压患者，血压控制目标值<130/80mmHg。

3）老年收缩期高血压患者，收缩压控制于150mmHg以下，如果能够耐受可降至140mmHg以下。

应尽早将血压降低到上述目标血压水平，但并非越快越好。大多数高血压患者，应根据病情在数周至数个月内将血压逐渐降至目标水平。年轻、病程较短的高血压患者，可较快达标。但老年人、病程较长或已有靶器官损害或并发症的患者，降压速度宜适度缓慢。

（4）多重心血管危险因素协同控制　各种心血管危险因素之间存在关联，大部分高血压患者合并其他心血管危险因素。降压治疗后尽管血压控制在正常范围，其他危险因素依然对预后产生重要影响，因此降压治疗应同时兼顾对血糖、血脂、尿酸和同型半胱氨酸等多重危险因素的控制。

3. 降压药物治疗

（1）降压药物应用的基本原则　使用降压药物应遵循以下4项原则，即小剂量开始，优先选择长效制剂，联合用药及个体化。

1）小剂量开始：初始治疗时通常应采用较小的有效治疗剂量，根据需要逐步增加剂量。

2）优先选择长效制剂：尽可能使用每天给药1次而有持续24小时降压作用的长效药物，从而有效控制夜间血压与晨峰血压，更有效预防心脑血管并发症。

3）联合用药：可增加降压效果又不增加不良反应，在低剂量单药治疗效果不满意时，可以采用两种或两种以上降压药物联合治疗。对血压≥160/100mmHg或高于目标血压20/10mmHg或高危及以上患者，起始即可采用小剂量两种药物联合治疗或用固定复方制剂。单片固定复方制剂普遍使用有利于提高血压达标率。

4）个体化用药：根据患者具体情况、药物有效性和耐受性，兼顾患者经济条件及个人意愿，选择适合患者的降压药物。

（2）降压药物种类　目前常用的降压药物可归纳为五大类，即利尿剂、β受体阻断剂、钙通道阻滞剂（CCB）、血管紧张素转换酶抑制剂（ACEI）和血管紧张素Ⅱ受体阻断剂（ARB），详见表2-3-4。

表2-3-4　常用降压药物名称、剂量及用法

药物分类	药物名称	单次剂量	用法（每日）
利尿剂	氢氯噻嗪	12.5mg	1~2次
	氨苯蝶啶	50mg	1~2次
	呋塞米	20~40mg	1~2次
	吲达帕胺	1.25~2.5mg	1次
β受体阻断剂	普萘洛尔	10~20mg	2~3次
	美托洛尔	25~50mg	2次
	比索洛尔	5~10mg	1次
	卡维地洛	12.5~25mg	1~2次
钙通道阻滞剂	硝苯地平	5~10mg	3次
	硝苯地平控释剂	30~60mg	1次
	非洛地平缓释剂	5~10mg	1次
	氨氯地平	5~10mg	1次
	维拉帕米缓释剂	240mg	1次
	地尔硫草缓释剂	90~180mg	1次
血管紧张素转换酶抑制剂	卡托普利	10~12.5mg	2~3次
	依那普利	10~20mg	2次
	贝那普利	10~20mg	1次
	培哚普利	4~8mg	1次
血管紧张素Ⅱ受体阻断剂	氯沙坦	50~100mg	1次
	缬沙坦	80~160mg	1次
	厄贝沙坦	150~300mg	1次
	坎地沙坦	8~16mg	1次

注：具体使用剂量及注意事项请参照药物使用说明书

（3）各类降压药物作用特点

1）利尿剂：有噻嗪类、袢利尿剂和保钾利尿剂三类。噻嗪类使用最多，常用的有氢氯噻嗪。降压作用主要通过排钠，减少细胞外容量，降低外周血管阻力。降压起效较平稳缓慢，持续时间相对较长，作用持久。适用于轻、中度高血压，对单纯收缩期高血压、盐敏感性高血压、合并肥胖或糖尿病、更年期女性、合并心力衰竭和老年人高血压有较强降压效应。利尿剂可增强其他降压药的疗效。主要不良反应是低钾血症和影响血脂、血糖、血尿酸代谢，往往发生在大剂量时，因此推荐使用小剂量。其他还包括乏力、尿量增多等，痛风患者禁用。袢利尿剂主要用于合并肾功能不全的高血压患者。保钾利尿剂可引起高血钾，不宜与血管紧张素转换酶抑制剂（ACEI）、血管紧张素Ⅱ受体阻断剂（ARB）合用，肾功能不全者慎用。

2）β受体阻断剂：有选择性（β_1）、非选择性（β_1与β_2）和兼有α受体阻断三类。该类药物可通过抑制中枢和周围肾素-血管紧张素-醛固酮系统（RAAS），抑制心肌收缩力和减慢心率而发挥降压作用。降压起效较强而且迅速，不仅降低静息血压，而且能抑制体力应激和运动状态下血压急剧升高。适用于不同程度的高血压患者，尤其是心率较快的中、青年患者或合并心绞痛和慢性心力衰竭者，对老年高血压患者疗效相对较差。各种β受体阻断剂的药理学和药代动力学情况相差较大，临床上治疗高

血压宜使用选择性 β_1 受体阻断剂或者兼有 α 受体拮抗作用的 β 受体阻断剂，达到能有效减慢心率的较高剂量。使用的主要障碍是心动过缓和一些影响生活质量的不良反应，较高剂量治疗时突然停药可导致撤药综合征。β 受体阻断剂增加胰岛素抵抗，还可能掩盖和延长低血糖反应，糖尿病患者使用时应注意。不良反应主要有心动过缓、乏力、四肢发冷。β 受体阻断剂对心肌收缩力、窦房结及房室结功能均有抑制作用，并可增加气道阻力。禁用于急性心力衰竭、病态窦房结综合征、房室传导阻滞的患者。

3）钙通道阻滞剂（CCB）：钙通道阻滞剂分为二氢吡啶类和非二氢吡啶类，前者以硝苯地平为代表，后者以维拉帕米和地尔硫䓬为代表。根据药物作用持续时间，钙通道阻滞剂又可分为短效和长效两种。长效包括：①长半衰期药物，例如氨氯地平、左旋氨氯地平；②脂溶性膜控型药物，例如拉西地平和乐卡地平；③缓释或控释制剂，例如非洛地平缓释片、硝苯地平控释片。降压作用主要通过阻滞电压依赖 L 型钙通道减少细胞外钙离子进入血管平滑肌细胞内，减弱兴奋 - 收缩耦联，降低阻力血管的收缩反应。钙通道阻滞剂降压起效迅速，降压疗效和幅度相对较强，疗效的个体差异性较小，与其他类型降压药物联合使用能明显增强降压作用。钙通道阻滞剂对血脂、血糖等无明显影响。主要不良反应是开始治疗时有反射性交感神经活性增强，引起心率增快、面部潮红、头痛、下肢水肿等，尤其在使用短效制剂时。非二氢吡啶类药物抑制心肌收缩和传导功能，不宜在心力衰竭、窦房结功能低下或心脏传导阻滞患者中应用。

4）血管紧张素转换酶抑制剂（ACEI）：降压作用主要通过抑制循环和组织血管紧张素转换酶（ACE），使血管紧张素 Ⅱ（AT Ⅱ）生成减少，同时抑制激肽酶使缓激肽降解减少。降压起效缓慢，3~4 周时达最大作用，限制钠盐摄入或联合使用利尿剂可使其起效迅速和作用增强。ACEI 具有改善胰岛素抵抗和减少尿蛋白作用，对肥胖、糖尿病和心脏、肾脏靶器官受损的高血压患者具有较好的疗效，特别适用于伴有心力衰竭、心肌梗死、房颤、蛋白尿、糖耐量减退或糖尿病肾病的高血压患者。不良反应主要是刺激性干咳和血管性水肿。停用后干咳可消失。高钾血症、妊娠妇女和双侧肾动脉狭窄患者禁用。血肌酐超过 265μmol/L 的患者使用时需谨慎，应定期监测血肌酐及血钾水平。

5）血管紧张素 Ⅱ 受体阻断剂（ARB）：降压作用主要通过阻滞组织 AT Ⅱ 受体亚型 AT_1，更充分有效地阻断 AT Ⅱ 的血管收缩、水钠潴留与重构作用。降压作用起效缓慢，但持久而平稳。多数 ARB 随剂量增大降压作用增强，治疗剂量窗较宽。低盐饮食或与利尿剂联合使用能明显增强疗效。最大的特点是直接与药物有关的不良反应较少，一般不引起刺激性干咳，持续治疗依从性高。治疗对象和禁忌证与血管紧张素转换酶抑制剂（ACEI）相同。

除上述五大类主要的降压药物外，还有一些药物曾多年用于临床并有一定的降压疗效，包括：①直接血管扩张剂，例如肼屈嗪；②交感神经抑制剂，例如利血平、可乐定；③ α_1 受体阻断剂，例如哌唑嗪、特拉唑嗪、多沙唑嗪。但因这些药物不良反应较多，目前不主张单独使用，但可用于复方制剂或联合治疗。

（4）降压治疗方案　大多数无并发症的患者可单独或联合使用噻嗪类利尿剂、β 受体阻断剂、CCB、ACEI 和 ARB，治疗应从小剂量开始。2 级高血压患者在开始时就可以采用两种降压药物联合治疗，联合治疗有利于血压较快达到目标值，也利于减少不良反应。联合治疗应采用不同降压机制的药物。

我国临床主要推荐应用优化联合治疗方案：①ACEI/ARB+二氢吡啶类 CCB；②ARB/ACEI+噻嗪类利尿剂；③二氢吡啶类 CCB+噻嗪类利尿剂；④二氢吡啶类 CCB+ β 受体阻断剂。三种降压药联合应用一般必须包含利尿剂。采用合理的治疗方案和良好的治疗依从性，一般可使患者在治疗 3~6 个月内达到血压控制目标值。对于有并发症的患者，降压药和治疗方案选择应该个体化。

　　在每个患者确立有效治疗方案血压控制后，仍应继续治疗，不应随意停止治疗或频繁改变治疗方案。高血压患者生活方式干预和药物治疗是根本治疗手段，在降压治疗的同时应积极控制心血管相关危险因素，包括调脂、控制血糖、抗血小板、降低同型半胱氨酸等。由于降压治疗的长期性，因此患者治疗的依从性十分重要，鼓励患者在家中自测血压，让患者和家属参与制定治疗计划，医生与患者保持良好沟通。

岗位情景模拟 13

　　患者，男性，57岁，反复头痛、头晕1个月，加重1周。患者1个月前开始在劳累或情绪激动时出现头痛、头晕，休息后能缓解。近1周劳累及情绪激动时头痛、头晕症状较前加重，休息后症状可改善，多次测量血压高于160/90mmHg，遂来我院求诊。发病以来饮食、睡眠可，体重无明显增减。既往糖尿病病史2年，口服降糖药物治疗，无青霉素过敏，个人史无特殊，母亲有高血压病史。

　　体格检查：T 36.6℃，P 75次/分，BP 176/92mmHg，神志清、精神可，无皮疹，巩膜无黄染，心界无扩大，心音可，律齐，未闻及病理性杂音，双肺呼吸音清，未闻及干、湿啰音，腹软，肝脾不大，双肾区无叩痛，双下肢无水肿。

　　实验室检查：空腹血糖8.1mmol/L，K^+ 4.2mmol/L，Na^+ 136mmol/L，尿蛋白（+），BUN 4.5mmol/L，Scr 70μmol/L。

问题与思考

1. 根据现有临床资料，提出初步诊断，并写出诊断依据。

2. 若初步诊断正确，写出常用药物类别及药物应用基本原则。

答案解析

（十）特殊类型高血压

　　1. **顽固性高血压**　又称难治性高血压，是指尽管使用了三种以上合适剂量降压药（一般应该包括利尿剂）进行联合治疗，血压仍未能达到目标水平。使用四种或四种以上降压药物血压达标也应考虑为顽固性高血压。顽固性高血压常见原因如下。

　　（1）假性难治性高血压　由于血压测量错误、"白大衣现象"或治疗依从性差等导致。血压测量错误包括袖带大小不合适，如上臂围粗大者使用了普通袖带、袖带置于有弹性阻力的衣服（毛线衣）外面、放气速度过快、听诊器置于袖带内、在听诊器上向下压力较大。以下情况应怀疑假性高血压：①血压明显升高而无靶器官损害；②降压治疗后在无血压过度下降时产生明显的头晕乏力等低血压症状；③肱动脉处有钙化证据；④肱动脉血压高于下肢动脉血压；⑤重度单纯收缩期高血压。

　　（2）生活方式未获得有效改善　比如体重、食盐摄入未得到有效控制，过量饮酒，未戒烟等导致血压难以控制。

　　（3）降压治疗方案不合理　采用不合理的联合治疗方案；采用了对某些患者有明显不良反应的降压药，导致无法增加剂量提高疗效和依从性；在多种药物联合方案中无利尿剂。

　　（4）其他药物干扰降压作用　同时服用干扰降压作用的药物是血压难以控制的一个较隐蔽的原因。如非甾体抗炎药、拟交感胺类药物、三环类抗抑郁药、环孢素、重组人促红细胞生成素、口服避孕药和糖皮质激素等药物。

（5）容量超负荷　饮食钠摄入过多抵消降压药作用。肥胖、糖尿病、肾脏损害和慢性肾功能不全时通常有容量超负荷。可以采用短期强化利尿治疗试验来判断，联合服用长效的噻嗪类利尿剂和短效的袢利尿剂观察治疗效应。

（6）胰岛素抵抗　胰岛素抵抗是肥胖和糖尿病患者发生顽固性高血压的主要原因。肥胖者减轻体重5kg就可显著降低血压或减少降压药数量。在降压药治疗基础上联合使用胰岛素增敏剂，可以明显改善血压控制。

（7）继发性高血压　其中睡眠呼吸暂停低通气综合征（SAHS）、肾动脉狭窄和原发性醛固酮增多症是最常见的原因。

顽固性高血压的处理应该建立在对上述可能原因评估的基础上，给予有效生活方式干预，制订合理降压方案，除外继发性高血压，增加患者依从性，大多数患者血压可以得到控制。

2. 高血压急症和亚急症　高血压急症是指原发性或继发性高血压患者，在某些诱因作用下，血压突然和明显升高（一般超过180/120mmHg），伴有进行性心、脑、肾等重要靶器官功能不全的表现。高血压急症包括高血压脑病颅内出血（脑出血和蛛网膜下腔出血）、脑梗死、急性心力衰竭、急性冠状动脉综合征、急性肾小球肾炎、胶原血管病所致肾危象、嗜铬细胞瘤危象及围术期严重高血压等。少数患者病情急骤发展，舒张压持续≥130mmHg，并有头痛，视物模糊，眼底出血、渗出和视盘水肿，肾脏损害突出，持续蛋白尿、血尿与管型尿，称为恶性高血压。通常需要使用静脉降压药物。及时、正确的处理高血压急症十分重要，可在短时间内使病情缓解，预防进行性或不可逆性靶器官损害，降低死亡率。

高血压亚急症是指血压明显升高但不伴严重临床症状及进行性靶器官损害。患者可以有血压明显升高造成的症状，如头痛、胸闷、鼻出血和烦躁不安等。

血压升高的程度不是区别高血压急症与亚急症的标准，区别两者的唯一标准是有无新近发生的急性进行性靶器官损害。高血压急症和亚急症降压治疗的紧迫程度不同，前者需要迅速降低血压，采用静脉途径给药；后者需要在24~48小时内降低血压，可使用快速起效的口服降压药。

（1）治疗原则

1）及时降低血压：对于高血压急症应及时选择适宜的降压药物，静脉滴注给药，同时监测血压。如果情况允许，及早开始口服降压药治疗。

2）控制性降压：高血压急症时短时间内血压急骤下降，有可能使重要器官的血流灌注明显减少，应采取逐步控制性降压。一般情况下，初始阶段（数分钟到1小时内）血压控制的目标为平均动脉压的降低幅度不超过治疗前水平的25%；在随后的2~6小时内将血压降至较安全水平，一般为160/100mmHg左右；如果可耐受，临床情况稳定，在随后的24~48小时内逐步降至正常水平。如果降压后发现有重要器官缺血表现，血压降低幅度应更小。在随后的1~2周内，再将血压逐步降到正常水平。

3）合理选择降压药：处理高血压急症的药物，要求起效迅速，短时间内达到最大作用；作用持续时间短，停药后作用消失较快，不良反应较小。另外，最好在降压过程中不明显影响心率、心输出量和脑血流量。

4）避免使用的药物：有些降压药不适用于高血压急症，甚至有害。①利血平肌内注射的降压作用起效较慢，如果短时间内反复注射可导致蓄积效应，发生严重低血压，引起明显嗜睡反应，干扰对神志的判断。②治疗开始时不宜使用强力利尿药，除非有心力衰竭或明显的体液容量负荷过重，因为多数高血压急症时交感神经系统和RAAS过度激活，外周血管阻力明显升高，体内循环血容量减少，强力利尿存在风险。

（2）降压药的选择与应用

1）硝普钠：同时直接扩张静脉和动脉，降低前、后负荷，可用于各种高血压急症。使用硝普钠必须密切监测血压，根据血压水平仔细调节滴注速率。停止滴注后，作用仅维持3~5分钟。开始以10μg/min静脉滴注，逐渐增加剂量以达到降压作用，一般临床常用最大剂量为200μg/min。在通常剂量下不良反应轻微，有恶心、呕吐、肌肉颤动。硝普钠在体内红细胞中代谢产生氰化物，长期或大剂量使用应注意可能发生硫氰酸中毒，尤其是肾功能损害者更容易发生。

2）硝酸甘油：扩张静脉和选择性扩张冠状动脉与大动脉，主要用于高血压急症伴急性心力衰竭或急性冠状动脉综合征，降低动脉压作用不及硝普钠。开始时以5~10μg/min速率静脉滴注。降压起效迅速，停药后数分钟作用消失，可用至100~200μg/min。不良反应有心动过速、面部潮红、头痛和呕吐等。

3）尼卡地平：二氢吡啶类钙通道阻滞剂，作用迅速，持续时间较短，降压的同时改善脑血流量，主要用于高血压急症合并急性脑血管病或其他高血压急症。开始时从0.5μg/（kg·min）静脉滴注，可逐步增加剂量到10μg/（kg·min）。不良反应有心动过速、面部潮红等。

4）拉贝洛尔：为兼有α受体拮抗作用的β受体阻断剂，起效较迅速（5~10分钟），持续时间较长（3~6小时），主要用于高血压急症合并妊娠或肾功能不全患者。开始时缓慢静脉注射20~100mg，以0.5~2mg/min的速率静脉滴注，总剂量不超过300mg。不良反应有头晕、直立性低血压、心脏传导阻滞等。

3. 老年高血压　老年人容易合并多种临床疾病，并发症较多，其高血压的特点：①收缩压增高、舒张压下降，脉压增大；②血压波动性大，容易出现体位性低血压及餐后低血压；③血压昼夜节律异常、白大衣高血压和假性高血压相对常见。老年高血压患者的血压应降至150/90mmHg以下，如能耐受可降至140/90mmHg以下。对于80岁以上高龄老年人降压的目标值为<150/90mmHg。老年高血压降压治疗应强调收缩压达标，同时应避免过度降低血压；在能耐受降压治疗的前提下逐步降压达标，应避免过快降压。钙通道阻滞剂（CCB）、血管紧张素转换酶抑制剂（ACEI）、血管紧张素Ⅱ受体阻断剂（ARB）、利尿剂或β受体阻断剂都可以考虑选用。

4. 高血压合并其他临床情况　高血压可以合并脑血管病、冠心病、心力衰竭、慢性肾功能不全和糖尿病等。①急性脑卒中的血压处理见第八章第一节。对于稳定期患者，降压治疗的目的是减少脑卒中再发。对老年患者、双侧或颅内动脉严重狭窄者及严重直立性低血压患者应该慎重进行降压治疗，降压过程应该缓慢、平稳，最好不减少脑血流量。②对于心肌梗死和心力衰竭合并高血压者，首先考虑选择ACEI或ARB和β受体阻断剂，降压目标值为<130/80mmHg。③慢性肾功能不全合并高血压者，降压治疗的目的主要是延缓肾功能恶化，预防心脑血管病发生。ACEI或ARB在早、中期能延缓肾功能恶化，但要注意在低血容量或病情晚期（肌酐清除率<30mL/min或血肌酐超过265μmol/L，即3.0mg/dL）有可能反而使肾功能恶化。④多数糖尿病合并高血压患者往往同时有肥胖、血脂代谢紊乱和较严重的靶器官损害，属于心血管疾病高危群体。因此应该积极降压治疗，为达到目标水平，通常在改善生活方式的基础上需要两种以上降压药物联合治疗。1型糖尿病在出现蛋白尿或肾功能减退前通常血压正常，高血压是肾病的一种表现；2型糖尿病往往较早就与高血压并存。ACEI或ARB能有效减轻和延缓糖尿病肾病的进展，降压目标值为<130/80mmHg。

（孙晓妍）

PPT

第四节　冠状动脉粥样硬化性心脏病

学习目标

知识要求：

1. 掌握稳定型心绞痛、急性冠状动脉综合征的概念、临床表现、实验室检查、诊断要点和治疗原则。

2. 熟悉急性心肌梗死的病因、发病机制、病理特点。

3. 了解冠心病的发病情况和预后。

技能要求：

1. 能够根据患者临床症状、心电图及血清心肌损伤标志物等作出初步诊断。

2. 学会应用临床知识解决不同临床类型冠心病的治疗问题。

一、概述

冠状动脉粥样硬化性心脏病（coronary atherosclerotic heart disease，CHD）简称冠心病，指冠状动脉发生粥样硬化引起管腔狭窄或闭塞，导致心肌缺血、缺氧或坏死而引起的心脏病，也称缺血性心脏病。冠心病是动脉粥样硬化导致器官病变的最常见类型，严重危害人类健康。本病多发于40岁以上成人，男性发病早于女性，经济发达国家发病率较高；近年来发病呈年轻化趋势，已成为威胁人类健康的主要疾病之一。

（一）分型

根据冠心病的发病特点和治疗原则不同分为两大类：①慢性冠脉疾病（CAD），也称慢性心肌缺血综合征，包括稳定型心绞痛、缺血性心肌病和隐匿型冠心病等。②急性冠状动脉综合征（ACS），包括不稳定型心绞痛（UA）、非ST段抬高型心肌梗死（NSTEMI）和ST段抬高型心肌梗死（STEMI）。

（二）病因和发病机制

1. 危险因素　研究表明，引起冠状动脉粥样硬化的原因是多方面的，是由多种因素作用于不同环节所致。这些因素称为危险因素，主要包括以下几种。

（1）年龄　常在40岁以后发生，近年来有年轻化趋势。

（2）性别　女性发病率低，因为雌激素有抗动脉粥样硬化作用，女性常在绝经期后发生率增加。

（3）血脂异常　脂质代谢异常是动脉粥样硬化最重要的危险因素，其中关系最密切的血脂异常为总胆固醇（TC）、甘油三酯（TG）、低密度脂蛋白（LDL-C）和极低密度脂蛋白（VLDL-C）增高，而高密度脂蛋白（HDL-C）则常降低。近年认为，载脂蛋白A降低和载脂蛋白B上升也是动脉粥样硬化的致病因素。

（4）血压　高血压病患者动脉粥样硬化的发生率为正常人的3~4倍，60%~70%冠状动脉粥样硬化患者有高血压。可能由高血压时内皮细胞容易损伤，LDL-C易进入动脉壁，并刺激平滑肌细胞增生，引起动脉粥样硬化。

（5）吸烟　吸烟者比不吸烟者冠心病的发病率和死亡率高2~6倍，并与每日吸烟数量呈正比例关系。吸烟可使血中HDL-C降低、TC增高以致易患动脉粥样硬化。另外，烟草所含的尼古丁可直接作用于冠状动脉和心肌，引起动脉痉挛和心肌受损。

（6）糖尿病　糖尿病患者冠心病的发病率较非糖尿病者高出数倍，且病变进展迅速。糖尿病者多伴有高甘油三酯血症或高胆固醇血症，如再伴有高血压，则动脉粥样硬化的发病率明显增高。近年的研究认为，胰岛素抵抗与动脉粥样硬化的发生有密切关系，2型糖尿病患者常有胰岛素抵抗伴发冠心病。

除上述主要的危险因素外，次要的危险因素还包括肥胖（体重超过正常的20%）、体力活动较少、遗传（有高血压、糖尿病、冠心病家族史者）、西方饮食方式、A型性格及精神因素等。

2. **发生机制**　动脉粥样硬化是冠心病的基础病理变化，动脉粥样硬化是血管平滑肌细胞、巨噬细胞及T淋巴细胞聚集；其次是胶原、弹力纤维及蛋白多糖等结缔组织基质增生；再者是脂肪积聚，其主要含胆固醇结晶和游离胆固醇。受累动脉的病变从内膜开始，先后有脂质积聚、纤维组织增生和钙质沉着，并有动脉中层的逐渐退变和钙化，在此基础上继发斑块内出血，斑块破裂及局部血栓形成。由于在动脉内膜积聚的脂质外观呈黄色粥样，因此称为动脉粥样硬化。

冠状动脉粥样硬化一般较动脉粥样硬化晚发生10年左右。冠状动脉粥样硬化时心肌缺血、缺氧的原因主要为：①冠状动脉供血不足，主要病变为冠状动脉粥样硬化斑块引起的管腔狭窄（>50%），或冠状动脉痉挛等。②心肌耗氧量剧增而冠状动脉供血不能相应增加。因各种原因使心肌负荷增加，如血压骤升、劳累、情绪激动、心动过速及心肌肥大等。

正常情况下，心肌细胞摄取血液氧含量达到65%~75%，而身体其他组织则摄取10%~25%，因此心肌平时对血液中氧的摄取比例已经接近于最大含氧量，当需氧量再增加时，则只能依靠增加冠状动脉的血流量来提供。冠状动脉循环有很大的储备，通过神经和体液的调节，其血流量可随身体的生理情况而有显著的变化，使冠状动脉的供血和心肌的需血保持着动态的平衡；在剧烈体力活动时，冠状动脉扩张，血流量可增加到休息时的6~7倍。

冠状动脉粥样硬化使冠脉血流量不能满足心肌代谢的需要，冠脉供血与心肌需血之间发生矛盾，就可引起心肌缺血、缺氧。暂时的缺血、缺氧引起心绞痛，而持续严重的心肌缺血可引起心肌坏死即心肌梗死。

心肌缺血导致氧化代谢受抑制，致使高能磷酸化合物储备降低。在缺血、缺氧的情况下，心肌内积聚过多的代谢产物（如乳酸、丙酮酸、磷酸等酸性物质）或类似激肽的多肽类物质可能是产生疼痛感觉的直接因素，这些代谢产物和多肽类物质刺激心脏内自主神经的传入纤维末梢，经第1~5胸交感神经节和相应的脊髓段，传至大脑产生疼痛感觉。这种痛觉反映在与自主神经进入水平相同脊髓段的脊神经所分布的区域，即胸骨后及两臂的前内侧与小指，尤其是在左侧。

二、慢性心肌缺血综合征

（一）稳定型心绞痛

稳定型心绞痛也称劳力性心绞痛。其临床特点为阵发性的前胸压榨性疼痛或憋闷感，主要位于胸骨后，可放射至心前区和左上肢尺侧，常发生于劳力负荷增加时，持续数分钟，休息或用硝酸酯制剂后症状消失。疼痛发作的程度、频率、持续时间、性质及诱发因素等在数月内无明显变化。

1. 发病机制　当冠状动脉狭窄或部分闭塞时，冠脉血流量减少，对心肌的供血量相对比较固定，在休息状态尚能维持心肌氧耗供需平衡可无症状；在劳力、饱食、受寒、情绪激动等情况下，心脏负荷突然增加，使心率增快、心肌张力和心肌收缩力增加等而致心肌氧耗量增加，而存在狭窄冠状动脉的供血却不能相应地增加以满足心肌对血液的需求时，即可引起心绞痛。

2. 病理解剖和病理生理　稳定型心绞痛患者的冠状动脉造影显示：有1支、2支或3支冠状动脉管腔直径减少大于70%的病变者分别各占25%左右；左冠状动脉主干狭窄占5%~10%；其余约15%冠状动脉造影无显著狭窄的患者，可能是冠脉痉挛、微血管功能不全或严重的心肌桥压迫等导致心肌血供和氧供不足。

在心绞痛发作之前，患者常有心脏和肺的顺应性减低，表现为血压增高、心率增快、肺动脉压和肺毛细血管压增高。心绞痛发作时，可有左心室收缩与舒张功能障碍的病理生理变化。左心室壁可呈收缩不协调或部分心室壁有收缩减弱的现象。

3. 临床表现

（1）症状　心绞痛以发作性胸痛为主要临床表现。

1）诱因：心绞痛发作常由体力劳动或情绪激动（如愤怒、焦急、过度兴奋等）所诱发，饱食、寒冷、吸烟、心动过速、休克等亦可诱发。疼痛多发生于劳力或激动的当时，而不是在劳累之后。典型的稳定型心绞痛常在相似的条件下重复发生。

2）部位：疼痛位置主要在胸骨体之后，可波及心前区，手掌大小范围，也可横贯前胸，界限不清。常放射至左肩、左臂内侧达无名指和小指，或至颈、咽或下颌部。

3）性质：心绞痛常为压迫、发闷或紧缩性疼痛，也可有烧灼感，偶伴濒死感，但不像针刺或刀扎样锐痛。有些患者仅觉胸闷不适而非胸痛。发作时患者往往被迫停止正在进行的活动，直至症状缓解。

4）持续时间：一般持续数分钟至10余分钟，多为3~5分钟，一般不超过半小时。

5）缓解方式：一般在停止原来诱发症状的活动后即可缓解；舌下含服硝酸甘油等硝酸酯类药物也能在几分钟内缓解。

稳定型心绞痛发作的性质在1~3个月内并无改变，即每天和每周疼痛发作次数大致相同，诱发疼痛的劳力和情绪激动程度相同，每次发作疼痛的性质和部位无改变，疼痛时限相仿（3~5分钟），用硝酸甘油后，也可在相同时间内起效。

（2）体征　一般无异常体征。心绞痛发作时常出现心率增快、血压升高、表情焦虑、皮肤冷或出汗，有时出现第四或第三心音奔马律。乳头肌缺血导致功能失调引起二尖瓣关闭不全时，可出现暂时性心尖部收缩期杂音。

4. 辅助检查

（1）实验室检查　胸痛明显者需查血清心肌损伤标志物，包括心肌肌钙蛋白Ⅰ或T、肌酸激酶（CK）及肌酸激酶同工酶（CK-MB），以与急性心肌梗死相鉴别；血糖、血脂检查可了解冠心病危险因素；查血常规注意有无贫血；必要时检查甲状腺功能。

（2）心电图（ECG）检查

1）静息时心电图：约半数患者静息时心电图在正常范围，也可能有陈旧性心肌梗死的改变或非特异性ST段和T波异常（见图2-4-1a）。有时出现心律失常如房室或束支传导阻滞、室性或房性期前收缩等。

2）心绞痛发作时心电图：绝大多数患者可出现暂时性心肌缺血引起的ST段移位，发作缓解后恢复；有时也可以出现T波倒置（见图2-4-1b）。在平时有T波持续倒置的患者，发作时可变为直立（即"假性正常化"）。

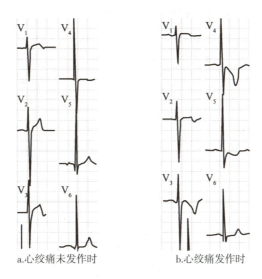

a.心绞痛未发作时　　　　b.心绞痛发作时

图2-4-1　心绞痛未发作时和心绞痛发作时

3）心电图负荷试验：最常用的是运动负荷试验，指对疑有冠心病的患者增加心脏负担，从而激发心肌缺血的ECG检查。运动方式主要为分级活动平板或踏车，其运动强度可逐步升级。活动平板较常用，让受检查者迎着转动的平板就地踏步，以达到按年龄预计可达到的最大心率或亚极量心率（85%~90%的最大心率）为负荷目标，达到最大心率称为极量运动试验，达到亚极量心率称为亚极量运动试验。运动前、运动中每当运动负荷量增加一次均应记录ECG，运动终止后即刻及此后每2分钟均应重复ECG记录，直至心率恢复至运动前水平。ECG记录时应同步测定血压。运动试验阳性标准：①运动中出现典型心绞痛；②ECG改变主要以ST段水平型或下斜型压低≥0.1mV持续2分钟。注意：运动中出现心绞痛、步态不稳、出现室性心动过速（接连3个以上室性期前收缩）或血压下降时，应立即停止运动。运动试验禁忌证：①心肌梗死急性期；②不稳定型心绞痛；③明显心力衰竭；④严重心律失常；⑤急性疾病者。

4）动态心电图：表现为连续记录并自动分析24小时（或更长时间）的ECG可发现ST-T改变和各种心律失常。可将出现ECG改变的时间与患者的活动和症状进行对照分析判断，ECG上显示缺血性ST-T改变，而患者当时并无心绞痛症状者，称为无痛性心肌缺血。

（3）CT冠状动脉成像（CTA）　指进行冠状动脉三维重建成像，用于判断冠脉管腔狭窄程度和管壁上的斑块，对判断管壁内斑块分布范围和性质也有一定意义。CTA已经被广泛用于无创性诊断冠状动脉病变。

（4）超声心动图　超声心动图可以观察心室腔的大小、心室壁厚度以及心肌舒缩状态，多数稳定型心绞痛患者静息时超声心动图检查无异常。有陈旧性心肌梗死者或严重心肌缺血者，二维超声心动图可探测到坏死区或缺血区心室壁的运动异常。

（5）放射性核素检查

1）放射性核素心腔造影：应用^{99m}锝（Tc）标记体内红细胞，可得到心腔内血池显影。通过对心动周期中不同时相的显影图像分析，可测定左心室射血分数及显示心肌缺血区室壁局部运动障碍。

2）核素心肌显像及负荷试验：^{201}TI（铊）随冠状动脉血流很快被正常心肌细胞所摄取。静息时铊显像所示灌注缺损主要见于心肌梗死后瘢痕部位。运动后冠状动脉供血不足时，可见明显的灌注缺损心肌缺血区。

3）正电子发射断层心肌显像（PET）：利用发射正电子的核素示踪剂（如^{18}F、^{11}C、^{13}N等）进行心肌显像，通过对心肌血流灌注和代谢显像匹配分析可准确评估心肌的活力。

（6）冠状动脉造影（CAG） 该检查目前仍然是诊断冠心病的"金标准"，为有创性检查。一般认为管腔直径减少70%~75%或以上会严重影响血供。选择性冠脉造影是用特殊形状的心导管经桡动脉、股动脉或肱动脉送到主动脉根部，分别插入左、右冠状动脉口，注入少量含碘对比剂，在不同的投射方位下摄影可使左、右冠状动脉及其主要分支得到清楚的显影，可发现狭窄性病变的部位并估计其程度。

5. 诊断与鉴别诊断

（1）诊断 根据典型心绞痛的发作特点，结合年龄和存在冠心病的危险因素，除外其他原因所致的心绞痛，一般即可建立诊断。心绞痛发作时心电图检查可见ST-T改变，症状消失后心电图ST-T改变亦逐渐恢复，即可支持心绞痛的诊断。未捕捉到发作时心电图者可行心电图负荷试验。CT冠状动脉成像（CTA）有助于无创性评价冠脉管腔狭窄程度及管壁病变性质和分布。冠状动脉造影（CAG）可以明确冠状动脉病变的严重程度，有助于明确诊断和决定进一步治疗。

根据心绞痛严重度，加拿大心血管病学会（CCS）将其分为四级。

Ⅰ级：一般体力活动（如步行和登楼）不受限，仅在强、快或持续用力时发生心绞痛。

Ⅱ级：一般体力活动轻度受限。快步、饭后寒冷或刮风中、精神应激或醒后数小时内发作心绞痛。一般情况下平地步行200m以上或登楼一层以上受限。

Ⅲ级：一般体力活动明显受限，一般情况下平地步行200m内或登楼一层引起心绞痛。

Ⅳ级：轻微活动或休息时即可发生心绞痛。

（2）鉴别诊断 需要与下列情况进行鉴别。

1）其他疾病引起的心绞痛：包括严重的主动脉瓣狭窄或关闭不全、风湿性冠脉炎、梅毒性主动脉炎引起冠脉口狭窄或闭塞、肥厚型心肌病、X综合征等，鉴别时要根据其他临床表现来进行。其中X综合征多见于女性，被认为是冠脉系统微循环功能不良所致，心电图负荷试验常呈阳性，但冠脉造影无狭窄病变且无冠脉痉挛证据，预后良好。

2）急性冠状动脉综合征（ACS）：不稳定型心绞痛常在休息或轻微活动下即可诱发，其疼痛部位、性质、发作时心电图改变等与稳定型心绞痛相似。心肌梗死的疼痛更剧烈，含服硝酸甘油多不能缓解，持续时间多超过30分钟，可伴有心律失常、心力衰竭或（和）休克，心电图常有动态演变过程；心肌坏死标志物增高；可有白细胞计数增高和红细胞沉降率增快。

3）心脏神经症：患者常诉胸痛，多位于左胸乳房下心尖部附近或经常变动，为短暂（几秒钟）的刺痛或持久（几小时）的隐痛。患者常喜欢不时地吸一大口气或叹息性呼吸。症状多于疲劳之后出现，而非疲劳当时。轻度体力活动反觉症状改善，有时可耐受较重的体力活动而不发生胸痛或胸闷。含用硝酸甘油无效或在10多分钟后才"见效"。常伴有心悸、疲乏、头晕、失眠及其他神经症的症状。

4）肋软骨炎和肋间神经痛：肋软骨炎在肋软骨处有压痛；肋间神经痛为刺痛或灼痛，多为持续性而非发作性，用力呼吸、咳嗽和身体转动可使疼痛加剧，沿神经行径处有压痛，手臂上举活动时局部有牵拉疼痛，常累及1~2个肋间，但并不一定局限在胸前。

5）不典型疼痛：还需与反流性食管炎等食管疾病、膈疝、消化性溃疡、肠道疾病、颈椎病等相鉴别。

6. 治疗　主要在于改善冠脉血供和降低心肌耗氧以改善患者症状，提高生活质量，同时治疗冠状动脉粥样硬化；预防心肌梗死和死亡，延长生存期。

（1）发作时的治疗

1）立刻休息：一般患者在停止活动后症状即逐渐消失。

2）药物治疗：可使用作用较快的硝酸酯制剂。舌下含服起效最快，反复发作也可以静脉使用，但可能发生耐药。硝酸酯类药物除扩张冠脉、降低阻力、增加冠脉循环的血流量外，还通过扩张周围血管，减少静脉回流心脏的血量，降低心室容量、心腔内压、心输出量和血压，减低心脏前后负荷和心肌的需氧，从而缓解心绞痛。

常用硝酸酯制剂：①硝酸甘油：可舌下含化0.5mg。1~2分钟即开始起效，约半小时后作用消失。延迟见效或完全无效时提示患者并非患冠心病或为严重的冠心病。用2%硝酸甘油油膏或橡皮膏贴片（含5~10mg）涂或贴在胸骨或上臂皮肤而缓慢吸收，可用于预防夜间心绞痛的发作。②硝酸异山梨酯：舌下含化5~10mg。2~5分钟见效，2~3小时后作用消失。还有供喷雾吸入用的制剂。硝酸酯制剂的副作用有头痛、面色潮红、心率反射性加快和低血压等。

（2）缓解期的治疗

1）调整生活方式：尽量避免诱发因素。①清淡饮食，一次进食不应过饱；②戒烟、限酒；③调整日常生活与工作量；④减轻精神负担；⑤保持适当的体力活动，以不致发生疼痛症状为度。

2）改善心肌缺血、减轻症状的药物治疗。

①硝酸酯类药：为血管扩张剂，能减少心肌需氧量和改善心肌灌注，从而减低心绞痛发作的频率和程度。缓解期常用的硝酸酯类药物包括二硝酸异山梨酯（普通片5~20mg，每日3~4次，口服；缓释片20~40mg，每日1~2次，口服）和单硝酸异山梨酯（普通片20mg，每日2次，口服；缓释片40~60mg，每日1次，口服）等。硝酸酯类药物的不良反应包括头痛、面色潮红、心率反射性加快和低血压等。

②β受体阻断剂：抑制心脏β肾上腺素能受体，使患者心率减慢、心肌收缩力减弱、血压降低，从而降低心肌耗氧量，使心绞痛发作减少和运动耐量增加。用药后静息心率降至55~60次/分，严重心绞痛患者如无心动过缓症状可降至50次/分。推荐使用选择性β₁受体阻断剂。β受体阻断剂的使用剂量应从较小剂量开始，逐级增加剂量，以能缓解症状、心率不低于50次/分为宜。临床常用的β受体阻断剂包括美托洛尔普通片、美托洛尔缓释片和比索洛尔等。

β受体阻断剂的禁忌证：严重心动过缓；高度房室传导阻滞；窦房结功能紊乱；有明显的支气管痉挛或支气管哮喘。β受体阻断剂的相对禁忌证：外周血管疾病及严重抑郁。慢性肺心病的患者可小心使用高度选择性的β₁受体阻断剂。

③钙通道阻滞剂（CCB）：本类药物能抑制钙离子进入细胞内，也抑制心肌细胞兴奋收缩偶联中钙离子的作用，从而抑制心肌收缩，减少心肌氧耗；扩张冠脉，解除冠脉痉挛，改善心内膜下心肌的供血；扩张周围血管，降低动脉压，减轻心脏负荷；改善心肌微循环。

常用制剂有两类：非二氢吡啶类，包括维拉帕米、地尔硫䓬，左心室功能不全的患者不建议应用，与β受体阻断剂联合使用也需要谨慎；二氢吡啶类，包括常用的硝苯地平、氨氯地平等，尤适用于伴有高血压的患者。

钙通道阻滞剂常见的副作用：外周水肿、便秘、心悸、面部潮红；其他不良反应还包括头痛、头晕、虚弱无力等。地尔硫䓬和维拉帕米禁用于已有严重心动过缓、高度房室传导阻滞和病态窦房结综合征的患者。

④其他药物：主要用于对β受体阻断剂或者钙离子阻滞剂有禁忌或者不耐受，或者不能控制症状

的情况下。常用药物有曲美他嗪、尼可地尔、盐酸伊伐布雷定、雷诺嗪、中药。

3）预防心肌梗死，改善预后的药物治疗。

①抗血小板药物

环氧化酶（COX）抑制剂：包括不可逆COX抑制剂（阿司匹林）和可逆COX抑制剂（吲哚布芬）。阿司匹林是抗血小板聚集治疗的基石，所有患者只要无禁忌证都应该使用，最佳剂量范围为75~150mg/d，主要不良反应为胃肠道出血或过敏。吲哚布芬可用于有胃肠道出血或消化道溃疡病史等阿司匹林不耐受患者的替代治疗，维持剂量为每次100mg，每日2次。

P_2Y_{12}受体阻断剂：通过阻断血小板的P_2Y_{12}受体抑制二磷酸腺苷（ADP）诱导的血小板活化。目前，我国临床上常用的P_2Y_{12}受体阻断剂有氯吡格雷和替格瑞洛。

②降低低密度脂蛋白胆固醇（LDL-C）的药物

他汀类药物：为首选的降脂药物，其能有效降低总胆固醇（TC）和LDL-C，延缓斑块进展和稳定斑块。所有明确诊断冠心病的患者，无论其血脂水平如何，均应给予他汀类药物，并将LDL-C降至1.8mmol/L（70mg/dL）以下水平。临床常用的他汀类药物包括辛伐他汀、阿托伐他汀、普伐他汀、氟伐他汀、瑞舒伐他汀等。他汀类药物的总体安全性很高，但在应用时仍应注意监测转氨酶及肌酸激酶等生化指标，及时发现药物可能引起的肝脏损害和肌病。

其他降低LDL-C的药物：包括胆固醇吸收抑制剂依折麦布和前蛋白转化酶枯草溶菌素9（PCSK9）抑制剂。

③血管紧张素转换酶抑制剂（ACEI）或血管紧张素受体阻断剂（ARB）：ACEI和ARB可以显著降低冠心病患者的心血管死亡、非致死性心肌梗死等主要终点事件的相对危险性。稳定型心绞痛患者合并高血压、糖尿病、心力衰竭或左心室收缩功能不全的高危患者建议使用ACEI。临床常用的ACEI类药物包括卡托普利、依那普利、培哚普利、雷米普利、贝那普利、赖诺普利等。不能耐受ACEI类药物者可使用ARB类药物。

④β受体阻断剂：对于心肌梗死后的稳定型心绞痛患者，β受体阻断剂可以减少心血管事件的发生。

4）血管重建治疗

①经皮冠状动脉介入治疗（PCI）：PCI是指一组经皮介入技术，包括经皮球囊冠状动脉成形术（PTCA）、冠状动脉支架植入术和斑块旋磨术等。PCI术成为冠心病治疗的重要手段，其能使患者的活动耐量增加，生活质量提高，但是心肌梗死的发生和死亡率与内科保守治疗无显著差异。影响其疗效的主要因素是支架内再狭窄和支架内血栓。随着新技术的出现，尤其是新型药物洗脱支架及新型抗血小板药物的应用，冠状动脉介入治疗的效果也在不断提高。

②冠状动脉旁路移植术（CABG）：通过取患者自身的大隐静脉作为旁路移植材料，一端吻合在主动脉，另一端吻合在病变冠状动脉段的远端；或将游离内乳动脉与病变冠状动脉远端吻合，以此改善病变冠状动脉分布心肌的血流供应。这种手术创伤较大，术后移植的血管还可能闭塞。因此应个体化权衡利弊，慎重选择手术适应证。

PCI或CABG的选择需要根据冠状动脉病变的情况和患者对开胸手术的耐受程度及患者的意愿等综合考虑。对全身情况能耐受开胸手术者，左主干合并2支以上冠脉病变，或多支血管病变合并糖尿病者，CABG应为首选。

7. 预后 稳定型心绞痛患者大多数能生存很多年，但有发生急性心肌梗死或猝死的危险。有室性心律失常或传导阻滞者预后较差。合并有糖尿病者预后明显差于无糖尿病者。决定预后的主要因素为冠脉病变累及心肌供血的范围和心功能。左冠脉主干病变最为严重。

8. **预防** 对稳定型心绞痛除用药物防止心绞痛再次发作外，应从阻止或逆转粥样硬化病情进展，预防心肌梗死等方面综合考虑，以改善预后。

（二）隐匿型冠心病

隐匿型冠心病是指没有心绞痛的临床症状，但有心肌缺血的客观证据（心电活动、心肌血流灌注及心肌代谢等异常）的冠心病，又称无症状性冠心病。

1. **临床表现** 可分为三种类型：①有心肌缺血的客观证据，但无心绞痛症状。②曾有心肌梗死史，现有心肌缺血客观证据，但无症状。③有心肌缺血发作，有时有症状，有时无症状，此类患者居多。其心肌缺血的心电图表现可见于静息时，也可在负荷状态下才出现，常为动态心电图记录所发现，也可为各种影像学检查所证实。应及时发现这类患者，为其提供及早的治疗，预防心肌梗死或心脏骤停发生。

2. **诊断** 无创性检查是诊断心肌缺血的重要客观依据。根据患者的危险度采取不同的检查，主要依据静息、动态或负荷试验心电图检查，或进一步做颈动脉内-中膜厚度、踝肱指数或冠脉CTA评估冠脉钙化分数，另外放射性核素心肌显像、有创性冠状动脉造影或血管内超声检查都有重要的诊断价值。需要关注的人群包括高血压或糖尿病患者、动脉粥样硬化性心血管疾病风险中危以上以及早发慢性冠脉疾病家族史人群。目前不主张对中低危患者进行影像学检查，也不主张对所有的无症状人群进行筛查。

3. **鉴别诊断** 各种器质性心脏病都可引起缺血性ST-T的改变，应加以鉴别。包括心肌炎、心肌病、心包疾病、电解质失调、内分泌疾病、药物作用等。

4. **防治** 对明确诊断的隐匿型冠心病患者应使用药物治疗和预防心肌梗死或死亡，并治疗相关危险因素。

采用防治冠状动脉粥样硬化的各种措施，应用硝酸酯类、β受体阻断剂和CCB可减少或消除无症状性心肌缺血的发作，联合用药效果更好。建议行冠状动脉造影以明确病变的严重程度，并考虑是否需血运重建手术治疗。

🌿 知识拓展

踝肱指数（ABI）是通过测量踝部动脉（胫后动脉或胫前动脉，取高值）以及肱动脉的收缩压，得到踝部动脉收缩压与肱动脉收缩压之间的比值。

测量时，采用标准仰卧位，通常我们使用的血压计是专门测量上臂血压的，测量踝部血压要使用专用的腿部血压袖带，以去除误差。踝部的血压多测量足背动脉和胫后动脉。

ABI数值越小，说明下肢血供越差。正常人休息时踝肱指数的范围为0.9~1.1。0.5~0.8则提示下肢动脉轻度中度缺血，低于0.5则预示重度缺血。

ABI降低不仅是心脑血管事件的独立危险因素，而且是总死亡率和心血管死亡率的强预测因子。ABI降低的患者，冠心病死亡率增加3~6倍。

（三）缺血性心肌病

缺血性心肌病是指由冠状动脉粥样硬化引起长期心肌缺血，导致心肌弥漫性纤维化，产生与原发性扩张型心肌病类似的临床表现，属于冠心病的一种特殊类型或晚期阶段。其病理生理基础是冠状动脉粥样硬化病变使心肌缺血、缺氧以至心肌细胞减少、坏死，心肌纤维化，心肌瘢痕形成。

1. 临床表现

（1）充血型缺血性心肌病　多有明确的冠心病病史，并且绝大多数有1次以上心肌梗死的病史。

1）心绞痛：心绞痛是缺血性心肌病患者常见的临床症状之一，但并不是心肌缺血患者必备的症状，有些患者也可以仅表现为无症状性心肌缺血，始终无心绞痛或心肌梗死的表现，在这类患者中，无症状性心肌缺血持续存在，对心肌的损害也持续存在，直至出现充血型心力衰竭；出现心绞痛的患者，心绞痛症状可能随着充血性心力衰竭的逐渐恶化，心绞痛发作逐渐减轻甚至消失，仅表现为胸闷、乏力、眩晕或呼吸困难等症状。

2）心力衰竭：心力衰竭的表现是逐渐发生的，常表现为劳力性呼吸困难，严重时可发展为端坐呼吸和夜间阵发性呼吸困难等左心室功能不全表现，伴有疲乏、虚弱症状。心脏听诊：第一心音减弱，可闻及舒张中晚期奔马律。两肺底可闻及散在湿啰音。晚期发生右心室功能衰竭，出现食欲缺乏、周围性水肿和右上腹闷胀感等症状。体格检查可见颈静脉充盈或怒张，心界扩大，肝大、压痛，肝颈静脉回流征阳性。

3）心律失常：在充血型缺血性心肌病的病程中可以出现各种类型的心律失常，尤以室性期前收缩、心房颤动和束支传导阻滞多见。

4）血栓和栓塞：心脏腔室内形成血栓和栓塞多见于心脏腔室明显扩大者、心房颤动而未积极抗凝治疗者和心输出量明显降低者。

（2）限制型缺血性心肌病　患者的临床表现主要以左心室舒张功能异常为主，而心肌收缩功能正常或仅轻度异常，类似于限制性心肌病的症状和体征，故被称为限制型缺血性心肌病或硬心综合征。患者常有劳力性呼吸困难和（或）心绞痛，活动受限，也可反复发生肺水肿。

2. 诊断　考虑诊断为缺血性心肌病需满足以下几点。

（1）有明确的心肌坏死或心肌缺血证据，包括病史、心电图、影像学等资料。

（2）心脏明显扩大。

（3）心功能不全临床表现和（或）实验室检查依据。

同时需排除冠心病的某些并发症，如室间隔穿孔、心室壁瘤和乳头肌功能不全所致二尖瓣关闭不全等。除外其他心脏病或其他原因引起的心脏扩大和心衰。

3. 鉴别诊断　需和其他引起心脏增大和心力衰竭的病因相鉴别。包括心肌病（如特发性扩张型心肌病等）、心肌炎、高血压性心脏病、内分泌病性心脏病。

4. 防治　本病的早期预防尤为重要，主要注意以下几方面。①积极控制冠心病危险因素（如高血压、高脂血症和糖尿病等）。②改善心肌缺血，预防再次心肌梗死和死亡发生。③纠正心律失常。④积极治疗心功能不全，治疗心衰以应用利尿剂和ACEI（或ARB）为主。β受体阻断剂长期应用可改善心功能，降低死亡率，正性肌力药物可作为辅助治疗，但强心苷宜选用作用和排泄快速的制剂，如毒毛花苷K、毛花苷丙、地高辛等。⑤对缺血区域有存活心肌者，血运重建术（PCI或CABG）可显著改善心肌功能。另外，近年来新的治疗技术如自体骨髓干细胞移植、血管内皮生长因子基因治疗等已试用于临床，为缺血性心肌病的治疗带来了新的希望。

三、急性冠脉综合征

急性冠脉综合征（acute coronary syndrome，ACS）是一组由急性心肌缺血引起的临床综合征，主要包括不稳定型心绞痛（UA）、非ST段抬高型心肌梗死（NSTEMI）以及ST段抬高型心肌梗死（STEMI）。

（一）不稳定型心绞痛和非ST段抬高型心肌梗死

不稳定型心绞痛（UA）指介于稳定型心绞痛和急性心肌梗死之间的临床状态，包括除稳定型劳力性心绞痛以外的初发型、恶化型心绞痛和静息型心绞痛（表2-4-1）。它是ACS中的常见类型。若UA伴血清心肌酶标志物明显升高，即可确定非ST段抬高型心肌梗死（NSTEMI）的诊断。

表2-4-1　不稳定型心绞痛的分类及临床表现

分类	临床表现
静息型心绞痛	发作于休息时，持续时间通常>20分钟
初发型心绞痛	通常在首发1~2个月内、很轻的体力活动可诱发（程度至少达CCS Ⅲ级）
恶化型心绞痛	在相对稳定的劳力性心绞痛基础上心绞痛逐渐增强（疼痛更剧烈、时间更长或更频繁，按CCS分级至少增加Ⅰ级水平，程度至少CCS Ⅲ级）

1. 发病机制　不稳定型心绞痛和非ST段抬高型心肌梗死（UA/NSTEMI）的病理机制为不稳定的粥样硬化斑块破裂或在糜烂基础上血小板聚集、并发血栓形成、冠状动脉痉挛收缩、微血管栓塞导致急性或亚急性心肌供氧的减少和缺血加重。虽然也可因劳力负荷诱发，但劳力负荷中止后胸痛并不能缓解。其中，非ST段抬高型心肌梗死常因心肌严重的持续性缺血导致心肌坏死，病理上出现灶性或心内膜下心肌坏死。

如果冠状动脉阻塞时间短，累计心肌缺血<20分钟，组织学上既无心肌坏死也无心肌坏死标志物的释出，ECG呈一过性心肌缺血改变，临床上表现为UA；如果冠状动脉严重阻塞时间较长，累计时间>20分钟、组织学上有心肌坏死、血清心肌标志物异常升高、ECG呈持续性心肌缺血改变而无ST段抬高和病理性Q波出现，临床上即可诊断为NSTEMI。

2. 临床表现

（1）症状　不稳定型心绞痛（UA）患者胸部不适的性质与典型的稳定型心绞痛相似。以下临床表现有助于诊断UA：①诱发心绞痛的体力活动阈值突然或持久降低；②心绞痛发生频率、严重程度和持续时间增加；③出现静息或夜间心绞痛；④胸痛放射至新的部位；⑤发作时伴有新的相关症状，如出汗、恶心、呕吐、心悸或呼吸困难；⑥常规休息或舌下含服硝酸甘油只能暂时甚至不能完全缓解症状。老年、女性、糖尿病患者症状可不典型。

（2）体征　无特异性，胸痛发作时患者可出现脸色苍白、皮肤湿冷；体检可发现一过性第三心音或第四心音，以及由于二尖瓣反流引起的一过性收缩期杂音，为乳头肌功能不全所致；少见低血压、休克等表现。稳定型心绞痛患者也可能出现这些非特异性体征。

3. 实验室和辅助检查

（1）心电图　大多数患者胸痛发作时有一过性ST段（抬高或压低）和T波（低平或倒置）改变，其中ST段的动态改变（≥0.1mV的抬高或压低）是严重冠状动脉疾病的表现，可能会发生急性心肌梗死或猝死。症状发作时的心电图尤其有意义，与之前心电图对比，可提高诊断价值。通常上述心电图动态改变可随着心绞痛的缓解而完全或部分消失。若心电图改变持续12小时以上，则提示非ST段抬高型心肌梗死（NSTEMI）的可能。

（2）动态心电图　连续24小时的心电监测可发现无症状或心绞痛发作时的ST段改变。

（3）冠状动脉造影　冠状动脉造影可明确诊断、指导治疗并评价预后。

（4）其他侵入性检查　冠状动脉内超声显像和光学相干断层显像可以准确提供斑块分布性质、大小和有否斑块破溃及血栓形成等更准确的腔内影像信息。

（5）心肌标志物检查　心脏肌钙蛋白（cTn）T及I比肌酸激酶（CK）和肌酸激酶同工酶（CK-MB）更敏感、可靠，在症状发生后24小时内，cTn的峰值超过正常对照值的99个百分位需考虑非ST段抬高型心肌梗死。临床上不稳定型心绞痛（UA）的诊断主要依靠临床表现以及发作时心电图ST-T的动态改变，如cTn阳性意味该患者已发生少量心肌损伤，相比cTn阴性的患者其预后较差。

4. 诊断　根据典型的心绞痛症状、典型的缺血性心电图改变（新发或一过性ST段压低≥0.1mV，或T波倒置≥0.2mV）以及心肌损伤标志物（cTnT、cTnI或CK-MB）测定，可以作出不稳定型心绞痛和非ST段抬高型心肌梗死（UA/NSTEMI）诊断。

诊断未明确的不典型而病情稳定者，可以在出院前做负荷心电图或负荷超声心动图、核素心肌灌注显像、冠状动脉造影等检查。冠状动脉造影仍是诊断冠心病的重要方法，可以直接显示冠状动脉狭窄程度，对决定治疗策略有重要意义。

5. 鉴别诊断　尽管不稳定型心绞痛和非ST段抬高型心肌梗死（UA/NSTEMI）的发病机制类似急性ST段抬高型心肌梗死（STEMI），但两者的治疗原则有所不同，因此需要鉴别诊断。与其他疾病的鉴别诊断参见"稳定型心绞痛"部分。

6. 治疗

（1）治疗原则　不稳定型心绞痛和非ST段抬高型心肌梗死（UA/NSTEMI）是具有潜在危险的严重疾病，其治疗主要有两个目的：①即刻缓解缺血；②预防严重不良反应后果（即死亡或心肌梗死或再次梗死）。其治疗包括：①抗缺血治疗；②抗血栓治疗；③根据危险度分层进行有创治疗。

（2）一般治疗　立即卧床休息，消除紧张情绪和顾虑，保持安静环境，可以应用小剂量的镇静剂和抗焦虑药物。对于有发绀、呼吸困难或其他高危表现患者，给予吸氧，监测血氧饱和度（SaO_2），维持SaO_2>90%。同时积极处理可能引起心肌耗氧量增加的疾病。

（3）药物治疗

1）抗心肌缺血药物：主要目的是减少心肌耗氧量（减慢心率或减弱左心室收缩力）或扩张冠状动脉，缓解心绞痛发作。

①硝酸酯类药物：扩张静脉，降低心脏前负荷，并降低左心室舒张末压、降低心肌耗氧量，改善左心室局部和整体功能。此外，硝酸酯类药物可扩张冠状动脉，缓解心肌缺血。心绞痛发作时，可舌下含服硝酸甘油，每次0.5mg，必要时每间隔3~5分钟可以连用3次，若仍无效，可静脉应用硝酸甘油或硝酸异山梨酯。常用的口服硝酸酯类药物包括硝酸异山梨酯和单硝酸异山梨酯。

②β受体阻断剂：主要作用于心肌的$β_1$受体而降低心肌耗氧量，减少心肌缺血反复发作，减少心肌梗死的发生，对改善近、远期预后均有重要作用。对于无禁忌证的UA/NSTEMI患者，应尽早使用。

③钙通道阻滞剂：可有效减轻心绞痛症状，可作为治疗血管痉挛性心绞痛的首选药物。可作为治疗持续性心肌缺血的次选药物。足量β受体阻断剂与硝酸酯类药物治疗后仍不能控制缺血症状的患者可口服长效钙通道阻滞剂。

2）抗血小板治疗

①环氧化酶（COX）抑制剂：阿司匹林是抗血小板凝聚治疗的基石，如无禁忌证，所有患者均应口服阿司匹林，负荷量150~300mg（未服用过阿司匹林的患者），维持剂量为每日75~100mg，长期服用。对于阿司匹林不耐受者，可考虑用吲哚布芬替代。

②P_2Y_{12}受体阻断剂：除非有禁忌证，UA/NSTEMI患者均建议在阿司匹林基础上，联合应用一种P_2Y_{12}受体抑制剂，并维持至少12个月。氯吡格雷负荷量为300~600mg，维持剂量为每日75mg，副作用

小，作用快，已代替噻氯吡啶或用于不能耐受阿司匹林的患者作为长期使用，以及植入支架术后和阿司匹林联用。替格瑞洛可逆性抑制P_2Y_{12}受体，起效更快，作用更强，可用于所有UA/NSTEMI的治疗，首次180mg负荷量，维持剂量90mg，每日2次。

③血小板膜糖蛋白Ⅱb/Ⅲa（GPⅡb/Ⅲa）受体阻断剂（GPI）：激活的血小板通过GPⅡb/Ⅲa受体与纤维蛋白原结合，导致血小板血栓的形成，这是血小板聚集的最后、唯一途径。替罗非班为目前国内GPⅡb/Ⅲa受体阻断剂的唯一选择。

④环核苷酸磷酸二酯酶抑制剂：主要包括西洛他唑和双嘧达莫。西洛他唑除有抗血小板聚集和舒张外周血管作用外，还具有抗平滑肌细胞增生，改善内皮细胞功能等作用，但在预防PCI术后急性并发症的研究证据均不充分，所以仅作为阿司匹林不耐受者的替代药物。双嘧达莫可引起"冠状动脉窃血"，加重心肌缺血，目前不推荐使用。

3）抗凝治疗：除非有禁忌证，所有患者均应在抗血小板聚集治疗基础上常规接受抗凝治疗，根据治疗策略以及缺血、出血事件风险选择不同药物。常用的抗凝药包括普通肝素、低分子量肝素、磺达肝癸钠和比伐卢定。

①普通肝素：肝素的推荐用量是静脉注射80~85U/kg后，以15~18U/（kg·h）的速度静脉滴注维持，治疗过程中在开始用药或调整剂量后6小时需监测激活部分凝血酶时间（APTT），调整肝素用量，一般使APTT控制在50~70秒。静脉应用肝素以2~5天为宜，后可改为每次皮下注射肝素5000~7500U，每日2次，再治疗1~2天。由于存在发生肝素诱导的血小板减少症的可能，在肝素使用过程中需监测血小板。

②低分子量肝素：与普通肝素相比，低分子量肝素具有强烈的抗Xa因子及Ⅱa因子活性的作用，并且可以根据体重和肾功能调节剂量，皮下应用不需要实验室监测，故具有疗效更肯定、使用更方便的优点，并且肝素诱导血小板减少症的发生率更低。常用药物包括依诺肝素、达肝素和那曲肝素等。

③磺达肝癸钠：是选择性Xa因子间接抑制剂。皮下注射2.5mg，每日1次，采用保守策略的患者尤其在出血风险增加时作为抗凝药物的首选。对需行PCI的患者，术中需要追加普通肝素抗凝。

④比伐卢定：是直接抗凝血酶制剂，通过直接并特异性抑制Ⅱa因子活性，可预防接触性血栓形成，作用可逆而短暂，出血事件的发生率降低。主要用于UA/NSTEMI患者PCI术中的抗凝。先静脉推注0.75mg/kg，再静脉滴注1.75mg/（kg·h），维持至术后3~4小时。

4）调脂治疗：UA/NSTEMI患者均应尽早（24小时内）开始使用他汀类药物。LDL-C的目标值为<1.8mmol/L。少部分患者会出现转氨酶和肌酸激酶（CK、CK-MM）升高等副作用。他汀类药物在急性期应用可促使内皮细胞释放一氧化氮，有类硝酸酯的作用，远期有抗炎症和稳定斑块的作用，能降低冠状动脉疾病的死亡和心肌梗死发生率。

5）血管紧张素转换酶抑制剂（ACEI）或血管紧张素受体阻滞剂（ARB）：对UA/NSTEMI患者，如果不存在禁忌证，应该在24小时内给予口服ACEI，不能耐受ACEI者可用ARB替代。长期应用ACEI能降低心血管事件发生率。

（4）冠状动脉血运重建术　冠状动脉血运重建术包括经皮冠状动脉介入治疗（PCI）和冠状动脉旁路移植术（CABG）。

1）经皮冠状动脉介入治疗（PCI）：随着PCI技术的迅速发展，PCI成为不稳定型心绞痛和非ST段抬高型心肌梗死（UA/NSTEMI）患者血运重建的主要方式。药物洗脱支架（DES）的应用进一步改善PCI的远期疗效，拓宽了PCI的应用范围。根据NSTE-ACS心血管事件危险的紧迫程度以及相关并发症的严重程度，选择不同的侵入治疗策略，紧急侵入治疗策略（<2小时）、早期侵入治疗策略（<24小时）和侵入治疗策略（<72小时）。

2）冠状动脉旁路移植术：冠状动脉旁路移植术最大的受益者是病变严重、有多支血管病变的症状严重和左心室功能不全的患者。选择何种血运重建策略主要根据临床因素、术者经验和基础冠心病的严重程度。

7. 预后　不稳定型心绞痛和非ST段抬高型心肌梗死（UA/NESTEMI）的急性期一般在2个月左右，在此期间发生心肌梗死或死亡的风险最高。尽管住院期间的死亡率低于ST段抬高型心肌梗死（STEMI），但其长期的心血管事件发生率与STEMI接近，因此出院后要坚持长期药物治疗，控制缺血症状，降低心肌梗死和死亡的发生，包括服用双联抗血小板药物至少12个月，其他药物包括他汀类药物、β受体阻断剂和ACEI/ARB，严格控制危险因素，进行有计划及适当的运动锻炼。根据住院期间的各种事件、治疗效果和耐受性，予以个体化治疗。

8. 二级预防　二级预防ABCDE方案如下。A：抗血小板、抗心绞痛治疗和血管紧张素转换酶抑制剂（ACEI）；B：β受体阻断剂预防心律失常、减轻心脏负荷等，控制血压；C：控制血脂和戒烟；D：控制饮食和糖尿病治疗；E：健康教育和运动。

（二）急性ST段抬高型心肌梗死

急性心肌梗死是在冠状动脉粥样硬化的基础上，发生冠状动脉急剧减少或中断，使相应的心肌严重而持久地缺血而致部分心肌急性坏死。临床表现为胸痛、急性循环功能障碍，反映心肌急性缺血、损伤和坏死的一系列特征性ECG演变以及心肌标志物的升高。前已述及NSTEMI，本部分阐述急性ST段抬高型心肌梗死（STEMI）。

1. 病因和发病机制　STEMI的基本病因是冠状动脉粥样硬化基础上1支或多支血管管腔急性闭塞，若持续时间达到20~30分钟或以上，即可发生急性心肌梗死。大量的研究已证明，绝大多数STEMI是由于不稳定的粥样斑块溃破，继而出血和管腔内血栓形成，而使管腔闭塞。

促使斑块破裂出血及血栓形成的诱因如下：

（1）冠状动脉张力增高　晨起6时至中午12时交感神经活动增加，机体应激反应性增强，心肌收缩力、心率、血压增高。

（2）血液黏稠度增高　在饱餐特别是进食多量脂肪后，血脂增高。

（3）左心室负荷明显加重　重体力活动、情绪过分激动、血压剧升或用力排便时。

（4）冠状动脉灌注量锐减　休克、脱水、出血、外科手术或严重心律失常，致心输出量骤降。

STEMI可发生在频发心绞痛的患者，也可发生在原来无症状者中。STEMI后发生的严重心律失常、休克或心力衰竭，均可使冠状动脉灌流量进一步降低，心肌坏死范围扩大。

2. 病理

（1）冠状动脉病变　STEMI患者冠脉内可见在粥样斑块的基础上有血栓形成，使管腔闭塞，但是在由冠脉痉挛引起的管腔闭塞者中，个别可无严重粥样硬化病变。此外，梗死的发生与原来冠脉受粥样硬化病变累及的血管数及其所造成管腔狭窄程度之间未必呈平行关系。

1）左前降支闭塞：引起左心室前壁、心尖部、下侧壁、前间隔和二尖瓣前乳头肌梗死。

2）左回旋支闭塞：引起左心室高侧壁、膈面（左冠状动脉占优势时）和左心房梗死，可能累及房室结。

3）左主干闭塞：引起左心室广泛梗死。

4）右冠状动脉闭塞：引起左心室膈面（右冠状动脉占优势时）、后间隔和右心室梗死，并可累及窦房结和房室结。

（2）心肌病变　冠脉闭塞后20~30分钟，已有少数受其供血的心肌坏死，急性心肌梗死（AMI）的病理过程开始。1~2小时之间心肌间质充血、水肿，伴大量炎细胞浸润，绝大部分心肌呈凝固性坏死。随着时间延长，坏死的心肌纤维逐渐溶解，形成肌溶灶，随后渐有肉芽组织形成。

继发性病理变化：在心腔内压力的作用下，坏死心壁向外膨出，可产生心脏破裂或逐渐形成心室壁瘤。坏死组织1~2周后开始吸收，并逐渐纤维化，在6~8周形成瘢痕愈合，称为陈旧性心肌梗死。

3. 病理生理　STEMI的病理生理特征主要由于心肌丧失收缩功能所产生的左心室收缩功能降低、血流动力学异常和左心室重构所致。

心肌梗死导致心脏收缩力减弱、顺应性减低、心肌收缩不协调，左心室压力曲线最大上升速度减低、左心室舒张末期压增高、舒张和收缩末期容量增多。射血分数减低，心搏量和心输出量下降，心率增快或有心律失常，血压下降。病情严重者，动脉血氧含量降低。急性大面积心肌梗死者，可发生泵衰竭——心源性休克或急性肺水肿。右心室梗死在心肌梗死患者中少见，其主要病理生理改变是急性右心衰竭的血流动力学变化，右心房压力增高，高于左心室舒张末期压，心输出量减低，血压下降。

心室重构在梗死发生后立即开始，并持续数月甚至数年。在大面积梗死的情况下，为维持心搏量，有功能的心肌可能会代偿性肥厚，这种适应性肥厚能代偿梗死所致的心功能障碍，但存活的心肌最终也受损，导致心室进一步扩张，心脏整体功能障碍，最后发生心衰。

4. 临床表现　与梗死的面积大小、部位、冠状动脉侧支循环情况密切相关。

（1）先兆　50.0%~81.2%的患者在发病前数日有前驱症状，如乏力，胸部不适，活动时心悸、气急、烦躁、心绞痛等，其中以新发生心绞痛（初发型心绞痛）或原有心绞痛加重（恶化型心绞痛）最突出。心绞痛发作较以往频繁、程度较剧、持续较久、硝酸甘油疗效差、诱发因素不明显。同时心电图示ST段一过性明显抬高（变异型心绞痛）或压低，T波倒置或增高（"假性正常化"），即前述不稳定型心绞痛（UA）情况。如及时住院处理，可使部分患者避免发生心肌梗死（MI）。

（2）症状

1）疼痛：最先出现，多发生于清晨，疼痛部位和性质与心绞痛相同，但诱因多不明显，且常发生于安静时，程度较重，持续时间较长，可达数小时或更长，休息和含用硝酸甘油片多不能缓解。患者常烦躁不安、出汗、恐惧、胸闷或有濒死感。少数患者无疼痛，一开始即表现为休克或急性心力衰竭。部分患者疼痛位于上腹部，被误认为胃穿孔、急性胰腺炎等急腹症；部分患者疼痛放射至下颌、颈部、背部上方，被误认为牙痛或骨关节痛。

2）胃肠道症状：疼痛剧烈时常伴有频繁的恶心、呕吐、上腹胀痛和肠胀气，与坏死心肌刺激迷走神经和心输出量降低、组织灌注不足等有关。重症者可发生呃逆。

3）全身症状：一般在疼痛发生后24~48小时出现，由坏死物质被吸收所引起，有发热、心动过速、白细胞计数增高和红细胞沉降率增快等。全身症状程度与梗死范围常呈正相关，体温一般在38℃左右，很少达到39℃，持续约1周。

4）心律失常：24小时内最多见，多发生在起病1~2天，见于75%~95%的患者，可伴乏力、头晕、晕厥等症状。各种心律失常中以室性心律失常最多，尤其是室性期前收缩，如室性期前收缩频发（每分钟5次以上），成对出现或呈短阵室性心动过速，多源性或落在前一心搏的易损期时（R-on-T），常为心室颤动的先兆。室颤是ST段抬高型心肌梗死早期，特别是入院前主要的死因。房室传导阻滞和束支传导阻滞也较多见。

5）低血压和休克：血压下降常见于疼痛期，未必是休克；休克多在起病后数小时至数日内发生，见于约20%的患者。如疼痛缓解而收缩压仍低于80mmHg时，有烦躁不安、面色苍白、皮肤湿冷、脉细而快、大汗淋漓、尿量减少（<20mL/h）、神志迟钝甚至晕厥者，则为休克表现。休克主要是心源性，为心肌广泛（40%以上）坏死，心输出量急剧下降所致。

6）心力衰竭：可在起病最初几天内发生，或出现在疼痛、休克好转阶段，主要是急性左心衰竭，发生率为32%~48%，为梗死后心脏舒缩力显著减弱或不协调所致。出现呼吸困难、咳嗽、发绀、烦躁等症状，严重者可发生肺水肿，随后可有颈静脉怒张、肝大、水肿等右心衰竭表现。右心室MI者可一开始即出现右心衰竭表现，伴血压下降。

根据有无心力衰竭表现及其相应的血流动力学改变严重程度，急性心肌梗死（AMI）引起的心力衰竭按Killip分级法可分为：

Ⅰ级：尚无明显心力衰竭。

Ⅱ级：有左心衰竭，肺部啰音<50%肺野。

Ⅲ级：有急性肺水肿，全肺大、小、干、湿啰音。

Ⅳ级：有心源性休克等不同程度或阶段的血流动力学变化。

ST段抬高型心肌梗死时，重度左心室衰竭或肺水肿与心源性休克同样是左心室排血功能障碍所引起，两者可以不同程度的合并存在，常统称为心脏泵功能衰竭，或泵衰竭。心源性休克是较左心室衰竭程度更重的泵衰竭，一定水平的左心室充盈后，心排血指数比左心室衰竭时更低。

Forrester等对上述血流动力学分级作了调整，并与临床进行对照，分为如下四类：

Ⅰ类：无肺淤血和周围灌注不足；肺毛细血管楔压（PCWP）和心排血指数（CI）正常。

Ⅱ类：单有肺淤血；PCWP增高（>18mmHg），CI正常［>2.2L/（min·m²）］。

Ⅲ类：单有周围灌注不足；PCWP正常（<18mmHg），CI降低［<2.2L/（min·m²）］，主要与血容量不足或心动过缓有关。

Ⅳ类：合并有肺淤血和周围灌注不足；PCWP增高（>18mmHg），CI降低［<2.2L/（min·m²）］。

在以上两种分级及分类中，都是第四类最为严重。

（3）体征

1）心脏体征：心脏浊音界可正常也可轻度至中度增大。心率多增快，少数也可减慢，可有各种心律失常。心尖区第一心音减弱，可出现第四心音（心房性）奔马律，少数有第三心音（心室性）奔马律。10%~20%患者在起病第2~3天出现心包摩擦音，为反应性纤维性心包炎所致。室间隔穿孔时可在胸骨左缘3~4肋间新出现粗糙的收缩期杂音伴有震颤；二尖瓣乳头肌功能失调或断裂时心尖区可出现粗糙的收缩期杂音或伴收缩中晚期喀喇音。

2）血压：极早期血压可增高，几乎所有患者都有血压降低。起病前有高血压者，血压可降至正常，且可能不再恢复到起病前的水平。

3）其他：可有与心律失常、休克或心力衰竭相关的其他体征。

5. 辅助检查

（1）心电图   心电图常有进行性改变，对心肌梗死（MI）的诊断、定位、范围、估计病情演变和预后都有帮助。

1）特征性改变：ST段抬高型心肌梗死心电图，表现特点为：①ST段抬高呈弓背向上型，在面向坏死区周围心肌损伤区的导联上出现。②宽而深的Q波（病理性Q波），在面向透壁心肌坏死区的导联上出现。③T波倒置，在面向损伤区周围心肌缺血区的导联上出现。④在背向MI区的导联则出现相反的改变，即R波增高ST段压低和T波直立并增高。

2）动态性改变：ST段抬高型心肌梗死，表现特点为：①超急性期改变，在起病数小时内，可无异常或出现异常高大、两肢不对称的T波。②急性期改变，在数小时后，ST段明显抬高，弓背向上，与直立的T波连接，形成单相曲线。数小时至2日内出现病理性Q波，同时R波减低（图2-4-2）。Q波在3~4天内稳定不变，以后70%~80%永久存在。③亚急性期改变，在早期如不进行治疗干预，ST段抬高持续数日至2周左右，逐渐回到基线水平，T波则变为平坦或倒置。④慢性期改变，数周至数个月后，T波呈V形倒置，两肢对称，波谷尖锐；T波倒置可永久存在，也可在数个月至数年内逐渐恢复。

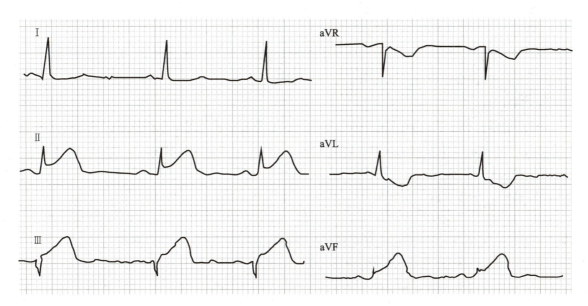

图2-4-2 急性下壁心肌梗死的心电图（发病后3小时）

注：图示Ⅱ、Ⅲ、aVF导联ST段显著抬高，Ⅰ、aVL导联ST段压低

3）定位和范围：STEMI的定位和范围可根据出现特征性改变的导联数来判断（表2-4-2）。

表2-4-2 ST段抬高型心肌梗死的心电图定位诊断

导联	前间隔	局限前壁	前侧壁	广泛前壁	下壁[①]	下间壁	下侧壁	高侧壁[②]	正后壁[③]
V_1	+			+		+			
V_2	+			+		+			
V_3	+	+		+		+			
V_4		+		+					
V_5		+	+	+				+	
V_6			+					+	
V_7			+					+	
V_8									+
aVR									+
aVL	±	+	±		−	−	−	+	
aVF					+	+	+	−	
Ⅰ	±	+	±		−	−	−	+	

续表

导联	前间隔	局限前壁	前侧壁	广泛前壁	下壁①	下间壁	下侧壁	高侧壁②	正后壁③
Ⅱ					+	+	+	-	
Ⅲ					+	+	+	-	

注：①即膈面。右心室MI不易从心电图得到诊断，但CR$_{4R}$（负极置于右上肢前臂，正极置于V$_4$部位）或V$_{4R}$导联的ST段抬高，可作为下壁MI扩展到右心室的参考指标；②在V$_5$、V$_6$、V$_7$导联高1~2肋处可能有改变；③在V$_1$、V$_2$、V$_3$导联R波增高。同理，在前侧壁梗死时，V$_1$、V$_2$导联R波也增高

"+"为正面改变，表示典型ST段抬高Q波及T波变化；"-"为反面改变，表示QRS主波向上，ST段压低及与"+"部位的T波方向相反的T波；"±"为可能有正面改变

（2）超声心动图　二维和M型超声心动图也有助于了解心室壁的运动和左心室功能，诊断室壁瘤和乳头肌功能失调，检测心包积液及室间隔穿孔等并发症。

（3）实验室检查

1）血清心肌坏死标志物：心肌损伤标志物增高水平与心肌坏死范围及预后明显相关。①肌红蛋白起病后2小时内升高，12小时内达高峰；24~48小时内恢复正常；肌红蛋白在AMI后出现最早，也十分敏感，但特异性不很强。②肌钙蛋白I（cTnI）或肌钙蛋白T（cTnT）起病3~4小时后升高，cTnI于11~24小时达高峰，7~10天降至正常；cTnT于24~48小时达高峰，10~14天降至正常。这些心肌结构蛋白含量的增高是诊断心肌梗死的敏感指标。cTnT和cTnI出现较肌红蛋白稍延迟，而特异性很高，其缺点是持续时间可长达10~14天，对在此期间判断是否有新的梗死不利。③肌酸激酶同工酶（CK-MB）在起病后4小时内增高，16~24小时达高峰，3~4天恢复正常，其增高的程度能较准确地反映梗死的范围，其高峰出现时间是否提前有助于判断溶栓治疗是否成功；CK-MB虽不如cTnT、cTnI敏感，但对早期（<4小时）AMI的诊断有较重要价值。

以往沿用多年的急性心肌梗死（AMI）心肌酶测定，包括肌酸激酶（CK）、天门冬氨酸氨基转移酶（AST）以及乳酸脱氢酶（LDH），其特异性及敏感性均远不如上述心肌坏死标志物，已不再用于诊断AMI。

2）其他检查：起病24~48小时后白细胞可增至（10~20）×10^9/L，中性粒细胞增多，嗜酸性粒细胞减少或消失；红细胞沉降率增快，均可持续1~3周。C反应蛋白（CRP）增高与预后不良有关。起病数小时至2日内血中游离脂肪酸增高。BNP或NT-pro-BNP的升高提示心室壁张力的升高，反映心功能不全。

6. 诊断与鉴别诊断　根据典型的临床表现，特征性的心电图改变以及实验室检查发现，可作出诊断。对老年患者，突然发生严重心律失常、休克、心力衰竭而原因未明，或突然发生较重而持久的胸闷或胸痛者，都应考虑急性心肌梗死的可能。宜先按急性心肌梗死（AMI）来处理，并短期内进行心电图、血清心肌坏死标志物测定等的动态观察以确定诊断。

STEMI要和以下疾病相鉴别。

（1）心绞痛　鉴别要点见表2-4-3。

表2-4-3　心绞痛和急性心肌梗死的鉴别要点

鉴别诊断项目	心绞痛	急性心肌梗死
1. 疼痛		
部位	胸骨后中下段	相同，但可在较低位置或上腹部
性质	压榨性或窒息性	相似，但程度更剧烈
诱因	劳力、情绪激动、受寒、饱食等	不常有
时限	短，1~5分钟或15分钟以内	长，数小时或1~2天
频率	频繁	发作不频繁
硝酸甘油疗效	显著缓解	作用较差或无效

续表

鉴别诊断项目	心绞痛	急性心肌梗死
2. 气喘或肺水肿	极少	可有
3. 血压	升高或无显著改变	可降低，甚至发生休克
4. 心包摩擦音	无	可有
5. 坏死物质吸收的表现		
发热	无	常有
血白细胞增加（嗜酸性粒细胞减少）	无	常有
血沉增快	无	常有
血清心肌坏死标志物升高	无	有
6. 心电图变化	无变化或暂时性ST段或T波变化	有特征性和动态性变化

（2）急性肺动脉栓塞　可有胸痛、咯血、呼吸困难和休克。有右心负荷急剧增加表现，如发绀、肺动脉瓣区第二心音亢进、颈静脉充盈、肝大、下肢水肿等。常有低氧血症，核素肺通气–灌注扫描异常，肺动脉CTA可检出肺动脉大分支血管的栓塞。心电图示 I 导联S波加深，Ⅲ导联Q波显著，T波倒置，胸导联过渡区左移，右胸导联T波倒置等改变。AMI和急性肺动脉栓塞时D–二聚体均可升高，鉴别诊断价值不大。

（3）主动脉夹层　胸痛从一开始即达高峰，常放射到背、肋、腹、腰和下肢，两上肢的血压和脉搏可有明显差别，可有主动脉瓣关闭不全的表现，偶有意识模糊和偏瘫等神经系统受损症状，但无血清心肌坏死标志物升高。二维超声心动图检查、X线胸主动脉CTA或MRA有助于诊断。

（4）急性心包炎　心包炎的疼痛与发热同时出现，呼吸和咳嗽时加重，尤其是急性非特异性心包炎可有较剧烈而持久的心前区疼痛。早期即有心包摩擦音，心包摩擦音和疼痛在心包腔出现渗液时均消失；全身症状一般不如MI严重；心电图除aVR外，其余导联均有ST段弓背向下的抬高，T波倒置，无异常Q波出现。

（5）急腹症　消化性溃疡穿孔、急性胰腺炎、急性胆囊炎、胆石症等，均有上腹部疼痛，可能伴休克。仔细询问病史、体格检查、心电图检查、血清心肌酶和肌钙蛋白测定可协助鉴别。

7. 并发症

（1）乳头肌功能失调或断裂　二尖瓣乳头肌因缺血、坏死等使收缩功能发生障碍，总发生率可高达50%。可造成不同程度的二尖瓣脱垂并关闭不全，心尖区出现收缩中晚期喀喇音和吹风样收缩期杂音，第一心音可不减弱，可引起心力衰竭。轻症者可以恢复，杂音可消失。乳头肌整体断裂极少见，多发生在二尖瓣后乳头肌，见于下壁心肌梗死，心力衰竭明显，可迅速发生肺水肿，在数日内死亡。

（2）心脏破裂　发生率低，常在起病1周内出现，多为心室游离壁破裂，造成心包积血引起急性心脏压塞而猝死。偶为心室间隔破裂造成穿孔，在胸骨左缘第3~4肋间出现响亮的收缩期杂音，常伴有震颤，可引起心力衰竭和休克而在数日内死亡。心脏破裂也可为亚急性，患者能存活数月。

（3）栓塞　起病后1~2周出现，发生率1%~6%，可为左心室附壁血栓脱落所致，引起脑、肾、脾或四肢等动脉栓塞。也可因下肢静脉血栓形成部分脱落所致，产生肺动脉栓塞，大面积肺栓塞可导致猝死。

（4）心室壁瘤　发生率5%~20%，主要见于左心室。体格检查可见左侧心界扩大，心脏搏动范围较广，可有收缩期杂音。瘤内发生附壁血栓时，心音减弱。心电图ST段持续抬高。超声心动图、放射性核素心血池显像以及左心室造影可见局部心缘突出，搏动减弱或有反常搏动。室壁瘤可导致心功能不全、栓塞和室性心律失常。

🧑‍⚕️ 岗位情景模拟 14

　　患者，男性，65岁，发作性胸痛2年，再发4小时。患者近2年出现发作性胸骨后疼痛，多于快走、劳累时诱发，休息可缓解，持续约5分钟。近1周，上述症状较前发作频繁，轻微活动即可诱发胸痛，伴左侧肩、背部放射痛，伴胸闷，持续10余分钟可缓解，入院前4小时劳动时突发胸痛，疼痛剧烈，伴肩、背部放射痛，胸闷、大汗，头晕、恶心、呕吐，呕吐物为胃内容物，胸痛症状持续不缓解。既往无高血压、糖尿病病史，无青霉素过敏史，个人史无特殊，母亲有冠心病病史。

　　体格检查：T 36.7℃，P 65次/分，BP 102/60mmHg。神志清、精神差，无皮疹，巩膜无黄染，心界无扩大，心音低钝，律齐，未闻及病理性杂音，双肺呼吸音清，未闻及干、湿啰音，腹软，肝脾不大，双下肢无水肿。ECG：Ⅱ、Ⅲ、aVF ST段抬高0.2~0.5mV。

　　实验室检查：肌红蛋白96.52ng/mL；肌酸激酶同工酶197.80ng/mL，肌钙蛋白T 3.15ng/mL。

问题与思考

1. 根据现有临床资料，提出初步诊断，并写出诊断依据。

2. 写出急性心肌梗死引起的心力衰竭的分级。

答案解析

　　（5）心肌梗死后综合征　于MI后数周至数月内出现，发生率1%~5%，可反复发生。发病机制可能为自身免疫反应所致，表现为心包炎、胸膜炎或肺炎，有发热、胸痛等症状。

　　8. 治疗　强调及早发现，及早住院，并加强住院前的就地处理。治疗原则：尽快恢复心肌的血液灌注（到达医院后30分钟内开始溶栓或90分钟内开始介入治疗）以挽救濒死的心肌、防止梗死扩大或缩小心肌缺血范围，保护和维持心脏功能，及时处理严重心律失常、泵衰竭和各种并发症，防止猝死，使患者不但能度过急性期，且康复后还能保持尽可能多的有功能的心肌。

　　（1）监护和一般治疗

　　1）休息：急性期12小时卧床休息，保持环境安静。减少探视，防止不良刺激，解除焦虑。

　　2）监测：在冠心病监护室进行心电图、血压和呼吸的监测，除颤仪应随时处于备用状态。对于严重泵衰竭者还需监测肺毛细血管压和静脉压。密切观察心律、心率、血压和心功能的变化，为适时采取治疗措施，避免猝死提供客观资料。监测人员必须高度负责，既不放过任何有意义的变化，又保证患者的安静和休息。

　　3）吸氧：对有呼吸困难和血氧饱和度降低者，最初几日间断或持续通过鼻管面罩吸氧。

　　4）建立静脉通道：保持给药途径畅通。

　　5）若无并发症，24小时内应鼓励患者在床上行肢体活动；若无低血压，第3天就可以在病房内走动；梗死后第4~5天，逐步增加活动直至每天3次步行100~150m。

　　（2）解除疼痛　解除疼痛最有效的方法是心肌再灌注治疗开通梗死相关血管、恢复缺血心肌的供血，但在再灌注治疗前可选用下列药物尽快解除疼痛。

　　1）吗啡或哌替啶：可减轻患者交感神经过度兴奋和濒死感。使用方法：吗啡2~4mg静脉注射或哌替啶50~100mg肌内注射，必要时5~10分钟后重复，注意低血压和呼吸功能抑制的副作用。

2）硝酸酯类药物：通过扩张冠状动脉，增加冠状动脉血流量以及增加静脉容量而降低心室前负荷。大多数AMI患者有应用硝酸酯类药物指征，而对于下壁心肌梗死、可疑右室心肌梗死或明显低血压的患者（收缩压低于90mmHg），不适合使用。

3）β受体阻断剂：能减少心肌耗氧量和改善缺血区的氧供需失衡，缩小心肌梗死面积，减少复发性心肌缺血、再梗死、室颤及其他恶性心律失常，对降低急性期病死率有肯定的疗效。一般首选选择性β1受体阻断剂，如阿替洛尔、美托洛尔和比索洛尔。口服从小剂量开始（相当于目标剂量的1/4），逐渐递增，使静息心率降至55~60次/分。β受体阻断剂可用于AMI后的二级预防，能降低发病率和死亡率。患者有剧烈的缺血性胸痛或伴血压显著升高且其他处理未能缓解时，也可静脉应用。

（3）抗血小板治疗　各种类型的急性冠脉综合征（ACS）均需要联合应用包括阿司匹林和P_2Y_{12}受体阻断剂在内的口服抗血小板药物，负荷剂量后给予维持剂量。静脉应用GPⅡb/Ⅲa受体阻断剂主要用于接受直接PCI的患者，术中使用。STEMI患者抗血小板药物选择和用法与NSTEACS相同，见本节的不稳定型心绞痛/非ST段抬高型心肌梗死部分。

（4）抗凝治疗　除非有禁忌证，所有STEMI患者无论是否采用溶栓治疗，均应在抗血小板治疗基础上常规联合抗凝治疗。抗凝治疗可建立和维持梗死相关血管的通畅，并可预防深静脉血栓形成、肺动脉栓塞和心室内血栓形成。对于STEMI合并心室内血栓或合并心房颤动时，需在抗血小板治疗基础上联合华法林治疗，需注意出血风险，严密监测INR，缩短监测间隔。

（5）再灌注心肌治疗　起病3~6小时，最多在12小时内，开通闭塞的冠状动脉，使得心肌得到再灌注，挽救濒临坏死的心肌或缩小心肌梗死的范围，减轻梗死后心肌重塑，是STEMI最重要的治疗措施之一。

1）经皮冠状动脉介入治疗：①若患者在救护车上或无PCI能力的医院，但预计2小时内可转运至有PCI条件的医院并完成PCI，则首选直接PCI策略，力争在90分钟内完成再灌注；②若患者在可行PCI的医院，则应力争在60分钟内完成再灌注。

2）溶栓疗法：如果预计直接PCI时间大于2小时，首选溶栓治疗，力争在10分钟内应用溶栓药物。

溶栓适应证：①两个或两个以上相邻导联ST段抬高（胸导联≥0.2mV，肢导联≥0.1mV），或病史提示急性心肌梗死伴左束支传导阻滞，起病时间<12小时，患者年龄<75岁。②ST段显著抬高的心肌梗死，年龄>75岁的患者，经慎重权衡利弊仍可考虑溶栓。③ST段抬高型心肌梗死，发病时间已达12~24小时，但如仍有进行性缺血性胸痛、广泛ST段抬高的患者也可考虑溶栓。

溶栓禁忌证：①既往发生过出血性脑卒中，6个月内发生过缺血性脑卒中或脑血管事件。②中枢神经系统受损、颅内肿瘤或畸形。③近2~4周有活动性内脏出血。④未排除主动脉夹层。⑤有严重且未控制的高血压（>180/110mmHg）或慢性严重高血压病史。⑥目前正在使用治疗剂量的抗凝药或已知有出血倾向。⑦近2~4周有创伤史，包括头部外伤、创伤性心肺复苏或较长时间（>10分钟）的心肺复苏。⑧近3周内有外科大手术史。⑨近2周内曾在不能压迫部位的大血管行穿刺术。

溶栓药物的应用：国内常用纤溶酶原激活剂。①尿激酶（UK）：30分钟内静脉滴注150万~200万U。②链激酶（SK）或重组链激酶（rSK）：以150万U在60分钟内静脉滴注完，使用过程中应注意有无寒战、发热等过敏反应。③重组组织型纤溶酶原激活剂（rt-PA）选择性激活血栓部位的纤溶酶原，90分钟内静脉给予rt-PA 100mg：先静脉注入15mg，继而30分钟内静脉滴注50mg，其后60分钟内再滴注35mg（国内有报告用上述剂量的一半也有效）。用rt-PA前先静脉注射肝素5000U，用药后继续以肝素700~1000U/h持续静脉滴注共48小时，以后改为皮下注射7500U，每12小时一次，连用3~5天（也可用低分子量肝素）。

溶栓再通的判断标准：①心电图抬高的ST段于2小时内回降>50%。②胸痛2小时内基本消失。③2小时内出现再灌注性心律失常（短暂的加速性室性自主节律，房室传导阻滞或束支传导阻滞突然消失或下后壁心肌梗死的患者出现一过性窦性心动过缓、窦房传导阻滞或低血压状态）。④血清CK-MB峰值提前出现（14小时内）等间接判断血栓是否溶解。或根据冠状动脉造影观察血管再通情况，心肌梗死溶栓治疗（TIMI）TIMI血流分级达到2、3级表明血管再通。

> ✏️ **知识拓展**
>
> ### TIMI血流分级标准
>
> TIMI 0级（无灌注）：血管闭塞远端无前向血流。
>
> TIMI 1级（渗透而无灌注）：造影剂部分通过闭塞部位，但不能充盈远端血管。
>
> TIMI 2级（部分灌注）：造影剂可完全充盈冠状动脉远端，但造影剂充盈及清除的速度较正常冠状动脉延缓。
>
> TIMI 3级（完全灌注）：造影剂完全、迅速充盈远端血管并迅速清除。

3）紧急冠状动脉旁路移植术（CABG）：介入治疗失败或溶栓治疗无效，有手术指征者，宜争取6~8小时内施行紧急CABG，但死亡率明显高于择期CABG。

（6）血管紧张素转换酶抑制剂（ACEI）或血管紧张素受体阻断剂（ARB）　ACEI有助于改善恢复期心肌的重构，减少急性心肌梗死的病死率和充血性心力衰竭的发生。除非有禁忌证，否则应全部选用。一般从小剂量口服开始，防止首次应用时发生低血压，在24~48小时逐渐增加到目标剂量。如患者不能耐受ACEI，可考虑给予ARB；对能耐受ACEI的患者，常规不推荐用ARB替代ACEI。

（7）调脂治疗　他汀类调脂药物的使用同不稳定型心绞痛/非ST段抬高型心肌梗死的患者。

（8）抗心律失常和传导障碍的治疗　心律失常必须及时消除，以免演变为严重心律失常甚至猝死。

1）发生室颤或持续多形性室速时，尽快采用非同步直流电除颤或同步直流电复律。单形性室速药物疗效不满意时也应及早用同步直流电复律。

2）一旦发现室性期前收缩或室速，立即用利多卡因50~100mg静脉注射，每5~10分钟重复1次，至期前收缩消失或利多卡因总量已达300mg，继以1~3mg/min的速度静脉滴注维持。如室性心律失常反复发作可用胺碘酮治疗。

3）室上性快速心律失常选用维拉帕米、地尔硫䓬、美托洛尔、洋地黄制剂或胺碘酮等药物治疗不能控制时，可考虑用同步直流电复律治疗。

4）对缓慢型心律失常可用阿托品0.5~1mg肌内或静脉注射。

5）房室传导阻滞发展到二度或三度，伴有血流动力学障碍者，宜用人工心脏起搏器做临时的经静脉心内膜右心室起搏治疗，待传导阻滞消失后撤除。

（9）抗心力衰竭治疗　主要是治疗急性左心衰竭，以应用吗啡（或哌替啶）和利尿剂为主，亦可选用血管扩张剂减轻左心室的负荷，或用多巴酚丁胺10μg/（kg·min）静脉滴注，或用短效血管紧张素转换酶抑制剂从小剂量开始治疗。洋地黄制剂可能引起室性心律失常，应慎用。在心肌梗死发生后24小时内宜尽量避免使用洋地黄制剂。有右心室梗死的患者应慎用利尿剂。

（10）右心室心肌梗死的治疗　右心室心肌梗死引起右心衰竭伴低血压，无左心衰竭的表现时，宜扩张血容量。在血流动力学监测下行静脉滴注，直到纠正低血压或肺动脉楔压达15mmHg。如静脉滴注

1~2L液体仍未能纠正低血压者可用正性肌力药物，优选多巴酚丁胺。不宜使用利尿药。伴有房室传导阻滞者可行临时起搏。

（11）抗休克治疗 根据休克纯属心源性，或是否合并周围血管舒缩障碍或血容量不足等因素，而分别处理。

1）补充血容量：估计有血容量不足，或中心静脉压和肺动脉楔压低者，用右旋糖酐40或5%~10%葡萄糖液静脉滴注，输液后如中心静脉压上升>18cmH$_2$O，肺动脉楔压>15~18mmHg，则应停止。右心室梗死时，中心静脉压的升高则未必是补充血容量的禁忌。

2）应用升压药：补充血容量后血压仍不升，而肺动脉楔压和心脏指数正常时，提示周围血管张力不足，可用多巴胺或去甲肾上腺素，亦可选用多巴酚丁胺静脉滴注。

3）应用血管扩张剂：经补充血容量和应用升压药治疗血压仍不升，而肺动脉楔压增高，心脏指数低或周围血管显著收缩，以致四肢厥冷并有发绀时，硝普钠或硝酸甘油静脉滴注，直至左心室充盈压下降。

4）其他治疗：休克的其他措施包括纠正酸中毒、避免脑缺血、保护肾功能，必要时应用洋地黄制剂等。为了降低心源性休克的病死率，有条件的医院考虑用主动脉内球囊反搏术或左心室辅助装置进行辅助循环，然后做选择性冠状动脉造影，随即施行介入治疗或主动脉冠状动脉旁路移植手术。

（12）其他治疗 下列疗法可能有助于挽救濒死心肌，有防止梗死扩大、缩小缺血范围、加快愈合的作用。有些尚未完全成熟或疗效尚有争论的治疗，可根据患者具体情况考虑选用。

1）钙通道阻滞剂：起病早期，如无禁忌证可尽早使用β受体阻断剂。如有β受体阻断剂禁忌者，可考虑应用钙通道阻滞剂中的地尔硫䓬。不推荐AMI患者常规使用钙通道阻滞剂。

2）极化液疗法：氯化钾1.5g、胰岛素10U加入10%葡萄糖液500mL中，静脉滴注，每日1~2次，7~14天为1个疗程。可促进心肌摄取和代谢葡萄糖，使钾离子进入细胞内，恢复细胞膜的极化状态，以利心脏的正常收缩、减少心律失常。

（13）康复和出院后治疗 提倡急性心肌梗死恢复后进行康复治疗，逐步进行适当的体育锻炼；经2~4个月的体力活动锻炼后，酌情恢复部分或轻工作，以后部分患者可恢复全天工作，但应避免过重体力劳动或精神过度紧张。

9. 预后 预后与梗死面积的大小、侧支循环产生的情况，以及治疗是否及时有关。死亡多发生在第1周内，尤其在数小时内，发生严重心律失常、休克或心力衰竭者，病死率尤高。急性期住院病死率采用监护治疗后由过去的30%左右降至15%左右，采用溶栓疗法后再降至8%左右，住院90分钟内施行介入治疗后进一步降至4%左右。

10. 预防 在正常人群中，预防动脉粥样硬化和冠心病属一级预防；已有冠心病和心肌梗死病史者还应预防再次梗死和其他心血管事件，称之为二级预防，二级预防可参考本节的不稳定型心绞痛/非ST段抬高型心肌梗死的ABCDE方案。

（孙晓妍）

PPT

第五节　心脏骤停与心肺复苏

学习目标

知识要求：

1. 掌握心脏骤停的病因及病理生理。
2. 熟悉心肺复苏的抢救流程。
3. 了解高级心肺复苏。

技能要求：

1. 熟练掌握心脏骤停的识别及初级心肺复苏。
2. 学会应用临床知识在危急情况进行早期心肺复苏。

心脏骤停（cardiac arrest，CA）是指心脏射血功能突然终止，造成全身血液循环中断、呼吸停止和意识丧失。心脏骤停发生后，由于脑血流突然中断，10秒左右患者即可出现意识丧失，如在4~6分钟黄金时段及时救治存活概率较高，否则将发生生物学死亡。心脏骤停是心脏性猝死的直接原因。心脏性猝死（sudden cardiac death，SCD）是指急性症状发作后1小时内发生的以意识突然丧失为特征的、由心脏原因引起的自然死亡。我国心脏性猝死发生率为41.84/10万。若以13亿人口推算，我国每年心脏性猝死的总人数约为54.4万人，心脏性猝死发生率男性高于女性。减少心脏性猝死发生率对降低心血管病死亡率有重要意义。

（一）病因

绝大多数心脏性猝死发生在有器质性心脏病的患者。西方国家心脏性猝死中约80%由冠心病及其并发症引起，这些冠心病患者中约75%有心肌梗死病史。各种心肌病引起的心脏性猝死占5%~15%，是冠心病易患年龄前（<35岁）心脏性猝死的主要原因，如梗阻性肥厚型心肌病。此外还有离子通道病，如长QT间期综合征（心室复极延长为特征，易发生心源性猝死的综合征，具有遗传倾向）。另外，极度情绪变化导致的精神刺激即可通过兴奋交感神经、抑制迷走神经导致原发性心脏骤停，也可通过影响呼吸中枢调节，引发呼吸性碱中毒导致呼吸、心搏骤停，还可诱发原有心血管病发作，诱发心脏骤停。

（二）病理生理

心脏性猝死主要为致命性快速型心律失常所致，如因室颤猝死的患者常先有室性心动过速，随即迅速发展为室颤，它的发生是冠状动脉血管事件、心肌损伤、心肌代谢异常和（或）自主神经张力改变等因素，相互作用引起的一系列病理生理异常的结果。

严重缓慢型心律失常和心脏停搏是心脏性猝死的另一个重要原因。其电生理机制是当窦房结和（或）房室结功能异常时，次级自律细胞不能承担起心脏的起搏功能，常见于病变弥漫累及心内膜下浦肯野纤维的严重心脏疾病。

非心律失常性心脏性猝死所占比例较少，常由心脏破裂、心脏流入和流出道的急性阻塞、急性心脏压塞等导致。

（三）临床表现

心脏性猝死的临床经过可分为4个时期，即前驱期、终末事件期、心脏骤停与生物学死亡。不同患者各期表现有明显差异。

1. 前驱期　在猝死前数天至数月，有些患者可出现胸痛、气促、疲乏、心悸等非特异性症状。但亦可无前驱表现，瞬间发生心脏骤停。

2. 终末事件期　是指心血管状态出现急剧变化到心脏骤停发生前的一段时间，自瞬间至持续1小时不等。由于猝死原因不同，终末事件期的临床表现也各异。典型的表现包括：严重胸痛、急性呼吸困难、突发心悸或眩晕等。若心脏骤停瞬间发生，事先无预兆，则绝大部分是心脏性。

3. 心脏骤停　心脏骤停后脑血流量急剧减少，可导致意识突然丧失，伴有局部或全身性抽搐。心脏骤停刚发生时，大脑中尚存少量含氧的血液，可短暂刺激呼吸中枢，出现呼吸断续，呈叹息样或短促痉挛性呼吸，随后呼吸停止。皮肤苍白或发绀，瞳孔散大，大小便失禁。

4. 生物学死亡　心脏骤停发生后，大部分患者将在4~6分钟内开始发生不可逆脑损害，随后经数分钟过渡到生物学死亡。心脏骤停发生后立即实施心肺复苏和尽早除颤，是避免发生生物学死亡的关键。心脏复苏成功后死亡的最常见原因是中枢神经系统的损伤。

（四）心脏骤停的处理

心脏骤停的生存率很低，抢救成功的关键是尽早进行心肺复苏（Cardiac Pulmonary Resuscitation，CPR）和尽早进行复律治疗。心肺复苏又分初级心肺复苏和高级心肺复苏，可按照以下顺序进行。

1. 识别心脏骤停　首先需要判断患者的反应，快速检查是否没有呼吸或不能正常呼吸，并同时判断有无脉搏。确立心脏骤停诊断后，应立即开始初级心肺复苏。

2. 呼救　在不延缓实施心肺复苏的同时，应设法通知并启动急救医疗系统，有条件时寻找并使用自动体外除颤仪（AED）。

3. 初级心肺复苏　即基础生命活动的支持，一旦确立心脏骤停的诊断，应立即进行。主要复苏措施包括人工胸外按压（circulation）、开通气道（airway）和人工呼吸（breathing），即心肺复苏程序（CAB）。其中人工胸外按压最为重要。

（1）胸外按压和早期除颤　胸外按压是建立人工循环的主要方法，通过胸外按压可以使胸膜腔内压升高和直接按压心脏而维持一定的血液流动，配合人工呼吸可为心脏和脑等重要器官提供一定含氧的血流。

人工胸外按压时，患者应仰卧平躺于硬质平面，救助者跪在其旁。胸外按压的部位是胸骨下半部、双乳头连线中点。用一只手掌根部放在胸部正中双乳头之间的胸骨上，另一手平行重叠压在手背上，保证手掌根部横轴与胸骨长轴方向一致，以手掌根部为着力点，保证手掌用力在胸骨上。施救者身体稍微前倾，使肩、肘、腕位于同一轴线，与患者身体平面垂直，按压时肘关节伸直，依靠上身重力垂直向下按压，每次按压后让胸廓完全回弹，放松时双手不要离开胸壁，按压的频率是100~120次/分。按压的深度是5~6cm（图2-5-1）。

胸外按压的并发症主要包括：肋骨骨折、心包积血或心脏压塞气胸、血胸、肺挫伤、肝脾撕裂伤和脂肪栓塞。应遵循正确的操作方法，尽量避免并发症的发生。

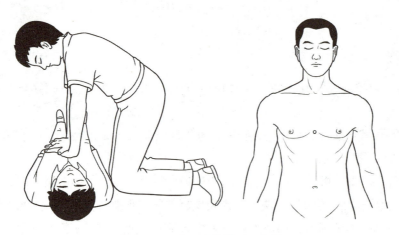

图 2-5-1   人工胸外按压示意图

心脏体外电除颤是利用除颤仪在瞬间释放高压电流经胸壁到心脏，使心肌细胞瞬间同时除极，终止导致心律失常的异常折返或异位兴奋灶，从而恢复窦性心律。由于室颤是非创伤心脏骤停患者最常见的心律失常，CPR 的关键起始措施是胸外按压和早期除颤。如果具备 AED，应该联合应用 CPR 和 AED。注意尽可能缩短电击前后胸外按压中断的时间，每次电击后要立即进行胸外按压。

（2）开通气道   若患者无呼吸或出现异常呼吸，先使患者仰卧位，行 30 次心脏按压后，再开通气道。保持呼吸道通畅是成功复苏的重要一步。可采用仰头抬颏法开放气道，方法：术者将一手置于患者前额用力加压，使头后仰，另一手的示、中两指抬起下颌，使患者下颌尖、耳垂的连线与地面呈垂直状态，以通畅气道。应清除患者口中的异物和呕吐物。

（3）人工呼吸   当呼吸道畅通后，可以采用口对口呼吸。术者用置于患者前额的手的拇指与示指捏住患者鼻孔，吸一口气，用口唇把患者的口全罩住，然后缓慢吹气，每次吹气应持续 1 秒以上，确保呼吸时有胸廓起伏。施救者实施人工呼吸前，正常吸气即可，无须深吸气。无论是单人还是双人进行心肺复苏时，按压和通气的比例为 30∶2，交替进行。上述通气方式只是临时性抢救措施，应争取马上行气管内插管，以人工气囊挤压或人工呼吸机进行辅助呼吸与输氧，纠正低氧血症，但同时应避免过度通气。

4. **高级心肺复苏**   即高级生命支持，是在基础生命支持的基础上，应用辅助设备、特殊技术等建立更为有效的通气和血运循环。

（1）通气与氧供   如果患者自主呼吸没有恢复，应尽早行气管插管，充分通气的目的是纠正低氧血症。医院内患者在呼吸机可用之前，使用球囊-面罩通气，挤压 1L 容量成人球囊的 1/2~2/3 或 2L 容量成人球囊的 1/3 量即可，气管插管后，通气频率统一为每 6 秒一次（每分钟 10 次）。呼吸机可用后，需要根据血气分析结果进行呼吸机参数调整。

（2）电除颤、复律与起搏治疗   心脏骤停时最常见的心律失常是室颤。终止室颤最有效的方法是电除颤，时间是治疗室颤的关键，每延迟除颤 1 分钟，复苏成功率下降 7%~10%，故尽早除颤可显著提高复苏成功率。

除颤电极的位置：最常用的电极片位置是将胸骨电极片置于患者右锁骨下方，心尖电极片放在与左乳头齐平的左胸下外侧部。其他位置还有左、右外侧旁线处的下胸壁，或者心尖电极放在标准位置，其他电极片放在左、右背部上方。若植入了置入性装置（如起搏器），应避免将电极片直接放在置入装置上。

如采用双相波电除颤，首次能量选择可根据除颤仪的品牌或型号推荐，一般为 120J 或 150J，如使用单相波电除颤，首次能量应选择360J。第二次及后续的除颤能量应相当，而且可考虑提高能量。一次除颤后立即实施胸外按压和人工通气，5个周期的CPR后（约2分钟），再评估患者自主循环是否恢复或有无明显循环恢复征象（如咳嗽、讲话、肢体明显的自主运动等），必要时再次除颤。

> ◆ **知识拓展**
>
> 　　自动体外除颤器（AED）是一种便携式、易于操作，稍加培训即能熟练使用，专为现场急救设计的急救设备，从某种意义上讲，AED又不仅是一种急救设备，更是一种急救新观念，一种由现场目击者最早进行有效急救的观念。它有别于传统除颤器，可以经内置电脑分析以确定发病者是否需要予以电除颤。除颤过程中，AED的语音提示和屏幕动画操作提示使操作更为简便易行。自动体外除颤器对多数人来说，只需几小时的培训便能操作。

　　（3）药物治疗　心脏骤停患者在进行心肺复苏时应尽早开通静脉通道。肾上腺素是CPR的首选药物，可用于电击无效的室颤及无脉室速、心脏停搏或无脉性电生理活动。血管升压素也可以作为一线药物，但不推荐与肾上腺素联合使用。严重低血压可以给予去甲肾上腺素、多巴胺、多巴酚丁胺。给予2次除颤加CPR及肾上腺素之后仍然是室颤/无脉室速，应考虑给予抗心律失常药，常用药物胺碘酮，也可考虑用利多卡因。

　　经过心肺复苏使心脏节律恢复后，应着重维持稳定的心电与血流动力学状态。

（五）心脏复苏后的处理

　　心脏骤停复苏后，自主循环的恢复仅是猝死幸存者复苏后治疗过程的开始。因为患者在经历全身性缺血性损伤后，将进入更加复杂的缺血再灌注损伤阶段。后者是复苏后院内死亡的主要原因，称为"心脏骤停后综合征"。研究表明，早期干预这一独特的、复杂的病理生理状态可有效降低患者死亡率，进而改善患者预后。急性冠脉综合征是成人心脏骤停的常见病因之一，早期急诊冠脉造影和开通梗死血管可显著降低病死率及改善预后。心肺复苏后的处理原则和措施包括维持有效的循环和呼吸功能，特别是脑灌注，预防再次心脏骤停，维持水、电解质和酸碱平衡，防治脑水肿、急性肾衰竭和继发感染等，其中重点是脑复苏。

　　1. 维持有效循环　心脏骤停后常出现血流动力学不稳定，导致低血压、低心排出量。其原因可能是容量不足、血管调节功能异常和心功能不全。对于血压低于目标值的患者，应在监测心功能的同时积极进行容量复苏，并根据动脉血气分析结果纠正酸中毒。

　　2. 维持呼吸　自主循环恢复后，患者可有不同程度的呼吸系统功能障碍，一些患者可能仍然需要机械通气和吸氧治疗。

　　3. 防治脑缺氧和脑水肿　亦称脑复苏。脑复苏是心肺复苏最后成功的关键，应重视对复苏后神经功能的连续监测和评价，积极保护神经功能。

　　主要措施包括：①降温。低温治疗是保护神经系统和心脏功能的最重要治疗策略，复苏后昏迷患者应将体温降低至32~36℃，并至少维持24小时。②脱水。即应用渗透性利尿剂配合降温处理，以减轻脑组织水肿和降低颅内压，有助于大脑功能恢复。③防治抽搐。即通过应用冬眠药物控制缺氧性脑损害引起的四肢抽搐以及降温过程的寒战反应。④高压氧治疗。即通过增加血氧含量及弥散，提高脑组织氧分压，改善脑缺氧，降低颅内压。⑤促进早期脑血流灌注。应用抗凝以疏通微循环，用钙通道阻滞剂解除脑血管痉挛。

4. 防治急性肾衰竭　如果心脏骤停时间较长或复苏后持续低血压，则易发生急性肾衰竭，原有肾脏病变的老年患者尤为多见。防治急性肾衰竭时应注意维持有效的心脏和循环功能，避免使用对肾脏有损害的药物。若注射呋塞米后仍然无尿或少尿，则提示急性肾衰竭，此时应按急性肾衰竭处理。

5. 其他　及时发现和纠正水电解质紊乱与酸碱失衡，防治继发感染。

（六）心脏骤停的预后

对心脏骤停复苏成功的患者，及时评估其左心室的功能非常重要。和左心室功能正常的患者相比，左心室功能减退的患者心脏骤停复发的可能性较大，对抗心律失常药物的反应较差，死亡率较高。

急性心肌梗死早期的原发性室颤为非血流动力学异常引起者，经及时除颤易获复律成功。急性下壁心肌梗死并发的缓慢型心律失常或心脏停搏所致的心脏骤停，预后良好。相反，急性广泛前壁心肌梗死合并房室或室内阻滞引起的心脏骤停，预后往往不良。继发于急性大面积心肌梗死及血流动力学异常的心脏骤停，即时死亡率高达59%~89%，心脏复苏往往不易成功。即使复苏成功，亦难以维持稳定的血流动力学状态。

> **岗位情景模拟 15**
>
> 患者男，52岁，因"突发跌倒20分钟"急诊入院。患者20分钟前（10：40分）于上班途中突然跌倒，周身大汗、神志恍惚、恶心、口吐白沫伴大小便失禁，被路过的同事发现后立即叫车送至急诊室。经查呼吸消失，测不出血压，大动脉搏动消失，双侧瞳孔散大，心电图呈直线，立即行持续胸外按压、气管插管、呼吸机辅助呼吸、电除颤及各种恢复心跳、呼吸的药物治疗，给予各项血液检查，患者生命体征始终未恢复，于当日上午11:00经抢救无效宣告死亡。追问患者家属病史：患者既往有高血压病史5年，未规律口服药物治疗。吸烟史30余年，每日30支。近1个月来有发作性的胸痛不适，近半月以来反复熬夜。
>
> **问题与思考**
> 1. 患者死亡原因的诊断及诊断依据？
> 2. 如何预防心源性猝死？
>
>
> 答案解析

（七）心脏性猝死的预防

1. 一般预防　识别高危人群，进行医学知识的普及和教育，保持健康的生活方式和饮食习惯，规律地进行运动，避免劳累过度、暴饮暴食，戒烟限酒，避免精神过度紧张兴奋，保持良好的心境。开展心肺复苏知识的普及与培训。

2. 积极预防和治疗心血管疾病

（1）积极治疗心血管疾病的危险因素　如治疗高血压、糖尿病、高胆固醇血症，能够有效预防冠心病和心血管事件。避免各种导致心搏骤停的触发因素，如低血容量、低氧、酸中毒、高钾/低钾血症等。

（2）积极治疗心血管疾病　心脏性猝死常见于器质性心脏病患者，其中主要是冠心病，尤其是心肌梗死合并LVEF低及室性心律失常时，猝死的风险明显增加。因此，治疗的重点是改善心肌缺血，使用药物及心肌血运重建术。抗血小板聚焦药、β受体阻断剂、血管紧张素转化酶抑制剂、他汀类药物能减少心血管事件的发生，其中β受体阻断剂能降低心肌梗死后心脏性猝死的发生率。当心脏骤停的原因是心肌梗死时，积极行冠状动脉造影，对梗死相关血管进行血运重建。

射频消融技术可以根治预激综合征和部分室速，从而预防心脏性猝死。缓慢心律失常并晕厥等严重症状，安装永久性起搏器是唯一有效的治疗和预防方法。

3. 抗心律失常药　胺碘酮具有良好的抑制室性快速性心律失常的作用，临床使用很广泛，但能否降低死亡率临床试验的结果并不一致。

目前证据最充分的是 β 受体阻断剂，其具有抗心律失常、抗心肌缺血及改善心功能的作用。系列临床试验证实，β 受体阻断剂是目前唯一能降低总体死亡率、心血管病病死率、心脏性猝死以及心衰恶化引起死亡的抗心律失常药物。

4. 心脏复律除颤器　体外自动除颤器（AED）高度自动化，是专门为医院外现场抢救的医疗设备，可减少院外猝死发生率。置入式心脏复律除颤器（ICD）疗效优于抗心律失常药物，可降低高危患者的发生率和总死亡率。

（袁云川）

第六节　心脏瓣膜病

PPT

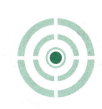

学习目标

知识要求：

1. 掌握二尖瓣和主动脉瓣病变的临床表现。

2. 熟悉心脏瓣膜疾病的病因和病理生理改变。

3. 了解二尖瓣和主动脉瓣病变超声心动图检查的临床意义。

技能要求：

1. 能够根据风湿病患者的病史、临床表现和各项实验室与辅助检查作出初步诊断，拟定治疗计划，正确评估预后。

2. 学会应用临床知识对风湿性心脏病患者进行健康教育。

心脏瓣膜病（valvular heart disease）是指心脏瓣膜存在结构和（或）功能异常。瓣膜开放使血流向前流动，瓣膜关闭则可防止血液反流。瓣膜狭窄，使心腔压力负荷增加；瓣膜关闭不全，使心腔容量负荷增加。这些血流动力学改变可导致心房或心室结构改变及功能失常，最终出现心力衰竭、心律失常等临床表现。病变可累及 1 个瓣膜，也可累及 2 个以上瓣膜。

我国心脏瓣膜病仍以风湿性心脏病最为常见。风湿性心脏病简称风心病，是由风湿性炎症引起的瓣膜损害，多见于40~50岁人群，近年发病已有所下降，而瓣膜样变性和老年瓣膜钙化的退行性改变引起的心脏瓣膜病正日益增多。病因不同，累及的瓣膜亦不相同，风心病最常累及二尖瓣，而老年瓣膜退行性改变最易累及主动脉瓣。

一、二尖瓣狭窄

（一）病因和发病机制

风湿热是二尖瓣狭窄（mitral stenosis）的主要病因，是A组β溶血性链球菌感染（咽峡炎多见）导致的一种反复发作的急性或慢性全身性结缔组织炎症。其产生的机制是由于该细菌荚膜与人体关节、滑膜之间有共同抗原，链球菌感染后体内产生的抗链球菌抗体与这些共同抗原形成循环免疫复合物，沉积于人体关节滑膜、心肌、心瓣膜，激活补体成分产生炎性病变。

临床表现以心脏炎和关节炎为主，急性发作时通常以关节炎较为明显，急性发作后常遗留轻重不等的心脏损害，尤以瓣膜病变最为显著，形成慢性风湿性心脏病或风湿性瓣膜病。急性风湿热后形成二尖瓣狭窄估计至少需要2年，通常需5年以上的时间。多数患者的无症状期为10年以上，故风湿性二尖瓣狭窄一般在40~50岁发病。风湿热导致二尖瓣瓣膜交界处、瓣叶游离缘、腱索等部位不同程度的粘连和融合，使二尖瓣开放受限，引起二尖瓣狭窄，瓣叶钙化沉积可累及瓣环，使瓣环增厚；如累及腱索挛缩和粘连，则可出现二尖瓣关闭不全。风湿性心脏病患者中约25%为单纯二尖瓣狭窄，40%为二尖瓣狭窄伴二尖瓣关闭不全。

二尖瓣狭窄的少见病因包括先天性发育异常、瓣环钙化，导致瓣环钙化的原因包括老年性退行性改变及结缔组织病（如类风湿关节炎、系统性红斑狼疮等）。有人认为病毒（特别是柯萨奇病毒）也可引起包括二尖瓣狭窄在内的慢性心瓣膜病。

（二）病理生理

正常二尖瓣口面积为4~6cm²，瓣口面积减小至1.5~2.0cm²属轻度狭窄，1.0~1.5cm²属中度狭窄，<1.0cm²属重度狭窄。正常时，在心室舒张期左心房、左心室之间出现压力阶差，即跨瓣压差，早期充盈后，左心房、左心室内压力趋于相等。二尖瓣狭窄时，左心室充盈受阻，压差持续整个心室舒张期，因而通过测量跨瓣压差可判断二尖瓣狭窄程度。

二尖瓣狭窄使左心房压力升高，左心房压力升高导致肺静脉和肺毛细血管压力升高，继而导致肺毛细血管扩张和淤血，产生肺间质水肿。心率增快时，心脏舒张期缩短，左心房压力更高，进一步增加肺毛细血管压力。严重时导致肺泡水肿，出现呼吸困难、咳嗽等临床表现。

左心房压力升高致肺静脉的压力增高，肺循环阻力增加、肺小动脉痉挛性收缩，形成肺小动脉硬化，引起并加重肺动脉高压。因肺动脉高压的形成，引起右心室负荷加重而发生代偿性肥厚与扩张，最终导致右心功能不全。

（三）临床表现

1. 症状

（1）一般二尖瓣中度狭窄（瓣口面积<1.5cm²）始有临床症状。呼吸困难为最常见也是最早期的症状，在运动、情绪激动、感染或快速性房颤时最易被诱发。随病程进展，可出现静息时呼吸困难、夜间阵发性呼吸困难，甚至端坐呼吸。

（2）咳嗽　多在夜间睡眠或劳动后出现，为干咳无痰或泡沫痰，并发感染时咳黏液样脓痰。咳嗽可能与患者支气管黏膜淤血水肿易患支气管炎，或扩大的左心房压迫左主支气管有关。

（3）咯血　①大咯血：是由于严重二尖瓣狭窄，左心房压力突然增高，肺静脉压增高，支气管静脉破裂出血所致，可为二尖瓣狭窄首发症状，多见于二尖瓣狭窄早期。后期因静脉壁增厚，大咯血发生率降低。②痰中带血或血痰：常伴夜间阵发性呼吸困难，与感染、肺充血或肺毛细血管破裂有关。③胶胨状暗红色痰：肺梗死时咳胶胨状暗红色痰，为二尖瓣狭窄合并心力衰竭的晚期并发症。④粉红色泡沫痰：为急性肺水肿的特征，由毛细血管破裂所致。

（4）血栓栓塞 为二尖瓣狭窄的严重并发症，发生栓塞者约80%有心房颤动，故合并房颤的患者需予以预防性抗凝治疗。

（5）其他症状 左心房显著扩大、左肺动脉扩张压迫左喉返神经引起声音嘶哑；压迫食管可引起吞咽困难；右心室衰竭时可出现食欲减退、腹胀、恶心等消化道淤血症状。

2. 体征

（1）严重二尖瓣狭窄体征 可呈"二尖瓣面容"、双颊紫红。右心室扩大时剑突下可触及收缩期抬举样搏动。右心衰竭时可出现颈静脉怒张、肝颈回流征阳性、肝大、双下肢水肿等。

（2）心音 ①心尖区闻及低调的舒张中晚期隆隆样杂音，局限不传导，左侧卧位时心尖部听得最清楚，常可触及舒张期震颤是二尖瓣狭窄的特征性体征。②在心尖区多可闻及亢进的第一心音，呈拍击样，并可闻及开瓣音，当出现肺动脉高压时，P_2亢进和分裂。③严重肺动脉高压时，由于肺动脉及其瓣环的扩张，导致相对性肺动脉瓣关闭不全，因而在胸骨左缘第2肋间可闻及递减型高调叹气样舒张早期杂音（即Graham-Steel杂音）。④右心室扩大时，因相对性三尖瓣关闭不全，可于胸骨左缘第4、5肋间闻及全收缩期吹风样杂音。

（四）辅助检查

1. X线检查 后前位及侧位的胸片表现常十分典型，心影显示左心房增大，左心缘变直。左主支气管上抬、主动脉弓缩小、肺动脉主干突出、右心室增大、心脏呈梨形。左前斜位片可见左心房使左主支气管上抬；右前斜位片可见增大的左心房压迫食管下段。

2. 心电图 窦性心律者可见"二尖瓣型P波"（P波宽度>0.12秒，伴切迹），提示左心房扩大；QRS波群示电轴右偏和右心室肥厚表现；病程晚期常合并房颤。

3. 超声心动图 是确诊该病最敏感可靠的方法。二维超声心动图可见左心房明显增大，二尖瓣增厚，活动僵硬，运动幅度减小；二尖瓣口面积缩小，舒张期跨膜压差增大；肺动脉高压时，左心室增大，肺动脉增宽。M型超声心动图显示二尖瓣曲线增粗，瓣叶回声增强；前叶曲线双峰消失呈"城墙样"改变，反映心脏舒张功能的EF斜率减低；前叶与后叶同向运动，后叶曲线套入前叶。超声心动图还可以观察室壁厚度和运动、心室功能、瓣叶是否有钙化，以及是否合并其他瓣膜的病变等。彩色多普勒血流显像可实时观察二尖瓣狭窄的射流，有助于连续多普勒的正确定向。连续多普勒能较准确地测定二尖瓣口面积和舒张期二尖瓣口的跨瓣压差，与心导管法测定结果具有良好相关性，能较准确地判断二尖瓣狭窄的严重程度。

4. 心导管检查 在考虑介入或手术治疗时，如临床表现与超声心动图测定二尖瓣口面积不一致，在同步测定肺毛细血管压和左心室压时，应用心导管检查，以确定二尖瓣口面积和跨瓣压差。

（五）诊断与鉴别诊断

1. 诊断 结合既往病史，及心尖部舒张期隆隆样杂音伴X线或心电图示左心房增大，提示二尖瓣狭窄。超声心动图检查可明确诊断。

1992年美国心脏病协会修订的风湿热诊断标准如下：如有前驱的链球菌感染的证据，包括咽喉拭子或快速链球菌抗原试验阳性、链球菌抗体效价升高，同时有2项主要表现或1项主要表现加2项次要表现者，高度提示可能为急性风湿热。主要表现包括：①心脏炎；②多发性关节炎；③舞蹈病；④环形红斑。次要表现包括：①关节痛；②发热；③急性反应物（ESR、CRP）增高；④PR间期延长。有下列3种情况可不必严格执行该诊断标准：①舞蹈病者；②隐匿发病或缓慢发展的心脏炎；③有风湿病史或现患风湿性心脏病，当再感染A组β溶血性链球菌时，有风湿热复发的高度危险者。

2. 鉴别诊断 心尖部舒张期隆隆样杂音尚见于如下情况，应注意鉴别。

（1）主动脉瓣关闭不全 严重的主动脉瓣关闭不全常于心尖部闻及舒张中晚期柔和、低调隆隆样杂音（Austin-Flint杂音），系相对性二尖瓣狭窄所致。

（2）左心房黏液瘤 瘤体阻塞二尖瓣口，产生随体位改变的舒张期杂音，期前可闻及肿瘤扑落音，超声心动图下可见左心房团块状回声反射。

（3）经二尖瓣口血流增加 严重二尖瓣反流、大量左向右分流的先天性心脏病（如室间隔缺损、动脉导管未闭）和高动力循环（如甲状腺功能亢进症、贫血）时，心尖区可有舒张中期短促的隆隆样杂音。

岗位情景模拟 16

患者，男性，55岁，因"反复心悸10年，呼吸困难2天"入院。患者10年前无明显诱因出现心悸，逐渐加重，于外院诊断"风湿性心脏病"。入院前2天，患者受凉后出现呼吸困难加重，咳嗽，咳痰，逐渐加重，遂到我院心内科门诊就诊。既往无高血压、冠心病、糖尿病病史，无食物药物过敏史，无手术外伤史。

体格检查：T 36.8℃，P 110次/分，R 22次/分，BP 130/75mmHg。双肺底可闻及少许湿啰音，无哮鸣音，心界向左扩大，心尖冲动位于左侧第5肋间锁骨中线上，二尖瓣区可闻及舒张期隆隆样杂音，全腹无阳性体征。

辅助检查：Hb 119g/L，WBC 12.7×10^9/L，PLT 210×10^9/L。

问题与思考

1. 初步诊断和诊断依据是什么？

2. 为明确诊断，需要进一步做哪些检查？

3. 下一步的治疗是什么？

答案解析

（六）并发症

1. 心房颤动 房颤为二尖瓣狭窄最常见的心律失常，也是相对早期的常见并发症，可能为患者就诊的首发症状。由于血液通过狭窄的二尖瓣时间减少，导致左心房压力增高，左心房扩大，心房肌纤维化，影响左心房的电生理特性发生改变，是房颤的病理基础。由于心率加快，舒张期时间缩短，左心室充盈减少，使心排血量减少20%以上，可能诱发或加重肺淤血，致突发严重呼吸困难，甚至急性肺水肿。房颤发生率随左心房增大和年龄增加而增加。

2. 急性肺水肿 急性肺水肿为重度二尖瓣狭窄的严重并发症。表现为突然出现的重度呼吸困难和发绀，不能平卧，咳粉红色泡沫痰，双肺布满干、湿啰音。是重度二尖瓣狭窄的严重并发症。多见于剧烈体育运动、情绪激动、感染、突发快速心律失常、妊娠和分娩时。

3. 血栓栓塞 血栓栓塞以脑栓塞最常见，约占2/3，亦可发生于四肢、脾、肾和肠系膜等动脉栓塞，栓子多来自扩大的左心房伴房颤者。

4. 右心衰竭 右心衰竭为晚期常见并发症。右心衰竭时，右心排出量减少致肺循环血量减少，肺淤血减轻，呼吸困难可有所减轻，发生急性肺水肿和大咯血的危险减少，但心输出量减少。临床表现为右心衰竭的症状和体征，如颈静脉怒张、肝大、肝颈静脉回流征、下肢水肿等。

5. 感染性心内膜炎 感染性心内膜炎较少见，在瓣叶明显钙化或合并房颤时更少发生。

6. 肺部感染 本病常有肺静脉压力增高及肺淤血，易合并肺部感染，感染后常诱发或加重心力衰竭。

（七）治疗

1. 一般治疗

（1）风湿热是其主要病因，因而推荐预防性抗风湿热治疗，长期甚至终身使用苄星青霉素，120万U，每月肌注1次。

（2）轻度二尖瓣狭窄无症状者，无须特殊治疗，但应避免剧烈的体力活动。对于窦性心律患者，如其呼吸困难发生在心率加快时，可使用负性心率药物，如β受体阻断剂。如患者存在肺淤血导致的呼吸困难，应减少体力活动，限制钠盐摄入，利尿剂和硝酸酯类药物可以暂缓呼吸困难，β受体阻断剂和非二氢吡啶类CCB能改善运动耐量。

（3）当患者突然出现呼吸困难急剧加重时，应当及时就诊，否则可能危及生命。

2. 并发症的处理

（1）咯血 大量咯血应取坐位，同时使用镇静剂及静脉使用利尿剂，以降低肺动脉压。

（2）急性肺水肿 处理原则与急性左心衰竭所致的肺水肿相似。

（3）房颤 急性快速性房颤因心室率快，使舒张期充盈时间缩短，导致左房压力急剧增加，同时心输出量减低，因而应立即控制心室率。可先静脉注射洋地黄类药物如毛花苷丙注射液（西地兰）；如效果不满意，可静脉注射地尔硫䓬或艾司洛尔；当血流动力学不稳定时，如出现肺水肿、休克、心绞痛或晕厥者，应立即予电复律。

（4）预防栓塞 二尖瓣狭窄合并房颤时，极易发生血栓栓塞。若无禁忌，无论是阵发性还是持续性房颤，均应长期口服华法林抗凝，达到2.5~3.0的国际标准化比值（INR），以预防血栓形成及栓塞事件发生，尤其是中风的发生。

3. 介入与手术治疗
对于中重度二尖瓣狭窄、呼吸困难进行性加重，或有肺动脉高压发生者，需通过机械性干预解除二尖瓣狭窄，降低跨瓣压力阶差，缓解症状。年轻患者术后需进行预防风湿热的治疗，直至成年。常用的介入及手术方法如下。

（1）经皮球囊二尖瓣成形术 仅适于单纯的二尖瓣狭窄患者。中、重度二尖瓣狭窄患者，未合并关闭不全，无血栓形成。将球囊导管从股静脉经房间隔穿刺跨越二尖瓣，用生理盐水和造影剂各半的混合液体充盈球囊，分离瓣膜交界处的粘连融合而扩大瓣口。术后症状和血流动力学立即改善，严重并发症少见。

（2）二尖瓣分离术 常用直视式。在体外循环下，直视分离融合的交界处、腱索和乳头肌，去除瓣叶的钙化斑，清除左心房内血栓。适用于瓣叶严重钙化，病变累及腱索、乳头肌伴有左心房内血栓的患者。手术死亡率<2%。

（3）人工瓣膜置换术 人工瓣膜置换术适用于严重瓣叶和瓣下结构钙化、畸形，不宜做分离术及二尖瓣狭窄合并二尖瓣关闭不全者。手术死亡率3%~8%，术后并发症高，但术后存活者心功能恢复较好。

（八）预后

二尖瓣狭窄的死亡原因主要为心力衰竭、血栓栓塞和感染性心内膜炎。抗凝治疗减少了栓塞的发生，手术治疗提高了患者的生活质量和存活率。

二、二尖瓣关闭不全

（一）病因

二尖瓣结构包括瓣叶、瓣环、腱索、乳头肌四部分，正常的二尖瓣功能有赖于此四部分及左心室的结构和功能完整性，其中任何一个或多个部分发生结构异常或功能失调均可导致二尖瓣关闭不全，当左心室收缩时，血液反向流入左心房。二尖瓣关闭不全的病因分类见表2-6-1。

表2-6-1　二尖瓣关闭不全的病因分类

病损部位	慢性二尖瓣关闭不全	急性或亚急性二尖瓣关闭不全
瓣叶–瓣环	风湿性 黏液样变性 瓣环钙化、结缔组织疾病	感染性心内膜炎 外伤 人工瓣周漏
腱索–乳头肌	瓣膜脱垂（腱索或乳头肌过长） 乳头肌功能不全	原发性腱索断裂 继发性腱索断裂 感染性心内膜炎或慢性瓣膜病变所致 心肌梗死并发乳头肌功能不全或断裂 创伤所致腱索或乳头肌断裂
心肌	扩张型心肌病 梗阻性肥厚型心肌病 冠心病节段运动异常	

二尖瓣关闭不全的原因主要为风湿热；非风湿性单纯性二尖瓣关闭不全的病因，以腱索断裂最常见，其次是感染性心内膜炎、二尖瓣黏液样变性、缺血性心脏病等。缺血性心脏病造成二尖瓣关闭不全的机制可能与左心室整体收缩功能异常、左心室节段性室壁运动异常以及心肌梗死后左心室重构有关。

（二）病理生理

二尖瓣关闭不全的主要病理生理变化是左心室每搏喷出的血流一部分反流入左心房，使泵入主动脉血流减少，同时使左心房负荷和左心室舒张期负荷增加，从而引起一系列血流动力学变化。

1. **急性二尖瓣关闭不全**　急性二尖瓣关闭不全时，收缩期左心室射出的部分血流经关闭不全的二尖瓣口反流至左心房，致使左心房压和肺毛细血管楔压急剧升高，导致肺淤血及急性肺水肿的发生。

2. **慢性二尖瓣关闭不全**　慢性二尖瓣关闭不全时，早期左心室舒张期容量负荷增加，通过代偿可将射血分数维持在正常范围。因此，此时可无临床症状。随着病程的延长，左心房接受左心室反流的血液，持续严重的过度容量负荷终致左心房压和左心室舒张末压明显上升，内径扩大。当失代偿时，每搏量和射血分数下降，肺静脉和肺毛细血管楔压增高，继而发生肺淤血、左心衰竭。晚期出现肺动脉高压，导致右心室肥厚、右心衰竭，终致全心衰竭。

（三）临床表现

1. 症状

（1）急性二尖瓣关闭不全　轻者可仅有轻微劳力性呼吸困难，重者可很快发生急性左心衰竭，甚至急性肺水肿、心源性休克。

（2）慢性二尖瓣关闭不全　慢性二尖瓣关闭不全患者的临床症状轻重取决于二尖瓣反流的严重程度及关闭不全的进展速度。如轻度二尖瓣关闭不全者可以持续终身没有症状；对于较重的二尖瓣关闭不全，通常情况下，从罹患风湿热至出现二尖瓣关闭不全的症状一般超过20年，一旦发生心力衰竭，则进展常较迅速。

2. 体征

（1）急性二尖瓣关闭不全　心尖搏动呈高动力型，心尖区闻及收缩期粗糙的吹风样杂音，肺动脉瓣区第二心音亢进，急性肺水肿时，双肺可闻及干、湿啰音。

（2）慢性二尖瓣关闭不全　心界向左下扩大，心尖搏动向下、向左移位，收缩期可触及高动力性心尖搏动。心音：二尖瓣关闭不全时，心室舒张期过度充盈，使二尖瓣漂浮，第一心音减弱；由于左心室射血期缩短，主动脉瓣关闭提前，导致第二心音分裂；严重反流可出现低调第三心音。心脏杂音：二尖瓣关闭不全的典型杂音为心尖区全收缩期吹风样杂音，杂音强度 ≥ 3/6 级，可伴有收缩期震颤。

（四）辅助检查

1. X线检查　轻度二尖瓣关闭不全者，可无明显异常发现。严重者，左心房、左心室明显增大，明显增大的左心房可推移和压迫食管，左心衰竭者可见肺淤血及肺间质水肿。晚期可见右心室增大，二尖瓣环钙化者可见钙化阴影。

2. 心电图　轻度二尖瓣关闭不全者心电图可正常。严重者可有左心室肥厚和劳损。慢性二尖瓣关闭全伴左心房增大者多伴房颤，如为窦性心律则可见P波增宽且呈双峰状（二尖瓣P波），提示左心房增大。

3. 超声心动图　脉冲多普勒超声可于收缩期在左心房内探及高速射流，从而确诊二尖瓣反流。彩色多普勒血流显像诊断二尖瓣关闭不全的敏感性可达100%，并可对二尖瓣反流进行半定量及定量诊断。二维超声心动图可见二尖瓣瓣叶和瓣下结构增厚、融合、缩短、脱垂，瓣环扩大、钙化，左心室扩大等。M型超声心动图可显示左心房和左心室增大。

（五）诊断与鉴别诊断

1. 诊断　突然出现的呼吸困难、心尖区收缩期杂音及X线检查心影不大而肺淤血明显者，结合病史提示急性二尖瓣关闭不全。如有明显左心房、左心室增大，伴心尖部典型杂音，应考虑慢性二尖瓣关闭不全。确诊则依赖超声心动图。

2. 鉴别诊断　二尖瓣关闭不全的心尖区收缩期杂音应与下列情况的收缩期杂音相鉴别。

（1）三尖瓣关闭不全　胸骨左缘第4、5肋间全收缩期杂音，几乎不传导，少有震颤，杂音在吸气时增强，伴颈静脉收缩期搏动和肝脏收缩期搏动。

（2）室间隔缺损　为胸骨左缘第3、4肋间全收缩期杂音，粗糙而响亮，不向腋下传导，可伴胸骨旁收缩期震颤。

（3）主动脉瓣狭窄　心底部喷射样收缩期杂音，偶伴收缩期震颤，呈递增递减型，杂音向颈部传导。

（4）其他　梗阻性肥厚型心肌病的杂音位于胸骨左缘第3、4肋间；肺动脉瓣狭窄的杂音位于胸骨左缘第2肋间。

以上情况均有赖于超声心动图进行确诊及鉴别。

（六）并发症

心力衰竭急性者早期出现，慢性者出现较晚；心房颤动见于3/4的慢性重度二尖瓣关闭不全患者；感染性心内膜炎较二尖瓣狭窄患者多见；栓塞较二尖瓣狭窄少见。

（七）治疗

1. 内科治疗

（1）急性二尖瓣关闭不全　急性二尖瓣重度反流时，患者常有心衰症状，甚至发生休克。内科治疗的目的是减少反流量，降低肺静脉压，增加心排出量。动脉扩张剂可减低体循环血流阻力，故能提高主动脉输出量，同时减少二尖瓣反流量和左心房压力。

（2）慢性二尖瓣关闭不全　慢性二尖瓣关闭不全患者在相当长时间内无症状，此时无须治疗，但应定期随访，重点是预防风湿热及感染性心内膜炎的发生。

2. 手术治疗　手术治疗是治疗二尖瓣关闭不全的根本措施，应在左心室功能发生不可逆损害之前进行。常用的手术方法有二尖瓣修补术和二尖瓣置换术。前者适用于瓣膜损坏较轻，瓣叶无钙化，瓣环有扩大，但瓣下腱索无严重增厚者。手术死亡率低，术后射血分数的改善较好，不需终身抗凝治疗，占所有适合手术患者的70%。后者适用于瓣膜损坏严重者，其手术死亡率约5%。

（八）预后

急性严重反流伴血流动力学不稳定者，如不及时手术干预，死亡率极高。对于慢性二尖瓣关闭不全患者，可在相当长一段时间内无症状，然而一旦出现症状则预后差。单纯二尖瓣脱垂无明显反流及无收缩期杂音者大多预后良好；多数患者术后症状和生活质量改善，较内科治疗存活率明显提高。

三、主动脉瓣狭窄

（一）病因

主动脉瓣狭窄（aortic stenosis）的病因有三种，即先天性病变、退行性变和炎症性病变。单纯性主动脉瓣狭窄多为先天性或退行性变，极少数为炎症性，且男性多见。

1. 先天性畸形　单叶瓣畸形，可引起严重的先天性主动脉瓣狭窄，是导致婴儿死亡的重要原因之一，多数在儿童时期出现症状，青春期前即需矫治。

2. 老年性主动脉瓣钙化　目前，与年龄相关的退行性主动脉瓣狭窄已成为成人最常见的主动脉瓣狭窄的原因。据估计，约有2%的65岁以上的老年人患有此病；超过85岁者则达4%。退行性病变过程包括增生性炎症、脂类聚集、血管紧张素转换酶激活、巨噬细胞和T淋巴细胞浸润，最后钙化。

3. 风湿性心脏病　炎症性病变导致主动脉瓣狭窄的病因主要为风湿热，风湿性炎症导致瓣叶交界处融合、瓣叶纤维化、钙化、僵硬和挛缩畸形，引起主动脉瓣狭窄。风湿性主动脉瓣狭窄常伴关闭不全和二尖瓣病变。

（二）病理生理

正常成人主动脉瓣口面积3~4cm^2。主动脉瓣口面积尚未减少至正常1/3时，血流动力学改变不明显。当主动脉瓣口面积1.0cm²时，左心室和主动脉之间收缩期的压力阶差明显，致使左心室壁向心性肥厚，左心室游离壁和室间隔厚度增加，其顺应性下降，左心室壁松弛速度减慢，使左心室舒张末压进行性升高，该压力通过二尖瓣传导至左心房，使左心房后负荷增加；长期左心房负荷增加，将导致肺静脉压、肺毛细血管楔压和肺动脉压等相继增加，临床上出现左心衰竭的症状。

另外，主动脉瓣口狭窄导致的左心室收缩压增高，引起左心室肥厚、左心室射血时间延长，使心肌耗氧量增加；主动脉瓣狭窄时常因主动脉根部舒张压降低、左心室舒张末压增高压迫心内膜下血管使冠状动脉灌注减少及脑供血不足。上述机制导致心肌缺血、缺氧和心绞痛发作，进一步损害左心功能，并可导致头晕、黑矇及晕厥等脑缺血症状。

（三）临床表现

1. **症状** 主动脉瓣狭窄患者，无症状期时间较长，直至瓣口面积≤1.0cm²时才出现临床症状。心绞痛、晕厥和心力衰竭是典型主动脉瓣狭窄的常见三联征。

（1）呼吸困难 劳力性呼吸困难为晚期患者常见的首发症状，见于95%有症状的患者。随病情发展，可发生劳力性呼吸困难、阵发性夜间呼吸困难、端坐呼吸和急性肺水肿。

（2）心绞痛 对于重度主动脉瓣狭窄患者来说，心绞痛是最早出现也是最常见的症状。常由运动诱发，休息及含服硝酸甘油可缓解，反映了心肌需氧和供氧之间的不平衡。

（3）晕厥 见于15%~30%有症状的患者，部分仅表现为黑矇，可为首发症状。晕厥多与劳累有关，多发生于劳力时，少数在休息时发生。运动后发生晕厥是由于外周血管扩张，狭窄的主动脉口输出的血量不足以维持动脉压；休息时发生晕厥是由于心律失常导致心输出量锐减。

2. **体征**

（1）心界 正常或轻度向左扩大，心尖区可触及收缩期抬举样搏动。

（2）心音 第一心音正常。如主动脉瓣严重狭窄或钙化，左心室射血时间明显延长，则主动脉瓣第二心音减弱或消失。

（3）心脏杂音 典型杂音为粗糙而响亮的喷射样杂音，3/6级以上，向颈部传导，在胸骨右缘1~2肋间听诊最清楚。一般来说，杂音愈响，持续时间愈长，高峰出现愈晚，提示狭窄程度愈重。

（四）辅助检查

1. **X线检查** 心影一般不大，形状可略有变化，即左心缘下1/3处稍向外膨出；左心房可轻度增大，75%~85%的患者可呈现升主动脉扩张。

2. **心电图** 轻者心电图正常，中度狭窄者可出现QRS波群电压增高伴轻度ST-T改变。

3. **超声心动图** 是主动脉瓣狭窄的首选评价手段。二维超声心动图可见主动脉瓣瓣叶增厚、回声增强提示瓣膜钙化，瓣叶收缩期开放幅度减小（常小于15mm），开放速度减慢。彩色多普勒超声心动图上可见血流于瓣口下方加速形成五彩镶嵌的射流，连续多普勒可测定心脏及血管内的血流速度。通过测定主动脉瓣口的最大血流速度，可计算最大跨瓣压力阶差及瓣口面积，从而评估其狭窄程度。

（五）诊断与鉴别诊断

1. **诊断** 典型主动脉瓣区喷射样收缩期杂音，较易诊断主动脉瓣狭窄，确诊有赖于超声心动图。

2. **鉴别诊断** 临床上，主动脉瓣狭窄应与下列情况的主动脉瓣区收缩期杂音相鉴别。

（1）梗阻性肥厚型心肌病 收缩期二尖瓣前叶前移，致左心室流出道梗阻，可在胸骨左缘第4肋间闻及中或晚期喷射样收缩期杂音，不向颈部和锁骨下区传导，有快速上升的重搏脉。

（2）其他　先天性主动脉瓣上狭窄、先天性主动脉瓣下狭窄等均可闻及收缩期杂音，如杂音传导至胸骨左下缘或心尖区时，应与二尖瓣关闭不全、三尖瓣关闭不全或室间隔缺损的全收缩期杂音区别。

上述情况超声心动图可予以鉴别。

（六）并发症

1. **心律失常**　10%患者可发生房颤，可导致左心房压升高和心输出量明显减少，临床症状迅速恶化，可致严重低血压、晕厥或肺水肿。

2. **心脏性猝死**　无症状者发生猝死少见，多发生于先前有症状者。

3. **充血性心力衰竭**　发生左心衰竭后自然病程缩短，若不行手术治疗，50%的患者于2年内死亡。

4. **其他**　少见的有感染性心内膜炎、体循环栓塞、胃肠道出血。

（七）治疗

1. **内科治疗**　无症状者无需治疗，应定期随访。轻度狭窄者每2年复查一次，体力活动不受限制；中度及重度狭窄者应避免剧烈体力活动，每6~12个月复查一次。一旦出现症状，即需手术治疗。心力衰竭患者等待手术过程中，可慎用利尿剂以缓解肺充血。出现房颤，应尽早电转复，否则可能导致急性左心衰竭。ACEI及β受体拮抗剂不适用于主动脉瓣狭窄患者。

2. **手术治疗**　凡出现临床症状者，均应考虑手术治疗。若不做主动脉瓣置换，3年死亡率可达75%。主动脉瓣置换后，存活率接近正常。

（1）人工瓣膜置换术　为治疗成人主动脉瓣狭窄的主要方法。重度狭窄伴心绞痛、晕厥或心力衰竭者为手术指征；进行性心脏扩大也应考虑手术；高龄、严重左心功能不全合并主动脉瓣关闭不全或冠心病者，也可手术，但增加手术和术后死亡的风险。

（2）直视下主动脉瓣分离术　适用于儿童和青少年的非钙化性先天性主动脉瓣狭窄者，甚至包括无症状者。

（3）经皮球囊主动脉瓣成形术　经股动脉逆行将球囊导管推送至主动脉瓣，用生理盐水与造影剂各半的混合液充盈球囊，裂解钙化结节，伸展主动脉环和瓣叶，分离融合的交界处，减轻狭窄和缓解症状。适用于严重主动脉瓣狭窄伴妊娠、心源性休克、高手术风险不适合瓣膜置换手术的患者，可改善左心室功能和症状。

（八）预后

无症状者，存活率与正常群体相似，3%~5%的患者可发生猝死。主动脉狭窄三联征出现提示预后不良，若不行手术治疗，有约50%伴心绞痛的患者5年内死亡；出现晕厥的患者中，约50%于3年内死亡；出现充血性心力衰竭患者中，约半数2年内死亡。成功的经皮主动脉瓣置换术能使一年死亡率从50%降到30%。

四、主动脉瓣关闭不全

（一）病因

主动脉瓣关闭不全主要由主动脉瓣膜本身病变、主动脉根部疾病所致。根据发病情况又分为急性和慢性主动脉瓣关闭不全两种。

1. **急性主动脉瓣关闭不全**　主要包括：①感染性心内膜炎；②胸部创伤致升主动脉根部、瓣叶支持结构和瓣叶破损或瓣叶脱垂；③主动脉夹层血肿使主动脉瓣环扩大，瓣叶或瓣环被夹层血肿撕裂；

④人工瓣膜撕裂等。

2. 慢性主动脉瓣关闭不全　主动脉瓣本身病变包括：①风湿性心脏病：约2/3主动脉瓣关闭不全由风湿性心脏病所致，多合并主动脉瓣狭窄和二尖瓣病变；②先天性畸形：二叶式主动脉瓣、主动脉瓣穿孔、室间隔缺损伴主动脉瓣脱垂等；③感染性心内膜炎：为单纯主动脉瓣关闭不全的常见病因；④退行性主动脉瓣病变：老年退行性钙化性主动脉瓣狭窄中75%合并关闭不全。

（二）病理生理

1. 急性主动脉瓣关闭不全　舒张期主动脉血流反流入左心室，使左心室舒张末压迅速升高。收缩期左心室难以将左心房回血及主动脉反流血充分排空，前向搏出量下降；舒张期，因舒张压迅速上升，致使二尖瓣提前关闭，有助于防止左心房压过度升高，但左心房排空受限，左心房压力增高，引起肺淤血、肺水肿。

2. 慢性主动脉瓣关闭不全　舒张期主动脉内血流大量反流入左心室，使左心室舒张末容量增加。左心室慢性容量负荷增加，代偿反应为左心室肥厚扩张，扩张在Frank-Starling曲线上升段，可以增强心肌收缩力，增加心脏输出量，舒张末压可维持正常。另外，由于血液反流，主动脉内压力下降，更有利于维持左心室泵血功能。由于左心室舒张末压不增加，左心房和肺静脉压也保持正常，故可多年不发生肺循环障碍。随着病情进展，反流量增多，左心室进一步扩张，左心室舒张末容积和压力显著增加，最终导致心肌收缩力减弱，心搏出量减少，左心室功能降低，最后可发展至左心功能不全。

左心室心肌肥厚使心肌耗氧量增加，同时主动脉反流致舒张压降低使冠状动脉灌流减少，引起心肌缺血，也加速心功能恶化。

（三）临床表现

1. 症状　慢性主动脉瓣关闭不全可在较长时间无症状，轻症者一般可维持20年以上。随着反流量增大，出现与心搏量增大有关的症状，如心悸、心前区不适、头颈部强烈动脉搏动感等。心力衰竭的症状早期为劳力性呼吸困难，随着病情进展，可出现夜间阵发性呼吸困难和端坐呼吸。

2. 体征

（1）点头征　又称点头运动，是指与心率一致的规律性点头运动。临床表现为患者取坐位时，由于脉压增大，头部血管搏动增强，出现随每次心搏头部上下摆动的体征。心尖搏动向左下移位，范围较广，心界向左下扩大。心底部、胸骨柄切迹、颈动脉可触及收缩期震颤。颈动脉搏动明显增强。

（2）心音　第一心音减弱，为舒张期左心室充盈过度、二尖瓣位置高所致；主动脉瓣区第二心音减弱或消失；心尖区常可闻及第三心音，与舒张早期左心室快速充盈增加有关。主动脉瓣区舒张期杂音，为一高调递减型叹气样杂音，舒张早期出现，坐位前倾位呼气末明显，向心尖区传导。反流明显者，常在心尖区闻及柔和低调的舒张期隆隆样杂音（Austin-Flint杂音）。产生机制：由于主动脉瓣反流，左心室血容量增多及舒张期压力增高，将二尖瓣前侧叶推起处于较高位置引起相对二尖瓣狭窄所致。

（3）周围血管征　动脉收缩压增高，舒张压降低，脉压增宽，可出现周围血管征，如水冲脉、股动脉枪击音和毛细血管搏动征，听诊器压迫股动脉可闻及双期杂音。

重者可出现面色灰暗、唇甲发绀、脉搏细数、血压下降等休克表现。

（四）辅助检查

1. X线检查　慢性主动脉瓣关闭不全者左心室明显增大，升主动脉结扩张，呈"主动脉型"心脏，即靴形心。

2. **心电图**   急性者可见窦性心动过速和非特异性ST–T改变；慢性者可见左心室肥厚伴劳损。

3. **超声心动图**   M型超声显示舒张期二尖瓣前叶快速高频的振动，二维超声可显示主动脉瓣关闭时不能合拢。多普勒超声显示主动脉瓣下方（左心室流出道）探及全舒张期反流，为诊断主动脉瓣反流高度敏感及准确的方法，并可确定反流的血量及判断疾病的严重程度。轻度：每次搏动反流量<30mL，反流分数<30%；中度：每次搏动反流量30~59mL，反流分数30%~49%；重度：每次搏动反流量>60mL，反流分数>50%。

（五）诊断与鉴别诊断

1. **诊断**   有典型主动脉瓣关闭不全的舒张期杂音伴周围血管征，可诊断为主动脉瓣关闭不全，超声心动图可明确诊断。根据病史和其他发现可作出病因诊断。

2. **鉴别诊断**   主动脉瓣损害严重时，杂音在胸骨左缘中下明显，应与相对性肺动脉瓣关闭不全杂音（Graham–Steel杂音）鉴别；心尖部舒张期杂音应与相对性二尖瓣狭窄鉴别。

（六）并发症

感染性心内膜炎较常见，常加速心力衰竭发生；充血性心力衰竭，慢性者常于晚期出现，急性者出现较早；室性心律失常常见，但心脏性猝死少见。

（七）治疗

1. 慢性主动脉瓣关闭不全

（1）内科治疗   无症状且左心室功能正常者不需要内科治疗，但需随访；轻中度主动脉瓣关闭不全，每1~2年随访一次；重度者，每半年随访一次。随访内容包括临床症状，超声检查左心室大小和左心室射血分数。

（2）手术治疗   慢性主动脉瓣关闭不全患者，若无症状，且左心室功能正常，可不需手术，但要定期随访。手术应在不可逆的左心室功能不全发生之前进行，若出现下列情况的严重主动脉瓣关闭不全应手术治疗：①有症状和左心室功能不全者；②无症状伴左心室功能不全者，经系列无创检查显示持续或进行性左心室收缩末容量增加或静息射血分数降低者应手术。

2. 急性主动脉瓣关闭不全   急性主动脉瓣关闭不全的危险性比慢性主动脉瓣关闭不全高得多，因此应及早考虑外科治疗。内科治疗一般为术前准备过渡措施，包括吸氧、镇静、静脉应用多巴胺或多巴酚丁胺，或硝普钠、呋塞米等。

（八）预后

急性重度主动脉瓣关闭不全如不及时手术治疗，常死于左心室衰竭。慢性者无症状期长，一旦症状出现，病情便迅速恶化，心绞痛者5年内死亡50%，严重左心衰竭者2年内死亡50%。重度者经确诊后内科治疗5年存活率为75%，10年存活率50%。术后存活者大部分有明显临床改善，心脏大小和左心室重量减少，左心室功能有所恢复，但恢复程度和术后远期存活率低于主动脉瓣狭窄者。

（袁云川）

PPT

第七节 病毒性心肌炎

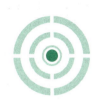

学习目标

知识要求：

1. 掌握病毒性心肌炎的病因。
2. 熟悉病毒性心肌炎的发病机制与诊断依据。

技能要求：

1. 熟练掌握诊断心肌炎的特异性检查手段。
2. 学会应用临床识别病毒性心肌炎并能掌握病毒性心肌炎的一般治疗。

心肌炎（myocarditis）是心肌的炎症性疾病。最常见病因为病毒感染。细菌、真菌、螺旋体、立克次体、原虫、蠕虫等感染也可引起心肌炎，但相对少见。本节主要介绍病毒性心肌炎。

（一）病因

本病可由多种病毒引起，柯萨奇B组病毒、埃可病毒、脊髓灰质炎病毒等为常见病毒，尤其是柯萨奇B组病毒是最为常见的致病原因，占30%~50%。另外，人类腺病毒、流感病毒、风疹病毒、单纯疱疹病毒及HIV病毒等也可引起病毒性心肌炎。

（二）发病机制

病毒性心肌炎的发病机制包括：①病毒直接作用，造成心肌直接损害；②病毒与机体的免疫反应共同作用。而病毒介导的免疫损伤，主要是由T淋巴细胞介导。

（三）临床表现

1. **症状** 病毒性心肌炎患者的临床表现取决于病变的广泛程度与部位，轻者可完全没有症状，重者甚至出现心源性休克及猝死。多数患者发病前1~3周有病毒感染前驱症状，如发热、全身倦怠感和肌肉酸痛，或恶心、呕吐等消化道症状。

2. **体征** 查体常有心律失常，以房性与室性期前收缩及房室传导阻滞最为多见。心率可增快且与体温不相称。听诊可闻及第三、第四心音或奔马律。心衰患者可有颈静脉怒张、肺部湿啰音、肝大等体征。重症可出现血压降低、四肢湿冷等心源性休克体征。

（四）辅助检查

1. **X线检查** 可见心影正常或扩大，有心包积液时可呈烧瓶样改变。
2. **心电图** 常见ST段改变，包括ST段轻度移位和T波倒置。合并急性心包炎的患者可有aVR导联以外ST段广泛抬高，少数可出现病理性Q波。可出现各型心律失常，特别是室性心律失常和房室传导阻滞等。

3. 超声心动图检查　可正常，也可显示左心室增大，室壁运动减低，左心室收缩功能减低等。合并心包炎者可有心包积液。

4. 血液指标检测　心肌损伤标志物检查可有心肌肌酸激酶同工酶（CK-MB）及肌钙蛋白（cTnT或cTnI）增高。红细胞沉降率加快，C反应蛋白等非特异性炎症指标常升高。

5. 心内膜心肌活检　除帮助诊断外，还有助于病情及预后的判断。因其有创性检查，主要用于病情急重、治疗反应差、原因不明的患者。对于轻症患者，一般不常规检查。

6. 病毒血清学检测　仅对病因有提示作用，不能作为诊断依据。确诊有赖于心内膜、心肌或心包组织内病毒、病毒抗原、病毒基因片段或病毒蛋白的检出。

🖋 **知识拓展**

暴发性心肌炎

　　暴发性心肌炎主要由病毒感染诱发，是一种以心肌组织严重水肿和功能障碍为特征的疾病。这种疾病起病隐匿，恶化迅速，患者很快会出现顽固性休克或致死性心律失常，病死率较高，且以猝死为主。暴发性心肌炎多见于青壮年，我国每年发病约5万人，尚无国际通行的治疗方案。传统治疗一般以对症为主，包括强心、升血压、补液等。我国心血管病学界已达成《成人暴发性心肌炎诊断与治疗中国专家共识》，目前暴发性心肌炎的病死率已降至5%以下。

（五）诊断与鉴别诊断

1. 诊断

（1）发病前1~3周有呼吸道或消化道病毒感染史，出现胸闷头晕（心输出量降低）、气促、呼吸困难、心脏扩大、心力衰竭等心肌损害表现。

（2）出现心律失常或心电图改变（窦性心动过速、房室传导阻滞、期前收缩、室上性或室性心动过速、ST段水平型或下斜型下移、ST段异常抬高等）。

（3）血清检查心肌酶和肌钙蛋白增高，或超声心动图显示心腔扩大或室壁活动异常。

（4）除外引起心肌炎的其他原因及β受体功能亢进症。

2. 鉴别诊断　应注意排除甲状腺功能亢进、二尖瓣脱垂综合征以及影响心功能的其他疾患，如结缔组织病、血管炎、药物及毒物等引起的心肌炎。应排除其他原因的心肌损害、扩张型心肌病、心肌梗死、急性心包炎等疾病。

👤 **岗位情景模拟 17**

　　患者，男性，学生，17岁，因"咳嗽，流涕10余天，心悸5天，加重2小时"就诊。患者10天前着凉后出现咳嗽、流涕不适，当时未予在意。5天前出现胸闷气短，恶心呕吐，心悸，乏力，低热不适，于当地医院就诊，考虑上呼吸道感染可能，予以抗病毒治疗，嘱患者观察。2小时前患者突发胸闷，心悸加重，脸色苍白，急诊入院。既往体健，无青霉素过敏史，个人、家族史无特殊。

　　查体：T 38.1℃，P 120次/分，BP 90/60mmHg。心音低钝，腹软，肝脾不大，双肾区无叩痛，双下肢凹陷性浮肿。

　　辅助检查：心肌酶升高。心电图示：ST抬高，低电压。

问题与思考

1. 根据现有临床资料，提出初步诊断，并写出诊断依据。
2. 下一步的诊疗方案。

答案解析

（六）治疗

1. 一般治疗 目前尚无特殊治疗方法，一般是限制体力活动。

2. 对症治疗

（1）心力衰竭的治疗 出现心力衰竭时酌情使用利尿剂、血管扩张剂、ACEI/ARB等。必要时加用醛固酮拮抗剂。出现快速心律失常者，可以用抗心律失常药物。高度房室传导阻滞或窦房结功能损害而出现晕厥或明显低血压时，可考虑使用临时心脏起搏器。

（2）临床上还可应用促进心肌代谢的药物，如三磷酸腺苷、辅酶A、环腺苷酸等。

（3）暴发性心肌炎和重症心肌炎进展快、死亡率高，在药物治疗基础上保证心肺支持系统十分重要，如左心室辅助装置（LVAD）和体外膜肺（ECMO）。

3. 抗病毒治疗 经心肌活检明确诊断的病毒性心肌炎，心肌心内膜持续有病毒相关基因、抗原检出，无论组织学是否提示炎症活动（大量炎细胞浸润），均建议给予特异性抗病毒治疗。丙种球蛋白的疗效目前尚不肯定。

4. 其他治疗 对慢性和病毒阴性心肌炎患者使用免疫抑制和调节剂治疗可望改善预后。糖皮质激素的疗效不肯定，不主张常规使用，但对治疗效果不佳者，可考虑在发病10天至1个月内使用。

（七）预后

本病的预后取决于病因、临床表现和开始治疗时疾病所处的阶段。约50%的患者在2~4周后好转，约25%的患者发展为持续心功能不全，另有少数患者因病情恶化而死亡或进展为扩张型心肌病。所有病毒性心肌炎患者需要长期随访，对心肌酶持续升高的患者有必要进行心肌活检。

（袁云川）

第八节 急性心包炎

PPT

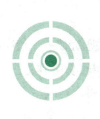

学习目标

知识要求：

1. 掌握急性心包炎的概念、临床表现、诊断和治疗原则。
2. 熟悉急性心包炎的病因和实验室检查。
3. 了解急性心包炎的病理及发病机制。

技能要求：

1. 熟练掌握诊断急性心包炎的临床技能。
2. 学会系统应用临床知识治疗急性心包炎疾病。

心包炎是指心包脏层和壁层的炎症。按病程可分为急性心包炎（病程<6周）、亚急性心包炎（病程6周~6个月）、慢性心包炎（病程>6个月）；按病因可分为感染性心包炎、非感染性心包炎等。

急性心包炎（acute pericarditis）以胸痛、心包摩擦音、心电图改变及渗出心包积液为特征。可以单独存在，也可以是某种全身疾病累及心包的表现。

（一）病因和发病机制

急性心包炎多是继发性的，部分患者病因不明。

1. **感染性心包炎** 病原体为病毒、化脓性细菌、结核杆菌等，以病毒感染最常见。常见病毒为柯萨奇病毒、流感病毒（A、B型）、埃可病毒等。常见致病菌为肺炎球菌、葡萄球菌、链球菌等。

2. **非感染性心包炎** 自身免疫性疾病、尿毒症、心肌梗死、肿瘤、主动脉夹层等因素或疾病。

3. **其他** 有些患者经检查仍无法明确病因，称为急性非特异性心包炎。

（二）病理

急性心包炎可以分为纤维蛋白性和渗出性二种。

1. **纤维蛋白性心包炎** 在急性期，心包壁层和脏层上有充血、水肿，有纤维蛋白、白细胞及少许内皮细胞的渗出。心包膜不光滑，此时无明显液体集聚，为纤维蛋白性心包炎。

2. **渗出性心包炎** 随渗出液体增加，则转变为渗出性心包炎。常为浆液性纤维蛋白变性，液体量多少不等，呈淡黄色、清亮状，偶可混浊，呈脓性或血性，积液在1周或数周内吸收。但可伴随发生壁层与脏层的粘连、增厚及缩窄。

若积液在较短时间内大量增加，心包腔内压力进一步增高，心搏量下降达临界水平时，代偿机制衰竭，心室充盈不足，射血分数降低，心输出量减少，动脉血压下降，因循环衰竭而产生休克，此即为心脏压塞。

（三）临床表现

1. **症状**

（1）心前区疼痛 主要见于纤维蛋白性心包炎阶段。疼痛部位在心前区或胸骨后，亦可向左臂、左肩、左肩胛区或上腹部放射。呈尖锐的剧痛或沉重的闷痛，可随呼吸、咳嗽、吞咽、体位改变而加重。心包膜脏层无痛觉神经，只有在左侧，5、6肋间水平面以下的壁层心包膜有痛觉纤维，所以当心包炎累及该部或并发膈胸膜炎时方出现疼痛，急性非特异性心包炎常伴胸膜炎，疼痛显著。结核性及尿毒症性心包炎疼痛较轻。

（2）心包积液压迫症状 ①呼吸困难：是心包积液最突出的症状，因支气管、肺及大血管受压引起。②咳嗽、声音嘶哑、吞咽困难：气管受压可引起刺激性咳嗽，喉返神经受压可引起声音嘶哑，食管受压可引起吞咽困难。③上腹胀痛、呕吐：因腔静脉受压引起。

2. **体征**

（1）心包摩擦音与心包摩擦感 为心包膜因纤维蛋白渗出等变得粗糙，当心脏搏动时，互相摩擦震动而产生。心包摩擦音是急性纤维蛋白性心包炎的典型体征，在胸骨左缘第4肋间较易听到，坐位、深吸气更清楚。触诊可触到心包摩擦感。心包摩擦音存在数小时、数天，少数可数周，积液增多时可消失。

（2）心包积液征 心尖搏动减弱、心浊音界向两侧扩大、心音遥远。

（3）心脏压塞征 低血压、心音弱、颈静脉怒张构成Beck三联征，是心脏压塞的特征性表现。急性心脏压塞主要是心输出量减少的表现，可见心率加快、脉搏细弱、收缩压下降、脉压减少，甚至休克（面色苍白、烦躁、冷汗、动脉血压显著下降）。慢性心脏压塞主要是静脉淤血的表现，可见颈静脉怒张而搏动不显、肝颈静脉回流征阳性、肝大伴压痛、腹水、下肢浮肿、奇脉等。

（四）辅助检查

1. 实验室检查

（1）血象　取决于原发病，如感染性心包炎常有白细胞计数及中性粒细胞增加、C反应蛋白增高、红细胞沉降率增快等，自身免疫病可有免疫指标阳性，尿毒症患者可见肌酐明显升高等。少数患者cTnT/cTnI明显升高，提示可能心肌同时受累，属于心肌心包炎。

（2）心包穿刺液　对病因诊断有重要帮助。感染性心包炎可发现病原体，胆固醇性心包炎可发现胆固醇结晶，尿毒症性心包炎可发现尿素结晶。

2. X线检查
可无异常发现，如心包积液较多，则可见心影增大，通常成人液体量少于250mL，儿童少于150mL时，X线难以检出其积液。

3. 心电图检查
急性心包炎时，各导联（aVR除外）ST段呈弓背向下抬高，经数日至数周后恢复，继之T波低平或倒置，可持续数周或数日，至心包炎消失后可恢复。发生心包积液后，肢导联呈QRS波群低电压。大量心包积液时，还可出现"电交替"现象（即心电图QRS波群振幅大小交替改变）。

4. 超声心动图检查
超声心动图可确诊有无心包积液，并判断积液量，协助判断临床血流动力学改变是否由心脏压塞所致。超声引导下行心包穿刺引流可以增加操作的成功率和安全性。

（五）诊断与鉴别诊断

1. 诊断
（1）急性起病、典型胸痛、心包摩擦音。
（2）各导联ST段呈弓背普遍向下抬高的特征性心电图。
（3）超声心动图可以确诊并判断积液量。
（4）结合相关病史、全身表现及相应的辅助检查有助于对病因作出诊断。

2. 鉴别诊断
（1）急性心肌梗死　出现急性胸痛、心电图改变易与急性心包炎相混淆，急性心肌梗死的特点：①胸痛的性质多为压榨性，有窒息感；②心电图ST段呈弓背向上抬高；③血清心肌标志物（心肌酶和肌钙蛋白）升高。

（2）肺栓塞　出现胸痛、胸闷、咯血、发绀，甚至晕厥等表现，心电图典型表现为$S_I Q_{III} T_{III}$（Ⅰ导联S波加深，Ⅲ导联Q波显著，T波倒置），也看见ST-T改变。D-二聚体通常升高，确诊需增强肺动脉CT。

（六）治疗

1. 一般治疗
急性期应卧床休息，呼吸困难者取半卧位，吸氧，胸痛明显者应予镇痛。可选用下列药物之一：①布洛芬，每次0.4g，每日3次，口服。②消炎痛，每次25~50mg，每日3次，口服。③阿司匹林，每次1~1.5g，每日3次，口服。如止痛效果不好，可选用可待因，每次30~60mg，每日3次，口服；或杜冷丁50~100mg，肌内注射。

2. 病因治疗
根据不同病因使用不同药物与方法。病毒性心包炎可给予病毒唑；化脓性心包炎可选择敏感抗生素（包括心包腔给药）；结核性心包炎给予抗结核药（同结核性胸膜炎）；风湿性心包炎给予抗风湿治疗（见风湿热）；尿毒症性心包炎加强透析疗法；放射损伤性心包炎给予强的松（每次10mg，每日3~4次，口服）。

3. 心包穿刺治疗 适用于下列情况：心包渗液较多、心包积脓、心脏压塞等。穿刺前应先做超声检查，了解进针途径及刺入心包处的积液层厚度。穿刺在超声或X线引导下进行。主要目的是迅速放液、缓解压塞。心包积脓时，反复穿刺放脓可减轻中毒症状并防止心包粘连。

岗位情景模拟 18

患者，男性，35岁，因"胸痛、胸闷3天，加重伴气促乏力2小时"就诊。患者3天前无明显诱因出现发热，体温高达39.1℃，伴有畏寒、寒颤。逐渐出现胸痛、胸闷、心悸，尤以活动后明显。无咳嗽、咳痰、咯血等，伴头昏、纳差。于当地医院拟诊为"心肌炎"治疗，效果不明显。2小时前胸痛、胸闷加剧，为胸骨后压榨性疼痛，无放射痛，平躺明显，坐位时缓解。伴全身乏力，面色苍白气促。遂转我院治疗。自发病来精神差，胃纳一般，大小便正常。

体格检查：T 37.5℃，R 24次/分，P 87次/分，BP 105/65mmHg。急性病容，双肺呼吸音粗，未闻及干湿性啰音，心音低钝，律齐，各瓣膜区未闻及杂音。腹部查体未见明显阳性体征。四肢肌张力正常。生理反射存在，病理发射未引出。

辅助检查：心电图示Ⅱ、Ⅲ、avL、avF，V_1~V_5导联ST-T段弓背向下抬高，无病理性Q波。血生化K^+ 3.3mmol/L，心肌酶谱CK-MB 0.61ng/mL，cTnI 3.80pg/mL。血常规：WBC 12.3×10^9/L，E 78.9%，Hb 123g/L。

问题与思考

1. 根据现有临床资料，提出初步诊断，并写出诊断依据。

2. 下一步的诊疗方案。

3. 下一步的治疗是什么？

答案解析

（姜旭光）

目标检测

答案解析

单项选择题

1. 右心衰竭的临床表现主要是由于（　　）

　　A. 心搏出量减少，周围器官供血不足　　　　B. 体循环静脉淤血

　　C. 毛细血管通透性增高　　　　　　　　　　D. 阻力血管收缩

　　E. 醛固酮增高使血容量增加

2. 左心衰竭最早出现的症状是（　　）

　　A. 夜间阵发性呼吸困难　　　B. 咳嗽、咯痰、咯血　　　C. 乏力、疲倦、头昏

　　D. 劳力性呼吸困难　　　　　E. 端坐呼吸

3. 急性左心衰竭时，患者需采取的体位是（　　）

　　A. 平卧位　　　　　　　　　B. 头高脚低位　　　　　　C. 头高脚高位

　　D. 半卧位　　　　　　　　　E. 坐位，两腿下垂

4. 未经治疗的患者，当检查结果正常时，最有助于排除心力衰竭的检查是（ ）

    A. 心电图   B. 胸部X线检查   C. 冠状动脉造影

    D. 血浆心钠肽水平   E. 血浆肌钙蛋白水平

5. 心房颤动时f波的频率是（ ）

    A. 150~250次/分   B. 260~300次/分   C. 100~120次/分

    D. 350~600次/分   E. >600次/分

6. 预防室上性心动过速最有效的方法是（ ）

    A. 口服胺碘酮   B. 口服维拉帕米   C. 口服地高辛

    D. 射频消融术   E. 口服美托洛尔

7. 根据世界卫生组织的规定，高血压的诊断标准是（ ）

    A. ≥140/90mmHg   B. ≥120/80mmHg   C. ≥130/85mmHg

    D. ≥135/80mmHg   E. ≥120/75mmHg

8. 关于高血压患者的降压治疗，下列提法正确的是（ ）

    A. 血压控制越低越好，减少靶器官损害

    B. 尽量应用单种药物，降低药物副作用

    C. 血压控制达标后，药物需及时调整减量

    D. 有并发症的患者，药物及治疗方案应个体化

    E. 血压高就服降压药，血压正常就不服降压药

9. 心绞痛发作时，疼痛的典型部位是（ ）

    A. 左臂内侧   B. 下颌   C. 心前区   D. 左肩部   E. 胸骨后

10. 诊断冠心病的"金标准"是（ ）

    A. 冠状动脉多排螺旋CT成像   B. 冠状动脉造影   C. 心电图

    D. 超声多普勒   E. 手术病理

11. 不符合急性心肌梗死胸痛特点的是（ ）

    A. 在体力活动或情绪激动时发作休息数分钟可缓解

    B. 胸痛比心绞痛更严重

    C. 持续时间长，含硝酸甘油不缓解

    D. 可伴休克

    E. 可伴心力衰竭或心律失常

12. 患者女，75岁。胸痛5小时。心电图示V_1~V_5导联ST段抬高0.5mV。对明确诊断最有价值的实验室检查指标是（ ）

    A. 血糖   B. 血脂分析   C. 肝肾功能

    D. 血常规   E. 血肌钙蛋白

13. 急性心肌梗死早期最重要的治疗措施是（ ）

    A. 抗心绞痛   B. 消除心律失常   C. 补充血量

    D. 心肌再灌注   E. 增加心肌营养

14. 患者男，36岁，2天前突发持续胸痛5小时。自行服止痛药略好转。今日心电图示Ⅱ、Ⅲ、aVR导联可见Q波。查体：呼吸16次/分，血压110/80mmHg。血肌钙蛋白升高。该患者最可能的诊断为（ ）

    A. 陈旧前壁心肌梗死   B. 急性前壁心肌梗死   C. 肺血栓栓塞

    D. 急性下壁心肌梗死   E. 陈旧性下壁心肌梗死

15. 二尖瓣狭窄的最常见病因是（　　）

  A．病毒   B．缺血   C．风湿热   D．劳累   E．感染

16. 二尖瓣狭窄患者呼吸困难突然明显减轻，说明（　　）

  A．合并心房颤动   B．合并左心衰竭   C．合并右心衰竭

  D．急性肺水肿好转   E．急性肺栓塞

17. 诊断心脏瓣膜疾病最佳的方法是（　　）

  A．多普勒超声心动图   B．心电图   C．CT

  D．MRI   E．X线胸片

18. 引起病毒性心肌炎最常见的病毒是（　　）

  A．柯萨奇A组病毒   B．柯萨奇B组病毒   C．副流感病毒

  D．流感病毒   E．埃可病毒

19. 心肺复苏指南中，胸外按压的部位为（　　）

  A．双乳头之间胸骨正中部 B．胸骨左缘第5肋间 C．心尖部

  D．胸骨中段   E．胸骨下段

20. 单人徒手心肺复苏时，最常用的开放气道的方法是（　　）

  A．仰头抬颏法   B．插管型喉罩   C．托颌法

  D．气管插管   E．以上都不对

书网融合……

    知识回顾   微课   习题

第三章 | 消化系统疾病

第一节　慢性胃炎

PPT

学习目标

知识要求：

1. 掌握慢性胃炎的临床表现、诊断标准和治疗原则。
2. 熟悉慢性胃炎的病因、病理和实验室检查。
3. 了解慢性胃炎的鉴别诊断和预防。

技能要求：

1. 熟练掌握诊断慢性胃炎的临床技能。
2. 学会有逻辑性地解决慢性胃炎的治疗问题。

慢性胃炎（chronic gastritis）是由各种病因引起的胃黏膜慢性炎症，临床常见。其患病率一般随年龄增长而增加，特别是中年以上更常见。慢性胃炎有多种分类方法，目前我国采纳了国际上新悉尼系统的分类方法，根据病理组织学改变和病变在胃的不同部位，结合病因，将慢性胃炎分成非萎缩性（浅表性）、萎缩性和特殊类型三大类。

（一）病因和发病机制

1. 幽门螺杆菌感染　目前幽门螺杆菌（helicobacter pylori，Hp）感染为慢性胃炎最主要的病因。幽门螺杆菌能在胃内穿过黏液层移向胃黏膜，分泌黏附素使其贴紧上皮细胞，释放尿素酶分解尿素产生氨，氨可以中和反渗入黏液的胃酸，形成有利于其长期在胃窦黏膜小凹处及其邻近上皮表面定居和繁殖的局部微环境，不易祛除。幽门螺杆菌通过产氨、分泌空泡毒素 A 等物质，直接引起胃黏膜上皮细胞损害；诱导上皮细胞释放 IL-8，诱发炎症反应；其菌体胞壁还可作为抗原诱导免疫反应，损伤胃黏膜。这些因素的长期存在导致胃黏膜的慢性炎症。我国人群中的 Hp 感染率为 40%~60%，感染率随年龄增加而升高，据此估计人群中慢性胃炎的发病率为 50%，发病率随年龄增长。

2. 自身免疫　胃体壁细胞分泌盐酸，还分泌一种黏蛋白，称为内因子。它能与食物中的维生素 B_{12} 结合形成复合物，到达回肠后，维生素 B_{12} 得以吸收。壁细胞损伤后，其作为自身抗原刺激机体的免疫系统而产生相应的壁细胞抗体和内因子抗体，导致壁细胞总数减少，胃酸分泌降低乃至缺失，以及维生素 B_{12} 吸收不良，导致巨幼红细胞性贫血，称之为恶性贫血。

Hp是1982年才被发现并分离的一种革兰阴性菌，微嗜氧，一端带有数条鞭毛，能长期稳定地定居于胃窦部，在黏膜小凹及表面黏液层中繁殖。Hp感染为慢性胃炎最主要的病因，主要表现在：①绝大多数慢性活动性胃炎患者胃黏膜中可检出Hp。②根除Hp可使胃黏膜炎症消退。③Hp在胃内的分布与胃内炎症分布一致。④从动物模型和志愿者中可复制Hp感染引起慢性胃炎。

3. **其他因素**　幽门括约肌功能不全时，含胆汁和胰液的十二指肠液反流入胃，可削弱胃黏膜屏障功能。其他外源因素，如酗酒、服用非甾体抗炎药、某些刺激性食物等均可反复损伤胃黏膜。流行病学调查显示，高盐饮食和缺乏新鲜蔬菜、水果与胃黏膜萎缩、肠化生的发生密切相关。

（二）病理

慢性胃炎是胃黏膜损伤与修复并存的慢性过程，病理学特征是炎症、萎缩、肠化生和异型增生。

1. **炎症**　表现为黏膜层以淋巴细胞和浆细胞为主的慢性炎症细胞浸润，初在黏膜浅层，称非萎缩性胃炎。病变继续发展，可波及黏膜全层。幽门螺杆菌引起的慢性胃炎常见淋巴滤泡形成。中性粒细胞浸润时显示有活动性炎症，称为慢性活动性胃炎，是提示Hp感染存在的敏感指标。

2. **萎缩**　胃黏膜萎缩，主要表现为胃黏膜固有腺体数量减少甚至消失，是由于长期慢性炎症引起腺体破坏所致。由于腺体数量减少，黏膜层变薄，内镜下呈现胃黏膜血管网暴露。可根据是否伴有化生分为非化生性萎缩和化生性萎缩。

3. **化生**　长期慢性炎症使胃黏膜固有腺体被杯状细胞和幽门腺细胞所取代。其分布范围越广，发生胃癌的危险性越高。胃腺化生分为两种：①肠上皮化生，以杯状细胞为特征的肠腺替代了胃固有腺体；②假幽门腺化生，泌酸腺的颈黏液细胞增生，形成幽门腺样腺体，与幽门腺在组织学上难以区别，需活检判断。

4. **异型增生**　慢性胃炎进一步发展，胃上皮或化生的肠上皮在再生过程中发生发育异常，可形成异型增生（又称不典型增生），表现为细胞异型性和腺体结构的紊乱，是胃癌的癌前病变。世界卫生组织国际癌症研究协会推荐使用的术语是上皮内瘤变，根据异型程度分为轻、中、重三度，轻度者可逆转为正常，重度者与高分化腺癌不易区别，应密切观察。

（三）临床表现

慢性胃炎病程迁延，大多无明显症状，即便有症状也多为非特异性。部分患者可有中上腹饱胀不适，无规律性隐痛、钝痛、嗳气、反酸、烧灼感、食欲不振、恶心等消化不良症状。症状的轻重与胃镜及组织病理学改变不呈正比。胃黏膜有显著糜烂者可有上消化道出血，长期少量出血可引起缺铁性贫血。自身免疫性胃炎患者可出现明显厌食和体重减轻，可伴有恶性贫血。体征多不明显，时有上腹轻压痛。

（四）辅助检查

1. **胃镜及活组织病理学检查**　胃镜检查并取活组织做病理组织学检查是确诊慢性胃炎的最可靠方法。胃镜下非萎缩性胃炎及萎缩性胃炎的表现不同，非萎缩性胃炎可见黏膜充血，色泽较红，或见黏膜皱襞肿胀增粗，黏液分泌增多，表面常见白色渗出物，有时见出血点和糜烂。萎缩性胃炎表现为黏膜红白相间或以白色为主，皱襞变平甚至消失，色泽灰暗，黏膜变薄，血管显露，黏液减少，易发生糜烂、出血。胃镜下精准取材、活检够深度才能保证病理诊断的准确性，胃窦小弯、大弯、胃角及胃体下部是常用的取材部位（图3-1-1）。

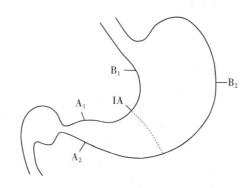

图3-1-1　慢性胃炎诊断活检部位

A$_1$：胃窦小弯；A$_2$：胃窦大弯；IA：胃角小弯；B$_1$：胃体前壁；B$_2$：胃体后壁

2. **Hp检测**　对慢性胃炎患者做Hp检测是必要的。推荐采用非侵入性检查（^{13}C-尿素或^{14}C-尿素呼气试验），敏感度和特异性均高，易为人们接受，便于做筛选及治疗后复查用。其他侵入性检测方法有快速尿素酶试验、胃黏膜组织切片染色镜检等。

3. **自身免疫性胃炎的相关检查**　疑为自身免疫性胃炎者应检测血自身壁细胞抗体（PCA）和内因子抗体（IFA），该病PCA多呈阳性，伴恶性贫血时IFA多呈阳性。血清维生素B$_{12}$浓度测定及维生素B$_{12}$吸收试验有助恶性贫血的诊断。

4. **血清胃泌素、胃蛋白酶原测定**　属于无创性检查，有助于判断萎缩是否存在及其分布部位和程度。胃泌素G17是主要由胃窦、十二指肠G细胞分泌的胃肠激素，具有促进胃酸分泌以及胃肠黏膜生长的作用。胃蛋白酶原Ⅰ主要由胃底腺的主细胞分泌，胃蛋白酶原Ⅱ除主要由胃底腺外的主细胞分泌之外，贲门腺及幽门腺也可分泌。所以胃蛋白酶原数值的测定，反映不同部位胃黏膜的分泌水平。胃体萎缩者血清胃泌素G17水平显著升高、胃蛋白酶原Ⅰ和（或）胃蛋白酶原Ⅰ/Ⅱ比值下降；胃窦萎缩者血清胃泌素G17水平下降、胃蛋白酶原Ⅰ和胃蛋白酶原Ⅰ/Ⅱ比值正常；全胃萎缩者则两者均低。

5. **影像学检查**　如X线钡餐、立位腹平片、腹部CT等，有助于判断有无穿孔、肿瘤等问题。

（五）诊断与鉴别诊断

1. **诊断**　胃镜检查及胃黏膜活组织病理学检查是慢性胃炎确诊的依据。幽门螺杆菌检测有助于病因诊断。怀疑自身免疫性胃炎应检测相关抗体及血清胃泌素等。

2. **鉴别诊断**　消化性溃疡、胃癌、功能性消化不良、慢性胆囊炎、急性胰腺炎等均有上腹部疼痛不适，可通过胃镜、腹部彩超或CT等进行鉴别。

（六）治疗

1. 病因治疗

（1）根除Hp治疗　单独应用表3-1-1所列药物，均不能有效根除Hp。因为抗生素在酸性环境中不能正常发挥其抗菌作用，需要联合质子泵抑制剂（PPI）抑制胃酸后，才能使其发挥作用。目前倡导的四联方案，即1种PPI+2种抗生素+1种铋剂，疗程10~14天。

表3-1-1   具有杀灭和抑制Hp作用的药物

药物类型	药物名称
抗生素	阿莫西林、克拉霉素、替硝唑、喹诺酮类、呋喃唑酮、四环素等
PPI	奥美拉唑、雷贝拉唑、艾普拉唑、兰索拉唑、埃索美拉唑等
铋剂	枸橼酸铋钾、果胶铋等

（2）如因非甾体抗炎药引起，应立即停服并用抗酸药或胃黏膜保护剂来治疗；如因胆汁反流引起，可用铝碳酸镁或氢氧化铝凝胶来吸附，硫糖铝也可能有一定作用。

2. **对症治疗**   可适当应用抑酸药、胃黏膜保护药、促胃肠动力药等用于缓解腹痛、腹胀、反酸等症状，也可用中医中药进行治疗。有恶性贫血时，注射维生素B_{12}后可获得纠正。

3. **异型增生的治疗**   异型增生是胃癌的癌前病变，尤其是重度异型增生应予高度重视。对轻、中度异型增生除给予上述积极治疗外，关键在于定期内镜下随访。对重度异型增生则宜予预防性手术，目前多采用内镜下胃黏膜剥离术。

4. **患者教育**   注意预防Hp感染。Hp主要在家庭内传播，提倡分餐制；避免偏食，注意补充多种营养物质；不吃霉变食物；少吃熏制、腌制、富含亚硝酸盐的食物，多吃新鲜水果和蔬菜；避免辛辣食物及大量长期饮酒、吸烟、浓茶、咖啡等；保持愉快心情及充足睡眠。

> 🖥 **岗位情景模拟 19**
>
> 　　患者，女性，50岁，反复中上腹隐痛不适5年，加重2天。患者于5年前无明显诱因出现中上腹持续隐痛不适，餐后加重，伴腹胀，无恶心呕吐、呕血黑便，无反酸嗳气、烧灼感等，自行服用"胃药"（具体不详）后可缓解。此后每因饮食不慎或无明显诱因反复发作，未正规治疗。2天前患者进食油腻食物后中上腹疼痛再次发作，为持续性隐痛，伴腹胀、恶心，自服"吗丁啉、斯达舒"后症状无缓解，遂入我院求进一步诊治。发病以来精神可、食欲不振，体重无明显变化。既往体健，无过敏史，个人、家族史无特殊。
>
> 　　体格检查：生命体征无异常，浅表淋巴结未触及，心肺无异常，腹软，中上腹轻压痛，无反跳痛，肝脾不大，双肾区无叩痛，移动性浊音（-）。
>
> 　　实验室及辅助检查：血常规、肝肾功能正常，腹部彩超提示：肝、胆、胰、脾、肾未见异常。胃镜提示：慢性非萎缩性胃炎，Hp（+）。
>
> **问题与思考**
>
> 1. 根据现有临床资料，提出诊断，并写出诊断依据。
> 2. 写出治疗方案。

答案解析

（七）预后

慢性非萎缩性胃炎预后良好；肠上皮化生通常难以逆转；部分患者萎缩可以改善或逆转；轻度异型增生可逆转，但重度者易癌变。对有胃癌家族史、常食熏制或腌制食品的患者需警惕肠上皮化生、萎缩及异型增生向胃癌进展。

（王　雪）

第二节　消化性溃疡

PPT

学习目标

知识要求：
1. 掌握消化性溃疡的概念、临床表现、诊断和治疗原则。
2. 熟悉消化性溃疡的并发症和鉴别诊断。
3. 了解消化性溃疡的病因及发病机制。

技能要求：
1. 熟练掌握诊断消化性溃疡的临床技能。
2. 学会详细阐述消化性溃疡的治疗原则。

　　消化性溃疡（peptic ulcer，PU）主要指发生在胃和十二指肠的慢性溃疡，即胃溃疡（gastric ulcer，GU）和十二指肠溃疡（duodenal ulcer，DU），因溃疡形成与胃酸、胃蛋白酶的消化作用有关而得名。溃疡的黏膜缺损可穿透黏膜肌层或达更深层次，不同于糜烂。

　　消化性溃疡（PU）是全球性常见病，男性多于女性，十二指肠溃疡（DU）多于胃溃疡（GU）。本病可发生于任何年龄，DU多见于青壮年，GU多见于中老年。消化性溃疡的发作有季节性，秋冬季和冬春季较夏季常见。我国临床统计资料提示，过去三十年来随着H_2受体阻断剂、质子泵抑制剂等药物治疗的进展，消化性溃疡患病率及并发症发生率明显呈下降趋势。近年来，阿司匹林等非甾体抗炎药物应用增多，老年消化性溃疡发病率有所增高。

（一）病因和发病机制

　　胃十二指肠黏膜除了经常接触高浓度胃酸外，还受到胃蛋白酶、微生物、胆盐、乙醇、药物和其他有害物质的侵袭。但在正常生理情况下，胃十二指肠黏膜能够抵御这些侵袭因素的损害，维持黏膜的完整性。这是因为胃十二指肠黏膜具有一系列防御和修复机制，包括黏液碳酸氢盐屏障、黏膜屏障、细胞更新、前列腺素等。一般而言，只有当某些因素损害了这一机制才可能导致胃酸/胃蛋白酶侵蚀黏膜而形成溃疡。GU和DU在发病机制上有不同之处，前者主要是胃黏膜屏障防御、修复功能减弱，后者主要是高胃酸分泌主导的侵袭因素增强。近年的研究已经明确，幽门螺杆菌和非甾体抗炎药是损害胃十二指肠黏膜屏障从而导致消化性溃疡发病的最常见病因。

　　1. 幽门螺杆菌　幽门螺杆菌为消化性溃疡的重要致病因素。DU患者的Hp感染率可高达90%以上，GU的Hp感染率为60%~90%。另一方面，成功根除幽门螺杆菌后可使溃疡复发率降至5%以下，这就表明去除病因后消化性溃疡可获治愈。

　　2. 非甾体抗炎药　长期服用非甾体抗炎药（包括布洛芬、吲哚美辛、阿司匹林等）是引起消化性溃疡的另一个常见病因。大量研究资料显示，长期摄入非甾体抗炎药的患者，可诱发消化性溃疡、妨碍溃疡愈合、增加溃疡复发率和出血、穿孔等并发症的发生率。非甾体抗炎药可削弱黏膜的防御和修复功能，如阿司匹林和对乙酰氨基酚通过抑制非特异性环氧化酶（COX）的活性。一方面可以抑制前列腺素

PGE的释放，减轻炎症反应，缓解疼痛；另一方面也抑制了胃黏膜的正常再生，黏膜容易糜烂、出血，修复障碍。

> **📖 知识拓展**
>
> 　　正常人胃黏膜约有10亿壁细胞，每小时泌酸约22mmol。DU患者壁细胞总数平均为19亿，每小时泌酸约42mmol，比正常人高1倍左右。但是，个体之间壁细胞数量存在很大差异，DU患者和正常人之间的壁细胞数量也存在一定的重叠。胃蛋白酶其活性依赖于胃液的pH，pH为2~3时，胃蛋白酶原易被激活；pH>4时，胃蛋白酶失活。因此，抑制胃酸可同时抑制胃蛋白酶的活性。

3. 胃酸和胃蛋白酶　消化性溃疡的最终形成是由于胃酸/胃蛋白酶对黏膜自身消化所致。胃蛋白酶是主细胞分泌的胃蛋白酶原经盐酸激活转变而来，它能降解蛋白质分子，所以对黏膜有侵袭作用。由于胃蛋白酶的活性受到胃酸制约，因而在探讨消化性溃疡发病机制和治疗措施时，主要考虑胃酸的作用。无酸情况下罕有溃疡发生以及抑制胃酸分泌药物能促进溃疡愈合的事实，均确证胃酸在溃疡形成过程中的决定性作用，是溃疡形成的直接原因。

4. 其他　大量饮酒、长期吸烟、急性应激等是PU的常见诱因。部分PU患者有明显的家族史，存在遗传易感性，可能主要是由于Hp感染在家庭内传播所致。胃十二指肠运动异常、放疗、胃石症、胃液排空加快使十二指肠球部的酸负荷量增大等，均可引起胃或十二指肠溃疡。

（二）病理

不同病因的PU，好发病部位存在差异。DU多发生在十二指肠球部，以紧邻幽门的前壁或后壁比较常见，GU多见于胃角和胃窦小弯侧。溃疡一般为单个，也可多个，呈圆形或椭圆形。多数活动性溃疡直径<10mm，边缘较规整，周围黏膜常有充血水肿，底部表面覆以渗出物形成的白苔或黄苔，底部由肉芽组织构成。溃疡深者可累及胃、十二指肠肌层甚至浆膜层，累及血管时可引起大出血，穿破浆膜层时可引起穿孔。溃疡愈合时周围黏膜炎症、水肿消退，边缘上皮细胞增生覆盖溃疡面，其下的肉芽组织纤维转化，变为瘢痕。

（三）临床表现

1. 症状　消化性溃疡的典型症状是上腹痛，多位于中上腹，可偏右或偏左，性质可为钝痛、灼痛、胀痛、剧痛或饥饿样不适感等。典型的上腹痛有如下临床特点：①慢性过程，病史可达数年至数十年。②反复或周期性发作，发作期可为数周或数月，缓解期亦长短不一，短者数周、长者数年。发作常有季节性，多在秋冬或冬春之交发病，可因情绪不良、过度劳累、饮食不节等而诱发。③发作时上腹痛呈节律性，饱餐后痛多见于GU，空腹痛或夜间痛、进餐缓解多见于DU。④腹痛可被抑酸或抗酸剂缓解。部分患者无典型表现，仅见上腹胀、上腹部不适、厌食、嗳气、反酸等消化不良症状。

2. 体征　溃疡发作时剑突下、上腹部可有局限性轻压痛，缓解期无明显体征。

3. 特殊类型溃疡

（1）复合溃疡　指胃和十二指肠同时发生的溃疡，DU往往先于GU出现，多见于男性。复合性溃疡幽门梗阻的发生率较单独GU或DU为高。

（2）幽门管溃疡　幽门管位于胃远端，与十二指肠交界，长约2cm。幽门管溃疡与DU相似。幽门管溃疡上腹痛的节律性不明显，对药物治疗反应较差，较易发生幽门梗阻、出血和穿孔等并发症。胃镜检查注意活检排除癌变。

（3）球后溃疡 指发生在十二指肠降段、水平段的溃疡。多发生在十二指肠乳头附近，X线和胃镜检查易漏诊。疼痛可向右上腹及背部放射。严重的炎症反应可导致胆总管引流障碍，出现梗阻性黄疸。

（4）巨大溃疡 指直径>2cm的溃疡，常见于有非甾体抗炎药服用史及老年患者。巨大十二指肠溃疡常在后壁，疼痛可剧烈而顽固、放射至背部，对药物治疗反应较差、愈合时间较慢，易发生慢性穿透或穿孔。注意胃的巨大溃疡需与恶性溃疡鉴别。

（5）老年人溃疡 临床表现多不典型，常无症状或症状不明显，无规律，较易出现体重减轻和贫血。GU多位于胃体上部甚至胃底部、溃疡常较大，易误诊为胃癌。

（6）无症状性溃疡 约15%消化性溃疡患者可无症状，而以消化道出血、穿孔等并发症为首发症状。可见于任何年龄，以长期服用非甾体抗炎药患者及老年人多见。

（四）并发症

1. 出血 出血是消化性溃疡最常见的并发症，消化性溃疡是上消化道大出血最常见的病因（约占所有病因的50%）。当PU侵蚀周围或深处的血管，可产生不同程度的出血。轻者表现为大便隐血阳性，重者表现为呕血或解黑便。PU患者在发生出血前常有上腹疼痛加重，出血后上腹痛随之缓解。10%~20%的消化性溃疡患者以出血为首发症状。

2. 穿孔 当溃疡向深部发展穿透浆膜层则并发穿孔。溃疡穿孔，临床上可分为急性、亚急性和慢性三种类型，以第一种常见。穿孔后，临床常有三种后果：①溃破入腹腔引起弥漫性腹膜炎（游离穿孔），又称急性穿孔。患者呈突发剧烈腹痛，持续而加重，体征有板状腹，压痛、反跳痛，肝浊音界消失，部分患者出现休克。②穿透周围实质性脏器，如肝、胰、脾等（穿透性溃疡），又称慢性穿孔。穿透性溃疡改变了腹痛规律，变得顽固而持续，疼痛常放射至背部。③溃疡穿破入空腔器官形成瘘管。DU可穿破胆总管形成胆瘘，GU可穿破十二指肠或横结肠形成肠瘘，可通过内镜、钡剂或CT等检查发现。

3. 幽门梗阻 主要是由DU或幽门管溃疡引起。临床症状有餐后上腹饱胀、疼痛加重，大量呕吐后症状可以改善，伴有恶心、呕吐，呕吐物含发酵酸性宿食。严重呕吐可致失水和低氯低钾性碱中毒。部分患者可发生营养不良和体重下降。体检可见胃形和胃蠕动波，清晨空腹时检查胃内有振水声。进一步做胃镜或X线钡剂检查可确诊。

4. 癌变 少数反复发作、病程持续时间长的GU可发生癌变，DU一般不会癌变。长期慢性GU病史、年龄在45岁以上、溃疡顽固不愈者应提高警惕。对可疑癌变者，在胃镜下取多点活检做病理检查有助于明确。

（五）辅助检查

1. 胃镜检查及活组织病理学检查 胃镜检查是确诊消化性溃疡首选的检查方法和金标准。胃镜检查主要有以下作用：①确定有无病变、部位及分期。②鉴别溃疡是恶性或者良性。③评价治疗效果。④对合并出血者给予止血治疗。⑤对合并狭窄梗阻患者给予扩张或支架治疗。⑥超声内镜检查，可以评估胃或十二指肠壁、溃疡深度、病变与周围器官的关系、淋巴结数目和大小等。

胃镜下消化性溃疡多呈圆形或椭圆形，也有呈线形，边缘光整，底部覆有灰黄色或灰白色渗出物，周围黏膜可有充血、水肿。胃镜下溃疡可分为活动期（A）、愈合期（H）和瘢痕期（S）三个病期，其中每个病期又可分为1和2两个阶段。

> **知识拓展**
>
> 超声内镜（EUS）是指将微型高频超声探头引入内镜的一种检查。能判断胃内或胃外的肿块，观察肿瘤侵犯胃壁的深度，对肿瘤侵犯深度的判断准确率可达90%，有助于区分早期和进展期胃癌，还能了解有无局部淋巴结转移，可作为CT检查的重要补充。此外，在EUS引导下，可对病灶穿刺活检、肿瘤介入治疗、囊肿引流及施行腹腔神经丛阻断术。

2. X线钡餐检查　随着内镜技术的普及和发展，上消化道钡剂造影的应用越来越少，主要适用于对胃镜检查有禁忌或不愿接受胃镜检查者。溃疡的X线征象有直接和间接两种：龛影、黏膜聚集是直接征象，对溃疡有确诊价值；局部压痛、胃大弯侧痉挛性切迹和狭窄、十二指肠球部激惹和球部畸形均为间接征象，仅提示可能有溃疡。

3. Hp检测　幽门螺杆菌检测为消化性溃疡诊断的常规检查项目。检测方法分为侵入性和非侵入性两大类。侵入性需通过胃镜检查取胃黏膜活检组织进行检测，主要包括快速尿素酶试验、组织学检查和幽门螺杆菌培养；非侵入性主要有^{13}C尿素-或^{14}C-尿素呼气试验、粪便幽门螺杆菌抗原检测及血清学检查等。^{13}C尿素-或^{14}C-尿素呼气试验不依赖于内镜，患者依从性好，准确性较高，目前被广泛应用，但仍存在一定缺陷，其结果的判定受到抗生素、铋剂、抑酸药物的干扰。

4. CT检查　对于穿透性溃疡或穿孔，CT很有价值，可以发现穿孔周围组织炎症、包块、积液，对于游离气体的显示优于立位胸片。另外，对幽门梗阻也有鉴别诊断的意义。

（六）诊断及鉴别诊断

1. 诊断　慢性病程、周期性发作、节律性上腹疼痛，且上腹痛可为抗酸药所缓解的临床表现是诊断消化性溃疡的重要临床线索。确诊有赖胃镜检查。X线钡餐检查发现龛影亦有确诊价值。内镜检查诊断消化性溃疡和鉴别良、恶性溃疡的准确性显著高于X线钡餐检查。

2. 鉴别诊断　本病的主要临床表现为上腹疼痛，所以需与其他引起上腹疼痛症状的疾病如肝、胆、胰、肠疾病鉴别，可行胃镜、腹部彩超、腹部CT等进一步明确。此外，还应注意与功能性消化不良、胃癌、胃泌素瘤等进行鉴别，鉴别要点如下。

（1）功能性消化不良　患者常有上腹胀痛、反酸、嗳气、烧灼感、恶心呕吐、食欲减退等症状，酷似消化性溃疡，易混淆。需依靠胃镜和X线钡餐等检查进行鉴别。

（2）胃癌　胃镜发现胃溃疡时，应注意与恶性溃疡相鉴别。恶性溃疡的内镜特点：①溃疡形状不规则，一般较大，常>2cm；②底部凹凸不平、覆污秽状苔；③边缘呈结节状隆起；④周围皱襞中断；⑤胃壁僵硬、蠕动减弱。活组织检查可以确诊，但必须强调，对于怀疑胃癌而一次活检阴性者，必须在短期内复查胃镜进行再次活检。

（3）胃泌素瘤　胃泌素瘤是相对少见的神经内分泌肿瘤。该肿瘤可表现为消化道溃疡，包括胃溃疡、十二指肠溃疡，但该溃疡与普通消化性溃疡有明显差别，普通溃疡好发于胃窦、胃角、十二指肠球部。胃泌素瘤的溃疡，以多发溃疡、发生部位不典型、易出现并发症为特点，且多为难治性溃疡。临床疑诊时，应检测血清胃泌素的浓度或胃液分析；增强CT或磁共振扫描有助于发现肿瘤部位。

（七）治疗

治疗目的是祛除病因、控制症状、促进溃疡愈合、防止复发和避免并发症。针对病因的治疗如根除幽门螺杆菌，有可能彻底治愈溃疡病，是近年消化性溃疡治疗的一大进展。

1. 一般治疗 生活规律，劳逸结合。避免过度劳累和精神紧张，注意饮食规律，进餐要定时，避免辛辣、过咸。戒烟、酒，少饮浓茶、咖啡等。服用非甾体抗炎药者，应尽可能停服，即使未服此类药物，亦应告诫其今后慎用。

2. 药物治疗 自20世纪70年代以后，PU的药物治疗经历了H_2受体阻断剂、PPI和根除Hp三次里程碑式的进展，使溃疡愈合率显著提高、并发症发生率显著降低。治疗消化性溃疡的药物可分为抑制胃酸分泌的药物和保护胃黏膜的药物两大类。

（1）抑制胃酸分泌

①H_2受体阻断剂：是治疗PU的主要药物之一，疗效好，用药方便，价格适中，常用药物有西咪替丁、法莫替丁、尼扎替丁、雷尼替丁等。H_2受体阻断剂有一定不良反应，主要表现为腹泻、头痛、便秘、嗜睡等。由于该类药物价格较PPI便宜，临床上特别适用于根除幽门螺杆菌疗程完成后的后续治疗，及某些情况下预防溃疡复发的长程维持治疗（表3-2-1）。

表3-2-1 常用H_2受体阻断剂

通用药名	规格（mg）	治疗剂量（mg）	维持剂量（mg）
法莫替丁	20	20 bid	20，每晚1次
尼扎替丁	150	150 bid	150 qd
雷尼替丁	150	150 bid	150 qd

②质子泵抑制剂（PPI）：PPI入血进入到胃黏膜壁细胞分泌小管中，酸性环境下转化为活性结构，与质子泵即H^+-K^+-ATP酶结合，抑制该酶的活性，从而抑制胃酸的分泌。PPI可在2~3天内控制溃疡症状，因此抑酸作用比H_2受体阻断剂更强且作用持久。对根除幽门螺杆菌治疗，PPI与抗生素的协同作用较H_2受体阻断剂好，因此是根除幽门螺杆菌治疗方案中最常用的基础药物。常用药物有奥美拉唑、兰索拉唑、雷贝拉唑、泮托拉唑等（表3-2-2）。

表3-2-2 四联疗法中常用抗PPI和铋剂

药物	每粒剂量（mg）	治疗剂量（mg）
PPI		
奥美拉唑	20	20 qd
雷贝拉唑	10	10 qd
兰索拉唑	30	30 qd
泮托拉唑	40	40 qd
埃索美拉唑	20	20 qd
铋剂		
枸橼酸铋钾	220	220 bid
果胶铋	100	200 tid

注：PPI、铋剂餐前服用，抗生素餐后服用。疗程为10~14天

（2）保护胃黏膜药物 铝碳酸镁、磷酸铝、硫糖铝、氢氧化铝凝胶等药物可中和胃酸，起效较快，可短暂缓解疼痛，但很难治愈溃疡，已不作为治疗PU的主要或单独药物。铋剂如枸橼酸铋钾因兼有较

强抑制幽门螺杆菌作用，可作为根除幽门螺杆菌联合治疗方案的主要组成之一，服药后可见舌苔和粪便发黑，不能长期服用，过量蓄积会引起神经毒性（表3-2-2）。

（3）根除幽门螺杆菌治疗　凡有幽门螺杆菌感染的消化性溃疡，无论初发或复发、活动或静止、有无并发症，均应予以根除幽门螺杆菌治疗。目前尚无单一药物可有效根除幽门螺杆菌，因此必须采用四联疗法：PPI+铋剂+两种抗生素（表3-2-2和表3-2-3）。但由于耐药菌株的出现、抗菌药物不良反应、患者依从性差等因素，部分患者胃内的Hp难以根除，此时应因人而异制订多种根除方案。治疗后应常规复查幽门螺杆菌是否已被根除，复查应在根除幽门螺杆菌治疗结束至少4周后进行，且在检查前停用PPI或铋剂2周，否则会出现假阴性。

表3-2-3　四联疗法中常用抗生素组合和剂量

方案	抗生素1	抗生素2
1	阿莫西林1000mg，bid	克拉霉素500mg，bid
2	阿莫西林1000mg，bid	左氧氟沙星200mg，bid
3	阿莫西林1000mg，bid	呋喃唑酮100mg，bid
4	四环素750mg，bid	甲硝唑400mg，tid
5	四环素750mg，bid	呋喃唑酮100mg，bid

（4）PU的治疗方案及疗程　为达到溃疡愈合，抑酸药物的疗程通常为4~6周，一般推荐DU的PPI疗程为4周，GU疗程为6~8周。根除Hp所需的2周疗程可重叠在4~8周的抑酸药物疗程内。

3. 内镜治疗　根据溃疡出血病灶内镜下的特点选择治疗策略。PU出血的内镜下治疗，包括溃疡表面喷洒蛋白胶、出血部位注射1∶10000肾上腺素、出血点钳夹和热凝固术等。有时采取2种以上内镜治疗方法联合应用。结合PPI持续静脉滴注对PU活动性出血止血成功率达95%以上。

PU合并幽门变形或狭窄引起梗阻，可首先选择内镜下治疗，常用的方法是内镜下可变气囊扩张术，有的需要反复多次扩张，解除梗阻。

👨‍⚕️ 岗位情景模拟20

患者，男性，52岁。反复上腹痛8年，复发半月，黑便1天。患者8年前开始，于季节变化时出现上腹痛，以夜间痛为主，向腰背部放射，伴反酸、嗳气，进食后症状可暂时缓解。半个月前受凉后上述症状再次出现，自服胃苏冲剂等中药，症状无明显改善。1日前开始反复排不成形黑色便共4次，总量约1000mL，感头晕、心悸、全身无力。发病以来，食欲不佳，近2日尿量减少，睡眠尚可，体重无明显减轻。无过敏史及手术史，饮酒10年，平均每日2两。

体格检查：T 36.8℃，P 108次/分，R 18次/分，BP 95/60mmHg。轻度贫血貌，腹平软，剑突下压痛阳性，无反跳痛，腹部未及包块，无移动性浊音，肠鸣音9次/分，双下肢不肿。

实验室检查：Hb 98g/L，WBC 9.8×10⁹/L，N 70%，L 30%，PLT 150×10⁹/L。

问题与思考

1. 根据现有临床资料，提出初步诊断，并写出诊断依据。

2. 写出进一步的检查方案。

3. 写出治疗方案。

答案解析

4. 外科治疗 由于内科治疗的进展，目前外科手术主要限于少数有并发症的患者，包括：①大量出血经内科治疗无效；②急性穿孔、慢性穿透性溃疡；③瘢痕性幽门梗阻；④胃溃疡癌变；⑤严格内科治疗无效的顽固性溃疡。

手术治疗并发症：术后胃出血、十二指肠残端破裂、胃肠吻合口破裂或瘘、术后梗阻、倾倒综合征、胆汁反流性胃炎、吻合口溃疡、缺铁性贫血等。

（八）预后

有效的药物治疗可使消化性溃疡愈合率达95%以上，青壮年患者PU的死亡率接近于零，死亡主要见于高龄患者，主要原因是并发症，特别是大出血和急性穿孔。

（王　雪）

第三节　胃　癌

PPT

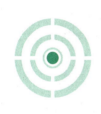

学习目标

知识要求：

1. 掌握胃癌的概念、临床表现、诊断标准。
2. 熟悉胃癌的病因、鉴别诊断及治疗原则。
3. 了解胃癌的发病机制及预后。

技能要求：

1. 熟练掌握诊断胃癌的临床技能。
2. 能详细阐述胃癌的治疗原则。

胃癌（gastric cancer）是指源于胃黏膜上皮细胞的恶性肿瘤，绝大多数是腺癌。胃癌占胃部恶性肿瘤的95%以上。2014年世界卫生组织癌症报告显示60%的胃癌病例分布在发展中国家，就地理位置而言，尤以日本、中国等东亚国家为高发区。近年来我国胃癌发病率有所下降，发病年龄以中老年居多，55~70岁为高发年龄段，目前有年轻化趋势。

（一）病因和发病机制

胃癌的发生是一个多步骤、多因素进行性发展的过程。在正常情况下，胃黏膜上皮细胞的增殖和凋亡之间保持动态平衡。这种平衡的维持有赖于癌基因、抑癌基因及一些生长因子的共同调控。在Hp感染、不良环境与不健康饮食等多种因素作用下，可由慢性炎症—萎缩性胃炎—萎缩性胃炎伴肠上皮化生—异型增生而逐渐向胃癌演变。在此过程中，胃黏膜细胞增殖和凋亡之间的正常动态平衡被打破。即癌基因被激活，抑癌基因被抑制，DNA错配修复基因突变，使胃上皮细胞过度增殖又不能启动凋亡信号，出现异型增生，则可能逐渐进展为胃癌。

1. 幽门螺杆菌感染 Hp感染与胃癌有共同的流行病学特点，胃癌高发区人群Hp感染率高，Hp抗体阳性人群发生胃癌的危险性高于阴性人群。1994年WHO研究机构将Hp感染定为人类Ⅰ类（即肯定的）致癌原。胃癌可能是Hp长期感染与其他因素共同作用的结果，其中Hp可能起先导作用。Hp诱发胃癌的可能机制：①Hp导致的慢性炎症有可能成为一种内源性致突变原。②Hp可以还原亚硝酸盐，N-亚硝基化合物是公认的致癌物。③Hp的某些代谢产物促进上皮细胞变异。

2. 饮食因素   食物、饮水、食品加工、贮存或烹饪方法，均对胃癌的发生产生影响。例如经常食用腐烂霉变食品、油炸食品、咸菜、腌制烟熏食品，摄入过多食盐，缺乏新鲜蔬菜和水果的人群，胃癌发病率较高。

3. 环境因素   环境与胃癌的发生有密切关系。如火山岩地带、高泥碳土壤、水土含硝酸盐过多、微量元素比例失调或化学污染等可直接或间接参与胃癌的发生。第一代到美国的日本移民胃癌发病率下降约25%，第二代下降约50%，至第三代发生胃癌的危险性与当地美国居民相当。故可推测环境因素在胃癌发生中起重要作用。

4. 遗传因素   胃癌有明显的家族聚集倾向，10%的胃癌患者有家族史，具有胃癌家族史者，其发病率高于普通人群2~3倍。少数胃癌属"遗传性胃癌综合征"或"遗传性弥漫性胃癌"。浸润型胃癌的家族发病倾向更显著，提示该型胃癌与遗传因素关系更密切。

5. 癌前变化   也称胃癌前情况，分为癌前状态和癌前病变。前者是指与胃癌相关的胃良性疾病，有发生胃癌的危险性；后者是指较易转变为癌的病理学变化，主要指异型增生。

（1）癌前状态   ①慢性萎缩性胃炎：见本章第一节慢性胃炎。②胃息肉：占人群的0.8%~2.4%。50%为胃底腺息肉、40%为增生性息肉，而腺瘤仅占10%。大于1cm的胃底腺息肉癌变率小于1%，罕见癌变的增生性息肉多发生于肠上皮化生和异型增生区域，可形成经典的高分化肠型胃癌。③胃溃疡：癌变多从溃疡边缘发生，多因溃疡边缘的炎症、糜烂、再生及异型增生所致。④残胃炎：毕Ⅱ式胃切除术后，癌变常在术后10~15年发生。

（2）癌前病变   ①肠型化生：肠化有小肠型和大肠型两种。②异型增生：胃黏膜腺管结构及上皮细胞失去正常的状态出现异型性改变，组织学上介于良性与恶性之间。因此，对上述癌前病变应注意密切随访。

📝 知识拓展

小肠型化生或完全性肠上皮化生，上皮分化好，见于各种良性胃病，尤其多见于慢性胃炎，且化生随炎症发展而加重，认为该型化生可能属于炎症反应性质，与胃癌关系不大。而大肠型化生或不完全性肠上皮化生，上皮分化差，在良性胃病中检出率较低，但在肠型胃癌旁黏膜中检出率较高，因其肠化细胞不含亮氨酸氨基肽酶和碱性磷酸酶，被吸收的致癌物质易在细胞内积聚，导致细胞异型增生而发生癌变。因此大肠型化生与胃癌的发生有一定关系。

（二）病理

胃癌的好发部位依次为胃窦、贲门、胃体。根据胃癌的进程可分为早期胃癌和进展期胃癌。早期胃癌是指病灶局限且深度不超过黏膜下层的胃癌，不论有无局部淋巴结转移，病理呈高级别上皮内瘤变或腺癌。进展期胃癌深度超过黏膜下层，已侵入肌层者称中期，侵及浆膜或浆膜外者称晚期胃癌。

1. 胃癌的组织病理学

（1）根据腺体的形成及黏液分泌能力，分为腺癌（乳头状腺癌、管状腺癌、黏液腺癌、混合型腺癌、肝样腺癌）、腺鳞癌、髓样癌、印戒细胞癌、鳞状细胞癌和未分化癌等。

（2）根据癌细胞分化程度可分为高分化、中度分化和低分化三大类。

（3）根据肿瘤起源分为肠型胃癌、弥漫型胃癌。

（4）根据肿瘤生长方式分为膨胀型、浸润型。

2. 侵袭与转移

（1）直接蔓延　侵袭至相邻器官，胃底贲门癌常侵犯食管、肝及大网膜，胃体癌则多侵犯大网膜、肝及胰腺。

（2）淋巴转移　是最早和最常见的转移方式，一般先转移到局部淋巴结，再到远处淋巴结；转移到左锁骨上淋巴结时，称为Virchow淋巴结。

（3）血行播散　出现较晚，晚期患者可占60%以上。最常转移到肝脏，其次是肺、腹膜、肾上腺，也可转移到肾、脑、骨髓等。

（4）种植转移　癌细胞侵及浆膜层脱落入腹腔，种植于肠壁和盆腔，也可在直肠周围形成结节状肿块。

（三）临床表现

1. 症状　80%的早期胃癌无症状，部分患者可有消化不良症状。因此，仅凭临床症状，诊断早期胃癌十分困难。进展期胃癌最常见的症状是体重减轻（约60%）和上腹痛（50%），另有贫血、食欲缺乏、厌食、乏力等。

（1）上腹疼痛　是最常见的症状。早期仅为上腹部饱胀不适、隐痛，餐后明显，部分有明显的上腹痛。进展期胃癌可呈持续性上腹痛，且不能被抑酸剂所缓解。

（2）食欲减退　可为首发症状，胃癌晚期有厌肉食及腥味食物的表现。

（3）恶心呕吐　胃窦癌引起幽门梗阻时可出现恶心、呕吐，呕吐物为黏液及宿食。贲门癌可有吞咽困难或食物反流。

（4）呕血、黑便　部分患者可出现黑便，尤其是中晚期胃癌或溃疡型胃癌更常见。当侵蚀大血管引起大量出血时可引起呕血和黑便，继之出现贫血。

（5）全身症状　可出现低热、疲乏无力、体重减轻、贫血、毛发脱落等。

2. 体征　早期胃癌无明显体征，进展期在上腹部可扪及肿块，有压痛。肿块多位于上腹偏右相当于胃窦处。如肿瘤转移至肝脏可致肝大及黄疸，甚至出现腹腔积液。腹膜有转移时也可发生腹腔积液，移动性浊音阳性。侵犯门静脉或脾静脉时有脾脏增大。有远处淋巴结转移时或可扪及Virchow淋巴结，质硬不活动。肛门指检可在直肠膀胱陷凹扪及肿块。

（四）辅助检查

1. 实验室检查　缺铁性贫血较常见，系长期失血所致。若伴有粪便隐血阳性，提示肿瘤有长期小量出血，有辅助诊断意义。肝功能异常提示可能有肝转移。血清肿瘤标志物如CEA和CA_{199}及CA_{724}等，可能有助于胃癌早期预警和术后再发的预警，但特异性和灵敏度并不理想。

2. 胃镜检查及活组织病理学检查　胃镜检查结合黏膜活检是目前最可靠的诊断手段。

（1）早期胃癌　癌灶直径小于1cm者称小胃癌，小于0.5cm者称微小胃癌。可表现为息肉样隆起或凹陷；也可呈平坦样，但黏膜粗糙、触之易出血，斑片状充血及糜烂。胃镜下疑诊者，可用亚甲蓝染色，癌性病变处着色，有助于指导活检部位。放大胃镜、窄带光成像和激光共聚焦胃镜能更仔细地观察细微病变，提高早期胃癌的诊断率。由于早期胃癌在胃镜下缺乏特征性、病灶小，易被忽略，需要内镜医生细致地观察，对可疑病变多点活检。早期胃癌的分型（图3-3-1）由日本内镜学会1962年首先提出，并沿用至今。

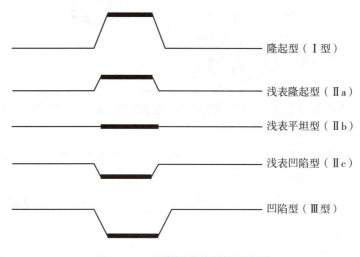

图 3-3-1　早期胃癌的胃镜下分型

（2）进展期胃癌　胃镜下多可作出拟诊，肿瘤表面常凹凸不平、糜烂、有污秽苔，活检时易出血。也可呈深大溃疡，底部覆有污秽灰白苔，溃疡边缘呈结节状隆起，无聚合皱襞，病变处无蠕动。当癌组织发生于黏膜下时，可在胃壁内向四周弥漫浸润扩散，伴有纤维组织增生；当病变累及胃窦时，可造成胃流出道狭窄；当其累及全胃时，可使整个胃壁增厚、变硬，称为皮革胃。

胃癌病灶处的超声内镜（EUS）检查可较准确地判断肿瘤侵犯深度，有助于区分早期和进展期胃癌，并了解有无局部淋巴结转移，可作为CT检查的重要补充。

3. X线钡餐（包括CT）检查　当患者有胃镜检查禁忌证时，X线钡剂检查可能发现胃内的溃疡及隆起型病灶，分别呈龛影或充盈缺损，但难以鉴别其良性或恶性；如有黏膜皱襞破坏、消失或中断，邻近胃黏膜僵直，蠕动消失，则胃癌可能性大。CT技术的进步提高了胃癌临床分期的精确度，其与PET-CT检查均有助于肿瘤转移的判断。

（五）诊断与鉴别诊断

1. 诊断　主要依据内镜检查加活检。早期诊断是根治胃癌的前提。对下列情况应及早和定期胃镜检查：①40岁以上，近期出现消化不良、呕血或黑粪者。②慢性萎缩性胃炎伴胃酸缺乏，有肠化生或不典型增生者。③有良性溃疡但胃酸缺乏者。④胃溃疡经正规治疗2个月无效，胃镜提示溃疡增大者。⑤发现大于2cm的胃息肉者。⑥胃切除术后10年以上者。

2. 鉴别诊断　溃疡型胃癌需与良性胃溃疡鉴别（表3-3-1）。

表3-3-1　溃疡型胃癌与良性胃溃疡的鉴别

鉴别点	溃疡型胃癌	良性胃溃疡
年龄	中老年居多	中青年居多
病史	短	长
临床表现	进行性发展，无规律疼痛，食欲差，全身表现明显	周期性节律性腹痛，食欲好，全身症状轻
粪便隐血	持续阳性	可阳性，治疗后好转
胃镜检查	溃疡形状不规则，凹凸不平，苔污秽，边缘呈结节状隆起，周围黏膜僵硬	溃疡呈圆形或椭圆形，边缘整齐，底部苔洁净，周围黏膜柔软
内科治疗效果	差	好

（六）治疗

1. 手术治疗 早期胃癌，可行胃部分切除术。进展期胃癌如无远处转移，应尽可能根治性切除；伴有远处转移者或伴有梗阻者，则可行姑息性手术，保持消化道通畅。外科手术切除加区域淋巴结清扫是目前治疗胃癌的手段。胃切除范围可分为近端胃切除、远端胃切除及全胃切除，切除后分别用 Billroth-Ⅰ、Billroth-Ⅱ及 Roux-en-Y 式重建维持消化道连续性。手术效果取决于胃癌的分期、浸润的深度和扩散范围。

2. 内镜下治疗 早期胃癌可在内镜下行黏膜切除术（EMR）或内镜黏膜下剥离术（ESD）。由于早期胃癌可能有淋巴结转移，故需对切除的癌变息肉进行病理检查，适应证为高分化或中分化、无溃疡、直径小于2cm和无淋巴结转移的黏膜内癌。如切缘发现癌变或表浅型癌肿侵袭到黏膜下层，需追加手术治疗。

3. 化学治疗 早期胃癌且不伴有任何转移灶者，术后一般不需要化疗。单一药物化疗只适于早期需要化疗的患者或不能承受联合化疗者。常用药物有氟尿嘧啶（5-FU）、替加氟（FT-207）、丝裂霉素（MMC）、多柔比星（ADM）、顺铂（DDP）或卡铂、亚硝脲类（CCNU，MeCCNU）、依托泊苷（VP-16）等。联合化疗多采用2~3种药物联合化疗，以免增加药物毒副作用。体外实验及动物体内实验表明，生长抑素类似物及COX-2抑制剂能抑制胃癌生长，其对人类胃癌的治疗尚需进一步的临床研究。

> **岗位情景模拟 21**
>
> 患者，男性，60岁，持续上腹疼痛伴头晕乏力1个月。患者1个月前无明显诱因出现持续性上腹胀痛，在进餐后疼痛加剧，服用胃药后不易缓解，伴有头晕、乏力，无呕血、黑便等。发病以来，食欲不佳，体重减轻15kg。有胃溃疡病史，无过敏史及手术史。
>
> 体格检查：生命体征无异常，轻度贫血貌，剑突下压痛阳性，无反跳痛，腹部未及包块，无移动性浊音，双下肢不肿。
>
> 实验室检查：大便隐血实验（++）。肝、脾未及，钡餐提示幽门前充盈缺损。
>
> **问题与思考**
>
> 1. 根据现有临床资料，提出初步诊断，并写出诊断依据。
> 2. 为明确诊断需进一步做哪些检查？

答案解析

（七）预后

胃癌治疗的最佳临床证据表明，胃癌的预后与诊断时的分期有直接关系。迄今为止，手术仍然是胃癌的最主要治疗手段，但由于胃癌早期诊断率低（约10%），大部分胃癌在确诊时已处于中晚期，5年生存率一般为7%~34%。

（八）预防

根除Hp可在较大程度上预防胃癌，最佳根除时间为胃黏膜萎缩、肠化生发生前，已有萎缩、肠化生者，尚需补充抗氧化剂以提高预防效果。纠正不良饮食习惯，多吃蔬菜、水果。对于癌前变化的患者进行治疗和定期内镜随访。

（王 雪）

第四节　病毒性肝炎

PPT

○
学习目标

知识要求：
1. 掌握病毒性肝炎的概念、实验室及辅助检查、诊断依据。
2. 熟悉病毒性肝炎的病因及治疗原则。
3. 了解病毒性肝炎的发病机制及预后。

技能要求：
1. 熟练掌握诊断病毒性肝炎的临床技能。
2. 能详细阐述病毒性肝炎的临床表现和治疗原则。

　　病毒性肝炎（viral hepatitis）是指由多种肝炎病毒所引起的肝脏感染性疾病，属于我国的乙类法定传染病。病理学上以急性肝细胞坏死、变性和炎症反应为特点。临床表现差异很大，包括无症状和亚临床型（隐性感染）、自限性的急性无黄疸型和黄疸型肝炎，慢性肝炎以及少数发展为重症肝炎、肝衰竭。

（一）病因和发病机制

　　病毒性肝炎的病因至少有5种，其中乙型肝炎病毒（HBV）和丙型肝炎病毒（HCV）是病毒性肝炎的主要病因。除乙型肝炎病毒为DNA病毒外，其余均为RNA病毒。

　　1. 甲型肝炎病毒（HAV）　主要通过粪-口途径由不洁食物、饮水等传播，潜伏期2~6周，以儿童和青少年多见。

　　2. 乙型肝炎病毒（HBV）　主要经血液（如不安全注射、公用剃须刀等）、母婴及性接触等途径传播，潜伏期1~6个月，各年龄段人群均可见，全球逾2亿人为慢性HBV感染者，目前我国感染携带率约7%。HBV是我国感染携带率最高的肝炎病毒。

　　3. 丙型肝炎病毒（HCV）　主要经血液传播，性接触和母婴途径有较高的感染风险，潜伏期1~6个月，是慢性化最高的肝炎病毒。根据核苷酸序列同源程度，可将HCV分为6个（1~6）基因型，各型又由若干亚型组成，如1a、1b、2a、2b、3a、3b等，我国以1b型和2a型为主。

　　4. 丁型肝炎病毒（HDV）　不能单独感染致病，必须在HBV-DNA病毒的辅助下才能复制增殖，即HDV的感染需同时或先有HBV-DNA病毒感染的基础，主要通过血液传播，潜伏期1~6个月。

　　5. 戊型肝炎病毒（HEV）　主要经粪-口途径由不洁食物、饮水等传播，潜伏期2~8周，儿童和成人易感。

　　肝炎病毒引起肝细胞的损伤，主要包括感染者的免疫应答因素和病毒因素。肝炎病毒进入肝脏后，激活机体的免疫反应，细胞毒性T淋巴细胞（CTL）可直接作用于肝细胞，也可分泌多种细胞因子、干扰素γ等，引起肝细胞死亡；病毒感染后，肝组织局部的炎症细胞（中性粒细胞、巨噬细胞等）浸润可导致组织损害。HAV、HBV所致的肝脏损伤主要就是由免疫应答所致。此外，病毒本身也对肝细胞造成损害。

（二）病理

各型病毒性肝炎病变基本相同，都是以肝细胞的变性、坏死为主，同时伴有不同程度的炎细胞浸润、肝细胞再生和间质纤维组织增生。

轻度表现为汇管区的炎症，有中量淋巴细胞和浆细胞浸润，肝小叶保持完整，小叶内可有轻度肝细胞变性，或点状坏死。中度炎症可见汇管区扩大，有大量淋巴细胞和浆细胞浸润，炎症浸润至肝门静脉周围，使肝界板破坏，侵入肝小叶，称碎屑样坏死。肝细胞可有嗜酸性变、气球样变、嗜酸性小体形成等改变，小叶受累的范围和程度不均匀，常成灶性分布。结缔组织增生一般无明显的再生结节。病变严重时，肝细胞坏死可融合成带，这种病变易发展成为肝硬化。

（三）临床表现

HAV 和 HEV 起病急，前期常有发热、畏寒、腹痛、恶心等症状，继而出现明显厌食、乏力、尿色加深如浓茶、皮肤巩膜黄染，黄疸出现3~5天后，上述症状逐渐缓解。孕妇和老人罹患 HEV，易发展为重症肝炎、肝衰竭，表现为极度乏力、食欲缺乏，黄疸进行性加深，并发肝性脑病、肾衰竭和消化道出血等。

HBV 起病缓慢或隐匿，多数无明显急性肝炎史，常由婴幼儿时期感染引起。轻度患者可无明显症状，仅在体检时发现肝大或肝功能异常。常见症状为乏力、全身不适、食欲减退、肝区不适或疼痛、腹胀、失眠、低热。可见面部颜色晦暗，巩膜黄染，可有蜘蛛痣及肝掌，肝大、质地中等或充实感、有压痛及叩痛。病情严重者可有黄疸加深、腹水、下肢浮肿、出血倾向及肝性脑病。

HCV 与 HBV 相似。大多数急性感染没有症状，仅25%出现黄疸。HCV 感染可伴有一些肝外表现，包括关节炎、扁平苔藓、灶性淋巴细胞性涎腺炎（涎腺导管及间质中有淋巴细胞和浆细胞浸润）、系膜毛细血管性肾小球肾炎等。

（四）临床分型

1. **急性期** 分为急性黄疸型肝炎和急性无黄疸型肝炎，潜伏期在15~45天之间，总病程2~4个月。

（1）急性黄疸型肝炎

1）黄疸前期：有畏寒、发热、乏力、食欲不振、恶心、厌油、腹部不适、肝区痛、尿色逐渐加深，本期持续平均5~7天。

2）黄疸期：巩膜、皮肤黄染，黄疸出现而自觉症状有所好转，肝大伴压痛、叩击痛，部分患者轻度脾大，本期持续2~6周。

3）恢复期：黄疸逐渐消退，症状减轻以致消失，肝脾恢复正常，肝功能逐渐恢复，本期持续2周至4个月。

（2）急性无黄疸型肝炎 除无黄疸外，其他临床表现与黄疸型相似。无黄疸型发病率远高于黄疸型。无黄疸型通常起病缓慢，症状较轻，主要表现为全身乏力，食欲减退、恶心，腹胀，肝区痛，肝大，有轻压痛及叩痛等。恢复较快，病程多在3个月内。

2. **慢性期** 既往有乙型、丙型、丁型肝炎或HBsAg携带史或急性肝炎病程超过6个月，目前仍有肝炎症状、体征及肝功能异常者，可以诊断为慢性肝炎。发病日期不明或虽无肝炎病史，但肝组织病理学检查符合慢性肝炎，或根据症状、体征、化验及B超检查综合分析，亦可作出相应诊断。

3. **重症肝炎**

（1）急性重型肝炎 起病急，进展快，黄疸深。起病后2周内，迅速出现神经精神症状（嗜睡、性格改变、烦躁不安、昏迷等），可见扑翼样震颤，出血倾向明显，黄疸进行性加深，并可出现肝臭、中毒性鼓肠、肝肾综合征。胆红素大于正常10倍，胆–酶分离，血氨升高。

（2）亚急性重型肝炎　在起病15天~26周内，仍有极度乏力、纳差、重度黄疸、腹胀并形成腹腔积液，多有明显出血现象。肝性脑病多见于后期肝功能严重损害者，血清谷丙转氨酶升高或升高不明显，而总胆红素明显升高。A/G比例倒置，丙种球蛋白升高，凝血酶原时间延长。本型病程较长，容易转化为慢性肝炎或肝硬化。

（3）慢性重型肝炎　有慢性肝炎肝硬化或有乙型肝炎表面抗原携带史，影像学、腹腔镜检查或肝穿刺支持慢性肝炎表现者，并出现腹水、门静脉高压、凝血功能障碍和肝性脑病等为主要表现的慢性肝功能失代偿。

（五）辅助检查

1. 病原血清学检查

（1）HAV　急性肝炎患者血清抗–HAV IgM阳性，可确诊为HAV近期感染，3~6个月转阴。抗–HAV IgG出现稍晚，是具有免疫力的标志。

（2）HBV　HBV感染相关的血清学标志物包括HBsAg、抗–HBs、HBeAg、抗–HBe、抗–HBc（抗–HBc IgM和IgG）。HBsAg（乙肝表面抗原）是感染HBV的重要标志，其阳性表示HBV感染，见于乙肝患者的急性期或潜伏期；抗–HBs（乙肝表面抗体）为保护性抗体，其阳性表示对HBV有免疫力，见于乙肝康复及接种乙肝疫苗者；HBeAg（乙肝e抗原）常在HBV感染的早期出现，可作为病毒复制且具有传染性的标志，若患者HBeAg逐渐转阴且抗–HBe逐渐出现，则表示获得一定免疫力且预后良好；抗–HBc（乙肝核心抗体）包括抗–HBc IgM和抗–HBc IgG两部分，其中抗–HBc IgM表示体内有病毒复制，多见于急性乙肝及慢性乙肝急性发作，抗–HBc IgG表示曾感染过或感染为慢性经过。

HBV–DNA阳性是病毒感染、复制，血液有传染性的直接标志。临床上常见的"大三阳"和"小三阳"（表3–4–1）的区别在于体内的乙肝病毒复制是否活跃及传染性的强弱。"大三阳"反映病毒复制比较活跃。"小三阳"时需进一步行DNA检测，如果为阳性，反映病毒复制活跃；如果为阴性，反映病毒受到抑制，复制不活跃。

表3–4–1　"大三阳"与"小三阳"的区别

血清学标志物	"大三阳"	"小三阳"
HBsAg	（+）	（+）
抗–HBs	（–）	（–）
HBeAg	（+）	（–）
抗–HBe	（–）	（+）
抗–HBc	（+）	（+）

（3）HCV　血清中HCV抗体阳性者，提示有HCV的感染；应进一步检测HCV–RNA，以确定是否为现症感染。血清抗–HCV滴度越高，HCV–RNA检出的可能性越大。

（4）HDV　HDV–RNA是感染的直接标志，HDVAg是诊断急性丁肝的直接证据。

（5）HEV　HEV–RNA是感染的直接标志。

2. 肝功能检查　常见丙氨酸氨基转移酶（ALT）、天门冬氨酸氨基转移酶（AST）明显升高，也可

见总胆红素、直接胆红素增高；重症肝炎、肝衰竭时，有凝血酶原时间延长、凝血酶原活动度下降和清蛋白浓度降低。

3. **影像学检查** 超声、CT或MRI在炎症期可见肝脏均匀性肿胀、脾脏轻度肿大；在肝纤维化、肝硬化阶段，常见肝脏表面不均匀呈波浪状甚至结节状，脾脏中重度肿大，可见食管和（或）胃底静脉曲张，失代偿期肝硬化可见腹腔积液。

4. **病理学检查** 各种病毒性肝炎的基本病理变化是相同的，其特点包括：①肝细胞变性、坏死；②炎症和渗出反应；③肝细胞再生；④慢性化时不同程度的肝纤维化。

> 🔍 **知识拓展**
>
> 丙氨酸氨基转移酶主要存在于肝细胞浆内，细胞内浓度高于血清中1000~3000倍。只要有1%的肝细胞被破坏，就可以使血清酶增高1倍。因此，谷丙转氨酶被世界卫生组织推荐为肝功能损害最敏感的检测指标。天门冬氨酸氨基转移酶又称谷草转氨酶，肝内的谷草转氨酶有2种同工酶，分别存在于肝细胞的线粒体（mAST）和胞浆（sAST）内。在肝细胞轻度病变时，仅sAST释放入血，而当病变严重时，mAST也会相继释放入血。

（六）诊断及鉴别诊断

1. **诊断** 诊断需根据流行病学、症状、体征、肝生化检查、病原学和血清学检查，结合患者的具体情况和动态变化进行综合分析，必要时可行肝活检组织检查。病毒性肝炎的诊断要求：①病因诊断。②临床类型诊断。如病毒性肝炎，甲型，急性黄疸型；病毒性肝炎，乙型，急性肝衰竭。

2. **鉴别诊断** 急性病毒性肝炎需要与药物性或中毒性肝损伤区别，主要根据流行病学史、服药或接触毒物史和血清学标志进行鉴别；慢性肝炎需要与自身免疫性肝病、Wilson病、脂肪性肝病、药物或职业中毒性肝病以及肝癌相鉴别。

（七）治疗

1. **一般治疗**

（1）休息 急性肝炎早期，应住院或居家隔离治疗休息；慢性肝炎适当好转后应注意劳逸结合，恢复期渐增加活动，但仍需避免过劳。

（2）饮食与营养 急性肝炎期应进食易消化、富含维生素的清淡饮食；若食欲明显减退且有恶心呕吐者，可短期静脉滴注20%的葡萄糖液、维生素和电解质等。肝炎患者禁止饮酒。

2. **药物治疗**

（1）抗病毒治疗 HBV感染所致的慢性乙肝，常需要抗病毒治疗。其指征为：①HBeAg阳性患者，HBV-DNA ≥ 20000U/mL；HBeAg阴性患者，HBV-DNA ≥ 2000U/mL。②ALT水平一般要求持续升高 ≥ 2 × ULN。③肝硬化，无论有无病毒复制。

乙肝抗病毒药物主要有核苷类似物（如替诺福韦、恩替卡韦、替比夫定、拉米夫定等）和干扰素。

针对HCV感染，无论急性或慢性丙肝，所有HCV-RNA阳性患者均应予抗病毒治疗。丙肝抗病毒和方案主要包括：①直接抗病毒药物（DAA），如索非布韦、达卡他韦等。②PR方案，即聚乙二醇干扰素联合利巴韦林。③DAA联合PR，以口服DAA方案首选。

岗位情景模拟 22

患者，女性，25岁。发热，乏力、厌油1周余，尿色加深2天。患者1周前无明显诱因感畏寒，发热，全身乏力，食欲不振，厌油，恶心，2天前尿色逐渐加深，呈浓茶样改变，大便颜色正常，无腹胀、腹痛，无关节疼痛。发病以来食欲不佳，既往无"肝炎"病史，无血吸虫接触史。无过敏史及手术史。

体格检查：急性病容，一般情况可，皮肤巩膜明显黄染，未见肝掌、蜘蛛痣，心肺听诊无异常，腹平软，肝右肋下2cm，有压痛，脾肋下未及，移动性浊音（－），下肢不肿。

实验室检查：血常规正常，尿胆红素（＋），总胆红素84μmol/L，直接胆红素60μmol/L，ALT>200U/L。

问题与思考

1. 根据现有临床资料，提出初步诊断，并写出诊断依据。
2. 请思考进一步的检查方案。
3. 写出治疗方案。

答案解析

（2）保肝治疗　肝功能异常者，可适当选用还原型谷胱甘肽、甘草酸制剂、双环醇、维生素E等抗炎、减轻过氧化损伤等的药物。伴有肝内胆汁淤积的患者，可选用熊去氧胆酸、腺苷蛋氨酸等。

（八）预后

甲型肝炎和戊型肝炎均为自限性疾病，一般预后良好。乙型肝炎慢性化率约为10%，患者肝硬化的年发生率为2%~10%，预后较差。丙型肝炎慢性化率为55%~85%，较易发生肝硬化及肝癌。

（王　雪）

第五节　脂肪性肝病

PPT

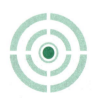

学习目标

知识要求：

1. 掌握脂肪性肝病的临床表现、诊断依据及治疗方案。
2. 熟悉脂肪性肝病的病因及发病机制。
3. 了解脂肪性肝病的病理变化及预后。

技能要求：

1. 熟练掌握诊断脂肪性肝病的临床技能。
2. 能详细阐述脂肪性肝病的临床表现和治疗原则。

脂肪性肝病（fatty liver disease，FLD）是以肝细胞脂肪（主要是甘油三酯）过度贮积和脂肪变性为特征的临床病理综合征。随着生活水平的改善和生活方式的改变，脂肪性肝病的发病率不断升高，且发病年龄日趋提前。目前我国脂肪性肝病已经成为危害人类健康的仅次于病毒性肝炎的第二大肝病。肥胖、饮酒、糖尿病、营养不良、部分药物、妊娠以及感染等是FLD发生的危险因素。根据有无长期过量饮酒的病因，又分为非酒精性脂肪性肝病和酒精性脂肪性肝病。

一、非酒精性脂肪性肝病

（一）概念

非酒精性脂肪性肝病（NAFLD）是指除外酒精和其他明确的肝损害因素所致的，以肝脏脂肪变性为主要特征的临床病理综合征，包括单纯性脂肪性肝病以及由其演变的脂肪性肝炎和肝硬化。胰岛素抵抗和遗传易感性与其发病关系密切。随着肥胖和糖尿病发病率的增加，NAFLD现已成为我国常见的慢性肝病之一。

（二）病因和发病机制

1. **病因** 高能量饮食、含糖饮料、久坐少动等生活方式，肥胖、2型糖尿病、高脂血症、代谢综合征等单独或共同成为NAFLD的易感因素。

2. **发病机制** "两重打击"学说可以解释部分NAFLD的发病机制。第一次打击主要是肥胖、2型糖尿病、高脂血症等伴随的胰岛素抵抗，引起肝细胞内脂质过量沉积；第二次打击是脂质过量沉积的肝细胞发生氧化应激和脂质过氧化，导致线粒体功能障碍、炎症因子产生，肝星状细胞被激活，从而产生肝细胞的炎症、坏死等。NAFLD多伴有中心性肥胖、2型糖尿病以及脂质代谢紊乱等。因此，胰岛素抵抗被认为是导致肝脏脂质过度沉积的原发病因。

> **⊘ 知识拓展**
>
> 氧化应激是指活性氧及其代谢产物的产生超过对其防御或去毒能力，即促氧化物和抗氧化物之间的动态平衡失调。各种不同病因引起氧游离基或活性氧形成增多以及脂肪酸氧化障碍，导致肝细胞脂肪沉积。持久大量的活性氧产生引起脂质过氧化反应，形成脂质过氧化产物，导致脂肪性肝病发生炎症、坏死和纤维化。

（三）病理

NAFLD的病理改变以大泡性或以大泡性为主的肝细胞脂肪变性为特征。根据肝内脂肪变、炎症和纤维化的程度，将NAFLD分为单纯性脂肪性肝病、脂肪性肝炎、脂肪性肝硬化。

1. **单纯性脂肪性肝病** 肝小叶内30%以上的肝细胞发生脂肪变，以大泡性脂肪变性为主，根据脂肪变性在肝脏累及的程度可将脂肪性肝病分为轻、中、重三型。不伴有肝细胞的炎症、坏死、纤维化。

2. **脂肪性肝炎** 腺泡3区出现气球样肝细胞，腺泡点灶状坏死，门管区炎症伴（或不伴）门管区周围炎症。腺泡3区出现窦周/细胞周纤维化，可扩展到门管区及周围，出现局灶性或广泛的桥接纤维化。

3. **脂肪性肝硬化** 肝小叶结构完全毁损，代之以假小叶形成和广泛纤维化，大体为小结节性肝硬化。脂肪性肝硬化发生后，肝细胞内脂肪变性可减轻甚至完全消退。

（四）临床表现

NAFLD起病隐匿，发病缓慢，常无症状。少数患者可有乏力、右上腹轻度不适、肝区隐痛或上腹胀痛等非特异性症状。严重脂肪性肝炎可出现黄疸、食欲不振、恶心、呕吐等症状。部分患者可出现肝脏肿大。发展至肝硬化失代偿期则临床表现与其他原因所致肝硬化相似。

（五）辅助检查

1. **实验室检查**　血清转氨酶和γ谷氨酰转肽酶水平正常或轻、中度升高，通常以丙氨酸氨基转移酶（ALT）升高为主。

2. **影像学检查**　超声检查是诊断脂肪性肝病重要而实用的手段，其诊断脂肪性肝病的准确率高达70%~80%。CT平扫肝脏密度普遍降低，肝/脾CT平扫密度比值≤1可明确脂肪性肝病的诊断，根据肝/脾CT密度比值可判断脂肪性肝病的程度。

3. **病理学检查**　肝穿刺活组织检查仍然是确诊NAFLD的主要方法，对鉴别局灶性脂肪性肝病与肝肿瘤、某些少见疾病如血色病、胆固醇酯贮积病和糖原贮积病等有重要意义，也是判断预后最敏感和特异的方法。

（六）诊断

临床诊断标准为凡具备下列第1~5项和第6项或第7项中任何一项者即可诊断为NAFLD。

（1）无饮酒史，或饮酒折合乙醇量男性每周<140g，女性每周<70g。

（2）除外病毒性肝炎、药物性肝病、全胃肠外营养、肝豆状核变性等可导致脂肪性肝病的特定疾病。

（3）除原发疾病的临床表现外，可有乏力、消化不良、肝区隐痛、肝脾肿大等非特异性症状及体征。

（4）可有体重超重和（或）内脏性肥胖、空腹血糖增高、血脂代谢紊乱、高血压等代谢综合征。

（5）血清转氨酶和γ谷氨酰转肽酶水平可有轻至中度增高，通常以ALT增高为主。

（6）肝脏影像学表现符合弥漫性脂肪性肝病的影像学诊断标准。

（7）肝活体组织检查组织学改变符合脂肪性肝病的病理学诊断标准。

（七）治疗

1. **病因治疗**　如治疗糖尿病、高脂血症，对多数单纯性脂肪性肝病和脂肪性肝炎有效。生活的改变，如健康饮食、体育运动，在NAFLD的治疗中至关重要。对于肥胖的NAFLD患者，减重5%可改善肝脂肪变，减重7%~10%能够改善肝脏酶学和组织学的异常。

2. **药物治疗**　非酒精性脂肪性肝病伴肝功能异常、代谢综合征、经基础治疗3~6个月无效、肝活检证实慢性进展性病程者，可采用保肝和抗氧化药物辅助治疗。抑制氧化应激和脂质过氧化反应，合理选用多烯磷脂酰胆碱、水飞蓟素、S-腺苷蛋氨酸等相关药物，维生素E 800IU/d可作为无糖尿病的脂肪性肝炎成人的一线治疗药物。胰岛素受体增敏剂如噻唑烷二酮、二甲双胍可用于合并2型糖尿病的NAFLD患者；伴有血脂高的NAFLD患者可在综合治疗的基础上应用降血脂药物，但需要检测肝功能，必要时联用保肝药；肠道益生菌，可减少内毒素的产生，对存在相关因素的脂肪性肝病具有一定疗效。中医通过活血化瘀、健脾消导、清热解郁的方法也有助于本病的恢复。

3. **其他治疗**　对改变生活方式和药物治疗无反应者，可通过减重手术进行治疗。对非酒精性脂肪性肝病伴有严重代谢综合征患者，也可行粪菌移植。粪菌移植就是将健康人粪便中的功能菌群，移植到患者胃肠道内，重建新的肠道菌群，实现肠道及肠道外疾病的治疗。

4. **患者教育**　①控制饮食、增加运动，是治疗肥胖相关NAFLD的最佳措施。减肥过程中应注意监测体重及肝功能。②注意纠正营养失衡，禁酒，不宜乱服药，在服降血脂药物期间应遵医嘱定期复查肝功能。

（八）预后

单纯性脂肪性肝病如积极治疗，可完全恢复。脂肪性肝炎如能及早发现、积极治疗，多数能恢复，部分脂肪性肝炎可发展为肝硬化甚至肝癌，其预后与病毒性肝炎后肝硬化、酒精性肝硬化相似。

二、酒精性肝病

（一）概念

酒精性肝病（alcoholic liver disease，ALD）是由于长期大量饮酒所致的肝脏疾病。初期通常表现为脂肪肝，进而可发展成酒精性肝炎、酒精性肝纤维化和酒精性肝硬化。严重酗酒时可诱发广泛肝细胞坏死甚或肝功能衰竭。本病在欧美等国多见，近年我国的发病率也有所上升。

（二）病因及发病机制

饮酒后乙醇主要在小肠吸收，其中90%以上在肝内代谢。乙醇损害肝脏可能涉及下列多种机制：①乙醇的中间代谢物乙醛是高度反应活性分子，能与蛋白质结合形成乙醛–蛋白加合物，后者不仅对肝细胞有直接损伤作用，而且可以作为新抗原诱导细胞及体液免疫反应，导致肝细胞受免疫反应的攻击；②乙醇在肝细胞微粒体的乙醇氧化途径中产生活性氧，导致肝损伤；③大量饮酒可致肠道菌群失调、肠道屏障功能受损，引起肠源性内毒素血症，加重肝脏损伤；④长期大量饮酒患者血液中乙醇浓度过高，肝内血管收缩、血流和氧供减少，且乙醇代谢时氧耗增加，导致肝脏微循环障碍和低氧血症，肝功能进一步恶化。

增加酒精性肝病发生的危险因素有以下几方面。①饮酒量及时间：一般认为，短期反复大量饮酒可发生酒精性肝炎；平均每日乙醇摄入40g，5年以后可发展为慢性酒精性肝病；②遗传易感因素：被认为与酒精性肝病的发生密切相关，但具体的遗传标记尚未确定；③性别：同样的酒摄入量女性比男性易患酒精性肝病，这与女性体内乙醇脱氢酶（ADH）含量较低有关；④其他肝病：如HBV或HCV感染可增加酒精性肝病发生的危险性，并可使酒精性肝损害加重；⑤肥胖：是酒精性肝病的独立危险因素；⑥营养不良。

（三）病理

酒精性肝病的病理学改变主要为大泡性或以大泡性为主伴小泡性的混合性肝细胞脂肪变性。依据病变肝组织是否伴有炎症反应和纤维化，可分为酒精性脂肪肝、酒精性肝炎、酒精性肝纤维化和酒精性肝硬化。

1. 酒精性脂肪肝　乙醇所致肝损害首先表现为肝细胞脂肪变性，轻者散在单个肝细胞或小片状肝细胞受累，主要分布在小叶中央区，进一步发展呈弥漫分布。肝细胞无炎症、坏死，小叶结构完整。

2. 酒精性肝炎、肝纤维化　肝细胞坏死、中性粒细胞浸润、小叶中央区肝细胞内出现酒精性透明小体（Mallory小体）为酒精性肝炎的特征，严重的出现融合性坏死和（或）桥接坏死。窦周/细胞周纤维化和中央静脉周围纤维化，可扩展到门管区，中央静脉周围硬化性玻璃样坏死，局灶性或广泛的门管区星芒状纤维化，严重的出现局灶性或广泛的桥接纤维化。

　　酒精透明小体又称Mallory小体，是在慢性酒精中毒时，肝细胞内出现鹿角形、花环状或不规则形状的团块，HE染色呈紫红色，常与肝细胞透明变及气球样变同时存在，电镜下小体由无数不规则的微丝组成。常在酒精性肝病炎症灶周围的肝细胞内出现，被视为酒精性肝病的标志。

　　3. 酒精性肝硬化　肝小叶结构完全毁损，代之以假小叶形成和广泛纤维化，大体为小结节性肝硬化。根据纤维间隔是否有界面性肝炎，分为活动性和静止性。

（四）临床表现

　　患者的临床表现因饮酒的方式、个体对乙醇的敏感性以及肝组织损伤的严重程度不同而有明显的差异。症状一般与饮酒量和酗酒时间的长短有关，患者可在长时间内没有任何肝脏的症状和体征。

　　酒精性脂肪肝一般情况良好，常无症状或症状轻微，可有乏力、食欲不振、右上腹隐痛或不适。肝脏有不同程度的肿大。

　　酒精性肝炎与组织学损害程度相关。常发生在近期（数周至数月）大量饮酒后，出现全身不适、食欲不振、恶心呕吐、乏力、肝区疼痛等症状。可有发热（一般为低热），常有黄疸、肝大并伴触痛。严重者可并发急性肝功能衰竭。

　　酒精性肝硬化的临床表现与其他原因引起的肝硬化相似，以门脉高压为主要表现。可伴有慢性酒精中毒的其他表现如精神神经症状、慢性胰腺炎等。

（五）辅助检查

　　1. 实验室检查　酒精性脂肪肝可有天门冬氨酸氨基转移酶（AST）、丙氨酸氨基转移酶（ALT）轻度升高，酒精性肝炎AST升高比ALT升高明显，AST/ALT常大于2。γ-谷氨酰转肽酶（γ-GT）、碱性磷酸酶（ALP）、谷氨酸脱氢酶（GDH）可升高，以γ-GT升高更为明显，禁酒4周后明显下降。

　　2. 影像学检查　影像学检查有助于酒精性肝病的早期诊断。超声检查可见肝实质脂肪浸润的改变，多伴有肝脏体积增大。CT扫描检查可准确显示肝脏形态改变及分辨密度变化。脂肪肝密度明显降低，肝脏与脾脏比值密度小于1。

　　3. 病理学检查　肝活组织检查是确定酒精性肝病及分期分级的可靠方法，是判断其严重程度和预后的重要依据，但很难与其他病因引起的肝损害鉴别。

　　我国现有的酒精性肝病诊断标准：①有长期饮酒史，一般超过5年；②折合酒精量男性≥40g/d，女性≥20g/d；③2周内有大量饮酒史，折合酒精量>80g/d。酒精量换算公式：酒精量（g）=饮酒量（mL）×酒精含量（%）×0.8。单纯饮酒不进食或同时饮用多种不同的酒容易发生酒精性肝病。

（六）诊断与鉴别诊断

　　饮酒史是诊断酒精性肝病的必备依据，应详细询问患者饮酒的种类、每日摄入量、持续饮酒时间和饮酒方式等。

酒精性肝病的诊断思路：①是否存在肝病；②肝病是否与饮酒有关；③是否合并其他肝病；④如确定为酒精性肝病，则其临床病理属哪一阶段，可根据饮酒史、临床表现及有关实验室及其他检查进行分析，必要时肝穿刺活组织检查可确定诊断。

本病应与非酒精性脂肪性肝病、病毒性肝炎、药物性肝损害、自身免疫性肝病等其他肝病及其他原因引起的肝硬化进行鉴别。酒精性肝病和慢性病毒性肝炎关系密切，慢性乙型、丙型肝炎患者对酒精敏感度增高，容易发生酒精性肝病；反之，酒精性肝病患者对病毒性肝炎易感性也增加。

（七）治疗

1. 戒酒　戒酒是治疗酒精性肝病的关键。戒酒能显著改善各个阶段患者的组织学改变和生存率，并可减轻门静脉压力及减缓向肝硬化发展的进程。因此，对酒精性肝病患者，应劝其及早戒酒。

2. 营养支持　给予高热量、高蛋白、低脂饮食，并补充多种维生素（如维生素B、C、K及叶酸）。

3. 药物治疗　多烯磷脂酰胆碱可稳定肝窦内皮细胞膜和肝细胞膜，降低脂质过氧化，减轻肝细胞脂肪变性及其伴随的炎症和纤维化。补充外源性谷胱甘肽及其他前体药物N-乙酰半胱氨酸、S-腺苷蛋氨酸可增加肝细胞谷胱甘肽含量，改善肝细胞的抗氧化能力，促进肝细胞修复。美他多辛可加快乙醇代谢，有助于改善酒精中毒。糖皮质激素用于治疗酒精性肝病尚有争论，但对重症酒精性肝炎可缓解症状，改善生化指标。酒精戒断症状严重者，除对症处理外，可考虑应用纳洛酮、苯二氮 γ 类镇静剂，医护人员和家人要给予鼓励和关心，帮助患者戒酒。

4. 肝移植　严重酒精性肝硬化患者可考虑肝移植，但要求患者肝移植前戒酒3~6个月，并且无严重的其他脏器的酒精性损害。

> **岗位情景模拟 23**
>
> 　　患者，男性，46岁，全身乏力、食欲不振1个月，发热、眼睛发黄3天。患者1个月前因应酬大量饮酒后出现全身乏力、食欲下降、不思饮食，伴恶心呕吐，以为感冒自行服用感冒药后无效。3天前开始发热，体温38.2℃，发现眼睛开始发黄，故到医院检查，发现肝功能异常，AST 420U/L，ALT 200U/L，遂收入院。发病以来食欲不佳，精神疲惫，睡眠尚可。无过敏史及手术史，有饮酒史20余年，每天约1斤白酒。
>
> 　　体格检查：体温38℃，血压、呼吸、脉搏无异常，巩膜黄染，未见肝掌、蜘蛛痣，心肺听诊无异常，腹平软，肝右肋下5cm、有压痛，脾肋下未及，移动性浊音（−），下肢不肿。
>
> 　　实验室检查：AST 600U/L，ALT 480U/L，GGT 478U/L，TBIL 50.4μmol/L。
>
> **问题与思考**
>
> 1. 根据现有临床资料，提出初步诊断，并写出诊断依据。
>
> 2. 写成进一步检查。
>
> 3. 写出治疗方案。

答案解析

（八）预后

酒精性脂肪肝一般预后良好，戒酒后可完全恢复。酒精性肝炎如能及时戒酒和治疗，大多可恢复，主要死亡原因为肝功能衰竭。若不戒酒，酒精性脂肪肝可直接或经酒精性肝炎阶段发展为酒精性肝硬化，部分肝硬化可并发肝癌。

（王　雪）

第六节　肝硬化

PPT

学习目标

知识要求：

1. 掌握肝硬化的概念、临床表现、并发症及诊断要点、鉴别诊断、治疗原则。

2. 熟悉肝硬化的病因、病理、实验室及其他检查。

3. 了解肝硬化的发病情况、病机、预防和预后。

技能要求：

1. 熟练掌握诊断肝硬化的临床技能。

2. 学会应用临床知识解决肝硬化鉴别及治疗的问题。

肝硬化（hepatic cirrhosis）是由一种或多种原因引起的、以肝组织弥漫性纤维化、假小叶和再生结节形成为特征的进行性慢性肝病。临床上，起病隐匿，病程发展缓慢，早期无明显症状，晚期以肝功能损害和门静脉高压为主要表现，常有多系统受累。病变逐渐进展，晚期常出现上消化道出血、继发感染、肝性脑病等多种并发症。

（一）病因

引起肝硬化的病因很多，在我国以病毒性肝炎为主，亦称肝炎后肝硬化，欧美国家以慢性酒精性肝硬化多见。

1. 病毒性肝炎　主要为乙型、丙型和丁型肝炎病毒感染，从病毒性肝炎发展为肝硬化，短则数月，长达数十年。急性或亚急性肝炎如有大量肝细胞坏死和肝纤维化可以直接演变为肝硬化。我国的肝硬化患者有一半以上是乙肝病毒引起，慢性乙型肝炎演变为肝硬化的年发病率为0.4%~14.2%，病毒的持续存在、中到重度的肝脏坏死炎症以及肝纤维化是演变为肝硬化的主要原因。

乙型、丙型或丁型肝炎病毒重叠感染可加速发展至肝硬化。甲型和戊型病毒性肝炎一般不发展为肝硬化。

2. 慢性酒精中毒　在欧美国家，慢性酒精中毒为肝硬化最常见的原因，酒精性肝硬化占全部肝硬化的50%~90%。长期大量饮酒由于乙醇及其代谢产物（乙醛）的毒性作用，导致肝细胞损害，脂肪沉积及肝脏纤维化，继而发展为肝硬化。如合并乙型和丙型肝炎感染及损伤肝脏药物等因素，可加速病情进展。

3. 长期胆汁淤积　持续肝内淤胆或肝外胆管阻塞时，高浓度胆酸和胆红素对肝细胞的毒性作用可导致肝细胞变性、坏死、纤维化，引起原发性或继发性胆汁性肝硬化。

4. 循环障碍　慢性充血性心力衰竭、慢性缩窄性心包炎和各种病因引起的肝静脉和下腔静脉阻塞综合征使肝脏长期淤血、缺氧，肝细胞变性坏死及纤维化，最终演变为淤血性肝硬化。

5. 药物和（或）化学毒物　长期服用对肝脏有损害的药物（如扑热息痛、利福平等）及接触工业毒物（如砷、磷、四氯化碳等），可引起药物性或中毒性肝炎而演变为肝硬化。

🍎 **思政课堂**

名人故事——中国第一支乙肝疫苗研制史

在肝硬化病因中，第一大病因为病毒性肝炎，其中主要类型为乙型肝炎。而我国的第一支乙肝疫苗研制团队是陶其敏团队，陶其敏是中国的"乙肝疫苗之母"。20世纪60年代，在中国被扣上"肝炎大国"的帽子时，她曾誓言：有生之年一定要让中国摘掉"肝炎大国"这顶帽子。于是，她历经千难万阻和不懈的努力，终于实现了自己的誓言，在1975年7月1日，中国第一支代号为7571的乙肝疫苗诞生了！根据国际惯例，研制出的乙肝疫苗首先要在大猩猩身上进行检验。但是当时捕获不到大猩猩，陶其敏心焦如焚："大家当时着急呀，都想知道这支疫苗到底有没有用。"于是，她把研制的疫苗注射到自己身上来验证其安全性。古有神农尝百草，今有她不惜以身试疫苗。

故事思考： 从专家陶其敏身上，您学到了什么？

案例分析： 陶其敏历经千难万阻和不懈努力，实现了自己的誓言，制造出了中国第一支乙肝疫苗，为了评价疫苗的安全性和群众的健康，她毫不犹豫地把研制出的乙肝疫苗注射到自己身上。实验成功后，陶其敏又把自己的血源疫苗技术和工艺无偿提供给了科研机构，开始推广。同学们要学习她强烈的爱国主义情怀和勇于探索、无私奉献的精神。

6. **寄生虫感染**　血吸虫虫卵沉积于门静脉分支中时，纤维化常使门静脉灌注障碍，所导致的肝硬化常以门静脉高压为突出特征。华支睾吸虫寄生于人体肝内、外胆管内，所引起的胆道梗阻及炎症也可逐渐进展为肝硬化。

7. **遗传和代谢疾病**　由于遗传或先天性酶缺陷，使某些代谢产物沉积于肝脏，引起肝细胞坏死和结缔组织增生。常见于铜代谢紊乱（也称肝豆状核变性，我国最多见）、血友病（铁代谢紊乱，西方多见）、半乳糖血症、$\alpha 1$-抗胰蛋白酶缺乏症、酪氨酸代谢紊乱症、遗传性出血性毛细血管扩张症等。

8. **免疫紊乱**　自身免疫性肝炎及累及肝脏的多种风湿免疫性疾病可发展为肝硬化。

9. **营养障碍**　长期营养不良或不均衡，或多种慢性疾病引起的消化吸收不良、肥胖或糖尿病等导致的脂肪肝都可发展为肝硬化。

10. **原因不明**　未能查出病因的肝硬化，也称隐源性肝硬化。

（二）发病机制及病理

肝硬化发展的基本特征是肝细胞变性、坏死、再生、肝纤维化和肝内血管增殖、循环紊乱。炎症等致病因素激活肝星状细胞，胶原合成增加，降解减少，总胶原量增加为正常时的3~10倍，其成分发生变化、分布改变，导致肝纤维化。肝细胞广泛的变性、坏死，肝小叶纤维支架塌陷。残存的肝细胞不沿原支架排列再生，形成不规则的结节状细胞团（再生结节）。肝纤维化自汇管区—汇管区或自汇管区—肝小叶中央静脉延伸扩展，形成纤维间隔。纤维间隔血管交通吻合支的产生和再生结节压迫，以及增生的结缔组织牵拉门静脉、肝静脉分支，造成血管床缩小、闭塞或扭曲，肝内门静脉、肝静脉和肝动脉小支三者之间失去正常的关系，使肝内血液循环进一步障碍，增生的纤维组织使纤维间隔相互连接，包绕再生结节，并将残存的肝小叶重新分割，改建成为假小叶，形成典型的肝硬化组织病理形态。病变不断进展，肝脏逐渐变形、变硬，功能进一步减退，形成肝硬化。

在大体形态上，肝脏早期肿大、晚期明显缩小，质地变硬，重量减轻，外观呈棕黄色或灰褐色，表面有弥漫性大小不等的结节和塌陷区。在组织学上，正常肝小叶结构被假小叶所代替。

（三）临床表现

肝硬化通常起病隐匿，病程发展缓慢，少数因短期大片肝坏死，3~6个月便可发展成肝硬化。临床上将肝硬化大致分为肝功能代偿期和失代偿期。

1. **代谢期**　大部分患者可无症状或症状较轻，无特异性。早期可有腹部不适、乏力、食欲减退、消化不良和腹泻、上腹隐痛等症状，多呈间歇性，常因劳累、精神紧张或伴随其他疾病而出现，休息及治疗后可缓解。患者营养状态一般，肝脏一般轻度肿大，质偏硬，无或有轻压痛，脾轻度或中度肿大。肝功能检查正常或轻度异常。

2. **失代偿期**　患者症状较明显，主要有肝功能减退和门静脉高压两大类表现。

（1）肝功能减退的临床表现

1）消化道症状：食欲缺乏为常见症状，恶心、进食后上腹饱胀不适、稍进油腻饮食即容易发生腹泻，主要与门静脉高压时胃肠道淤血水肿、消化吸收障碍和肠道菌群失调等有关。

2）全身症状：一般情况和营养状况较差，消瘦、乏力，精神不振，面色晦暗无光泽。可有不规则发热、黄疸等，若黄疸持续加重，常提示肝细胞广泛坏死，肝功能衰竭。

3）出血倾向和贫血：常表现为鼻出血、牙龈出血及皮肤黏膜瘀点、瘀斑和胃肠道出血等，与肝合成凝血因子障碍、脾功能亢进引起血小板减少和毛细血管脆性增加有关。贫血多因出血、营养不良、肠道吸收障碍和脾功能亢进等因素所致。

4）内分泌系统失调：与肝功能减退时，其灭活与合成功能降低有关。对雌激素的灭活功能降低而导致体内雌激素增多，主要表现为男性患者常有性欲减退、毛发脱落、乳房发育，女性有月经不调，甚至闭经、不孕等；上腔静脉引流区域有蜘蛛痣和肝掌；皮肤暴露部位色素沉着，与雌激素增多，通过负反馈作用引起肾上腺皮质激素减少有关。对醛固酮灭活功能减退，引起继发性醛固酮和加压素增多，从而导致或加重水肿。由于肝功能障碍，使胆固醇合成减少引起低胆固醇血症；由于肝糖原合成减少可出现低血糖。

（2）门静脉高压的临床表现　由门静脉系统阻力增加和血流量增多引起，被认为是继病因之后的推动肝功能减退的重要病理生理环节，是肝硬化的主要死因之一。

1）脾肿大伴脾功能亢进：脾肿大是门静脉高压较早出现的体征。脾因长期淤血而肿大，多为轻、中度肿大。由血吸虫病引起者，多见巨脾。脾肿大常伴有脾功能亢进，表现为白细胞、红细胞和血小板计数减少，易并发感染及出血，有脾周围炎时脾脏可有触痛。

2）腹水：腹水是肝功能减退和门静脉高压的共同结果，也是肝硬化肝功能失代偿期最突出的表现。腹水出现时常有腹胀、腹部膨隆、状如蛙腹。大量腹水抬高横膈或使其运动受限，出现呼吸困难和心悸。腹水形成的机制有：①门静脉高压：腹腔内脏血管床静水压升高，组织液重吸收减少，而漏入腹腔，是腹水形成的决定性因素。②肝脏对醛固酮和抗利尿激素灭活作用减弱，导致继发性醛固酮和抗利尿激素增多，使钠水重吸收增加，尿量减少。③低白蛋白血症：肝脏合成白蛋白能力下降发生低蛋白血症，血浆胶体渗透压降低，使血管内液体漏入腹腔或组织间隙液。④有效循环血容量不足：肾血流量减少，激活肾素–血管紧张素–醛固酮系统，继发性醛固酮和抗利尿激素增多，使水钠潴留。⑤肝淋巴液量超过了淋巴循环引流的能力，肝窦内压增高，肝淋巴液生成增多，淋巴液自肝包膜表面漏入腹腔，参与腹水形成。

3）门-腔静脉侧支循环的建立和开放：门静脉压力增高，正常消化器官和脾的回心血经肝脏受阻，导致门静脉系与腔静脉之间建立门-体侧支循环，使部分门静脉血流由此进入腔静脉，回流入心脏。临床上常见的侧支循环有3支：①食管-胃底静脉曲张：门静脉系的胃冠状静脉在食管下段和胃底处，与腔静脉系的食管静脉、奇静脉和肋间静脉相吻合，形成食管-胃底静脉曲张。其破裂出血是肝硬化门静脉高压最常见的并发症。②腹壁静脉曲张：出生后闭合的脐静脉与脐旁静脉因门静脉压力过高而重新开放，与腹壁静脉、副脐静脉等连接。位于脐周腹壁浅静脉可因此曲张，其血流方向呈放射状流向脐上及脐下。③痔静脉扩张：门静脉系的肠系膜下静脉的分支——直肠上静脉在直肠下段与下腔静脉系的髂内静脉的分支——直肠中、下静脉相吻合，形成痔静脉曲张，有时扩张形成痔核。部分患者因痔疮出血而发现肝硬化（图3-6-1）。

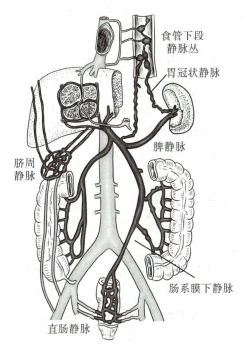

图3-6-1　门脉高压侧支循环开放

（四）并发症

1. **上消化道出血**　上消化道出血是最常见的并发症，多突然出现大量呕血或黑便，常引起出血性休克或诱发肝性脑病，病死率很高。出血原因主要是食管-胃底静脉曲张破裂，少数为并发急性出血性糜烂性胃炎或消化性溃疡所致。

2. **感染**　肝硬化患者易发生感染的因素如下：①门静脉高压使肠黏膜屏障功能降低，通透性增加，肠腔内细菌经过淋巴或门静脉进入血液循环；②肝脏是机体的重要免疫器官，肝硬化使机体的细胞免疫功能严重受损；③脾功能亢进或全脾切除后，免疫功能降低；④肝硬化常伴有糖代谢异常，糖尿病使机体抵抗力降低。

感染部位因患者基础疾病状况而异，常并发细菌感染，如肺炎、胆道感染、肠道感染、尿路感染、败血症和自发性腹膜炎。其中以自发性细菌性腹膜炎最常见，一般起病较急，临床表现为发热、腹痛、短期内腹水迅速增加，体检发现轻重不等的全腹压痛和腹膜刺激征。血常规检查示白细胞升高。部分患者上述临床表现不典型，而表现为肝功能迅速恶化，发生低血压或休克，可诱发肝性脑病，应予注意。腹水外观浑浊，生化及镜检提示为渗出液，腹水可培养出致病菌。

3. 肝性脑病　肝性脑病是肝硬化最严重的并发症和最常见的死亡原因。由于肝功能严重损害，不能将血液中有毒的代谢产物解毒，或由于门腔静脉分流后，有毒物质绕过肝脏直接进入体循环，引起中枢神经系统功能紊乱。根据意识障碍程度、神经系统表现和脑电图改变可将肝性脑病分为五期。

（1）0期（潜伏期）　无行为、性格的异常，无神经系统病理征，脑电图正常，只在心理测试或智力测试时有轻微异常。

（2）Ⅰ期（前驱期）　轻度性格改变和行为失常（如欣快激动或淡漠少言，衣冠不整或随地便溺），能正确应答，但吐字不清且较缓慢。可有扑翼震颤（嘱其两臂平伸，肘关节固定，手掌向背侧伸展，手指分开时，见到手向外侧偏斜、掌指关节、肘关节甚至肘与肩关节不规则地扑击样抖动）。脑电图多数正常。此期历时数日或数周。

（3）Ⅱ期（昏迷前期）　以意识错乱、睡眠障碍、行为失常为主要表现。前一期的症状加重，定向力和理解力均减退，对时、地、人的概念混乱，言语不清、书写障碍。多有睡眠时间倒错，昼睡夜醒，甚至有幻觉、恐惧、狂躁。神经体征表现为腱反射亢进、肌张力增高、踝阵挛及巴宾斯基征阳性、不随意运动等，扑翼震颤存在。脑电图有特征性异常。

（4）Ⅲ期（昏睡期）　以昏睡和精神错乱为主要表现，各种神经体征持续或加重，扑翼震颤仍可引出。脑电图有异常波形。

（5）Ⅳ期（昏迷期）　意识完全丧失，不能唤醒。浅昏迷时，对痛觉刺激和不适体位尚有反应，腱反射亢进、肌张力仍高，扑翼震颤无法引出。深昏迷时，各种反射消失，肌张力降低，瞳孔散大，可出现阵发性惊厥。脑电图明显异常。

4. 肝肾综合征　是指发生在严重肝病基础上的肾衰竭，其特征为少尿或无尿、氮质血症、稀释性低钠血症和低钠尿，但肾脏本身并无器质性损害，故又称功能性肾衰竭。主要见于伴有腹水的晚期肝硬化或急性肝功能衰竭患者，是由于大量腹水，导致有效循环血量不足及肾内血流重新分布而引起。

5. 肝肺综合征　是指在排除原发心肺疾患后，具有严重肝病、肺血管扩张和低氧血症组成的三联征。临床上主要表现为肝硬化伴呼吸困难及低氧血症，可出现发绀、杵状指和蜘蛛痣，预后较差。形成机制为肝硬化时由于肺循环血管活性物质增加，肺内毛细血管扩张，肺动静脉分流，造成 V/Q 失调。肺内血管扩张可通过胸部CT及肺血管造影显示。慢性肝病患者具有严重的低氧血症（$PaO_2 < 70mmHg$）时应疑诊；肺泡-动脉氧梯度 >20mmHg 是诊断肝肺综合征的主要依据。

6. 原发性肝癌　尤其是肝炎后肝硬化、酒精性肝硬化发生肝癌的危险性明显增高，应定期做甲胎蛋白和肝脏B超检查（详见本章第七节）。

7. 门静脉内血栓形成或海绵样变　因门静脉血流淤滞，门静脉主干、肠系膜上静脉、肠系膜下静脉或脾静脉血栓形成，该并发症较常见，尤其是脾切除术后，门静脉、脾静脉栓塞率可高达25%。其临床表现变化较大，当血栓形成缓慢，局限于门静脉左、右支或肝外门静脉，侧支循环丰富，多无明显症状，常被忽视，多由影像学检查发现。急性或亚急性发展时，表现为中、重度腹胀痛或突发剧烈腹痛、脾大、顽固性腹水、肠坏死、消化道出血及肝性脑病等，腹部穿刺可抽出血性腹水。

门静脉海绵样变是指肝门部或肝内门静脉分支部分或完全慢性阻塞后，门静脉主干狭窄萎缩甚至消失，在门静脉周围形成细小迂曲的网状血管，其形成与脾切除、门静脉炎、门静脉血栓形成、红细胞增多、肿瘤侵犯等有关。

8. 电解质和酸碱平衡紊乱　长期钠摄入不足、长期利尿或大量放腹水、腹泻和继发性醛固酮增多均是导致电解质和酸碱平衡紊乱的常见原因。低钾、低氯血症与代谢性碱中毒，容易诱发肝性脑病。肝硬化时可发生各种酸碱平衡紊乱，其中最常见的是呼吸性碱中毒或代谢性碱中毒，其次是呼吸性碱中毒合并代谢性碱中毒。

9. 胆石症　肝硬化患者胆结石发生率增高，且随肝功能失代偿程度加重，胆石症发生率升高，胆囊与肝外胆管结石均较常见。

（五）辅助检查

1. 血常规　初期多正常，以后可有轻重不等的贫血。有感染时，白细胞升高，但因合并脾功能亢进，需要与自身过去白细胞水平相比较。脾功能亢进时，白细胞、红细胞和血小板计数减少。

2. 尿常规　一般正常，有黄疸时可出现胆红素阳性，肝细胞损伤时尿胆原亦增加。

3. 粪常规　消化道出血时出现肉眼可见的黑便，门脉高压性胃病引起的慢性出血，粪隐血试验阳性。

4. 肝功能检查　代偿期时，肝功能检查大多正常或仅有轻度的酶学异常。失代偿期时，肝功能检查可见普遍异常，且异常程度往往与肝脏的储备功能减退程度相关。

（1）血清胆红素　血清胆红素有不同程度的增高，结合胆红素及非结合胆红素均升高，多以结合胆红素升高为主。持续增高是预后不良的重要指标。

（2）蛋白质代谢　血清白蛋白（A）下降、球蛋白（G）升高，A/G降低或倒置；血清蛋白电泳表现为白蛋白降低，γ球蛋白显著增高。

（3）凝血酶原时间　有不同程度的延长，且注射维生素K仍不能纠正更说明有肝功能的肝细胞减少。

（4）血清酶学检查　转氨酶常有轻、中度增高，以丙氨酸氨基转移酶（ALT）增高较显著，肝细胞严重坏死时则天门冬氨酸氨基转移酶（AST）升高更明显。GGT及ALP也可有轻至中度升高。

（5）脂肪代谢　代偿期患者血中胆固醇正常或偏低，失代偿期患者总胆固醇特别是胆固醇酯明显降低。

5. 免疫功能检查

（1）细胞免疫检查　半数以上患者T细胞数低于正常。

（2）体液免疫检查　免疫球蛋白IgG、IgA均增高，以IgG最为显著。

（3）血清自身抗体测定　部分患者可检测出血清抗线粒体抗体阳性，提示原发性胆汁性肝硬化；抗平滑肌抗体、抗核抗体阳性，提示自身免疫性肝炎。

（4）乙、丙、丁病毒性肝炎血清标记物检测　病因为病毒性肝炎者，乙型、丙型或乙型加丁型肝炎病毒标记呈阳性反应。

（5）甲胎蛋白（AFP）　明显升高提示合并原发性肝细胞癌。但注意肝细胞严重坏死时AFP亦可升高，但往往伴有转氨酶明显升高，且随转氨酶下降而下降。

6. 腹水检查　一般为漏出液。并发自发性腹膜炎时，腹水透明度减低，密度增高，白细胞数增多，常在0.5×10^9/L以上，以中性粒细胞为主；并发结核性腹膜炎时，以淋巴细胞为主，且腺苷脱氨酶（ADA）升高。若腹水呈血性应高度怀疑癌变，当疑诊自发性腹膜炎时，需做腹水细菌培养及药物敏感试验。

7. 影像学检查

（1）超声检查 B超显示肝表面不光滑或凹凸不平，肝实质回声不均匀增强等。此外，显示脾大、门静脉扩张和门脉侧支开放提示门静脉高压；部分患者还可探及腹水。B超可检出原发性肝癌，是肝硬化患者是否合并原发性肝癌的重要初筛检查。

（2）CT和MRI检查 CT对肝硬化的诊断价值与B超相似，可显示肝左、右叶比例失调，肝脏密度高低不均；但对肝硬化合并原发性肝癌的诊断价值则高于B超，当B超筛查疑合并原发性肝癌时常需CT进一步检查，诊断仍有疑问者，可配合MRI检查，综合分析。

（3）X线检查 食管静脉曲张时行食管钡餐X线检查可显示虫蚀样或蚯蚓状充盈缺损，纵行皱襞增宽；胃底静脉曲张时可显示菊花瓣样充盈缺损。

8. 内镜检查 胃镜可确定有无食管–胃底静脉曲张，了解其曲张部位和程度，准确率比X线检查高；食管–胃底静脉曲张是诊断门静脉高压的最可靠指标。在并发上消化道出血时，急诊胃镜检查可判明出血部位和病因，并进行止血治疗。

9. 腹腔镜检查 可直接观察肝外形、表面、色泽、边缘和脾的改变，并能做活组织检查与其他肝病鉴别。

10. 肝穿刺活组织检查 对肝硬化，特别是早期肝硬化确诊和明确病因有重要价值，找到假小叶可确诊。

（六）诊断与鉴别诊断

1. 诊断

（1）代偿期肝硬化的临床诊断常有困难，对慢性病毒性肝炎、长期大量饮酒者应长期密切随访，注意肝、脾情况及肝功能检查的变化。

（2）失代偿期肝硬化的诊断要点如下。

①有病毒性肝炎或长期大量饮酒等相关病史。

②有肝功能减退和门静脉高压的临床表现。

③肝功能检查示血清白蛋白下降、γ球蛋白显著增高、血清胆红素升高及凝血酶原时间延长。

④B超或CT提示肝硬化，以及内镜发现食管–胃底静脉曲张。

⑤肝穿刺活组织检查见假小叶形成是诊断本病的金标准。

2. 鉴别诊断

（1）与表现为肝大的疾病鉴别 主要有慢性肝炎、原发性肝癌、血吸虫病、某些累及肝的血液病和代谢性疾病等。

（2）与引起腹水或腹部膨隆的疾病鉴别 有结核性腹膜炎、心包炎、慢性肾小球肾炎、腹腔肿瘤和巨大卵巢囊肿等。

（3）与肝硬化并发症的鉴别 上消化道出血应与消化性溃疡、糜烂性胃炎、胃癌等鉴别；肝肾综合征应与慢性肾小球肾炎、急性肾小管坏死等鉴别；肝性脑病应与低血糖、尿毒症、酮症酸中毒昏迷等鉴别；肝肺综合征注意与肺部感染、哮喘等鉴别。

（七）治疗

本病目前无特效治疗，关键在于早期诊断，针对病因给予相应处理，延缓肝硬化进一步发展，延长代偿期；对失代偿期患者主要是改善肝功能和防治并发症，至终末期则只能有赖于肝移植。

1. 一般治疗

（1）休息 代偿期患者宜适当减少活动，可参加轻工作，但要避免劳累，保证休息；失代偿期患者尤其是出现并发症时应以卧床休息为主。

（2）饮食 以高热量、高蛋白和富含维生素且易消化的食物为宜，禁酒，有食管静脉曲张者避免进食粗糙、坚硬的食物；有腹水时应限制水钠摄入；肝功能显著损害或有肝性脑病先兆时，应限制或禁食蛋白质。

（3）支持疗法 病情重、进食少、营养状况差的患者，可通过静脉纠正水电解质平衡，适当补充营养，视情况输注白蛋白或血浆。

2. 保护或改善肝功能

（1）去除或减轻病因 首先针对病因进行积极治疗，阻止肝脏继续损害。乙型肝炎肝硬化患者，复制活跃的HBV是肝硬化进展最重要的危险因素之一，所以当HBV DNA阳性时，要给予抗病毒治疗。常用药物有拉米夫定、阿德福韦、恩替卡韦和替诺福韦等口服核苷类似物，无固定疗程，需长期应用。丙型肝炎肝硬化患者抗病毒治疗采用聚乙二醇干扰素 α 或普通干扰素联合利巴韦林，可以减轻肝损害，延缓肝硬化的发展。对不能耐受利巴韦林不良反应者，可单用干扰素。干扰素对失代偿期肝硬化患者可导致肝衰竭，禁忌使用。

（2）慎用损害肝脏的药物 避免不必要，疗效不明确的药物，减轻肝脏代谢负担。

（3）保护肝细胞 常用的保护肝细胞的药物有熊去氧胆酸、腺苷蛋氨酸、多烯磷脂酰胆碱、水飞蓟素、还原型谷胱甘肽及甘草酸二铵等。维生素类包括B族维生素有防止脂肪肝和保护肝细胞的作用，维生素E有抗氧化作用，维生素C有促进代谢和解毒作用，维生素K有凝血障碍时可应用，慢性营养不良可补充维生素 B_{12} 和叶酸。

3. 腹水的治疗

（1）限制钠、水摄入 限制钠盐饮食和卧床休息为腹水的基础治疗。腹水患者必须限钠，一般每日钠盐摄入量500~800mg（氯化钠1.2~2.0g），应用利尿剂时，可适当放宽钠摄入量；入水量每日<1000mL，如有稀释性低钠血症（血清钠<130mmol/L）时，则应限制在500mL以内。

（2）利尿 对上述基础治疗腹水仍不消退者应使用利尿剂。目前主张螺内酯和呋塞米联合应用，既可增强疗效，又可减少电解质紊乱等不良反应。剂量比例约为100mg∶40mg。一般开始用螺内酯60mg/d+呋塞米20mg/d，如效果不佳，再逐渐增加至螺内酯120mg/d+呋塞米40mg/d。利尿治疗以每日体重减轻500g（不伴下肢水肿）或1000g（伴下肢水肿）为宜，剂量不宜过大，利尿速度不宜过快，以免诱发肝性脑病、肝肾综合征等；腹水渐消退者要将利尿剂逐渐减量。因此，使用利尿剂时应监测体重和血生化、电解质变化。

（3）提高血浆胶体渗透压 对于低蛋白血症患者，每周定期少量输注白蛋白或血浆，除对改善肝功能有利外，还可通过提高血浆胶体渗透压促进腹水消退。

（4）经颈静脉肝内门腔分流术（TIPS） 能有效降低门静脉压力，减少或消除由于门静脉高压所致的腹水和食管–胃底静脉曲张出血。该方法创伤小，安全性高，但易诱发肝性脑病，故不宜作为治疗的首选。

（5）排放腹水加输注白蛋白 用于不具备TIPS技术、对TIPS禁忌及失去TIPS机会时顽固性腹水的姑息治疗，一般每放腹水1000mL，输注白蛋白80g。此法对大量腹水患者，疗效比单纯加大利尿剂剂量效果要好，但缓解症状时间短，且易于诱发肝肾综合征、肝性脑病等并发症。

（6）自身腹水浓缩回输 是治疗顽固性腹水的较好方法。将抽出的腹水经浓缩处理（超滤或透析）

后再经静脉回输，可起到清除腹水，保留蛋白，提高血浆胶体渗透压和增加有效血容量的作用。但要注意，使用该法前必须对腹水进行常规细菌培养和内毒素检查，感染性或癌性腹水不能回输。不良反应包括发热、感染和DIC等。

> **📖 知识拓展**
>
> 　　顽固性腹水是肝硬化临床终末期表现之一，约占肝硬化、腹水的16%，其发生为肝硬化严重肝功能障碍的标志。目前，治疗肝硬化顽固性腹水的一种有效方法是腹水超滤浓缩回输腹腔。这种方法采用专用的腹水过滤浓缩回输系统，它是一个中空的纤维型半透膜，利用超滤的方法，将腹水处理后滤过腹水的其他物质，只保留腹水中的白蛋白，然后再回输腹腔。腹水超滤浓缩回输腹腔对治疗肝硬化顽固性腹水的好处有以下几点：
>
> 　　（1）能使患者迅速缓解腹胀，明显提高临床疗效，缩短病程和住院时间。
>
> 　　（2）改善肾功能，增加利尿作用，对预防肝肾综合征有一定的作用。
>
> 　　（3）对防治腹腔内感染，能起到较好的效果。
>
> 　　（4）减少复发次数，降低住院费用，回输腹腔的白蛋白部分，重吸收入血，从而提高血浆渗透压，腹水回输后，血浆总蛋白、白蛋白均有所增加。
>
> 　　（5）安全性高，不良反应少，并发症发生率也较其他方法明显减少，尤其能降低消化道出血、肝性脑病、肝肾综合征等致命并发症的发生率。

　　（7）肝移植　顽固性腹水患者极易并发肝肾综合征和自发性细菌性腹膜炎，由于腹水量大，生活质量也十分差，因此是肝移植的适应证。肝移植是对终末期肝硬化治疗的最佳选择，掌握手术时机及尽可能充分做好术前准备可提高手术存活率。

　　4. 并发症的治疗

　　（1）上消化道出血　应采取急救措施，包括静卧、禁食、加强监护、迅速补充有效血容量、采取有效止血措施，以纠正失血性休克和预防肝性脑病。具体内容请参考本章第九节。

　　（2）自发性腹膜炎　感染并发自发性腹膜炎或败血症时，应早期、足量、联合使用抗生素，一经诊断立即进行。先选用肝毒性小，主要针对革兰阴性杆菌并兼顾革兰阳性球菌的抗生素，如头孢哌酮、喹诺酮类药物等，再根据细菌培养结果，考虑是否调整药物。开始剂量宜大，病情稳定后减量，用药时间不得少于2周。

　　（3）肝肾综合征　在积极改善肝功能的前提下，可采取以下措施：①迅速控制上消化道大出血、感染等诱发因素。②严格控制液体量，量出为入，纠正水、电解质和酸碱平衡紊乱。③输注右旋糖酐、白蛋白或腹水浓缩回输，在扩容的基础上应用利尿剂。④避免强烈利尿、单纯大量放腹水及服用损害肾功能的药物。肝移植是唯一能使患者长期存活的疗法。

　　（4）肝肺综合征　吸氧及高压氧舱适用于轻型、早期患者，可以增加肺泡内氧浓度和压力，有助于氧弥散。经颈静脉肝内门体分流术可改善患者症状，为肝移植创造条件。

　　（5）门静脉内血栓形成　早期可行低分子肝素抗凝治疗及溶栓治疗；血栓形成时间较长，出现机化的患者可行TIPS；肠系膜血栓致肠坏死者可做肠切除。两种术后均应持续抗凝，预防血栓再形成。

　　（6）肝性脑病的治疗　目前尚无治疗肝性脑病的特效疗法，主要针对原发病特点，尽可能改善肝功能，确定并消除诱因，减少肠源性毒物的生成及吸收。①去除诱因：如上消化道出血，感染，水、电解质和酸碱平衡失调，大量放腹水等。②减少肠道毒物的生成和吸收：限制蛋白质摄入，灌肠或导泻以清除肠内积食、积血或其他含氮物质，减少氨的产生和吸收，乳果糖对急性门体分流性脑病特别有效。口服抗生素可抑制肠道细菌生长，抑制血氨的生成，与乳果糖合用有协同作用。③降低血氨药物：应用谷氨酸盐谷氨酸钠、精氨酸等。④应用支链氨基酸：可纠正氨基酸的不平衡，减少抑制性神经递质竞争进入脑内。

岗位情景模拟 24

男性，53岁。乏力、腹胀5个月，加重伴发热10天。患者5个月前无明显诱因感乏力、腹胀，伴食欲下降，无恶心、呕吐。10天前上述症状加重，伴腹痛及发热，体温最高达38.5℃。发病以来尿量少，尿色深，大便正常，体重增加5kg。20年前体检时发现HBsAg（+），抗HBc（+），抗HBeAg（+）。无高血压、心脏病及慢性肾脏病史。无长期服药史，无烟酒嗜好。母亲死于"慢性乙肝、肝硬化"，无遗传病家族史。

查体：T 37.8℃，P 94次/分，R 20次/分，BP 116/76mmHg。神志清楚，查体合作，面色灰暗，皮肤和巩膜轻度黄染，颈部及前胸见数个蜘蛛痣，肝掌阳性。浅表淋巴结未触及肿大。双肺呼吸音清晰。心界不大，心率94次/分，律齐，各瓣膜区未闻及杂音。腹部膨隆，有压痛及反跳痛，肝脏未触及肿大，脾肋下2.7cm，移动性浊音（+），肠鸣音3次/分。双下肢轻度凹陷性水肿，神经系统检查无异常。

实验室检查：肝功能示ALT 65U/L，AST 86U/L，A 32g/L，G 38g/L，TBIL 45.3μmol/L，DBIL 35.5μmol/L。

问题与思考

1. 根据现有临床资料，提出初步诊断，并写出诊断依据。

2. 写出初步治疗方案。

答案解析

（八）预防

明确病因和针对病因的治疗是防治肝硬化的关键。其中，最常见者为病毒性肝炎。因此，防治乙肝是预防肝硬化的关键。应加强宣传教育，普及乙肝疫苗接种，加强血液制品管理，严格筛选献血人员，打击吸毒等。均衡饮食，满足维生素类食物的供应（特别是维生素B类和C类），戒除饮酒嗜好。避免长期服用损伤肝脏的药物和疗效不确切的保健品或不正规的中药偏方。

（九）预后

肝硬化的预后因病因、病变类型、肝功能代偿程度及有无并发症而有所不同。肝炎后肝硬化较其他原因的肝硬化预后差；失代偿期肝硬化合并各种并发症者预后差。

（陈喜革）

PPT

第七节　原发性肝癌

学习目标

知识要求：

1. 掌握原发性肝癌的概念、临床表现、实验室检查、诊断要点和治疗原则。
2. 熟悉原发性肝癌的病因、发病机制、病理特点。
3. 了解原发性肝癌的发病情况和预后。

技能要求：

1. 熟练掌握诊断原发性肝癌的临床技能。
2. 学会应用临床知识解决原发性肝癌的诊断与治疗。

原发性肝癌（primary carcinoma of the liver）是指肝细胞或肝内胆管上皮细胞发生恶变的肿瘤，是我国常见的恶性肿瘤之一，其死亡率在消化系统恶性肿瘤中居第三位，仅次于胃癌和食管癌，且近几年的发病率有上升趋势。原发性肝癌多见于中老年男性，男女之比为（2~5）∶1。

（一）病因和发病机制

原发性肝癌的病因与发病机制至今尚未完全明确。根据流行病学调查，多认为与下列因素有关。

1. 病毒性肝炎　在我国，国内普查发现慢性病毒性肝炎是原发性肝癌诸多致病因素中最主要的病因，尤其是乙型肝炎病毒（HBV）与本病的关系最密切，流行病学调查发现肝癌患者HBsAg阳性率可达90%。研究发现其致病机制可能与HBV整合到宿主肝细胞的DNA中有关，激活癌基因和使抑癌基因失活，从而发生细胞癌变。近年来研究发现，丙型肝炎病毒与肝硬化肝癌的关系也很密切。

2. 肝硬化　原发性肝癌合并肝硬化的发生率很高，各地报告显示其为50%~90%。在我国，原发性肝癌主要在病毒性肝炎后肝硬化的基础上发生，而在欧美国家，常在酒精性肝硬化的基础上发生。肝细胞癌变可能在肝细胞再生过程中发生，即通过肝细胞破坏—增生—异型增生而致癌变。

3. 黄曲霉素　流行病学调查发现，粮油、食品（如玉米、麦、大豆、花生等）受黄曲霉毒素B1（AFB1）污染严重的地区，人群肝癌发病率高，动物实验也证明长期进食霉变的玉米、花生后能致动物肝癌。这些都表明黄曲霉毒素B1有强烈致癌作用。它可能通过影响*ras*、*c-foc*、*P53*、*Survivin*等基因的表达而引起肝癌的发生。

4. 其他致癌因素

（1）饮用水污染　池塘中生长的蓝绿藻产生的藻类毒素可污染水源，长期饮用这些污染水可能与肝癌有关。

（2）化学致癌因素　动物实验证明，一些化学物如亚硝胺类、氯乙烯、苯酚和偶氮苯类在很多动物中能引起肝癌。人类若长期接触这些化学物质，可能引起肝癌。

（3）寄生虫感染　寄生在肝内小胆管中的中华分支睾吸虫可刺激胆管上皮细胞增生，为导致原发性胆管细胞癌的原因之一。

（4）遗传因素 肝癌的发病常有家族聚集现象，可能与遗传肝癌基因表达有关。

总之，原发性肝癌的发病是在多种因素的综合作用下，经过不同阶段才可导致肝癌的发生，而且在不同地区促癌致癌作用也不完全相同。

（二）病理

1. 大体病理形态分型

（1）块状型 最多见，多呈圆形、质硬、膨胀性生长的肿块，可呈单个、多个或融合成块，直径多在5~10cm，直径超过10cm者为巨块型。该型肿瘤中心易液化、坏死及出血，故常出现肝破裂、腹腔内出血等并发症。

（2）结节型 较多见，有大小和数目不等的癌结节，直径最大不超过5cm，其与周围肝组织的分界不如块状型清楚，此型常伴有肝硬化。单个癌结节直径小于3cm或相邻两个癌结节直径之和小于5cm者称为小肝癌。其特点为癌块体积小，边界清楚，呈膨胀性生长，有包膜，患者多无临床症状，仅血清AFP阳性，生长相对缓慢。

（3）弥漫型 癌结节如米粒至黄豆大小，最少见，弥漫分布于整个肝脏，肉眼与肝硬化不易区别，患者往往因肝功能衰竭而死亡。此型最少见。

2. 组织病理分型

根据组织学类型可分为肝细胞型癌（HCC）、胆管细胞型癌（ICC）和混合型三种类型。

（1）肝细胞型 90%以上原发性肝癌属此型。癌细胞由肝细胞发展而来，癌细胞核大、核仁明显、胞浆丰富、有向血窦内生长的趋势。

（2）胆管细胞型 相对少见，癌细胞来自胆管上皮细胞，纤维组织较多，血窦较少。

（3）混合型 此型最少见，有肝细胞癌和胆管细胞癌两种结构，呈混合型，既不完全像肝细胞癌，又不完全像胆管细胞癌。

3. 转移途径

（1）肝内转移 癌组织最早在肝内转移，门静脉及分支容易受侵犯，并形成癌栓，脱落后可随血流在肝内引起多发性转移灶。

（2）肝外转移 ①血行转移：是肝癌发生最早、最常见的转移途径，其最常见的转移部位为肺，还可累及胸、肾上腺、肾、骨等器官，若瘤栓阻塞门静脉的主干可引起门静脉高压和顽固性腹水。②淋巴转移：肝门淋巴结转移最常见，也可转移至胰、脾、主动脉旁及锁骨上等处的淋巴结。③种植转移，比较少见，癌细胞从肝表面脱落后可种植在腹膜、横膈、胸腔等处，引起血性腹水。女性尚可种植在卵巢。

（三）临床表现

起病隐匿，早期缺乏典型症状和体征，多在体检时偶然发现。临床症状明显时，病情大多已进入中、晚期。另外需注意，本病常在肝硬化的基础上发生，或者以转移病灶症状为首发表现，临床容易漏诊或误诊。中晚期临床表现如下。

1. 肝区疼痛 是肝癌最常见的症状，疼痛多位于右上腹，但病变位于肝左叶时则表现为剑突下区痛，如病变侵犯膈肌，疼痛可牵涉至右肩或右背部，疼痛呈持续性胀痛或钝痛，是由于肝包膜被增长快速的肿瘤牵拉所引起。当肝表面的癌结节破裂时，坏死的癌组织及血液流入腹腔，可突然发生剧烈腹痛

和腹膜刺激征，出血量大者可发生晕厥和休克。

2. **肝脏肿大**　肝脏肿大是最常见的体征之一。肝脏呈进行性增大，质地坚硬，表面凸凹不平，有大小不等的结节或巨块，边缘钝而不整齐，触诊时常有程度不等的压痛。肝右叶膈面癌肿表现为膈肌抬高而肝下缘可不肿大；肝癌突出于右肋弓下或剑突下时，上腹可呈现局部隆起或饱满；位于肝表面接近下缘的癌结节最易触及。

3. **血管杂音**　少数患者在肝区可听到吹风样血管杂音，这是由于肿瘤本身血管丰富而迂曲，动脉骤然变细或肿瘤压迫肝内大血管所产生，此体征具有诊断价值，但对早期诊断意义不大。

4. **黄疸**　一般出现在肝癌晚期，常为阻塞性黄疸，多由于癌肿或肿大的淋巴结压迫或侵犯胆管造成阻塞所致；少数可因肝细胞损害而引起肝细胞性黄疸，是由于癌组织在肝内广泛浸润或合并肝硬化、慢性肝炎引起。

5. **肝硬化征象**　肝癌伴有肝硬化者常有肝功能减退和门静脉高压的表现。原有腹水者可表现为腹水迅速增加且具难治性，多为漏出液；癌肿侵及肝包膜、腹膜或向腹腔破溃，可致血性腹腔积液；黄疸多在晚期出现，与肝细胞大量损害或肿块压迫、侵犯胆道有关；脾大因门静脉或脾静脉内癌栓形成，或肝癌压迫门静脉或脾静脉引起。

6. **全身性表现**　晚期患者有进行性消瘦、发热、食欲不振、乏力、腹胀、腹泻、营养不良和恶病质等表现。部分患者发热，多为持续性低热，应用抗生素治疗无效。发热与肿瘤坏死物的吸收、癌肿压迫或侵犯胆管而致胆道梗阻和感染有关。

7. **转移灶症状**　癌肿转移至肺、骨、脑、淋巴结、胸腔等处，可产生相应的症状。如转移至肺、胸膜可产生顽固性咳嗽、咯血或血性胸水；转移至骨骼或脊柱时有局部压痛或神经压迫症状；颅内转移可出现定位症状和体征。部分患者则以转移灶症状作为首发症状而就诊。

8. **伴癌综合征**　是少数肝癌患者由于癌肿本身的代谢异常或癌组织对机体的影响，引起机体内分泌、代谢方面的一组症候群。可表现为低血糖和红细胞增多症等。主要表现为自发性低血糖症、红细胞增多症、高钙血症。其他如高脂血症、肝卟啉症、异常纤维蛋白原血症和类癌综合征等临床罕见。

（四）并发症

1. **上消化道出血**　约占肝癌死亡原因的15%，可因门静脉高压致食管－胃底静脉曲张破裂而大出血，也可因胃肠道黏膜糜烂、溃疡合并凝血功能障碍而有广泛出血。大出血可导致休克和肝性脑病。

2. **肝性脑病**　是肝癌终末期的严重并发症，约占死亡原因的1/3。肝性脑病的常见诱因为消化道出血、大量利尿剂、电解质紊乱及继发感染，一旦出现肝性脑病，提示预后不良。

3. **肝癌结节破裂出血**　癌组织因坏死、软化可自发破裂或因外力冲击而破裂，为肝癌最紧急而严重的并发症，其发生率约为10%。癌结节破裂可局限于肝包膜下，有急骤疼痛，肝脏迅速增大，在局部可触及软包块；如破入腹腔则引起急性腹痛、腹膜刺激征和血性腹水，大量出血则可导致休克甚至迅速死亡。

4. **继发感染**　原发性肝癌患者因长期消耗或放疗、化疗等治疗后，白细胞数下降，抵抗力减弱而易并发各种感染，如肺炎、自发性腹膜炎、肠道感染和真菌感染等。

（五）辅助检查

1. 实验室检查

（1）甲胎蛋白（AFP）　AFP目前已广泛用于原发性肝癌的普查、诊断、疗效判断及预测复发，是诊断肝细胞癌最特异的肿瘤标志物。生殖腺胚胎瘤、少数转移性肿瘤以及妊娠、活动性肝炎、肝硬化炎症活动期时 AFP 可呈阳性，但升高不如肝癌明显，且常先有血清 ALT 明显升高，AFP 呈同步关系，一般在 1~2 个月内随病情好转，ALT 下降，AFP 随之下降。在排除肝炎、妊娠和生殖腺胚胎瘤的基础上，血清 AFP>500μg/L 且持续 4 周以上；AFP 逐渐升高不降或 >200μg/L，持续 8 周，为诊断肝细胞癌的标准。AFP 异质体（AFP-L3：是指氨基酸相同而糖链结构不同的甲胎蛋白，为肝癌细胞所特有，被确认为新一代的肝癌标志物）的检测有助于提高原发性肝癌的诊断率，且不受 AFP 浓度、肿瘤大小和病期早晚的影响。

> ### 📖 知识拓展
>
> AFP 是胚胎期肝细胞和卵巢黄囊产生的一种胚胎蛋白，出生后迅速下降接近消失，当肝细胞癌变后又获得重新合成此蛋白的能力（称返祖现象）。AFP 在症状出现前 6~12 个月已上升，故为早期诊断肝癌的主要方法。现已广泛用于肝细胞癌的早期普查、诊断、疗效判断、预测复发。虽在孕妇、新生儿、部分睾丸或卵巢胚胎性癌及部分慢性活动性肝病患者中可检出此种蛋白，但不如肝癌升高明显，为假阳性，不难作出鉴别诊断。从病理类型看，胆管细胞癌、高分化和低分化肝细胞癌，或已坏死液化者均可呈阴性，因高分化的肝癌细胞很少产生或不产生 AFP，分化很差的肝癌细胞也不产生 AFP，而中度分化的肝癌细胞能合成 AFP。因此 AFP 对肝癌诊断的阳性率差别很大，必须动态观察。

（2）其他肝癌标志物检测　γ-谷氨酰转移酶同工酶Ⅱ（GGT-Ⅱ）、血清 α-L 岩藻糖苷酶（AFu）、异常凝血酶原（AP）、碱性磷酸酶同工酶（ALP-Ⅰ）、M2 型丙酮酸激酶（M2-PyK）、α1-抗胰蛋白酶（AAT）等有助于 AFP 阴性的原发性肝癌的诊断和鉴别诊断。但是不能取代 AFP 对原发性肝癌的诊断地位。联合多种标记物可提高原发性肝癌的诊断率。

2. 影像学检查

（1）B 超检查　B 超是目前肝癌筛查的首选检查方法。分辨率高的仪器可检出肝内直径大于 1cm 的病灶，在实时 B 型超声显像下，肿瘤呈实质性暗区或光团，当癌组织出现坏死、液化时，相应部位可出现液性暗区。B 超检查对肝癌早期定位诊断有较大的价值，并有助于引导肝穿刺活检。现已成为诊断的主要手段之一。其优点是无创性检查，且价格较低廉，故易被患者接受。

（2）CT 检查　CT 分辨率远远高于超声，图像清晰且稳定，注射碘油的肝动脉造影对 1cm 以下的肿瘤检出率可达 80% 以上，是目前诊断小肝癌的最佳方法。CT 具有更高分辨率，兼具定位与定性的诊断价值，且能显示病变范围、数目、大小及其与邻近器官和重要血管的关系等，因此是肝癌诊断的重要手段。

（3）MRI 检查　为非放射性检查，无需增强即能显示门静脉和肝静脉的分支；对肝血管瘤、囊性病灶、结节性增生灶等的鉴别有优点；能清楚显示肝癌内部结构，发现子瘤和瘤栓，其观察肿瘤内部结构及坏死等状况优于 CT，可作为 CT 检查的重要补充手段。

（4）数字减影血管造影（DSA）　当增强 CT/MRI 对疑为肝癌小病灶难以确诊时，因肝区血管较丰富，选择性行肝动脉 DSA 检查能显示直径为 1~2cm 的肿块，是肝癌诊断的重要补充手段。

3. 肝穿刺活检和腹腔镜检查
在 B 超或 CT 引导下予细针对癌结节进行穿刺活检，是确诊肝癌的最可靠方法，但此检查有一定危险性，可能导致出血、癌肿破裂和针道转移等。腹腔镜检查可直接观察肝表面情况，并在直视下活检。

4. 剖腹探查
高度怀疑肝癌，经以上检查仍不能确诊，若情况允许可剖腹探查。

（六）诊断与鉴别诊断

1. **诊断**   有典型临床表现者诊断不难，但多为中晚期患者。肝癌的依据如下。

（1）对凡有肝病史的中、老年患者，有不明原因的肝区疼痛，消瘦，进行性肝大，应考虑肝癌的可能，应做AFP测定和上述检查协助诊断。

（2）具有两种典型的肝癌影像学（超声、增强CT、MRI或选择性肝动脉造影）表现，病灶>2cm，可考虑肝癌。

（3）在排除活性肝病、妊娠、胚胎瘤外，AFP>500μg/L并持续4周，或AFP>200μg/L并持续8周，可确诊原发性肝癌。

（4）肝脏穿刺活检阳性。

为力争对肝癌进行早期诊断和早期治疗，可对高危人群（各种原因所致的慢性肝炎、肝硬化以及>35岁的HBV或HCV感染者）进行筛选普查，每6~12个月检测一次AFP，结合超声影像检查，有助于肝癌早期诊断。AFP持续低浓度增高但转氨酶正常，往往是亚临床肝癌的主要表现。

2. **鉴别诊断**

（1）继发性肝癌   有肝外原发肿瘤病灶，如呼吸道、胃肠道、泌尿生殖道、乳房等处的癌灶，转移至肝脏，病情发展缓慢，症状较轻。血清AFP多为阴性。大多为多发性结节，临床以原发癌表现为主，血清AFP检测一般为阴性。鉴别的关键在于病理检查和找到肝外原发癌灶的证据。

（2）肝硬化结节   原发性肝癌常在肝硬化的基础上出现，二者的鉴别常有困难。若肝硬化患者缩小的肝脏突然增大，表面触及较大包块，肝区出现持续性的疼痛，或肝萎缩变形而影像检查又发现占位性病变，则肝癌的可能性很大，可反复检测血清AFP，密切随访病情。

（3）慢性活动性肝病   部分活动性肝病患者也可出现血清AFP升高，但常为"一过性"轻度升高，且多伴有ALT同步升高，而肝癌患者的AFP上升呈持续性而ALT正常或降低。定期多次随访测定血清AFP和ALT，再结合临床表现及影像学检查，可明确诊断。

（4）肝脓肿   肝脓肿一般有明显炎症的临床表现，如发热、血常规白细胞计数和中性粒细胞比例升高，另外，肝脓肿患者常有肝区疼痛、压痛明显，肿大肝脏表面光滑无结节，多次超声检查可发现脓肿的液性暗区。必要时在超声引导下做诊断性穿刺或药物试验性治疗可以明确诊断。

（5）其他   本病还应注意与肝血管瘤、多囊肝、包虫病、胆管癌、胆囊癌、胰腺癌和胃癌等疾病鉴别。

（七）治疗

肝癌对化疗和放疗不甚敏感，常用的治疗方法有手术切除、肝移植、血管介入、射频消融术等。其中治疗性切除术是目前最有效的肝癌治疗方法之一。近年来，肝癌诊断和治疗方法的进步，早期诊断和早期治疗的患者增多。早期肝癌应尽量手术切除，不能切除者应采取综合治疗的模式。

1. **手术治疗**   手术切除是目前治疗原发性肝癌的最好方法，有手术指征者均应积极争取手术切除。手术指征：①诊断明确，估计病变局限于一叶或半肝，未侵及第一、第二肝门和下腔静脉者。②无明显黄疸、腹水或远处转移者。③肝功能代偿良好，凝血酶原时间不低于正常的50%。④术后复发，病变局限于肝的一侧者。⑤心、肺、肾功能良好，能耐受手术者。⑥经肝动脉栓塞化疗或肝动脉结扎、插管化疗后，病变明显缩小，估计有可能手术切除者。

2. **化学抗癌药物治疗**   常用的抗肿瘤药物有顺铂、多柔比星、氟尿嘧啶、丝裂霉素等。单一药物疗效差，多联合用药。对肝癌有效的药物以顺铂方案为首选。

名人故事——"中国肝胆外科之父"吴孟超院士

吴孟超院士是中国肝脏外科的开拓者和创始人，被誉为"中国肝胆外科之父"，他总是能创造各种"奇迹"，被无数人称为"当代神医"，他带领同伴完成了中国第一例肝脏外科手术，为新中国开创肝胆外科奠定了基础，使中国肝癌手术成功率从不到50%提高到90%以上。他曾在手术台上站了整整12个小时，为一个男子切除了长达63cm的巨大肿瘤，将一个患了不治之症的患者从死亡边缘拉了回来；他曾用了5个小时的时间，为一个4个月大的女婴摘除了肝母细胞瘤……

在吴孟超院士90岁生日的当天上午，他依然完成了2台手术，截至当时，吴孟超院士一共完成了14 280台手术。"只要能拿得动手术刀，我就会站在手术台上。如果真的有一天倒在手术台上，那也许就是我最大的幸福。但是，如果我不能保证完成手术的话，也绝不再上手术台。因为，我不能拿病人的生命逞强。"他如是说。

吴孟超院士说，他一辈子就干了一件事，那就是与肝癌做斗争。在长达75年的从医生涯里，他拯救了超过16 000名患者的生命。

故事思考：从吴孟超院士身上，您学到了什么？

案例分析：吴孟超院士的敬业精神，立足本职工作，不断加强学习和创新，努力提高能力，兢兢业业、扎扎实实做好每一项工作，对医生职业的忠诚和全心全意为病人服务的精神，是爱党、爱国、爱民的伟大情怀，是救死扶伤、无私奉献的崇高精神，是生命不息、奋斗不止的实际行动。作为一名医生，他时刻将履行医生职责放在第一位，他的医者仁心，他的这种精神在向我们诠释着什么才是干一行爱一行，干一行就干好一行。

3. 放射治疗 本病对放疗不甚敏感，且邻近器官易受放射损害。本疗法仅适用于中晚期肝癌、病灶局限、肝功能尚好者。近年来，可在超声或CT定位后，采用60钴局部照射，与化疗及免疫治疗联合应用，可提高疗效。随着放射能源的更新，放疗效果将继续提高。

4. 分子靶向药物治疗 分子靶向药物多激酶抑制剂索拉非尼是目前唯一获得批准治疗晚期肝癌的分子靶向药物。肿瘤细胞表面的跨膜蛋白PD-1与其配体PD-L1结合可介导肿瘤的免疫逃逸。针对PD-1和（或）PD-L1的抗体已经应用于包括肝癌在内的进展期肿瘤的临床治疗，取得了较好的疗效。

5. 局部治疗

（1）肝动脉化疗栓塞治疗（TACE） 是目前非手术治疗中晚期肝癌的首选方案。该疗法是将栓塞剂或抗肿瘤药注入肿瘤的供血动脉，从而达到阻断肿瘤的血供，使其发生缺血坏死的目的。具有靶向性好、创伤小、可重复、患者易接受等优点。

（2）射频消融术（RF） 是肝癌微创治疗具有代表性的消融方式，适用于直径≤3cm的肝癌患者。

（3）经皮穿刺瘤内注射无水酒精（PEI） 是一种化学性治疗肝癌的方法。PEI可明显缩小小肝癌的瘤块，甚至可以达到根治肿瘤的程度，还可抑制晚期肝癌患者瘤块的生长速度，延长患者的生存期。主要适用于肿瘤≤3cm者，但对直径≤2cm的肝癌效果确切。操作方法及原理是在B超或CT引导下，将无水酒精直接注入肝癌组织内，使癌细胞产生脱水、变性，凝固性坏死。

6. 中医药治疗 中医药治疗多采用活血化瘀、软坚散结、清热解毒的原则。

7. 肝移植 对于肝癌合并肝硬化患者，肝移植可将整个病肝切除，是治疗的根治手段。但如果肝癌已有血管侵犯及远处转移，则不适宜行肝移植术。

🧑‍⚕️ 岗位情景模拟 25

患者，男性，48岁，因"右上腹疼痛伴不规则发热1个月入院"。患者6年前因乏力、纳差、转氨酶高到医院就诊，拟诊为"乙型病毒性肝炎"，经治疗好转。1个月前自觉右上腹疼痛，伴不规则低热，体温多在37.6~38.1℃，无畏寒、盗汗。患者自1个月前发病后感觉乏力，食欲缺乏，体重下降3kg，排尿及排便正常。

体格检查：T 37.9℃，P 94次/分，R 20次/分，BP 122/80mmHg。面色灰暗无光泽，毛发干枯，浅表淋巴结节未触及肿大，肝掌（+），颈部、胸部、手背可见多个蜘蛛痣。心肺无异常。腹平软，腹壁静脉曲张，肝区压痛，肝大右肋下4cm，质地硬，表面凸凹不平，肝区叩痛阳性，侧卧位脾左肋下5cm，质地中等，移动浊音（-），下肢无浮肿。

实验室检查：肝功能：总胆红素46μmol/L，结合胆红素20μmol/L，白蛋白30g/L，球蛋白40g/L，ALT 120U/L；免疫学检查：AST 86U/L，HBsAg（+），抗HBcAb（+），HBeAg（+）。

问题与思考

1. 根据现有临床资料，提出初步诊断，并写出诊断依据。
2. 为了明确诊断，还需要做什么检查？
3. 若初步诊断正确，写出初步治疗计划或方案。

答案解析

（八）预后

下述情况预后较好：①肝癌瘤体<5cm，能早期手术者；②癌肿包膜完整，尚无癌栓形成者；③机体免疫状态良好者。如肝癌合并肝硬化或有肝外转移者、发生肝癌破裂、消化道出血、ALT显著升高的患者预后差。

（九）预防

宣传防癌知识，管水、管粮、防肝炎是一级病因预防的主要内容，积极防治病毒性肝炎和肝硬化，做好水源保护及粮食保管，防止粮食霉变，减少对各种有害物质的接触，是预防肝癌的关键。在肝癌高发区，对高危人群和慢性肝病患者定期普查、随访AFP，以早期发现、早期诊断，早期治疗。

（陈喜苹）

第八节　急性胰腺炎

PPT

学习目标

知识要求：

1. 掌握急性胰腺炎的概念、临床表现、实验室检查、诊断要点和治疗原则。
2. 熟悉急性胰腺炎的病因、发病机制、病理特点。
3. 了解急性胰腺炎的发病情况和预后。

技能要求：
1. 熟练掌握诊断急性胰腺炎的临床技能。
2. 学会应用临床知识解决急性胰腺炎治疗的问题。

急性胰腺炎（acute pancreatitis，AP）是多种病因导致胰酶在胰腺内被激活后对胰腺自身及邻近组织消化所致的胰腺水肿、出血，甚至坏死的化学性炎症反应，是临床常见的急腹症之一。临床以急性上腹痛、发热、恶心、呕吐及血尿淀粉酶增高为特点。多数患者病情较轻，以胰腺水肿为主，约占90%，病情常呈自限性，预后良好；少数重症患者胰腺出血坏死，有休克、腹膜炎，可继发多器官功能障碍、胰腺局部并发症，死亡率高。

（一）病因和发病机制

1. **胆道疾病** 胆管梗阻性疾病是我国急性胰腺炎最常见的病因，如胆石症、胆道感染及胆道蛔虫症等是急性胰腺炎的主要病因，其中以胆石症最为常见。在解剖上有70%~80%的胰管与胆总管汇合成共同通道开口于十二指肠壶腹部，一旦结石嵌顿于十二指肠壶腹部，将会导致胰腺炎与上行胆管炎，即"共同通道学说"。另外，下面几点也是导致胰腺炎的机制：①胆石症、胆道蛔虫、胆道感染导致壶腹部狭窄和（或）奥迪括约肌痉挛，胆管内压力超过胰管内压力，造成胆汁逆流入胰管，激活胰酶而引起急性胰腺炎；②奥迪括约肌功能不全：胆石、胆管蛔虫在移行中损伤胆总管、壶腹部，或胆管炎症引起暂时性奥迪括约肌松弛，使富含肠激酶的十二指肠液反流入胰管，激活胰酶，引起急性胰腺炎。

2. **酗酒和暴饮暴食** 大量饮酒和暴饮暴食可促使胰液分泌增加，并刺激奥迪括约肌痉挛和十二指肠大乳头水肿，使胰液排出不畅，胰管内压升高，胰管与胰腺腺泡破裂，胰液外溢到间质中，引发急性胰腺炎。

3. **胰管梗阻** 胰管结石、蛔虫、狭窄、肿瘤等均可引起胰管梗阻，使胰液排出受阻，胰管内压力增高，导致胰管小分支和胰腺腺泡破裂，胰液与消化酶渗入间质，引起急性胰腺炎。

4. **高脂血症** 因胰液内脂质沉着或来自胰外的脂肪栓塞引起胰腺炎。当血甘油三酯≥11.3mmol/L时，实验研究提示极易发生急性胰腺炎。肥胖患者发生急性胰腺炎后，因严重应激、炎症反应，血甘油三酯水平迅速升高，外周血样本可呈明显脂血状态，常作为继发的病因加重、加速急性胰腺炎发展。

5. **手术与创伤** 腹腔手术、外伤等可直接或间接损伤胰腺组织，影响胰腺的血液供应，导致胰腺炎。经内镜逆行胆胰管造影术（ERCP）检查术，可因重复注射造影剂、插管时导致十二指肠乳头水肿或造影剂注射压力过高，而引发胰腺炎。

6. **其他** 某些药物如噻嗪类利尿剂、糖皮质激素、硫唑嘌呤、磺胺类等药物可影响胰液分泌而促进急性胰腺炎发生；消化性溃疡穿透入胰腺导致炎症；某些病毒感染等均可导致急性胰腺炎的发生。

（二）病理

1. **急性水肿型** 此型多见，约占90%。病变累及部分或整个胰腺。大体上见胰腺充血、水肿、颜色苍白、分叶模糊，胰腺周围有少量脂肪坏死；显微镜下可见腺泡和间质水肿、充血、炎症细胞浸润，无明显胰实质坏死和出血。

2. **急性出血坏死型** 此型较少见，但病情严重。胰腺内有灰白色或黄色斑块的脂肪组织坏死，出血严重者胰腺呈棕黑色并有新鲜出血，坏死灶外周有炎症细胞浸润，常见静脉炎和血栓；组织学检查可见胰腺细胞结构消失，胰腺组织呈凝固性坏死，继发感染可发生胰腺脓肿，病程长者可见胰腺假囊肿。

（三）临床表现

急性胰腺炎常在大量饮酒和饱餐后发生，因病理变化不同，临床表现也轻重不一。

1. 急性水肿型胰腺炎

（1）腹痛　是本病的主要表现和首发症状。腹痛常在饮酒和饱餐后发生，起病突然，疼痛部位多位于上腹部，程度轻重不一，可为钝痛、刀割样痛、钻痛或绞痛，呈持续性，可有阵发性加剧，并常向腰背部呈带状放射，一般胃肠解痉药不能缓解，进食可加剧，仰卧位时加剧，取弯腰抱膝位可减轻疼痛。急性水肿型腹痛3~5天可缓解。

腹痛的机制有以下几点：①胰腺急性水肿、肿大，炎症刺激和牵拉其包膜上的神经末梢；②胰腺的炎性渗出液和胰液外溢刺激腹膜和腹膜后组织；③胰腺炎症累及肠道，导致肠胀气和肠麻痹；④胰管阻塞或伴胆囊炎、胆石症引起疼痛。

（2）发热　多为中度发热，因胰腺炎症或坏死产物进入血循环，作用于体温调节中枢所致。发热多持续3~5天，如持续1周以上不退或逐日上升，并有白细胞升高者应怀疑有继发感染，如胰腺脓肿、胆管感染等。

（3）恶心、呕吐　是本病常见症状之一。多在腹痛后出现，呕吐较频繁，呕吐物为胃内容物及胆汁，重者可为血性物，呕吐后腹痛并不减轻是其特点，同时有腹胀，少数严重患者甚至并发麻痹性肠梗阻，呕吐、腹胀更明显。

（4）体征　急性水肿型（轻症）胰腺炎患者腹部体征较轻，多为中上腹压痛，往往与主诉的腹痛程度不相符，无肌紧张和反跳痛，少数有轻度腹胀和肠鸣音减弱。

2. 急性出血坏死型胰腺炎

病情重，发展快，水肿型胰腺炎的上述各项表现都具有，腹痛剧烈，且持续时间较长，可波及全腹。特殊表现见下。

（1）低血压或休克　重症胰腺炎常发生，患者可见烦躁不安、面色苍白、大汗、皮肤花斑状、四肢湿冷、脉搏细速、血压下降等症；少数重症者可在短期内死亡。主要原因为有效血容量不足，缓激肽类物质致周围血管扩张，并发消化道出血。

（2）水、电解质、酸碱平衡及代谢紊乱　多有轻重不等的脱水与代谢性酸中毒，常伴有低血钾、低血钙。呕吐频繁者可有代谢性碱中毒。部分伴血糖增高，偶可发生糖尿病酮症酸中毒或高渗性昏迷。因低血钙症可有手足搐搦，是重症及预后不良的标志。低血钙的发生是由于脂肪坏死时分解的脂肪酸与钙形成脂肪酸钙所致。

（3）腹膜炎及中毒性肠麻痹　出现腹膜炎时，腹痛可弥漫至全腹，有显著压痛、反跳痛及肌紧张。腹水常为血性渗出液，淀粉酶浓度显著增高。并发中毒性肠麻痹而时有明显腹胀，肠鸣音减弱或消失。

（4）皮肤瘀斑　少数患者因胰液、坏死组织透过腹膜后途径渗入腹壁，可出现皮下瘀斑，如在季肋区及腹部皮肤出现暗灰蓝色斑（Grey Turner征），或脐周皮肤青紫（Cullen征）。

（5）黄疸　胆总管或壶腹部结石、胰头炎性水肿压迫胆总管时，可导致黄疸。

（四）并发症

1. 局部并发症

（1）胰腺脓肿　重症胰腺炎起病2~3周后，因胰腺及胰周坏死继发感染而形成脓肿。此时高热、腹痛，出现上腹肿块和中毒症状。

（2）**假性囊肿** 常发生在病后3~4周，是由胰液和液化的坏死组织在胰腺内或其周围包裹所致。多位于胰体、尾部。囊壁无上皮，仅见坏死肉芽和纤维组织，囊肿穿破可致胰源性腹水。

（3）**包裹性坏死** 是指急性坏死液体积聚被囊壁包裹。

（4）**门静脉高压** 少数因胰腺纤维化或胰腺假性囊肿的压迫和炎症，可致脾静脉血栓形成，继而出现脾肿大、胃底静脉曲张，一旦破裂可出现致命性的大出血。

（5）**胰瘘** 急性胰腺炎可致胰管破裂，包括胰内瘘（胰腺假囊肿、胰性胸腹水及胰管与其他脏器之间的瘘）和胰外瘘（指胰液经腹腔引流管或切口流出体表）。

2. **全身并发症** 重症胰腺炎常并发不同程度的多器官功能衰竭（MOF），如急性肾衰竭、急性呼吸窘迫综合征、心律失常或心力衰竭、消化道出血、胰性脑病、败血症及弥散性血管内凝血、真菌感染、慢性胰腺炎和糖尿病等，病死率极高。

（五）辅助检查

1. **血常规** 白细胞计数升高，以中性粒细胞升高为主且核左移。

2. **血、尿淀粉酶** 血清淀粉酶多在起病后2~12小时开始升高，48小时开始下降，持续3~5天。尿淀粉酶升高较晚，在发病后12~24小时开始上升，下降较慢，可持续1~2周，但尿淀粉酶值易受患者尿量的影响，临床诊断价值不大。淀粉酶的高低不一定反映病情轻重，出血坏死型胰腺炎淀粉酶值可正常或低于正常。其他急腹症如消化性溃疡穿孔、胆石症、胆囊炎、肠梗阻等都可有血清淀粉酶升高，但一般不超过正常值2倍。另外，由于唾液腺也可产生淀粉酶。当患者无急腹症表现而有血淀粉酶升高，或患者尿淀粉酶升高而血淀粉酶不高时，应考虑其来源于唾液腺。

3. **血清脂肪酶** 常在起病后24~72小时开始上升，可持续7~10天，其敏感性和特异性均略优于血淀粉酶，故对早期诊断无帮助，但对于病后就诊较晚者有较高诊断价值。

4. **血清正铁白蛋白（MHA）** 当腹腔内出血时，红细胞破坏释放出血红素，血红素代谢物与白蛋白结合，形成MHA。血清MHA阳性见于出血坏死型胰腺炎，而水肿型时阴性。

5. **生化检查** 急性胰腺炎时常见暂时性的血糖升高，可能与胰岛素释放减少和胰高血糖素释放增加有关。持久的空腹血糖>10mmol/L反映胰腺坏死，提示预后不良；暂时性低钙血症（<2mmol/L）常见于重症急性胰腺炎，低血钙程度与临床严重程度平行，若血钙<1.75mmol/L提示预后不良。少数患者有高胆红素血症，多于发病后4~7天恢复正常；血清AST、ALT、LDH也可增高。急性胰腺炎时可出现高甘油三酯血症，这种情况可能是病因或是后果，后者在急性期过后可恢复正常。

6. **C反应蛋白（CRP）** CRP是炎症和组织损伤的非特异性标志物，有助于评估与监测急性胰腺炎的严重性，在胰腺坏死时CRP明显升高。

7. **X线腹部平片检查** 该检查可排除其他急腹症，如内脏穿孔等。可发现胆结石及麻痹性肠梗阻。慢性胰腺炎有胰腺钙化影。

8. **CT检查** CT根据胰腺组织的影像改变进行分级，对急性胰腺炎的诊断和鉴别诊断、评估其严重程度，特别是对鉴别轻症和重症胰腺炎，以及附近器官是否累及具有重要价值。增强CT是诊断胰腺坏死的最佳方法，疑有坏死合并感染者可行CT引导下穿刺。

9. **B超检查** 为常规初筛检查，可了解有无胰腺肿大、脓肿和假性囊肿，也可了解胆囊及胆道情况，但因患者腹胀常影响其观察。

（六）诊断与鉴别诊断

1. 诊断

（1）轻症急性胰腺炎 根据典型的临床表现和实验室检查，常可明确诊断。有剧烈而持续的上腹部疼痛，恶心、呕吐，轻度发热，上腹部压痛，但无腹肌紧张，同时有血清淀粉酶和（或）尿淀粉酶显著升高，排除其他急腹症者，即可诊断。

（2）重症急性胰腺炎 除具备轻症急性胰腺炎的诊断标准外，还具有局部并发症（胰腺坏死、假性囊肿、脓肿），或病情急剧恶化，腹痛剧烈、有腹膜炎体征，高热不退，出现休克、腹水征、手足抽搐、格雷·特纳征（Grey Turner征）或卡伦征（Cullen征）、MHA阳性及多器官功能衰竭，可诊断为急性出血坏死型胰腺炎。

2. 鉴别诊断

（1）消化性溃疡急性穿孔 多有消化性溃疡病史，腹肌紧张强直、拒按，肝浊音界消失，X线腹部透视见膈下游离气体，血清淀粉酶一般不超过500U。

（2）胆石症和急性胆囊炎 常有胆绞痛史，疼痛位于右上腹，常放射至右肩，墨菲征（Murphy征）阳性，发作时常有黄疸，B超及X线胆道造影可明确诊断。

（3）急性肠梗阻 多为脐周的阵发性绞痛，腹胀，呕吐，肠鸣音亢进，停止排便排气，可见肠型，腹部X线平片可见液气平面。

（4）其他 急性胰腺炎还需与急性心肌梗死、急性胃炎、异位妊娠破裂等相鉴别。

（七）治疗

1. 急性轻症胰腺炎 大多数急性胰腺炎属于轻症，经积极治疗多可治愈。治疗措施如下。

（1）禁食。

（2）胃肠减压 对于腹痛、腹胀、呕吐严重者，可置鼻胃管持续吸引胃肠减压。

（3）静脉输液 应以晶体液作为首选，同时补充适量的胶体、维生素及微量元素；低分子右旋糖酐提高血容量、降低血黏度，可以预防胰腺坏死，每日500~1000mL；补液是有效补充血容量，维持水电解质和酸碱平衡的重要措施。

（4）止痛 腹痛剧烈者可给予肌注哌替啶。

（5）抗生素 由于急性胰腺炎属于化学性炎症，抗生素并非必要。然而，我国急性胰腺炎常因胆道疾病引起，故临床上习惯应用；合并感染时，则必须使用。

（6）抑酸治疗 应用质子泵抑制剂或H_2受体阻断剂，可通过抑制胃酸而抑制胰液分泌，兼有预防应激性溃疡的作用。

2. 急性重症胰腺炎 急性重症胰腺炎必须采取综合性措施，积极进行抢救，除上述治疗措施外还应采用以下措施。

（1）监护 如有条件应转入重症监护病房（ICU），针对器官功能衰竭及代谢紊乱采取相应的措施。

（2）保持血容量，维持水、电解质和酸碱平衡 应积极补充液体及钾、钠、钙等电解质，维持有效循环血容量。重症患者常有休克，应给予白蛋白、鲜血或血浆代用品输注。同时应维持酸碱平衡，慎用升压药。补液期间需要及时观察心率、呼吸、血压、尿量、血气分析及pH、血尿素氮、肌酐等。

（3）营养支持 对于重症患者非常必要，早期一般采用全胃肠外营养（TPN），如无肠梗阻应尽早行空肠插管，以过渡到肠内营养（EN）。营养支持可增强肠道黏膜屏障，防止肠内细菌移位引起胰腺坏死合并感染。

（4）抗菌药物　重症患者应常规使用广谱抗生素，有预防胰腺坏死合并感染的作用。病程后期应密切注意是否有真菌感染，必要时行经验性抗真菌治疗，并对血液及体液标本进行真菌培养。

（5）减少胰液分泌　生长抑素具有抑制胰液和胰酶分泌，抑制胰酶合成的作用，能明显减轻症状，减少并发症，应尽早使用。生长抑素的使用剂量为250μg/h；生长抑素的类似物奥曲肽为25~50μg/h，持续静脉滴注，疗程以3~7天为宜。

🖉 知识拓展

生长抑素适用于肝硬化门脉高压所致的食管静脉出血；消化性溃疡、应激性溃疡、糜烂性胃炎所致的上消化道出血；预防和治疗急性胰腺炎及其并发症；胰、胆、肠瘘的辅助治疗；以及肢端肥大症、胃泌素瘤、胰岛素瘤及血管活性肠肽瘤。

药理作用：①可以抑制生长激素、促甲状腺激素、胰岛素、胰高血糖素的分泌。②可以抑制由试验餐和5肽胃泌素刺激的胃酸分泌，可抑制胃蛋白酶、胃泌素的释放。③可以显著减少内脏血流，降低门静脉压力，降低侧支循环的血流和压力，减少肝脏血流量。④减少胰腺的内外分泌以及胃、小肠和胆囊的分泌，降低酶活性，对胰腺细胞有保护作用。⑤可影响胃肠道吸收和营养功能。

不良反应：①少数患者会出现眩晕、耳鸣、脸红。②注射本品的速度超过每分钟50μg时，则会产生恶心、呕吐。

注意事项：①禁用于对本品过敏者，以及妊娠和哺乳期妇女。②给药开始时可引起暂时性血糖下降，对于胰岛素依赖性糖尿病患者应每3~4小时查血糖一次。③本品可以延长环己巴比妥的催眠作用时间，加剧戊烯四唑的作用，不宜同时使用。④应单独给药，本品不宜与其他药物配伍给药。⑤动脉性出血不属生长抑素的适应证。⑥止血效果肯定，其不伴全身血流动力学改变而改变，本品半衰期极短。

（6）抑制胰酶活性　仅用于出血坏死型胰腺炎的早期。可选用抑肽酶，抑制缓激肽原转变为缓激肽，还可抑制蛋白酶、糜蛋白酶和血清素。加贝酯可抑制蛋白酶、血管舒缓素、凝血酶原等，根据病情选择用量，静脉点滴。

（7）内镜下奥迪括约肌切开术（EST）　适用于胆源性胰腺炎合并胆道梗阻或胆道感染者。行奥迪括约肌切开术及（或）放置鼻胆管引流。

（8）外科治疗　①腹腔灌洗：是救治急性出血坏死型胰腺炎的措施之一，通过腹腔灌洗可减少腹腔内细菌、内毒素、胰酶、炎性因子等物质进入血液循环损害全身脏器；②手术：适应于胰腺坏死合并感染、胰腺脓肿、胰腺假性囊肿、胆道梗阻或感染，以及疑有腹腔脏器穿孔或肠坏死者。

（八）预后

急性胰腺炎的病程经过及预后取决于病变程度以及有无并发症。轻症患者常在1周左右康复，不留后遗症。重症患者病情凶险，预后差，死亡率约15%，经积极抢救挽回生命的患者多有胰腺假性囊肿、胰腺脓肿和脾静脉栓塞等并发症，会遗留不同程度的胰腺功能不全，极少演变为慢性胰腺炎。

（九）预防

积极预防和治疗胆道疾病，尤其是有症状的胆道疾病患者，应注意随访B超检查结果，必要时进行排石、消炎利胆治疗；避免暴饮暴食及酗酒，平时应低脂饮食，防止复发。

岗位情景模拟 26

　　患者，女性，56岁，因"上腹痛、恶心、呕吐2天"入院。患者2天前聚餐后1小时出现上腹正中隐痛，逐渐加重，呈持续性，向腰背部放射，仰卧、咳嗽或活动时加重，伴低热、恶心、呕吐，呕吐物为胃内容物，呕吐后腹痛不减轻，多次使用止痛药无效，为求进一步诊治入院。既往有胆石症病史6年。

　　体格检查：T 38.3℃，P 98次/分，R 20次/分，BP 125/75mmHg。急性病容，侧卧蜷曲位，皮肤及巩膜无黄染，心肺无异常，腹平坦，上腹部压痛明显，轻度肌紧张，未触及包块，肝、脾未触及，墨菲征阴性，移动性浊音阴性，肠鸣音正常，双下肢不肿。

　　辅助检查：血常规示Hb 124g/L，WBC 15×10^9/L，N 86%，L 14%，PLT 220×10^9/L。血清淀粉酶：566U/L。腹平片未见膈下游离气体和液平面，肠管稍扩张。

问题与思考

1. 根据现有临床资料，提出初步诊断，并写出诊断依据。
2. 应与哪些疾病相鉴别？
3. 为明确诊断，需要进一步做哪些检查？
4. 若初步诊断正确，请写出初步治疗计划或方案。

答案解析

（陈喜苹）

PPT

第九节　上消化道出血

学习目标

知识要求：
1. 掌握上消化道出血的概念、临床表现、诊断要点和治疗原则。
2. 熟悉上消化道出血的病因、辅助检查。
3. 了解上消化道出血的发病情况和预后。

技能要求：
1. 熟练掌握诊断上消化道出血的临床技能。
2. 学会应用临床知识解决上消化道出血疾病的问题。

　　上消化道出血是指屈氏韧带（十二指肠悬韧带）以上的食管、胃、十二指肠和肝脏、胰腺、胆囊等病变引起的出血，包括胃空肠吻合术后的空肠上段病变导致的出血。其临床特征是呕血和（或）黑便。轻者病情发展缓慢，可无症状；重者则伴有贫血及血容量的减少，甚至休克，可危及患者生命。

　　上消化道大出血是指数小时内的失血量超过1000mL或循环血容量的20%以上，伴有周围循环障碍。本病是临床常见急症，病死率较高，应高度重视。

（一）病因和发病机制

临床上引起上消化道出血的病因很多，可以是上消化道疾病、消化器官疾病或全身性疾病等。但临床上最常见的病因是消化性溃疡、肝硬化门脉高压症导致的食管-胃底静脉曲张破裂、急性糜烂出血性胃炎和胃癌。占上消化道出血的80%~90%。

1. 食管疾病 主要有反流性食管炎、食管癌、食管贲门黏膜撕裂症、器械检查损伤、异物或放射性损伤等。食管癌由于癌组织坏死、溃烂而出血。若侵犯较大血管，则可发生大出血。食管贲门黏膜撕裂症是由于剧烈呕吐而引起腹内压力骤增，胃内压力过大，冲击食管贲门交界处，导致食管下端的黏膜及黏膜下层撕裂而出血。

2. 胃、十二指肠疾病

（1）消化性溃疡 是上消化道出血最常见的原因之一，包括胃溃疡和十二指肠溃疡，出血多发生于胃、十二指肠溃疡活动期，溃疡侵蚀血管或周围黏膜而出血。

（2）急性胃黏膜损害 包括急性糜烂性出血性胃炎、应激性溃疡，多在应激状态下发病。

（3）其他 如胃癌、急性胃扩张、胃泌素瘤（Zollinger-Ellison综合征）、胃扭转、胃血管异常（血管瘤、动静脉畸形等）、胃肠吻合术后的空肠溃疡和吻合口溃疡、急性糜烂性十二指肠炎等也可引起。

3. 门静脉高压导致的食管-胃底静脉曲张破裂出血 在门静脉高压情况下，由于食管下段黏膜下静脉缺乏结缔组织支持，曲张静脉突出于食管腔内，该静脉距门静脉主干最近，直接持续受门脉高压影响，当肝静脉压力梯度持续大于12mmHg时可发生食管-胃底静脉曲张破裂出血。

4. 上消化道邻近器官或组织的疾病

（1）胆道出血 主要是由胆道或胆囊的感染、蛔虫症、结石、癌变，或肝癌、肝脓肿、肝血管瘤破入胆道等引起。

（2）胰腺疾病 主要有急性胰腺炎并发脓肿或假性囊肿破溃至十二指肠、胰腺癌侵及十二指肠等。

（3）其他 如纵隔肿瘤或脓肿破入食管、胸或腹主动脉瘤、脾动脉瘤破入上消化道等。

5. 全身性疾病

（1）血管性疾病 过敏性紫癜、遗传性出血性毛细血管扩张、动脉粥样硬化等。

（2）血液病 血友病、血小板减少性紫癜、白血病、弥散性血管内凝血及其他凝血机制障碍。

（3）其他 系统性红斑狼疮、流行性出血热、钩端螺旋体病、尿毒症等。

（二）临床表现

上消化道出血的临床表现取决于出血的量和速度，并与引起出血病变的性质、部位及全身状态密切相关。

1. 呕血、黑便或便血 是上消化道出血的特征性临床表现。出血部位在幽门以上，出血量大者常有呕血，出血量少、出血速度慢者则可无呕血。呕血的颜色多呈棕褐色或咖啡色，是因为血液经过胃酸的作用形成正铁血红蛋白的缘故；若短期内出血量大、速度快者，血液未经胃酸充分混合即呕出，则颜色呈鲜红色。呕血前，患者常先有上腹部不适、恶心。黑便一般呈柏油样，漆黑黏稠而发亮，当出血量大引起肠道蠕动过快时，黑便可呈暗红色，甚至鲜红色。

2. 失血性周围循环衰竭 上消化道出血导致急性周围循环衰竭的程度取决于出血量的多少及出血

速度。急性大量失血由于循环血容量迅速减少而导致周围循环衰竭，多见于短时间内出血量>1000mL者。一般表现为头晕、心慌、疲乏无力，突然起立发生晕厥、皮肤湿冷、心率加快、血压偏低等。严重者呈休克状态。

3. 贫血和血象变化 急性大量出血后均有失血性贫血，但在急性出血早期，血象可无变化，但出血后组织液渗入血管内，使血液稀释，一般3~4小时后会出现血红蛋白降低。急性出血患者为正细胞正色素性贫血，慢性失血则呈小细胞低色素性贫血。贫血程度取决于失血量的多少和出血前有无贫血基础、出血后液体平衡状况等因素。失血会刺激骨髓代偿性增生，外周血网织红细胞增高于24小时内出现，出血停止后逐渐恢复正常。白细胞计数在出血后2~5小时升高，血止后2~3天恢复正常，但肝硬化患者，脾功能亢进者可以不升高。

4. 发热 上消化道大量出血后，多数患者在24小时内出现低热，一般体温不超过38℃，持续3~5天后降至正常。引起发热的原因尚不清楚，可能与周围循环衰竭，导致体温调节中枢的功能障碍等因素有关。

5. 氮质血症 上消化道大出血后，进入肠内大量血液的蛋白质分解产物被吸收入血，使血中尿素氮浓度暂时增高，称为肠源性氮质血症。出血后数小时血尿素氮开始上升，24~48小时达到高峰，一般不超过14.3mmol/L，出血停止后3~4天恢复正常。同时由于血容量减少，肾血流量及肾小球滤过率减少（肾源性氮质血症），使血中尿素氮浓度升高。

（三）诊断

1. 判断是否为上消化道出血 有上消化道、消化器官等疾病病史，根据呕血、黑便、血便和失血性周围循环衰竭的临床表现，可作出上消化道出血的诊断，但须排除消化道以外的出血因素。①咯血。②口、鼻、咽喉部出血，需仔细询问病史和局部检查。③进食如动物血、炭粉、铁剂、铋剂等食物或药物引起的黑便。④排除下消化道出血。详细询问病史可鉴别。

2. 出血严重程度的评估和周围循环状态的判断 患者病情的严重程度与失血量呈正相关，正确估计出血量对判断病情、指导治疗有重要意义。一般来说，每日消化道出血量5mL以上，粪便隐血试验可呈现阳性；每日出血量超过50mL可出现黑便；胃内积血量达250mL以上可引起呕血；一次出血量在400mL以下时，因轻度血容量减少可由组织液及脾脏贮血所补充，一般不引起全身症状。当出血量在400mL以上时，可出现头晕、心悸、乏力等全身症状；短时间内出血量超过1000mL时，可有休克表现。

当患者出血未及时排除，可通过循环状态来判断出血程度。当早期循环血容量不足时，可有直立性低血压，即患者由平卧位改为坐位时，血压下降幅度>15~20mmHg，心率增快幅度>10次/分。当患者收缩压低于90mmHg、心率高于120次/分，并出现面色苍白、四肢湿冷、烦躁不安或神志不清时，则表明有严重大出血及休克，须积极抢救。

3. 判断出血是否停止 肠道积血一般需经3天才能排尽，故不能以黑便作为继续出血的指标。临床上出现下列情况应考虑有继续出血或再出血：①呕血频繁，或黑便次数增多、粪质稀薄，伴有肠鸣音活跃。②周围循环衰竭状态经充分补液、输血等治疗后未见明显改善，或暂时好转后又恶化。③红细胞计数、血红蛋白浓度、血细胞比容继续下降，网织红细胞计数持续增多。④如果患者出血前肾功能正常，在充分补液、尿量足够的情况下，血尿素氮仍持续升高。

4. 判断出血部位及病因

（1）病史与体检 详细的病史、症状与体征可为出血的病因提供重要线索。如：①有慢性、周期性、节律性上腹痛史，出血前疼痛加剧，有饮食不当、精神疲劳等诱因，出血后疼痛减轻或缓解，提示出血来自消化性溃疡。②服非甾体抗炎药、酗酒后，或处于昏迷、烧伤等应激状态者，多为急性糜烂出血性胃炎。③有病毒性肝炎、血吸虫病，或长期酗酒等病史，出现肝掌、蜘蛛痣、门静脉高压的临床表现者，可能是食管–胃底静脉曲张破裂。④中老年患者，近期消瘦、黑便或粪便隐血试验阳性，并伴有缺铁性贫血及左锁骨上淋巴结肿大时，应考虑胃癌。

（2）胃镜检查　是目前诊断上消化道出血病因、病变部位和出血情况的首选检查方法。多主张在出血后24~48小时内进行检查，称急诊胃镜检查。必要时取活检以确定病变性质，也可进行内镜下止血治疗。在行急诊胃镜检查前，需先纠正休克、补充血容量、改善贫血及使用止血药物。如有大量活动性上消化道出血，可先置入胃管，抽吸胃内积血，并用生理盐水灌洗，以免积血影响观察。

（3）影像学检查　X线钡餐检查目前已多被胃镜检查所代替，主要适用于有胃镜检查禁忌证或不愿进行胃镜检查者，但对经胃镜检查出血原因未明，疑病变在十二指肠降段以下小肠段，则有特殊诊断价值。检查一般在出血停止数天后进行。腹部超声、CT及MRI对于肝脏、胆囊和胰腺病变引起的消化道出血有一定的诊断价值。当胃镜未能发现病灶、估计有消化道动脉性出血时，可行选择性血管造影，若见造影剂从血管内外溢，则是消化道出血最可靠的征象，可立即进行经导管栓塞止血治疗。

（4）手术探查　以上各项检查均不能明确出血灶，且持续大出血危及患者生命时，行手术探查。

（四）治疗

上消化道大量出血病情急、变化快，严重者可危及生命，应把抗休克、迅速补充血容量治疗放在一切医疗措施的首位。

1. **一般急救措施**　应立即卧床休息，使患者保持安静，必要时可给予镇静剂；保持呼吸道通畅，避免呕血时误吸入气道引起窒息，必要时给予吸氧；严密监测四大生命体征、神志、尿量、呕血、黑便情况；定期复查红细胞计数、血红蛋白浓度、红细胞压积及血尿素氮，以协助判断病情发展情况；食管或胃底静脉曲张破裂出血、频繁呕血患者应禁食。对非大量出血的患者，以清淡、易消化、流质或半流质饮食为宜。

📝 知识拓展

输血不良反应是指在输血过程中或输血后，受血者发生了原来疾病不能解释的新的临床症状和体征。在输血过程中和输血24小时内发生的为即发反应，在输血后几天甚至几个月发生者为迟发反应。主要的不良反应和并发症如下。

（1）因白细胞和血小板抗原（HLA，又称移植抗原）不合而发生的发热或过敏反应。

（2）血型不合的溶血反应。

（3）污染血引起的严重反应。

（4）输血量太大或过速以致心脏负荷过重而发生的急性心力衰竭。

（5）大量输血引起的枸橼酸盐中毒、出血倾向及高血钾症。

（6）传染性疾病特别是病毒性肝炎、艾滋病（AIDS，获得性免疫缺乏综合征）、疟疾、梅毒等。

（7）长期输血后发生的含铁血黄素沉着症和继发性血色病。

（8）空气栓塞等。

2. 积极补充血容量，抗休克　应放在一切医疗措施的首位。尽快建立静脉输液通道补充血容量，立即查血型和配血，在配血过程中，可先输平衡液或右旋糖酐、血浆代用品。改善急性失血性周围循环衰竭的关键是要输血，一般输浓缩红细胞，严重活动性大出血考虑输全血。应注意避免因输液过多过快而引起肺水肿，原有心脏病或老年患者必要时可根据中心静脉压调节输入量。下列情况为紧急输浓缩红细胞的指征：①收缩压降低（<90mmHg），或较基础收缩压降低幅度>30mmHg。②心率增快（>120次/分）。③血红蛋白<70g/L或血细胞比容<25%。输血量以使血红蛋白达到70g/L左右为宜。

3. 止血措施　在治疗原发疾病基础上，根据上消化道不同部位的病变进行止血。

（1）非静脉曲张的上消化道出血的止血　①抑制胃酸分泌：H_2受体阻断剂或质子泵抑制剂治疗溃疡病出血疗效良好。②口服或鼻饲止血药。③内镜直视下止血：可采用局部喷洒1%肾上腺素、凝血酶、高频电凝止血、微波止血、激光止血等。④介入治疗：内镜治疗不成功时，可通过血管介入技术栓塞胃十二指肠动脉，上消化道各供血动脉之间侧支循环丰富，栓塞后组织坏死风险较低。⑤手术治疗：经内科治疗无效而出血部位明确者，可根据不同的病因，给予不同的手术治疗。

🧑‍⚕️ 岗位情景模拟 27

患者，男，59岁。腹胀，纳差2个月伴反复呕血、黑便2天。患者2个月前，腹胀，纳差，不规则低热，乏力，厌油，轻度恶心，未加治疗。1小时前食用焦馍时感上腹隐痛，继之呕血。呈喷射状，量约1000mL，糊状血便（量约500 mL）。18岁高考体检时发现HBsAg（+），母亲死于病毒性肝炎后肝硬化。

查体：T 37.2℃，P 118次/分，R 23次/分，BP 85/60mmHg。神智清，面色灰暗，四肢湿冷。胸壁及颈部可见散在蜘蛛痣。心肺无明显异常。蛙状腹，腹部静脉曲张，肝上界位于右锁骨中线上第5肋间，下界未触及，墨菲征（-），脾大、肋下5cm，腹部移动性浊音（+），余无阳性体征。

问题与思考

1. 根据现有临床资料，提出初步诊断，并写出诊断依据。
2. 若初步诊断正确，写出初步治疗计划或方案。

答案解析

（2）食管-胃底静脉曲张破裂出血的治疗　因出血量大、再出血率高、死亡率高，要积极抢救。①药物治疗：最常用的药物是垂体加压素。20U加入5%葡萄糖或生理盐水，以每分钟0.2~0.4U的速度持续滴注24~48小时，但冠心病、高血压、肺心病、孕妇等禁用垂体加压素；H_2受体阻断剂及质子泵抑制剂可抑制胃酸分泌；生长抑素具有降低门脉压力、减少胃酸分泌等作用；止血药物如止血敏、止血芳酸、维生素K等均可应用。②三腔二囊管压迫止血：止血效果最佳，费用低，但并发症较多，如气囊压迫过久可引起黏膜糜烂坏死，置管12~24小时后应放出气囊空气，必要时可重复充盈气囊。出血停止后24小时，可放出气囊空气，再观察24小时不出血时拔管；常在药物止血效果不好或术前准备阶段使用。③胃镜下止血：内镜直视下注射硬化剂或用特制胶皮圈套扎曲张静脉。④手术治疗：经内科治疗仍出血不止，可行紧急手术治疗。

（五）预后

如何早期识别再出血及死亡危险性高的患者，并加强监护和积极治疗，成为急性上消化道大量出血处理的重点。提示预后不良危险性增高的主要因素有：①高龄患者（>60岁）。②合并严重疾病，如心、肺、肝、肾功能不全、脑血管意外等。③本次出血量大或短期内反复出血。④食管–胃底静脉曲张出血伴肝衰竭。⑤消化性溃疡基底血管裸露。

（六）预防

积极治疗引起上消化道出血的原发病，避免导致出血的各种诱因；门脉高压食管静脉曲张患者应避免剧烈呕吐和用力排便，避免进食粗糙、坚硬、刺激性食物。

（陈喜苹）

PPT

第十节　溃疡性结肠炎

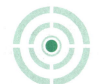

学习目标

知识要求：
1. 掌握溃疡性结肠炎的概念、临床表现、诊断要点和治疗原则。
2. 熟悉溃疡性结肠炎的病因、辅助检查。
3. 了解溃疡性结肠炎的发病情况和预后。

技能要求：
1. 熟练掌握诊断溃疡性结肠炎的临床技能。
2. 学会系统应用临床知识治疗溃疡性结肠炎疾病。

溃疡性结肠炎（UC）是一种原因不明的直肠和结肠慢性非特异性炎症性疾病，是结肠黏膜层和黏膜下层持续性炎症，通常先累及直肠，逐渐向全结肠蔓延。临床特点为腹痛、腹泻、黏液脓血便及里急后重，病情轻重不等，多呈反复发作的慢性病程。目前，本病在我国的发病率也逐年上升。本病可发生在任何年龄，以20~40岁多见，青春后期或成年初期是主要的发病年龄段，发病率男性高于女性。

（一）病因和发病机制

目前尚未完全明确，一般认为是由环境、遗传、感染和免疫多因素相互作用所致。

1. **环境因素**　UC的发病率在社会经济发达的地区持续增高。比如北美、北欧，继之西欧、日本、南美等。移民研究提示，南亚裔发病率低，但移居至英国后炎性肠变（IBD）发病率增高，表明环境因素起重要作用。

2. **遗传因素**　研究发现该病与遗传有一定关系。一级亲属发病率显著高于普通人群，而患者的配偶发病率不增加。单卵双胞的发病率显著高于双卵双胞。

3. **感染因素**　虽然一直推测微生物感染与本病有关，但至今尚未找到某一特异病原微生物与其有恒定关系。近年来，认为本病与自身正常肠道菌丛的异常免疫反应有关，肠道感染可能是一种诱发因素。

4. **免疫因素**　肠道免疫反应异常激活，炎性因子/抗炎性因子失衡导致肠道黏膜持续炎症，屏障功能损伤。

发病机制可概括为：环境因素作用于遗传易感者，在肠道微生物参与下引起肠道免疫失衡，损伤肠黏膜屏障，导致肠黏膜持续炎症损伤。

（二）病理

病变位于大肠，呈连续性、弥漫性分布，以直肠、乙状结肠为常见部位，黏膜弥漫性充血、水肿，表面呈细颗粒状，脆性增加，糜烂、出血及溃疡。黏膜及黏膜下层有淋巴细胞、浆细胞、嗜酸及中性粒细胞浸润。肠腺底部隐窝处形成微小脓肿，隐窝脓肿可相互融合破溃，出现广泛的、不规则的浅表小溃疡，周围黏膜出血及炎症蔓延。

由于结肠病变一般局限于黏膜与黏膜下层，很少深达肌层，并发溃疡穿孔、瘘管形成或结肠周围脓肿者不多见，少数暴发型或重症者病变累及结肠全层，可发生中毒性巨结肠。

由于病变反复发作，导致肉芽组织增生，可形成炎性息肉，也可由于溃疡愈合瘢痕形成，致肠壁增厚，结肠变形缩短，结肠袋消失，肠腔狭窄。少数可发生癌变。

（三）临床表现

1. 消化系统表现

（1）腹泻　腹泻与炎症导致大肠黏膜对水钠吸收障碍及结肠运动功能失常有关。黏液脓血便是本病活动期的重要表现。腹泻的程度轻重不一，轻者每日2~4次，重者可多达10余次。粪质多呈糊状及稀水状，混有黏液、脓血，病变累及直肠则有里急后重。

（2）腹痛　多数患者有轻至中度腹部阵痛，多位于左下腹或下腹部，以隐痛、胀痛为主，有疼痛—便意—便后缓解的规律；若并发中毒性巨结肠或炎症波及腹膜时有持续性剧烈腹痛。

（3）其他症状　腹胀，重者有恶心、呕吐、饮食减退等。

（4）体征　左下腹有轻压痛，部分可触及如硬管状的乙状结肠或降结肠。重型和暴发型可有明显压痛和鼓肠。若有腹肌紧张、反跳痛、肠鸣音减弱应注意中毒性巨结肠、肠穿孔等并发症。直肠指检可有触痛及指套带血。

2. 全身表现
急性发作期常有低度至中度发热，严重者或病情持续活动可出现消瘦、贫血、衰弱、水与电解质平衡失调等表现。

3. 肠外表现
常有结节性红斑、关节炎、前葡萄膜炎、口腔黏膜复发性溃疡等免疫状态异常表现。国内报道，肠外表现的发生率低于国外。

4. 临床分型
按病程程度、范围及病期进行综合分型。

（1）临床类型　①初发型，指无既往史的首次发作。②慢性复发型，临床上最多见，指缓解后再次出现症状，常表现为发作期与缓解期交替。

（2）疾病分期　分为活动期与缓解期。活动期按严重程度分为轻、中、重度。轻度指排便<4次/日，便血轻或无，脉搏正常，无发热及贫血，血沉<20mm/h。重度指腹泻≥6次/日，明显血便，体温>37.8℃、脉搏>90次/分，血红蛋白<75%正常值，血沉>30mm/h。介于轻度与重度之间为中度。

（3）病变范围　分为直肠炎、左半结肠炎（病变范围在结肠脾曲以远）及广泛结肠炎（病变累及结肠脾曲以近或全结肠）。

5. 并发症

（1）中毒性巨结肠　病变广泛严重，累及肌层及肠肌神经丛时，可发生中毒性巨结肠。国外报告见于5%的患者，国内少见。常见诱因为大剂量应用抗胆碱能药物、钡剂灌肠及低血钾等。临床表现为病情急剧恶化，毒血症明显，有脱水与电解质紊乱，出现鼓肠、腹部压痛、肠鸣音消失。易引起急性肠穿孔、急性弥漫性腹膜炎等，病死率高。X线腹部平片可见结肠扩大、结肠袋消失等。

（2）直肠或结肠癌变　国外报告本病有5%~15%发生癌变，国内发生率较低。癌变主要发生在病变累及全结肠和病程较长者。

（3）其他　肠大出血、肠穿孔、肠梗阻等。

（四）辅助检查

1. 实验室检查

（1）血液检查　轻型患者血常规多正常。中、重型患者可有血红蛋白下降，活动期白细胞计数增高。血沉加快和C反应蛋白增高是活动期的标志。

（2）粪便检查　常规检查肉眼可见黏液脓血，镜检见红细胞和脓细胞。粪便病原学检查如粪培养可排除感染性结肠炎，是本病诊断的一个重要步骤。

（3）免疫学检查　抗中性粒细胞胞浆抗体（p-ANCA）与抗酿酒酵母抗体（ASCA）分别为溃疡性结肠炎和克罗恩病的相对特异性抗体，同时检测这两种抗体有助于溃疡性结肠炎和克罗恩病的诊断和鉴别诊断。

2. X线钡剂灌肠检查
不作为首选检查，有条件者宜做结肠镜检查。重型或暴发型患者不宜做钡剂灌肠检查，以免加重病情或诱发中毒性巨结肠。本病的X线特征主要有：①黏膜粗乱及颗粒样变。②多发性浅溃疡。③结肠袋消失，肠壁变硬，肠管呈铅管状。

3. 结肠镜和活组织检查
是本病诊断和鉴别诊断的最重要手段。不仅可以直接观察黏膜的变化，还可取活组织检查，确定病变范围。镜下可见病变呈连续性、弥漫性分布，黏膜充血水肿、粗糙呈颗粒状、质脆，可有脓性分泌物，病变明显处可见糜烂或多发性浅溃疡；后期可有假息肉及桥状黏膜，结肠袋变钝或消失。

（五）诊断与鉴别诊断

1. 诊断
本病的诊断要点：①具有持续或反复发作的腹痛、腹泻、黏液脓血便。②伴有（或不伴有）不同程度的全身症状。③结肠镜及活组织检查、X线钡剂灌肠发现溃疡病变。④可排除结肠的感染性或其他非感染性疾病。

本病组织病理改变无特异性，各种病因均可引起类似的肠道炎症改变，故只有在认真排除各种可能有关的病因后才能作出本病的诊断。初发病例及临床表现、结肠镜改变不典型者，须随访3~6个月，根据病情变化再作出诊断。一个完整的诊断应包括临床类型、临床严重程度、病变范围、病情分期及并发症。

2. 鉴别诊断

（1）细菌性痢疾　腹痛、腹泻、黏液脓血便与溃疡性结肠炎相似，粪便直接镜检与培养痢疾杆菌阳性，抗痢疾杆菌治疗有效。

（2）慢性阿米巴痢疾　腹痛、腹泻与溃疡性结肠炎相似，但阿米巴痢疾为果酱样便，腹痛与压痛以右下腹部为主。结肠镜检查示结肠溃疡口小而较深，粪便检查可找到阿米巴原虫，抗阿米巴治疗有效。

（3）克罗恩病（Crohn病）　可发生于食管至肛门的任何胃肠道。腹痛较重，常位于右下腹，便后腹痛不缓解，一般无黏液脓血便和里急后重，可有右下腹包块，易形成瘘管。结肠镜下见黏膜呈铺路石样变，呈纵行或匐行溃疡。组织病理改变为节段性全壁炎，有裂隙状溃疡、非干酪性肉芽肿。

（4）肠易激综合征 粪便有黏液但无脓血，常规镜检正常，结肠镜检查无器质性病变征象。

（5）血吸虫病 在流行地区有疫水接触史，肝脾肿大，粪便检查可发现血吸虫卵、孵化毛蚴阳性，直肠镜检查在急性期可见黏膜黄褐色颗粒，黏膜活组织检查可发现血吸虫卵。

（六）治疗

本病的治疗原则是控制急性发作，减少复发，防止并发症。

1. **一般治疗** 轻型患者可劳逸结合，给予流质或半流质的少渣饮食，限制乳制品。急性发作期或重症患者应卧床休息，消除情绪紧张，暂禁食，给予完全胃肠道外营养，及时纠正水、电解质紊乱。慎用抗胆碱能等解痉药，以防诱发中毒性巨结肠。

2. **药物治疗**

（1）氨基水杨酸制剂 水杨酸偶氮磺胺吡啶（SASP）是治疗本病的常用药。该药口服后大部分达到结肠，经肠菌分解为5-氨基水杨酸（5-ASA）与磺胺吡啶，前者是主要的有效成分，有抗炎作用。适用于轻、中型或重型经糖皮质激素治疗已有缓解者，每日4~6g，分4次口服，病情缓解后改为每日2g，分2~4次口服，维持1~2年。近年已研制成5-ASA的特殊制剂，使其能到达结肠发挥药效，这类制剂有美沙拉秦、奥沙拉秦和巴柳氮。其不良反应少，但价格昂贵，因此最适用于对SASP不能耐受者。5-ASA的灌肠剂及栓剂，适用于病变局限在直肠者。

（2）糖皮质激素 适用于暴发型或重型，可控制炎症，抑制自身免疫过程，减轻中毒症状。常用氢化可的松200~300mg，或地塞米松10mg静脉滴注，每日1次，疗程7~10天，症状缓解后改用强的松，每日40~60mg，分4次口服，病情控制后递减药量至停药。停药后可予给水杨酸偶氮磺胺吡啶，以防复发。病变局限在直肠、乙状结肠，可保留灌肠，选用琥珀酸钠氢化可的松100mg加生理盐水100mL，或布地奈德泡沫灌肠剂2mg，每日1次，病情好转后改为每周2~3次，疗程1~3个月。

（3）硫唑嘌呤 为免疫抑制剂，适用于慢性反复发作者，或用水杨酸偶氮磺胺类药物及糖皮质激素治疗无效者。1.5mg/（kg·d），分次口服，疗程1年。不良反应主要是骨髓抑制和继发感染。

（4）生物制剂 英夫利昔单抗（IFX）是目前应用时间较长的生物制剂，能使大部分患者（包括儿童）得到长期缓解、组织愈合。主要适用于合并瘘管经传统治疗无效者、激素抵抗的顽固性重度UC患者。

> **知识拓展**
>
> 在炎性肠变（IBD）发展过程中，炎症细胞因子，特别是肿瘤坏死因子（TNF）主要由炎症黏膜中的活化免疫细胞产生，作为反馈，促炎因子进一步激活免疫细胞，产生超氧产物、趋化因子、蛋白酶和细胞因子等，导致组织损伤和炎症发生。英夫利昔单抗药理机制主要是拮抗TNF-α活性，可以迅速与TNF形成稳定的复合物，终止TNF的生物活性，对免疫细胞的直接细胞毒性且诱导T细胞凋亡。临床试验数据表明，英夫利昔单抗在治疗活动性UC方面是有益的，并可减少糖皮质激素的应用。

（5）抗生素类 对重型、暴发型或有瘘管形成者，可加用甲硝唑、环丙沙星或广谱抗生素治疗。

3. **手术治疗** 主要适应于并发癌变、肠穿孔、脓肿与瘘管或中毒性巨结肠经内科治疗无效者。一般行全结肠切除术或回肠造瘘术。

（七）预防

宜进食柔软、易消化、富有营养和足够热量的食物，少量多餐，补充多种维生素，勿食生、冷、油腻及多纤维素的食物，忌辛辣食品、牛奶和乳制品。戒烟，戒酒。避免精神刺激，保持心情舒畅。注意劳逸结合，适当进行体育锻炼以增强体质。

岗位情景模拟 28

患者，男，52岁，反复黏液脓血便1年，加重1个月。患者于1年前进未熟食物后出现黏液脓血便，每天4~5次，后腹泻逐渐加重，最多每日排便20余次，伴腹痛，以下腹部为主，呈痉挛样疼痛，间歇发作，排便后可略缓解。在当地诊断为"溃疡性结肠炎"，给予"美沙拉嗪"等药物治疗可明显缓解，仍然反复发作。1个月前，患者突然发热，每日水样腹泻20余次，经治疗无缓解，遂来我院就诊。

查体：T 38.5℃，P 106次/分，R 18次/分，BP 107/65mmHg。睑结膜无苍白，心肺未见异常，腹软，左下腹压痛阳性，无反跳痛及肌紧张，肠鸣音正常。

辅助检查：RBC 4.25×10^9，Hb 121g/L，WBC 12.17×10^9/L。便常规：红细胞每高倍视野106个，白细胞未见。

问题与思考

1. 根据现有临床资料，提出初步诊断，并写出诊断依据。
2. 若初步诊断正确，写出初步治疗计划或方案。

答案解析

（八）预后

本病经内科积极治疗后症状可缓解，但难以彻底治愈，易反复。轻度及长期缓解者预后较好。UC急性暴发型、有并发症及年龄超过60岁者预后不良。病程在10年以上者癌变危险性增加。

（姜旭光）

目标检测

答案解析

单项选择题

1. 慢性胃炎出现恶性贫血时，治疗宜应用（　　）
   A. 维生素A　　　　B. 维生素B_1　　　　C. 维生素B_{12}　　　D. 维生素E　　　　E. 维生素C
2. 下列为慢性胃炎临床特点的是（　　）
   A. 中上腹节律性疼痛　　　　B. 持续上腹部饱胀　　　　C. 反酸嗳气
   D. 症状缺乏特异性　　　E. 呕血黑便
3. 胃溃疡最常发生的部位是（　　）
   A. 贲门旁　　　B. 胃后壁　　　C. 胃小弯　　　D. 胃大弯　　　E. 幽门前壁
4. 消化性溃疡具有特征性的临床表现是（　　）
   A. 恶心呕吐　　　　B. 反酸嗳气　　　　C. 反复发作性上腹痛
   D. 贫血　　　E. 呕血便血

5. 诊断早期胃癌的有效方法是（　　）

    A. 胃镜检查　　　　　　　　B. X线钡餐检查　　　　　　　C. 腹部超声

    D. CT　　　　　　　　　　　E. 实验室检查

6. 胃癌肿瘤侵蚀血管后可有（　　）

    A. 呕血和黑便　　　　　　　B. 上腹隐痛　　　　　　　　　C. 胸骨后疼痛

    D. 进食后哽咽感　　　　　　E. 食欲减退

7. 乙肝和丙肝主要通过哪种途径传播（　　）

    A. 血液传播　　　　　　　　B. 空气传播　　　　　　　　　C. 消化道传播

    D. 共用餐具　　　　　　　　E. 唾液传播

8. 下列与非酒精性脂肪性肝病的发生主要相关的是（　　）

    A. 饮酒　　　　　　　　　　B. 遗传　　　　　　　　　　　C. 胰岛素抵抗

    D. 病毒感染　　　　　　　　E. 肥胖

9. 下列不属于肝硬化患者肝功能减退的临床表现是（　　）

    A. 齿龈出血　　　　　　　　B. 脾肿大　　　　　　　　　　C. 黄疸

    D. 浮肿　　　　　　　　　　E. 男性乳房发育

10. 肝硬化患者出现血性腹水，首先考虑可能合并（　　）

    A. 原发性腹膜炎　　　　　　B. 结核性腹膜炎　　　　　　　C. 肝肾综合征

    D. 门静脉血栓形成　　　　　E. 肝硬化癌变

11. 肝硬化合并自发性腹膜炎，其主要的致病菌为（　　）

    A. 大肠杆菌　　　　　　　　B. 幽门螺杆菌　　　　　　　　C. 金黄色葡萄球菌

    D. 肠球菌　　　　　　　　　E. 链球菌

12. 与原发性肝癌的发生关系最密切的（　　）

    A. 甲型肝炎　　　　　　　　B. 乙型肝炎　　　　　　　　　C. 肝脓肿

    D. 中毒性肝炎　　　　　　　E. 肝棘球蚴病

13. 原发性肝癌主要转移的部位是（　　）

    A. 肝内　　　　　　　　　　B. 肺　　　　　　　　　　　　C. 左锁骨上淋巴结

    D. 骨　　　　　　　　　　　E. 腹腔内种植

14. 以下哪项普查对发现早期肝癌有较大帮助（　　）

    A. 磁共振成像+B超　　　　 B. X线片+B超　　　　　　　　C. CT+B超

    D. 甲胎蛋白+B超　　　　　 E. 甲胎蛋白

15. 男，40岁。饮酒后持续性上腹疼痛10小时，向腰背部放射，伴恶心、呕吐、发热，无血尿。最可能的诊断是（　　）

    A. 急性胰腺炎　　　　　　　B. 胆囊炎　　　　　　　　　　C. 消化性溃疡

    D. 肠梗阻　　　　　　　　　E. 肾结石

16. 急性胰腺炎的最主要临床表现是（　　）

    A. 突然发生的腹痛　　　　　B. 腹胀　　　　　　　　　　　C. 低血压

    D. 发热　　　　　　　　　　E. 恶心呕吐

17. 男性，41岁。上腹部疼痛7小时。伴发热，体温38.5℃，频繁呕吐。查体发现上腹部肌紧张，压痛，无移动性浊音。血白细胞15×10^9/L。X线检查：膈下未见游离气体。如果患者治疗期间出现上腹部包块，首先考虑的诊断是（　　）

A．腹膜转移癌　　　　　　B．粘连肠梗阻　　　　　　C．胰腺假性囊肿

D．胰腺癌　　　　　　　　E．结肠癌

18．女，22岁，因服吲哚美辛数片后觉胃痛，今晨呕咖啡样胃内容物400mL来诊。既往无胃病史。首选的检查是（　　）

A．血清胃泌素测定　　　　B．B型超声检查　　　　　C．X线胃肠钡餐

D．急诊胃镜检查　　　　　E．胃液分析

19．男，35岁。2小时前突然呕鲜血约1000mL来院，2年前诊断为慢性乙型肝炎。查体：贫血貌，BP 90/60mmHg，心率120次/分，肝肋下未触及，脾肋下3cm。血红蛋白60g/L，红细胞2.6×10^{12}/L，血小板60×10^9/L，最有效的紧急止血措施是（　　）

A．三腔二囊管压迫　　　　B．补充凝血因子　　　　　C．口服止血药

D．静脉注射生长抑素制剂　E．冷盐水洗胃

20．上消化道出血的特征性表现是（　　）

A．贫血　　　　　　　　　B．发热　　　　　　　　　C．呕血与黑粪

D．氮质血症　　　　　　　E．失血性周围循环衰竭

书网融合……

知识回顾　　　　　微课1　　　　　微课2　　　　　习题

第四章 | 泌尿系统疾病

第一节　原发性肾小球疾病

PPT

学习目标

知识要求：

1. 掌握急性肾炎、慢性肾炎、肾病综合征的概念、临床表现、辅助检查、诊断要点和治疗原则。

2. 熟悉急性肾炎、慢性肾炎、肾病综合征的病因、发病机制、病理特点。

3. 了解急性肾炎、慢性肾炎、肾病综合征的发病情况和预后。

技能要求：

1. 熟练掌握诊断急性肾炎、慢性肾炎、肾病综合征的临床技能。

2. 学会系统应用临床知识治疗急性肾炎、慢性肾炎、肾病综合征疾病。

原发性肾小球疾病系指病因不明的肾小球疾病，以血尿、蛋白尿、水肿、高血压、肾功能损害等为主要临床表现，占肾小球疾病中的大多数，目前仍是我国引起终末期肾衰竭最主要的原因。临床上将原发性肾小球疾病分为急性肾小球肾炎、急进性肾小球肾炎、慢性肾小球肾炎、隐匿性肾小球肾炎、肾病综合征5型。

一、急性肾小球肾炎

急性肾小球肾炎（acute glomerulonephritis，AGN）简称急性肾炎，是由免疫反应引起的弥漫性肾小球损害，多数属于链球菌感染后急性肾炎。它是以急性发作的血尿、蛋白尿、水肿、高血压或伴一过性肾功能不全为主要特征的一组综合征，又称为急性肾炎综合征。多见于儿童及青少年，发病率男性高于女性。

（一）病因和发病机制

1. 病因　本病系感染诱发的免疫反应所致，主要为 β-溶血性链球菌"致肾炎菌株"所致的疾病，如扁桃体炎、皮肤感染、猩红热等。多见于儿童，但成人亦不少见。链球菌胞壁成分M蛋白或某些分泌产物引起的免疫反应致肾损伤，导致肾小球炎症细胞浸润。

2. **发病机制** 现以链球菌感染后肾炎为例，说明其发病机制。

（1）免疫复合物沉积 这是急性肾炎发病的主要机制。溶血性链球菌感染机体后，链球菌胞壁成分作为抗原，刺激机体B淋巴细胞产生相应抗体，循环中的抗原与抗体相互作用形成免疫复合物，当机体清除功能减弱，免疫复合物沉积于肾小球内皮下和（或）系膜区，激活补体，吸引炎症细胞，造成变态反应性炎症。

（2）抗体抗肾小球基底膜 溶血性链球菌菌体的某些抗原成分与肾小球基底膜某些成分具有交叉抗原性，溶血性链球菌感染机体后，刺激B淋巴细胞产生的抗体亦可与肾小球基底膜相结合，由此激活补体，诱集白细胞等，造成变态反应性炎症。

（3）其他 某些非免疫因素也参与了急性肾炎的发病过程，如激肽释放酶可使毛细血管通透性增加，肾小球蛋白滤过增高，尿蛋白排出量增多；前列腺素可影响肾小球毛细血管通透性；血小板激活因子可诱导阳离子蛋白在肾小球沉积，促进尿蛋白排出增加。

（二）病理

病变主要累及肾小球。病变类型为毛细血管内增生性肾小球肾炎（图4-1-1），另有少部分呈系膜、毛细血管型病变（膜-增殖型病变）。肾小球内皮细胞、系膜细胞弥漫性急性增殖，中性粒细胞和单核细胞浸润。严重时，增生的系膜可将肾小球分隔成小叶状，偶有球囊新月体形成。电镜下可见肾小球上皮细胞下电子致密物呈驼峰状沉积，为本病的特征。但这一变化消失较快，发病3个月后即不易见到。免疫荧光检查内含免疫球蛋白，主要是IgG，IgM、IgA也可见到，同时有补体C3沉积，有时尚可见到链球菌抗原在系膜区沉积物中。

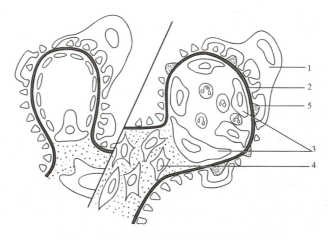

图4-1-1 毛细血管内增生性肾小球肾炎

左：正常肾小球 右：病变肾小球

1. 上皮细胞；2. 基底膜；3. 内皮细胞；4. 系膜细胞；5. 免疫复合物

（三）临床表现

1. **前驱症状** 病前1~3周（平均10天左右）多有呼吸道或皮肤感染史，如急性咽炎、扁桃体炎、皮肤脓疱疮、猩红热等，部分无前驱症状。

2. **血尿** 肉眼血尿常为本病首发症状之一，尿色深，呈棕红色或洗肉水样，一般在数天内消失。

3. **水肿及尿量减少** 以水肿为首发症状者约占70%，水肿多先出现于面部、眼睑（呈现所谓肾炎面容：眼睑、面部浮肿及苍白），然后波及下肢，严重时可有胸水、腹水及心包积液。尿量减少与水肿同时出现，每日尿量400~700mL，甚至出现少尿或无尿。水肿及尿量减少的发生主要是由于病变肾小球滤过率减少，而肾小管对水、钠重吸收功能尚好（即球-管失衡）引起的水、钠潴留；毛细血管通透性增高、血浆内水分渗向组织间隙导致肾脏血流量减少，肾素分泌增加导致水钠潴留亦参与其中。

4. **高血压**　血压可轻度至中度增高，成人一般为150~160/90~110mmHg。一般持续2~4周，随着尿量增多，血压逐渐趋于正常。

5. **其他表现**　食欲不振、恶心、头痛、失眠、乏力、腰酸等。

6. **并发症**

（1）急性心力衰竭　多见于儿童，表现为心脏扩大、奔马律、肺水肿。

（2）高血压脑病　血压急剧增高，脑血管痉挛引起脑循环障碍与脑水肿，表现为剧烈头痛、呕吐、视力模糊、意识障碍、惊厥。

（3）急性肾损伤　重症急性肾炎可发生急性肾损伤。表现为无尿、一过性氮质血症、尿钠小于20mmol/L，但尿比重却在1.020以上。

（四）辅助检查

1. **尿常规检查**　①蛋白尿：尿蛋白定性（+~+++），尿蛋白定量一般在1~3g/24h。②细胞尿：含较多的红细胞，少量白细胞和上皮细胞。红细胞形态多皱缩，边缘不整或呈多形性。③管型尿：尿中发现红细胞管型及颗粒管型、透明管型。④尿比重高，多在1.020以上。

2. **抗链球菌溶血素"O"（ASO）检查**　链球菌感染后急性肾炎70%~90%ASO效价升高，提示近期有链球菌感染。

3. **血清补体测定**　起病后2周内80%~95%血清总补体及C3降低，4周后开始回升，6~8周恢复到正常水平。

> **知识拓展**
>
> 补体是存在于正常人和动物血清与组织液中的一组经活化后具有酶活性的蛋白质，可辅助和补充特异性抗体，发挥调理吞噬、裂解细胞、介导炎症、免疫调节和清除免疫复合物等多种生物学效应，故称为补体。是由30余种可溶性蛋白、膜结合性蛋白和补体受体组成的多分子系统，又称为补体系统。C3是血清中含量最高的补体成分，主要由巨噬细胞和肝脏合成，在C3转化酶的作用下，裂解成C3a和C3b两个片段，在补体经典激活途径和旁路激活途径中均发挥重要作用。

（五）诊断与鉴别诊断

1. **诊断**

（1）病史　多见于儿童及青少年，发病前1~3周多有急性咽炎、扁桃体炎、皮肤脓疱疮、猩红热等呼吸道或皮肤感染史。

（2）临床表现　突然出现水肿、血尿、高血压等临床表现。

（3）尿常规检查　发现蛋白尿（轻、中度）、红细胞尿及红细胞管型等异常改变。

（4）其他检查　血清抗链球菌溶血素"O"（ASO）效价升高、血清总补体及补体C3下降。

2. 鉴别诊断

（1）其他病原体感染后的肾小球肾炎 多种病原体可引起急性肾炎，可从原发感染灶及各自临床特点相区别。

（2）慢性肾炎急性发作 既往肾炎史不详，无明显前期感染，除有肾炎症状外，常有贫血、肾功能异常、低比重尿或固定低比重尿，尿改变以蛋白增多为主。

（3）原发性肾病综合征 具有肾病综合征表现的急性肾炎需与原发性肾病综合征鉴别。若患儿呈急性起病，有明确的链球菌感染的证据，血清C3降低，肾活体组织检查病理为毛细血管内增生性肾炎者有助于急性肾炎的诊断。

（4）其他 还应与急进性肾炎或其他系统性疾病引起的肾炎，如紫癜性肾炎、狼疮性肾炎等相鉴别。

（六）治疗

本病为自限性疾病，无特异疗法，以一般治疗和对症治疗为主，促进机体自然恢复。

1. 一般治疗

（1）休息 急性肾炎卧床休息十分重要，卧床能增加肾血流量，改善尿异常改变。当水肿消退、血压下降、尿异常减轻，可下床活动，逐渐增加活动量。

（2）饮食 在急性期适当限制水分摄入，盐的摄入量在有明显水肿和高血压时，宜限制在2g/d左右。给予富含维生素和糖类为主的食物。蛋白质的摄入：血尿素氮低于14.28mmol/L（40mg/dL）时，蛋白可不限制；血尿素氮在14.28~21.42mmol/L（40~60mg/dL）时，可限制到每日每千克体重1.0g；血尿素氮在21.42mmol/L（60mg/dL）以上时，则应限制到每日每千克体重0.5g。给予蛋类、乳类、瘦肉等高质量蛋白为佳。待症状基本缓解后，恢复正常饮食。

2. 对症治疗

（1）水肿 轻度水肿无需治疗，经限盐和休息即可消失。明显水肿者，可使用利尿剂，一般将氢氯噻嗪与螺内酯或氨苯蝶啶联合应用，必要时，使用呋塞米（速尿）20~120mg/d，分次静脉注射。利尿剂间断应用比持续应用效果好。

（2）高血压 血压轻度升高，经一般治疗和利尿处理后即可下降。血压明显升高，可选用血管紧张素转化酶抑制剂（ACEI）如卡托普利、依那普利和贝那普利等，血管紧张素Ⅱ受体阻滞剂（ARB）如氯沙坦、缬沙坦等，降低全身高血压的同时降低肾小球内压，减少蛋白尿，延缓肾功能恶化。

3. 抗感染 体内存在感染灶时，应使用抗生素。首选青霉素，每次80万单位，每天2~4次，肌内注射。对青霉素过敏者，选用红霉素，每次0.3g，每天4次，口服。

4. 并发症的治疗 出现急性心力衰竭、高血压脑病和急性肾损伤时，应及时做相应处理。

岗位情景模拟 29

患者，男性，16岁，咽部肿痛2周，浮肿、尿量减少5天。患者于2周前咽部肿痛，轻咳，无发热，服用"阿莫西林"等药物好转。近1周自感双眼睑浮肿，双腿发胀，晨起时明显，同时尿量减少（500~700mL/24h），尿呈洗肉水色。于当地诊断为"水肿"，口服药物治疗无好转（药名及剂量不详），遂来我院求诊。发病以来精神、食欲可，体重2周来增加5kg。既往体健，无青霉素过敏，个人、家族史无特殊。

体格检查：T 36.5℃；BP 160/96mmHg。无皮疹，浅表淋巴结未触及，眼睑水肿，巩膜无黄染，咽红，扁桃体不大，心肺无异常，腹软，肝脾不大，双肾区无叩痛，双下肢凹陷性浮肿。

实验室检查：Hb 140g/L，WBC 7.7×10^9/L，PLT 210×10^9/L；尿蛋白（++），定量3g/24h，尿WBC每高倍视野0~1个，RBC每高倍视野20~30个，偶见颗粒管型；BUN 8.5mmol/L，Scr 140μmol/L。C3 0.5g/L，ASO 800IU/L。

问题与思考

1. 根据现有临床资料，提出初步诊断，并写出诊断依据。

2. 若初步诊断正确，写出初步治疗计划或方案。

答案解析

（七）预后

急性肾炎为自限性疾病，预后一般良好，尤其儿童90%可痊愈。凡尿蛋白持续1年不退、血清补体持续不升、发病时呈肾病综合征表现者，预后较差，易发展成慢性肾小球肾炎。

二、肾病综合征

肾病综合征（nephrotic syndrome，NS）是一组以大量蛋白尿（>3.5g/d）和低蛋白血症（血浆白蛋白<30g/L）为主要特征的临床综合征，常伴有水肿和高脂血症。

（一）病因

肾病综合征根据病因可分为原发性及继发性两大类。前者有多种不同病理类型，在不同年龄段常有所不同，常见的有：①微小病变型肾病；②系膜增生性肾小球肾炎；③局灶节段性肾小球硬化；④膜性肾病；⑤系膜毛细血管性肾小球肾炎。肾病综合征的分类和常见病因见表4-1-1。

表4-1-1 肾病综合征的分类和常见病因

分类	儿童	青少年	中老年
原发性	微小病变型肾病	系膜增生性肾小球肾炎 微小病变型肾病 局部节段性肾小球硬化 系膜毛细血管性肾小球肾炎	膜性肾病
继发性	过敏性紫癜肾炎 乙肝病毒相关性肾炎 狼疮肾炎	狼疮肾炎 过敏性紫癜肾炎 乙肝病毒相关性肾炎	糖尿病肾病 肾淀粉样变性 骨髓瘤性肾病 淋巴瘤或实体肿瘤性肾病

（二）病理生理

1. **大量蛋白尿** 正常情况下，肾小球滤过膜具有分子屏障和电荷屏障作用，屏障受损，致原尿中蛋白含量增多，超过近曲小管重吸收量，形成蛋白尿。在此基础上，增加肾小球内压力或导致高灌注、高滤过的因素（高血压、高蛋白饮食、大量输注血浆蛋白）都可加重尿蛋白。

2. 低蛋白血症　尿液中丢失大量白蛋白，肾脏近曲小管重吸收的蛋白质分解代谢增加，肝脏合成代偿性增加不足以填补每日的丢失和分解，导致低蛋白血症。胃肠道黏膜水肿，致食欲减退，蛋白质摄入不足，进一步加重低蛋白血症。长期大量的蛋白丢失会导致患者营养不良和生长发育迟缓。另外，由于低蛋白血症，药物和白蛋白的结合会减少，血液中游离的药物水平升高，常规剂量用药也可以产生药物毒性或不良反应。血浆的某些免疫球蛋白和补体成分、金属结合蛋白、抗凝及纤溶因子、内分泌激素结合蛋白也可减少，患者易出现感染、高凝、微量元素缺乏、内分泌紊乱和免疫功能低下等并发症。

3. 水肿　低白蛋白血症引起血浆胶体渗透压下降，水分从血管腔内进入组织间隙，是造成水肿的主要原因。此外，部分患者有效循环血容量不足，肾素-血管紧张素-醛固酮系统激活和抗利尿激素增加，肾小管对钠离子重吸收增强，进一步加重水肿。也有研究发现，部分患者的血容量并不减少甚至增加，血浆肾素水平正常或下降，提示患者的水、钠潴留并不依赖于肾素-血管紧张素-醛固酮系统激活，而是肾脏原发水、钠潴留的结果。

4. 高脂血症　患者表现为高胆固醇血症和（或）高甘油三酯血症，并可伴有低密度脂蛋白（LDL）、极低密度脂蛋白（VLDL）及脂蛋白a［Lp（a）］的升高，高密度脂蛋白（HDL）正常或降低。高胆固醇血症的发生是因为肝脏合成过多富含胆固醇的LDL，LDL受体缺陷致LDL清除减少所致。高甘油三酯血症也很常见，产生原因更多的是由于分解减少而非合成增多。

（三）病理类型与临床特征

1. 微小病变型肾病　光镜下肾小球无明显病变，近端肾小管上皮细胞可见脂肪变性。免疫病理检查阴性。电镜下的特征性改变是广泛的肾小球脏层上皮细胞足突融合（图4-1-2）。

微小病变型肾病好发于儿童，占原发性肾病综合征的80%~90%，占成人原发性肾病综合征的5%~10%。典型的临床表现为肾病综合征，血尿和高血压少见。但60岁以上患者，高血压和肾功能损害较为多见。

90%病例对糖皮质激素治疗敏感，一般10~14天开始利尿，尿蛋白可在数周内转阴，血白蛋白逐渐恢复至正常水平，最终达到临床完全缓解，但本病复发率高达60%。若反复发作或长期大量蛋白尿未得到控制，可发生病理类型的转变。此外，5%左右的儿童患者会表现为激素抵抗，应积极寻找抵抗的病因并调查治疗方案。

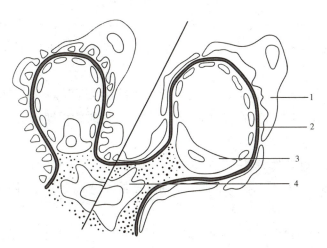

图4-1-2　微小病变型肾病示意图

左：正常肾小球　右：病变肾小球

1. 上皮细胞足突消失；2. 基底膜；3. 内皮细胞；4. 系膜细胞

2. 系膜增生性肾小球肾炎　光镜下可见肾小球系膜细胞和系膜基质弥漫增生，免疫病理检查可将本组疾病分为IgA肾病及非IgA系膜增生性肾小球肾炎。前者以IgA沉积为主，后者以IgG或IgM沉积为主，常伴有C3于肾小球系膜区或系膜区及毛细血管壁呈颗粒状沉积。电镜下显示系膜增生，在系膜区可见到电子致密物（图4-1-3）。

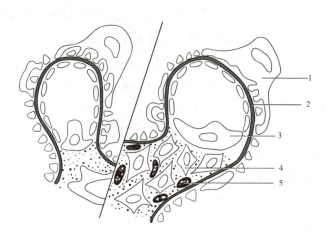

图4-1-3　系膜增生性肾小球肾炎示意图

左：正常肾小球　右：病变肾小球

1. 上皮细胞；2. 基底膜；3. 内皮细胞；4. 系膜细胞；5. 免疫复合物

本病在我国发病率高，约占原发性肾病综合征的30%，显著高于西方国家。本病好发于青少年，男性多于女性。约50%患者有上呼吸道感染等前驱感染，部分起病隐匿。临床主要表现为蛋白尿或（和）血尿，约30%表现为肾病综合征。

多数患者对激素和细胞毒药物有良好的反应，50%以上的患者经激素治疗后可获完全缓解。其治疗效果与病理改变的轻重程度有关，病理改变轻者疗效较好，病理改变重者则疗效较差。

3. 局灶阶段性肾小球硬化　光镜下可见局灶、节段性玻璃样变和硬化，肾小管萎缩、肾间质纤维化。免疫荧光显示IgM和C3在肾小球病变部位呈团块状沉积。电镜下可见肾小球上皮细胞足突广泛融合、基底膜塌陷，系膜基质增多，电子致密物沉积。

该类型占原发性肾病综合征的20%~25%。以青少年多见，男性多于女性，起病较为隐匿，大量蛋白尿及肾病综合征为其主要临床特点（发生率可达50%~75%），约3/4患者伴有血尿，部分可见肉眼血尿。病情较轻者可表现为无症状蛋白尿和血尿。本病确诊时常伴有高血压和肾功能损害，且随着病情的进展而加重。

本病对激素和细胞毒性药物治疗的反应较差，疗程要较其他病理类型的肾病综合征适当延长，但激素治疗无效者达60%以上。本病的预后与激素治疗效果及蛋白质的程度密切相关。激素治疗效果好者，预后较好。

4. 膜性肾病　光镜下可见肾小球毛细血管基底膜逐渐增厚。免疫荧光检查可见IgG和C3细颗粒围绕毛细血管或者基底膜弥漫颗粒样沉积。电镜下早期可见基底膜上皮侧或内侧有排列整齐的电子致密物沉积，上皮细胞足突广泛融合（图4-1-4）。

膜性肾病约占我国原发性肾病综合征的20%，好发于中老年，男性多见，发病高峰年龄为50~60岁。通常起病隐匿，70%~80%的患者表现为肾病综合征，约30%伴有镜下血尿，一般无肉眼血尿。本病易发生血栓栓塞，肾静脉血栓发生率可高达40%~50%。如有突发性腰痛或肋腹痛，伴血尿、蛋白尿加重，肾功能损害，应注意肾静脉血栓形成。

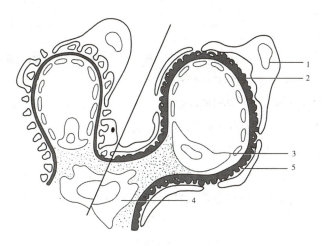

图4-1-4　膜性肾病示意图

左：正常肾小球　右：病变肾小球

1. 上皮细胞；2. 基底膜；3. 内皮细胞；4. 系膜细胞；5. 免疫复合物

有20%~35%患者的临床表现可自发缓解。60%~70%的早期膜性肾病患者经糖皮质激素和细胞毒药物治疗后可达临床缓解。本病多呈缓慢进展，中国10年肾脏存活率为80%~90%，明显较西方国家预后好。

5. 系膜毛细血管性肾小球肾炎　光镜下较常见的病理改变为系膜细胞和系膜基质弥漫重度增生，广泛插入到肾小球基底膜和内皮细胞之间，使毛细血管袢呈"双轨征"。免疫病理检查常见IgG和C3呈颗粒状系膜区及毛细血管壁沉积。电镜下系膜区和内皮下可见电子致密物沉积（图4-1-5）。

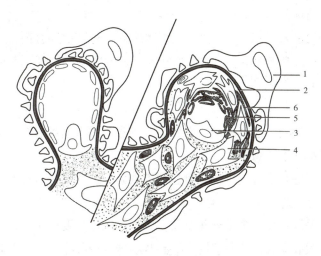

图4-1-5　系膜毛细血管性肾小球肾炎示意图

左：正常肾小球　右：病变肾小球

1. 上皮细胞；2. 基底膜；3. 内皮细胞；4. 系膜细胞；5. 免疫复合物；6. 基底膜样物质

该病理类型占我国原发性肾病综合征的10%~20%。本病好发于青少年，男女比例大致相等。半数患者常有上呼吸道感染史。50%患者表现为肾病综合征，30%的患者表现为无症状性蛋白尿，常伴有反复的镜下血尿或肉眼血尿，20%~30%患者表现为急性肾炎综合征。高血压、贫血及肾功能损害常见，常呈持续性进行性进展。75%的患者有血清C3持续降低，是本病重要特征之一。

本病目前尚无有效的治疗方法，激素和细胞毒药物仅在部分儿童病例有效，在成年人治疗效果不理想。有学者认为使用抗凝药，如双嘧达莫、阿司匹林、吲哚布芬等对肾功能有一定的保护作用。本病预后较差，病情持续进行性发展，约50%患者在10年内发展至终末期肾衰竭。肾移植术后常复发。

（四）并发症

1. **感染**　感染是肾病综合征患者常见并发症，主要原因有：①低蛋白血症，营养不良。②尿中免疫球蛋白大量丢失。③长期使用激素和细胞毒性药物。常见感染部位为呼吸道、尿道及皮肤等。一旦感染诊断成立，应立即予以相应治疗，并根据感染的严重程度，减量或停用激素和免疫抑制剂。

2. **血栓或栓塞**　主要原因有：①有效血容量减少及高脂血症造成血液黏稠度增加。②某些蛋白质从尿中丢失，肝代偿性合成蛋白增加，引起机体凝血、抗凝和纤溶系统失衡。③利尿剂和激素的使用等，进一步加重高凝状态。其中以肾静脉血栓最为常见，其中3/4病例因慢性形成，临床并无症状。此外，肺血管、下肢静脉、下腔静脉、冠状血管和脑血管血栓或栓塞并不少见。

3. **急性肾损伤**　常见病因有：有效血容量不足而致肾血流量下降，可诱发肾前性氮质血症。低蛋白血症引起肾间质水肿，压迫肾小管；肾小管管腔内蛋白管型堵塞；肾静脉血栓形成、药物等因素亦可致急性肾衰竭，从而导致急性肾损伤。临床主要表现为少尿或无尿、扩容及利尿剂治疗无效。

4. **蛋白质和脂肪代谢紊乱**　长期低蛋白血症可导致营养不良、小儿生长发育迟缓；免疫球蛋白减少造成机体免疫力低下，易致感染；药物结合蛋白减少可使血浆游离药物浓度增加、排泄加速，影响药物疗效。

高脂血症增加血液黏稠度，促进血栓栓塞并发症的发生，还将增加心血管系统并发症，并可促进肾小球硬化和肾小管-间质病变的发生，促进肾脏病变的慢性进展。

（五）诊断与鉴别诊断

1. **诊断**　NS的诊断具备下列四项：①大量蛋白尿（>3.5g/d）；②低蛋白血症（血浆白蛋白<30g/L）；③水肿；④血脂升高。前两项是诊断必须具备的条件。

原发性肾病综合征的诊断包括以下3个方面：①明确是否为肾病综合征；②确认病因，必须首先除外继发性病因（表4-1-1）和遗传性疾病，才能诊断为原发性肾病综合征；最好能进行肾活检，作出病理诊断；③判定有无并发症。

2. **鉴别诊断**

（1）狼疮性肾炎　以育龄期女性多见，常有发热、皮疹、关节痛等多系统受损表现，血清和多种自身抗体阳性，肾活检免疫病理呈"满堂亮"。

（2）过敏性紫癜肾炎　好发于青少年，有典型的皮肤紫癜，常伴关节痛、腹痛及黑便，多在紫癜出现后1~4周发现血尿和（或）蛋白尿。

（3）乙型肝炎病毒相关性肾炎　多见于儿童及青少年，临床主要表现为蛋白尿或肾病综合征。主要诊断依据包括：①血清乙型肝炎病毒抗原阳性；②有肾小球肾炎临床表现，并除外其他继发性肾小球肾炎；③肾活检组织中找到乙型肝炎病毒抗原。

（4）糖尿病肾病　好发于病程10年以上的中老年糖尿病患者。早期可发现尿微量白蛋白排出增加，以后逐渐发展成大量蛋白尿，甚至肾病综合征的表现。

（5）肾淀粉样变性　好发于中老年，除肾受累外，尚有其他脏器（心、肝、脾）受累的临床表现。早期可仅有蛋白尿，一般经3~5年出现肾病综合征。肾活检组织刚果红染色淀粉样物质呈砖红色，偏光显微镜下呈绿色双折射光特征。

（六）治疗

1. **一般治疗**

（1）休息　应适当注意休息，避免到公共场所和预防感染。病情稳定者应适当活动，防止静脉血栓形成。

（2）饮食管理　①热量要保证充分，每日不应少于126~147kJ/kg（30~35kcal/kg）。②给予正常量0.8~1.0g/（kg·d）的优质蛋白（富含必需氨基酸的动物蛋白）饮食。③水肿时应低盐（<3g/d）饮食。④为减轻高脂血症，应少进富含饱和脂肪酸（动物油脂）的饮食，多食用富含多聚不饱和脂肪酸（如植物油、鱼油）及富含可溶性纤维（如燕麦）的饮食。

2. 对症治疗

（1）利尿消肿　对肾病综合征患者利尿治疗的原则是不宜过快过猛，以免造成血容量不足、加重血液高黏滞倾向，诱发血栓、栓塞并发症。

①噻嗪类利尿剂：作用于髓袢升支厚壁段和远曲小管前段，通过抑制钠和氯的重吸收，增加钾的排泄而利尿。常用氢氯噻嗪，每次25mg，每日3次，口服。长期服用应防止低钾、低钠血症。

②袢利尿剂：作用于髓袢升支，对钠、氯和钾的重吸收具有强力的抑制作用。常用呋塞米（速尿）20~120mg/d，分次口服或静脉注射。应用袢利尿剂时需谨防低钠血症及低钾低氯性碱中毒。

③潴钾利尿剂：作用于远曲小管后段，排钠、排氯，潴钾，适用于低钾血症的患者。单独使用时利尿作用不显著，可与噻嗪类利尿剂合用。常用螺内酯，每次20mg，每日3次。长期服用需防止高钾血症，肾功能不全患者应慎用。

④渗透性利尿剂：通过提高血浆胶体渗透压，使组织中水分重吸收入血，同时在肾小管腔内形成高渗状态，减少水、钠的重吸收而达到利尿目的。可选择低分子右旋糖酐或淀粉代血浆。250~500mL静滴，隔日1次。但在每日尿量<400mL的患者应慎用。由于其高渗作用导致肾小管上皮细胞变性、坏死，导致急性肾损伤。

（2）减少尿蛋白　持续性大量蛋白尿可导致肾小球高滤过、促进肾小球硬化、加重肾小管-间质损伤，是影响肾小球疾病预后的重要因素。已证实减少尿蛋白可以有效延缓肾功能的恶化。血管紧张素转换酶抑制剂（ACEI）或血管紧张素Ⅱ受体阻滞剂（ARB），可以有效降低尿蛋白，所用剂量一般比常规降压剂量大，才能获得良好疗效。

🖊 知识拓展

多年研究证实，ACEI或ARB除具有降低血压作用外，还有减少蛋白尿和延缓肾功能恶化的肾脏保护作用。后两种作用是通过对肾小球血流动力学的特殊调节作用（扩张入球和出球小动脉，但对出球小动脉的扩张作用大于入球小动脉），降低肾小球内高压、高灌注和高滤过，起到减缓肾小球硬化的发展和肾脏保护作用。肾功能损害的患者要慎用，防止高钾血症。血肌酐>264μmol/L（3mg/dL）时，务必在严密观察下谨慎使用。

---

3. 免疫抑制治疗
糖皮质激素和细胞毒药物仍然是治疗肾病综合征的主要药物，原则上应根据肾活检病理结果选择治疗药物及确定疗程。

（1）糖皮质激素　激素使用原则如下。①起始足量：常用药物为泼尼松1mg/（kg·d），口服8周，必要时可延长至12周。②缓慢减药；足量治疗后每2~3周减原用量的10%，当减至20mg/d时病情易复发，应更加缓慢减量。③长期维持：最后以最小有效剂量（10mg/d）再维持半年左右。激素可采取全日量顿服，维持用药期间两日剂量隔日晨顿服，以减轻激素的副作用。水肿严重、有肝功能损害或泼尼松疗效不佳时，应更换为甲泼尼龙（等剂量），口服或静脉滴注。因地塞米松半衰期长，副作用大，现已少用。

根据患者对糖皮质激素的治疗反应，可将其分为"激素敏感型"（用药8~12周内肾病综合征缓解）、"激素依赖型"（激素减药到一定程度即复发）和"激素抵抗型"（常规激素治疗无效）3类。

长期应用激素的患者可出现感染、药物性糖尿病、骨质疏松等副作用，少数病例还可能发生股骨头无菌性缺血性坏死，需加强监测，及时处理。

（2）细胞毒药物　这类药物可用于"激素依赖型"或"激素抵抗型"患者，协同激素治疗。若无激素禁忌，一般不作为首选或单独治疗用药。

①环磷酰胺：在小剂量激素的基础上加用。应用剂量为2mg/（kg·d），分1~2次口服；或200mg，隔日静脉注射。累积量达6~8g后停药。主要副作用为骨髓抑制及肝损害，并可出现性腺抑制（尤其是男性）、脱发、胃肠道反应及出血性膀胱炎。

②环孢素：能选择性抑制T辅助细胞及T细胞毒效应细胞而起作用，已作为二线药物用于治疗激素及细胞毒药物无效的难治性肾病综合征。常用量为3~5mg/（kg·d），分2次空腹口服，服药期间需监测并维持其血浓度谷值为100~200ng/mL。服药2~3个月后缓慢减量，疗程至少1年。副作用有肝肾毒性、高血压、高尿酸血症、多毛及牙龈增生等。停药后易复发，使其广泛应用受到限制。

③霉酚酸酯：一种较新的免疫抑制剂，可用于激素抵抗及细胞毒性药物治疗无效的肾病综合征患者。通过抑制次黄嘌呤单核苷酸脱氢酶，减少鸟嘌呤核苷酸的合成，从而抑制T、B淋巴细胞增殖。常用量为1.5~2g/d，分2次口服，疗程3~6个月，减量维持半年。已广泛用于肾移植后排斥反应，副作用相对较小。如腹泻、胃肠道反应等，偶有骨髓移植作用。

应用激素及细胞毒药物治疗肾病综合征可有多种方案，原则上应以在增强疗效的同时最大限度地减少副作用为宜。对于是否应用激素治疗、疗程长短以及是否应该使用细胞毒药物等，应结合患者肾小球病变的病理类型、年龄、肾功能和是否有相对禁忌证等情况而区别对待，制订个体化治疗方案。

4. 并发症的防治　肾病综合征的并发症是影响患者长期预后的重要因素，应积极防治。

（1）感染　无需应用抗生素预防感染。一旦发现感染，应及时选用对致病菌敏感、强效且无肾毒性的抗生素积极治疗，有明确感染灶者应尽快去除。严重感染难控制时应考虑减少或停用激素，但需视患者具体情况决定。

（2）血栓及栓塞　一般认为当血浆白蛋白<20g/L时，提示存在高凝状态，即应开始预防性抗凝治疗。可给予普通肝素或低分子量肝素，也可服用华法林，维持凝血酶原时间国际标准化比值（INR）在正常值2倍。抗凝的同时可辅以抗血小板药，如双嘧达莫或阿司匹林口服。对已发生血栓、栓塞者应尽早（6小时内效果最佳，但3天内仍可望有效）给予尿激酶或链激酶全身或局部溶栓，同时配合抗凝治疗，抗凝药一般应治疗半年以上。治疗期间要注意患者的出、凝血状况，避免出血。

（3）急性肾损伤　如处理不当可危及患者生命，若及时给予正确处理，大多数患者可望恢复。可采取以下措施。①袢利尿剂：对袢利尿剂仍有效者应予以较大剂量，以冲刷阻塞的肾小管管型。②血液透析：利尿无效并已达到透析指征者，应行血液透析以维持生命，并在补充血浆制品后适当脱水，以减轻肾间质水肿。③原发病治疗：因其病理类型多为微小病变型肾病，应予以积极治疗。④碱化尿液：可口服碳酸氢钠碱化尿液，以减少管型形成。

（4）蛋白质及脂肪代谢紊乱　①通过调整饮食中蛋白和脂肪的量与结构（如前所述），力争将代谢紊乱的影响减小到最低限度。②药物可用于治疗蛋白质及脂肪代谢紊乱，如ACEI及ARB均可减少尿蛋白；中药黄芪（30~60g/d，煎服）可促进肝脏白蛋白合成，并可能兼有减轻高脂血症的作用。③降脂药物可选择以降低胆固醇为主的羟甲基戊二酰辅酶A还原酶抑制剂（HMCG-CoA），如洛伐他汀等他汀类药物；或选择以降低甘油三酯为主的氯贝丁酯类，如非诺贝特等。

（七）预后

影响肾病综合征预后的因素主要如下。①病理类型：微小病变型肾病和轻度系膜增生性肾小球肾炎预后较好，系膜毛细血管性肾炎、局灶阶段性肾小球硬化及重度系膜增生性肾小球肾炎预后较差。早期膜性肾病也有一定的缓解率，晚期则难以缓解。②临床表现：大量蛋白尿的严重高血压及肾功能损害者预后较差。③激素治疗效果：激素敏感者预后相对较好，激素抵抗者预后差。④并发症：反复感染导致肾病综合征经常复发者预后差。

三、慢性肾小球肾炎

慢性肾小球肾炎（chronic glomerulonephritis）简称慢性肾炎，是以蛋白尿、血尿、高血压和水肿为主要临床表现的肾小球疾病，可有不同程度的肾功能损害。起病方式各有不同，病情迁延，持续缓慢进展，部分患者将发展至慢性肾衰竭。

（一）病因和发病机制

绝大多数慢性肾炎由不同病因的原发性肾小球疾病发展而来，仅有少数慢性肾炎是由急性肾炎发展所致（直接迁延或临床痊愈若干年后再现）。其发病机制主要与免疫介导炎症损伤有关。此外，高血压、大量蛋白尿、高血脂等非免疫非炎症因素也起到重要作用。

（二）病理

慢性肾炎可见于多种肾脏病理类型，主要为系膜增生性肾小球肾炎（包括IgA和非IgA系膜增生性肾小球肾炎）、系膜毛细血管性肾小球肾炎、膜性肾病及局灶节段性肾小球硬化等。病变进展至晚期，肾脏体积缩小、肾皮质变薄，所有病理类型均可进展为程度不等的肾小球硬化，相应肾单位的肾小管萎缩、肾间质纤维化，最终肾脏体积缩小，进展为硬化性肾小球肾炎。

（三）临床表现

慢性肾炎可发生于任何年龄，但以中青年为主，男性多见，多数起病缓慢、隐匿，无急性肾炎病史和前驱感染，早期患者可无特殊症状，患者可有乏力、疲倦、腰部酸痛和食欲缺乏，水肿可有可无，一般不严重。病情缓慢进展，时轻时重，以血尿、蛋白尿、高血压和水肿为基本症状。这种情况可持续数年，甚至数十年，肾功能渐进性减退，最后进入终末期肾衰竭。

多数患者有轻重不等的高血压，部分患者有持续性中等以上程度的血压升高，甚至出现高血压脑病、高血压性心脏病、眼底出血及视乳头水肿等。如血压控制不好，肾功能恶化较快，预后较差。部分患者可因感染、劳累，或用肾毒性药物后病情急骤恶化，经及时去除诱因和适当治疗后病情可在一定程度上缓解，但也可能由此而进入不可逆的慢性肾衰竭。

（四）辅助检查

1. 实验室检查　多为轻度尿异常，尿蛋白常在1~3g/d，尿沉渣镜检示红细胞可增多，可见红细胞管型。用相差显微镜尿红细胞形态检查和（或）尿红细胞容积分布曲线测定可判定血尿性质为肾小球源性血尿。疾病晚期则出现尿浓缩功能减退，血肌酐升高和内生肌酐清除率下降。

2. B超　B型超声检查示疾病早期肾脏大小正常，晚期可出现双肾对称性缩小、皮质变薄。

3. 肾组织活检　肾脏活体组织检查可表现为原发病的病理改变，对于指导治疗和估计预后具有重要价值。

（五）诊断与鉴别诊断

1. 诊断　患者尿检异常（蛋白尿、血尿）、伴或不伴水肿，及高血压病史达3个月以上，无论有无肾功能损害，均应考虑此病。在除外继发性肾小球肾炎及遗传性肾小球肾炎后，临床上可诊断为慢性肾炎。

2. 鉴别诊断

（1）继发性肾小球疾病　如狼疮肾炎、过敏性紫癜肾炎、糖尿病肾病等，依据相应的病史、临床表现及特异性实验室检查，一般不难鉴别。

（2）其他原发性肾小球疾病

①无症状性血尿和（或）蛋白尿：轻型慢性肾炎应与无症状性血尿和（或）蛋白尿相鉴别，后者表现为无症状性血尿和（或）蛋白尿，无水肿、高血压和肾功能减退。

②感染后急性肾炎：有咽部和皮肤的链球菌感染最为常见，血清C3在发病时降低，8周内恢复正常，常有自愈倾向。

③原发性高血压肾损害：既往有较长的高血压病史，远曲小管功能损伤（如尿浓缩功能减退、比重降低、夜尿增多）早于肾小球功能损伤，尿改变轻微（尿蛋白<2g/24h，以中、小分子蛋白为主），常有其他靶器官（心、脑、视网膜）损伤。

④慢性肾盂肾炎：多有反复发作的泌尿系统感染史，尿沉渣中常有白细胞，尿细菌学检查阳性，B型超声检查或静脉肾盂造影示双侧肾脏不对称缩小。

（六）治疗

慢性肾炎的治疗应根据肾活检病理类型进行针对性治疗，改善或缓解临床症状，防止或延缓肾功能进行性恶化、防治心脑血管并发症的发生。

1. 饮食管理　若患者有肾功能不全，应限制蛋白［0.6~1.0g/（kg·d）］，同时控制磷的摄入，限制蛋白摄入量后尽量选用优质蛋白质（动物蛋白），适当增加碳水化合物的摄入。限制钠盐的摄入（<6g/d），以满足机体生理代谢所需要的热量，防止负氮平衡。在低蛋白饮食2周后可使用必需氨基酸或 α–酮酸。

2. 积极控制高血压和减少尿蛋白　高血压和蛋白尿是加速肾小球硬化、促进肾功能恶化的重要因素，积极控制高血压和减少蛋白尿是两个重要的环节。高血压的治疗目标：力争把血压控制在理想水平（<130/80mmHg）。尿蛋白的治疗目标：争取减少至<1.0g/d。一般首选具有肾脏保护作用的降压药如ACEI和ARB类药物。患者有ACEI或ARB应用禁忌，或者血压控制不佳，也可考虑使用钙通道阻滞剂。

慢性肾炎常有水、钠潴留引起的容量依赖性高血压，可选用利尿剂，但一般不长期使用，应用时注意体内电解质紊乱、高血脂、高血糖、高凝等情况。可选用噻嗪类利尿剂，如氢氯噻嗪12.5~25mg/d。Ccr<30mL/min时，噻嗪类无效，应改用袢利尿剂，一般不宜过多和长久使用。

3. 糖皮质激素和细胞毒药物　一般不主张积极应用，但是如果患者肾功能正常或仅轻度受损，病理类型较轻（如轻度系膜增生性肾炎、早期膜性肾病等），而且尿蛋白较多，无禁忌证者可试用，但无效者则应及时逐步撤去。

4. 避免加重肾脏损害的因素　感染、劳累、妊娠及肾毒性药物（如氨基苷类抗生素、含马兜铃酸的中药如关木通、广防己等）均可能损伤肾脏，导致肾功能恶化，应予以避免。

岗位情景模拟 30

患者，女性，36岁，反复性颜面与眼睑浮肿3年，加重1个月。患者于3年前无明显诱因面部与眼睑浮肿，晨起时较重，伴有腰膝酸软，体重增加，乏力等，无肉眼血尿，无尿频、尿急、尿痛。曾于当地诊断为"慢性肾炎，高血压"，间断性服用过"氢氯噻嗪、厄贝沙坦"等，浮肿时轻时重。最近1个月浮肿加重，服用上述药物效果不佳，遂来我院求诊。发病以来睡眠、饮食欠佳。既往无青霉素过敏，无家族遗传疾病。

体格检查：BP 150/90mmHg，体重63kg，肾病面容，眼睑与面部浮肿，皮肤略苍白，淋巴结未触及，心肺正常，腹部平软，肝脾无肿大，两下肢凹陷性浮肿。

实验室检查：血常规示Hb 113g/L，WBC 7.7×10^9/L，PLT 210×10^9/L。尿常规：尿蛋白定性（++）、定量3g/24h，RBC每高倍视野20~30个，尿WBC每高倍视野0~3个，颗粒管型每高倍视野0~1个。血清总蛋白55g/L，白蛋白28g/L，球蛋白27g/L，ALT 28U，血清胆固醇12.93mmol/L，BUN 8.1mmol/L，Scr 146μmol/L。

问题与思考

1. 根据现有临床资料，提出初步诊断，并写出诊断依据。
2. 若初步诊断正确，写出初步治疗计划或方案。

答案解析

（七）预防

慢性肾炎病情迁延，病变均为缓慢进展，最终进展至慢性肾衰竭。病变进展速度个体差异很大，主要取决于肾脏病理类型和严重程度、是否采取有效的延缓肾功能进展的措施、治疗是否恰当及是否避免各种危险因素等。

附：无症状性血尿（或）蛋白尿

无症状性血尿和（或）蛋白尿又称为隐匿型肾小球肾炎，系指仅表现为肾小球源性血尿和（或）轻至中度蛋白尿，不伴水肿、高血压及肾功能损害的一组肾小球疾病，通过实验室检查发现并诊断。

（一）临床表现

临床多无症状，常因发作性肉眼血尿或体检提示镜下血尿或蛋白尿而发现，无水肿、高血压和肾功能损害；部分患者可于高热或剧烈运动后出现一过性血尿，短时间内消失。反复发作的单纯性血尿，尤其是和上呼吸道感染密切相关者应注意IgA肾病的可能。

（二）实验室检查

尿液分析可有镜下血尿和（或）蛋白尿（尿蛋白>0.5g/24h，但通常<2.0g/24h，以白蛋白为主）；相差显微镜尿红细胞形态检查和（或）尿红细胞容积分布曲线测定可判定血尿性质为肾小球源性血尿。免疫学检查抗核抗体、抗双链DNA抗体、免疫球蛋白、补体等均正常。部分IgA肾病患者可有血IgA水平的升高；肾功能及影像学检查如B超、静脉肾盂造影、CT或MRI等常无异常发现。

肾活检对于无症状血尿和（或）蛋白尿的诊断非常重要。单纯血尿者，有5%~15%的患者肾活检后仍不能确诊，对于此类患者不一定行肾活检。血尿伴蛋白尿患者的病情及预后一般较单纯性血尿患者稍重，且临床上无法鉴别为IgA肾病或其他肾病，建议行肾穿刺活检评估病情和协助治疗。如患者随访中出现血尿、蛋白尿加重和（或）肾功能恶化，应尽快做肾活检明确诊断。

（三）诊断与鉴别诊断

无症状性血尿和（或）蛋白尿临床上无特殊症状，易被忽略，故应加强临床随访。此外，尚需排除其他原因所致的可能。

1. 尿路疾病所致的血尿 如尿路结石、肿瘤或炎症，常可根据病史及影像学检查鉴别。

2. 假性血尿 如月经血、尿道周围炎症、食物或药物的影响等，同时注意排除血红蛋白尿、肌红蛋白尿等。

3. 继发性肾小球肾炎 如系统性红斑狼疮、过敏性紫癜肾炎等，可根据临床表现及特殊的实验室检查进行鉴别。

4. 生理性蛋白尿 多有明确的诱因，如剧烈运动、寒冷、发热等，为一过性蛋白尿，蛋白尿较轻，诱因去除后蛋白尿消失。直立性蛋白尿可见于青少年，直立时出现，卧床后消失。

（四）治疗

无症状性蛋白尿和（或）血尿的患者应进行定期临床观察和追踪（每3~6个月1次），监测尿沉渣、肾功能和血压变化。在未明确病因之前无需给予特异的治疗，应避免加重肾损害的因素。由于患者蛋白尿较轻，不必使用激素和细胞毒药物，可适当用中医药辨证施治，但也不必使用过多的中草药，以免用药不慎，反致肾功能损害。

尿蛋白明显增多（尤其>1.0g/d）者，建议考虑使用ACEI或ARB类药物治疗，治疗时需监测血压；随访中如出现高血压或肾功能损害，按慢性肾小球肾炎治疗。

无症状性血尿或（和）蛋白尿可长期迁延或间歇性发作，少数患者可自愈。大多数患者的肾功能可长期维持正常，少数患者可出现尿蛋白增多、高血压和肾功能损害转成慢性肾炎。

（姜旭光）

PPT

第二节　尿路感染

学习目标

知识要求：

1. 掌握尿路感染的概念、临床表现、辅助检查、诊断要点和治疗原则。

2. 熟悉尿路感染的病因、发病机制、病理特点。

3. 了解尿路感染的发病情况和预后。

技能要求：

1. 熟练掌握诊断尿路感染的临床技能。

2. 学会系统应用临床知识治疗尿路感染疾病。

　　尿路感染（urinary tract infection，UTI）简称尿感，是指病原体在尿路中生长、繁殖而引起的感染性疾病。病原体可包括细菌、真菌、支原体、衣原体、病毒等。本节主要叙述由细菌（不包括结核）引起的尿路感染。

　　尿路感染是最常见的细菌感染性疾病之一。1~50岁人群中，女性尿路感染发病率明显高于男性。一半以上的女性一生中至少有过一次症状性尿路感染，每年2%~10%的女性至少患一次尿路感染，其中20%~30%患者尿路感染反复发作。65岁以上男性，尿路感染发病率明显增加，几乎与女性相近，主要与前列腺肥大或前列腺炎有关。伴有泌尿生殖系统异常或免疫低下等危险因素的患者，尿路感染的发病率明显增加。

（一）病因和发病机制

　　1. 病原微生物　革兰阴性杆菌为尿路感染最常见的致病菌，其中以大肠埃希菌最为常见，占非复杂尿路感染的75%~90%，其次为克雷伯菌、变形杆菌等。5%~10%的尿路感染由革兰阳性细菌引起，主要是肠球菌和凝固酶阴性的葡萄球菌。结核杆菌、衣原体、真菌也可导致尿路感染。95%以上的尿路感染为单一细菌感染，极少数存在多种病原体混合感染，多见于长期放置导尿管、尿道异物（结石或肿瘤）、反复器械检查后、免疫力低下等。近年来，由于抗生素的广泛使用，细菌的耐药性逐渐增强，国外报道革兰阴性杆菌对氨苄西林耐药率50%，对磺胺类耐药率22%，在长期使用抗生素的患者中，耐喹诺酮类革兰阴性杆菌也较为普遍。

　　2. 感染途径

　　（1）上行感染　病原菌经由尿道上行至膀胱，甚至输尿管、肾盂引起的感染称为上行感染，此种感染最为多见，约占尿路感染的95%。正常情况下，前尿道和尿道口周围定居着少量细菌，如链球菌、乳酸菌和葡萄球菌等，但并不致病。某些因素如性生活、尿路梗阻、医源性操作、生殖器感染等，可导致上行感染的发生。

　　（2）血行感染　指病原菌通过血运到达肾脏和尿路其他部位引起的感染。此种感染途径少见，不足2%。多发生于患有慢性疾病或接受免疫抑制剂治疗的患者。常见的病原菌有金黄色葡萄球菌、沙门菌属、假单胞菌属和白念珠菌属等。

　　（3）直接感染　泌尿系统周围器官、组织发生感染时，病原菌偶可直接侵入泌尿系统导致感染。

　　（4）淋巴道感染　盆腔和下腹部的器官感染时，病原菌可从淋巴道感染泌尿系统，但罕见。

　　3. 易感因素

　　（1）尿路梗阻　结石、前列腺增生、狭窄、肿瘤等均可形成尿路梗阻，细菌不易被冲刷清除，而在局部大量繁殖引起感染。尿路梗阻合并感染可使肾组织结构快速破坏，因此及时解除梗阻非常重要。

　　（2）膀胱输尿管功能障碍　正常情况下，输尿管瓣膜可阻止尿液上行反流，当其功能或结构异常时可使尿液从膀胱逆流到输尿管甚至肾盂，引发肾盂肾炎。支配膀胱的神经功能障碍，如脊髓损伤、糖尿病等疾病，因长时间的尿液潴留导致感染。

　　（3）机体免疫力低下　如长期使用免疫抑制剂、糖尿病、长期卧床、严重的慢性病和艾滋病等，导致抵抗力下降，尿路感染发生率升高。

　　（4）女性尿道解剖特点　女性尿道短而宽，尿道口距肛门较近，是女性容易发生尿路感染的重要因素。妊娠（输尿管蠕动减弱）和性生活等也可引起尿路感染。

　　（5）医源性因素　导尿或留置导尿管膀胱镜和输尿管镜检查、逆行性尿路造影等可致尿路黏膜损伤，如将细菌带入泌尿道，易引发尿路感染。据文献报道，即使严格消毒，单次导尿后，尿路感染发生率依然为1%~2%，留置导尿管1天感染率约为50%，超过3天者，感染发生率可达90%以上。

（二）病理

1. **急性膀胱炎**　膀胱黏膜血管扩张、充血，上皮细胞肿胀，黏膜下组织充血、水肿及炎症细胞浸润，重者可有点状或片状出血，甚至黏膜溃疡。

2. **急性肾盂肾炎**　单侧或双侧肾脏受累，表现为局限或广泛的肾盂、肾盏黏膜充血、水肿，表面有脓性分泌物，黏膜下可有细小脓肿，于1个或几个肾乳头可见大小不一，尖端指向肾乳头、基底伸向肾皮质的楔形炎症病灶。病灶内可见不同程度的肾小管上皮细胞肿胀、坏死、脱落，肾小管腔中有脓性分泌物。肾间质水肿，内有白细胞浸润和小脓肿形成。肾小球一般无形态学改变。

3. **慢性肾盂肾炎**　双侧肾脏病变常不一致，肾脏体积缩小，表面不光滑，有肾盂、肾盏粘连变形，肾乳头瘢痕形成，肾小管萎缩及肾间质淋巴－单核细胞浸润等慢性炎症表现。

（三）临床表现

1. **尿路感染分类**

（1）根据感染部位分类　可分为上尿路感染和下尿路感染，前者指肾盂肾炎，感染部位包括输尿管、肾盂、肾实质；后者包括膀胱炎和尿道炎。

（2）根据有无基础疾病/尿路解剖与功能异常　分为单纯性尿路感染和复杂性尿路感染。

（3）根据是否初发　分为初发性尿路感染和反复发作性尿路感染。前者指首次发生的尿路感染；后者指一年发作至少3次以上或6个月发作2次以上，包括为复发或重新感染。复发指治疗后症状消失，尿菌转阴，但在停药6周后再次出现菌尿，两次病原体一致；重新感染指治疗后症状消失，尿菌转阴，但在停药6周后再次出现菌尿，病原体与上次感染不同。

2. **不同类型尿路感染**

（1）膀胱炎　占尿路感染的60%以上，常见于青年女性，主要表现为尿频、尿急、尿痛（尿路刺激征）。可有耻骨上方疼痛或压痛，尿液常浑浊，约30%可出现血尿。一般无全身感染症状。致病菌多为大肠埃希菌，占75%以上。

（2）急性肾盂肾炎　育龄女性最多见。临床表现与感染程度有关，通常起病较急。①全身症状：发热、寒战、头痛、全身酸痛、恶心、呕吐等，体温多在38.0℃以上，多为弛张热，也可呈稽留热或间歇热。部分患者出现革兰阴性杆菌菌血症。②泌尿系统症状：尿频、尿急、尿痛、排尿困难等。部分患者泌尿系统症状不典型或缺如。③腰痛：程度不一，多为钝痛或酸痛。体检时可发现肋脊角或输尿管点压痛和（或）肾区叩击痛。

（3）慢性肾盂肾炎　临床表现可不典型，多表现为无症状性菌尿和间歇出现尿路刺激征。半数以上患者可有急性肾盂肾炎病史，后出现间歇性低热、尿频、排尿不适、腰部酸痛及肾小管功能受损表现，如夜尿增多、低比重尿等。病情持续可发展为慢性肾衰竭。急性发作时患者症状明显，类似急性肾盂肾炎。

（4）无症状性菌尿　指患者有真性菌尿，而无尿路感染的症状，可由症状性尿路感染演变而来或无急性尿路感染病史。20~40岁女性无症状性菌尿的发病率低于5%，而老年女性及男性发病率为40%~50%。致病菌多为大肠埃希菌，患者可长期无症状，尿常规可无明显异常或白细胞增加，但尿培养有真性菌尿。

（5）尿道炎　多见于女性，表现为尿痛、脓尿，一般起病缓慢，临床表现与膀胱炎不易区分。致病菌以大肠杆菌、链球菌、葡萄球菌为最常见。

（四）并发症

尿路感染如能及时治疗，并发症很少，但伴有糖尿病和（或）存在复杂因素的肾盂肾炎者如未及时治疗或治疗不当可出现下列并发症。

1. 肾乳头坏死　指肾乳头及其邻近肾髓质缺血性坏死，常发生于伴有糖尿病或尿路梗阻的肾盂肾炎，为其严重并发症。主要表现为寒战、高热、剧烈腰痛或腹痛和血尿等，可同时伴发革兰阴性杆菌败血症和（或）急性肾衰竭。当有坏死组织脱落从尿中排出，阻塞输尿管时可发生肾绞痛。静脉肾盂造影可见肾乳头区有特征性"环形征"。治疗时要加强抗感染治疗，坏死组织阻塞输尿管，需通过输尿管膀胱镜取出。

2. 肾周围脓肿　由严重肾盂肾炎直接扩展而致，多有糖尿病、尿路结石等易感因素。致病菌常为革兰阴性杆菌，尤其是大肠埃希菌。除原有症状加剧外，常出现明显的单侧腰痛，且在向健侧弯腰时疼痛加剧。B超、X线腹部平片、CT、MRI等检查有助于诊断。治疗主要是加强抗感染治疗和（或）局部切开引流。

（五）辅助检查

1. 尿液检查

（1）尿常规检查　常混浊并有异味。常有白细胞尿，尿沉渣镜检白细胞每高倍视野>5个称为白细胞尿，几乎所有尿路感染都有白细胞尿，对尿路感染诊断意义较大；部分尿路感染患者有镜下血尿，为均一性红细胞尿，少数急性膀胱炎患者可出现肉眼血尿；蛋白尿多为阴性至微量。部分患者尿中发现白细胞管型提示肾盂肾炎。大肠杆菌等革兰阴性杆菌含硝酸盐还原酶，可使尿中硝酸盐还原为亚硝酸盐，致尿中亚硝酸盐阳性，但若为球菌感染，则可为阴性。

> **◉ 知识拓展**
>
> 依据尿液中的红细胞形态可将红细胞分为 3 种：均一性红细胞、非均一性红细胞、混合性红细胞。均一性红细胞见于肾小球以外的泌尿系统出血，如膀胱炎、尿路结石、尿道损伤、血友病、剧烈运动等。非均一性红细胞见于肾小球肾炎、肾盂肾炎、肾结核、肾病综合征等，多伴有蛋白尿和管型尿。混合性蛋白尿是以上两种红细胞同时存在。

（2）白细胞排泄率　留取 3 小时尿液，立即进行尿白细胞计数，所得白细胞数按每小时折算，正常人白细胞计数$<2 \times 10^5$/h，白细胞计数$>3 \times 10^5$/h为阳性，介于$(2\sim3) \times 10^5$/h为可疑。

2. 细菌学检查

（1）涂片细菌检查　未离心新鲜中段尿沉渣涂片，若平均每高倍视野下可见1个以上细菌，提示尿路感染。本法所需设备简单、操作方便，检出率达80%~90%，可初步确定是杆菌或球菌、革兰阴性菌或是革兰阳性菌，对及时、准确选择抗生素有重要参考价值。

（2）细菌培养　尿细菌培养对诊断尿路感染有重要价值。可采用清洁中段尿、导尿及膀胱穿刺尿，做细菌定量培养。细菌菌落数$\geq 10^5$/mL，为有意义菌尿。如临床上无症状，需做2次中段尿培养，细菌菌落数均$\geq 10^5$/mL，且为同一菌种，可诊断为尿路感染。

3. 血液检查

（1）血常规　急性肾盂肾炎时血白细胞计数常升高，中性粒细胞增多，核左移。血沉可增快。

（2）肾功能　慢性肾盂肾炎肾功能受损时可出现肾小球滤过率下降，血肌酐升高等。

4. 影像学检查　如B超、X线腹平片、CT、肾盂静脉造影等，目的是了解尿路情况，及时发现有无尿路结石、梗阻、反流、畸形等导致尿路感染反复发作的因素。

（六）诊断与鉴别诊断

1. 诊断　有尿路感染的症状和体征，如尿路刺激征（尿频、尿痛、尿急），耻骨上方疼痛和压痛，或伴有发热，腰部疼痛或叩击痛等，结合尿液改变及尿液细菌学检查即可诊断尿路感染。无症状性菌尿的诊断要求2次细菌培养为同一菌种的真性菌尿。当女性有明显尿频、尿急、尿痛，尿白细胞增多，尿细菌培养 $\geq 10^2$/mL，且为常见致病菌时，可拟诊为尿路感染。

（1）尿路感染的定位诊断　尿路感染需要定位诊断，判定是上尿路感染还是下尿路感染。

1）根据临床表现定位：上尿路感染常有发热、寒战，甚至毒血症的症状，伴明显腰痛，体征有输尿管点和（或）肋脊点压痛、肾区叩击痛等，伴或不伴尿路刺激征。下尿路感染，常以尿路刺激征为突出表现，一般少有发热、腰痛等。

2）根据实验室检查定位：下列情况提示上尿路感染。①膀胱冲洗后尿细菌培养阳性。②尿沉渣镜检有白细胞管型，并排除间质性肾炎、狼疮肾炎等疾病。③尿N-乙酰-氨基葡萄糖苷酶升高、尿 β_2 微球蛋白升高（二者反映肾小管的损害程度）。④尿渗透压下降。

（2）确定病原菌　有赖于细菌学检查，同时做药敏试验，可指导治疗。

（3）明确潜在的致病因素　对于反复发作的尿路感染，应积极寻找是否存在泌尿系统畸形、梗阻，糖尿病或其他导致机体抵抗力下降的因素。

（4）慢性肾盂肾炎的诊断　除有反复发作的尿路感染病史之外，尚需结合病史、影像学及肾脏功能检查。①肾外形凹凸不平，且双肾大小不等。②静脉肾盂造影可见肾盂、肾盏变形和缩窄。③持续性肾小管功能损害。具备上述第①②条的任何一项再加第③条即可诊断慢性肾盂肾炎。

2. 鉴别诊断　不典型尿路感染要与下列疾病鉴别。

（1）尿道综合征　常见于女性，患者有尿路刺激征，但多次检查均无真性细菌尿。尿道综合征分感染性和非感染性两种。前者由衣原体等非细菌感染所致；后者可能由于逼尿肌与膀胱括约肌功能不协调、妇科或肛周疾病、神经焦虑等引起。

（2）肾结核　肾结核的膀胱刺激症状更为明显，一般抗生素治疗无效，尿沉渣可找到抗酸杆菌，尿培养结核分枝杆菌阳性，而普通细菌培养为阴性。肾盂静脉造影可发现肾实质虫蚀样缺损等表现。部分患者伴有肾外结核，抗结核治疗有效，可资鉴别。

（3）慢性肾小球肾炎　慢性肾盂肾炎出现肾功能减退、高血压时，应与慢性肾小球肾炎相鉴别。后者多为双侧肾脏对称性缩小，肾小球功能受损突出，且常有水肿病史和血尿、蛋白尿；而前者常有尿路刺激征，细菌学检查阳性，肾小管功能受损明显，影像学检查示双肾不对称性缩小。

（七）治疗

1. 一般治疗　急性期注意休息，多饮水，勤排尿。膀胱刺激征和血尿明显者，可口服碳酸氢钠片，每次1g，每日3次，以碱化尿液，缓解症状，避免形成血凝块，尿路感染反复发作者应积极寻找病因和诱发因素，并及时去除。

2. 抗感染治疗　抗感染治疗是尿路感染的治疗核心，其目标是以最小副作用、最小细菌耐药、最廉价费用获得最佳治疗效果。用药原则：①选用致病菌敏感的抗生素。无病原学结果前，一般首选对革兰阴性杆菌有效的抗生素，尤其是首发尿路感染。治疗3天症状无改善，应按药敏结果调整用药。②选择在尿和肾内浓度高的抗生素。③选用肾毒性小，副作用少的抗生素。④单一药物治疗失败、严重感染、混合感染、耐药菌株出现时应联合用药。⑤不同类型的尿路感染给予不同的治疗时间。常用的抗生素包括磺胺类、β-内酰胺类（青霉素类、头孢菌素类）、氨基糖苷类（如阿米卡星、妥布霉素等）以及喹诺酮类（如诺氟沙星、氧氟沙星等）

（1）急性膀胱炎　常采用3天短程疗法。一般采用单药治疗，即口服氧氟沙星0.2g，每日2次；或口服阿莫西林0.5g，每日3次；或口服头孢拉定0.5g，每日3次。停服抗生素7天后，需进行尿细菌定量培养。如结果阴性表示急性细菌性膀胱炎已治愈；如仍有真性细菌尿，应继续给予2周抗生素治疗。

（2）肾盂肾炎　首次发生的急性肾盂肾炎的致病菌80%为大肠埃希菌，在留取尿细菌检查标本后应立即开始治疗，首选对革兰阴性杆菌有效的药物。72小时显效者无需换药，否则应按药敏结果更改抗生素。

1）病情较轻者：可在门诊口服药物治疗，疗程10~14天。常用药物有喹诺酮类（如氧氟沙星，每次0.2g，每日2次；环丙沙星，每次0.25g，每日2次，或用左氧氟沙星）、半合成青霉素类（如阿莫西林，每次0.5g，每日3次）、头孢菌素类（如头孢呋辛，每次0.25g，每日2次）等。治疗14天后，通常90%患者可治愈。如尿菌仍为阳性，应参考药敏试验选用有效抗生素继续治疗4~6周。

2）严重感染全身中毒症状明显者：需住院治疗，静脉给药。常用药物，如氨苄西林，每次1.0~2.0g，每4小时1次；头孢噻肟钠，每次2.0g，每8小时1次；头孢曲松钠，每次1.0~2.0g，每12小时1次；左氧氟沙星，每次0.2g，每12小时1次。必要时联合用药。氨基苷类抗生素肾毒性大，应慎用。经过上述治疗若好转，可于热退后继续用药3天再改为口服抗生素，完成2周疗程。治疗72小时无好转，应按药敏试验结果更换抗生素，疗程不少于2周。经此治疗仍有持续发热者，应注意肾盂肾炎并发症，如肾盂积脓、肾周脓肿、感染中毒症等。

3）慢性肾盂肾炎：治疗的关键是积极寻找并去除易感因素。急性发作时，治疗同急性肾盂肾炎。

（3）反复发作性尿路感染　包括再感染和复发。

1）再感染：多数病例有尿路感染症状，治疗方法与首次发作相同。对半年内发生2次以上者，可用长程低剂量抑菌治疗，即每晚临睡前排尿后服用小剂量抗生素1次，如复方磺胺甲噁唑1~2片或呋喃妥因50~100mg或氧氟沙星200mg，每7~10天更换药物一次，连用半年。

2）复发：复发且为肾盂肾炎者，特别是复杂性肾盂肾炎，在去除诱发因素（如结石、梗阻、尿路异常等）的基础上，应按药敏试验结果选择强有力的杀菌性抗生素，疗程不少于6周。反复发作者，给予长程低剂量抑菌疗法。

（4）复杂性尿路感染　因基础疾病不同，感染的部位、细菌种类和疾病的严重程度不一样，因此需要个体化对待，同时尽量根据尿培养结果选择用药。如采用经验治疗，48~72小时后应对疗效进行评估，根据尿培养结果调整用药。同时积极治疗基础疾病。

（5）无症状性菌尿　一般认为，有下述情况者应予治疗：①妊娠期无症状性菌尿；②学龄前儿童；③曾出现有症状感染者；④肾移植、尿路梗阻及其他尿路有复杂情况者。根据药敏结果选择有效抗生素，主张短疗程用药。如果治疗后复发，可用长程低剂量抑菌疗法。

（6）妊娠期尿路感染　宜选用毒性小的抗菌药物，如阿莫西林、呋喃妥因或头孢菌素类等。孕妇的急性膀胱炎治疗时间一般为3~7天。孕妇急性肾盂肾炎应静脉滴注抗生素治疗，可用半合成广谱青霉素或第三代头孢菌素，疗程为2周。反复发生尿路感染者，可用呋喃妥因行长程低剂量抑菌治疗。

岗位情景模拟 31

患者，女性，41岁，反复性发热、腰部疼痛1周，伴尿频、尿急、尿痛3天。患者1周前出现畏寒、发热，体温最高达38.2℃，左侧腰部酸胀不适。在当地医院诊断为"感冒"，给予"扑热息痛"口服，"安痛定"肌内注射后体温下降。3天前再度发热，体温38.5℃，左侧腰部疼痛，伴有尿频、尿急、尿痛，无肉眼血尿，自服退热药（药名、剂量不详）2天未缓解，遂来我院就诊。发病以来饮食可，大便正常，睡眠欠佳。既往无药物过敏史、无家族遗传病史。

体格检查：T 39℃，P 114次/分，R 26次/分。面色晦暗，急性病容，皮肤干燥，无出血点，浅表淋巴结未触及，巩膜无黄染，心肺无异常，腹平坦，左肾区叩击痛，神经反射检查阴性。

实验室检查：血常规示 Hb 132g/L，WBC 16.9×10^9/L，N 87%；尿常规示尿蛋白（+），葡萄糖（±），亚硝酸盐（+），尿沉渣WBC（++++），白细胞管型，RBC（+）。

问题与思考

1. 根据现有临床资料，提出初步诊断，并写出诊断依据。

2. 若初步诊断正确，写出初步治疗计划或方案。

答案解析

（八）预防

多饮水、勤排尿，是预防本病最有效的方法；注意会阴部清洁；尽量避免尿路器械的使用，必须应用时，应严格无菌操作；如必须留置导尿管，前3天给予抗生素可延迟尿路感染的发生；与性生活有关的尿路感染，应于性生活后立即排尿，并口服一次常用量抗生素。

（姜旭光）

第三节　慢性肾衰竭

PPT

学习目标

知识要求：

1. 掌握慢性肾衰竭的概念、临床表现、辅助检查、诊断要点和治疗原则。

2. 熟悉慢性肾衰竭的病因、发病机制、病理特点。

3. 了解慢性肾衰竭的发病情况和预后。

技能要求：

1. 熟练掌握诊断慢性肾衰竭的临床技能。

2. 学会系统应用临床知识治疗慢性肾衰竭疾病。

慢性肾脏病（chronic kidney disease，CKD）的防治已成为世界各国所面临的重要公共卫生问题，近年来慢性肾脏病的患病率有明显上升趋势。流行病学调查数据显示，2011年美国成人慢性肾脏病患病率已高达15.1%，终末期肾病患病率为1738/百万人口。据2012年的数据表明，我国目前慢性肾脏病患病率为10.8%。

慢性肾脏病是指各种原因引起的肾脏结构或功能异常≥3个月，包括出现肾脏损伤标志（白蛋白尿、尿沉渣异常、肾小管相关病变、组织学检查异常及影像学检查异常）或有肾移植病史，伴或不伴肾小球滤过率（GFR）下降；或不明原因的GFR下降（<60mL/min）≥3个月。

目前国际公认的慢性肾脏病分期是依据GFR将CKD分为5期（表4-3-1）。应当指出，单纯GFR轻度下降（60~89mL/min）而无肾损害表现者，不能认为存在CKD；只有当GFR<60mL/min时，才可按CKD 3期对待。

表4-3-1　慢性肾脏病的分期及建议

分期	GFR（mL/min）	防治目标及措施
1	≥90	病因的诊断和治疗，治疗并发症，延缓疾病进展
2	60~89	估计疾病是否会进展和进展速度
3a	45~59	评价、预防和诊断并发症
3b	30~44	治疗并发症
4	15~29	准备肾脏替代治疗
5	<15	肾脏替代治疗

CKD进行性进展引起肾单位和肾功能不可逆的丧失，导致以代谢产物潴留，水、电解质及酸碱代谢紊乱和各系统症状为表现的一种临床综合征，称为慢性肾衰竭（chronic renal failure，CRF）。CRF的终末期称为终末肾病（ESRD），又称尿毒症。

CKD分期囊括了肾脏疾病的整个过程，可从无症状到尿毒症期，即CKD 1期至CKD 5期。CRF则代表CKD中GFR下降至失代偿期及之后的部分，主要为CKD 4~5期。

（一）病因和发病机制

1. 病因　慢性肾脏病的病因多样、复杂，包括肾小球肾炎、肾小管间质性疾病、肾血管性疾病、代谢性疾病和结缔组织疾病性肾损害、感染性肾损害以及先天性和遗传性肾脏疾病等多种疾病。在我国以IgA肾病为主的原发性肾小球肾炎最为常见，近年来糖尿病肾病、高血压肾小动脉硬化的发病率明显提高，有可能将成为我国慢性肾衰竭的首要病因。

2. 发病机制　慢性肾衰竭进展的机制尚未完全阐明，目前认为进展的机制可能与以下因素有关。

（1）慢性肾脏病进展的机制

1）肾小球血流动力学改变：慢性肾衰竭时，残余肾小球代偿性肥大，出现高灌注、高压力和高滤过状态，导致肾小球硬化，残余肾单位功能进一步下降。"三高"状态下，刺激肾小球系膜细胞增殖和基质增加；损伤内皮细胞和增加血小板聚集；导致微动脉瘤形成；引起炎症细胞浸润、系膜细胞凋亡增加等，因而肾小球硬化不断发展，肾单位进行性丧失。

2）肾小管高代谢：慢性肾衰竭时，残余肾单位肾小管高代谢状况是肾小管萎缩、间质纤维化和肾单位进行性损害的重要原因之一。高代谢引起肾小管氧消耗增加和氧自由基增多，小管内液Fe^{2+}的生成和代谢性酸中毒引起补体激活和膜攻击复合物的形成，均可造成肾小管-间质损伤。

3）蛋白尿：大量蛋白质从肾小球滤出后引起肾小管上皮细胞损伤，炎细胞浸润，细胞因子活化，肾间质纤维化，是一个独立的导致肾脏病变进展的主要因素。

4）高血压：高血压增加肾小球内毛细血管压力，引起肾血管病变，导致缺血性损伤，促进肾动脉硬化。

5）肾素－血管紧张素－醛固酮系统作用：肾脏富含肾素－血管紧张素－醛固酮系统成分，血管紧张素Ⅱ（AngⅡ）的含量比血液循环中高1000倍。AngⅡ升高可以上调多种细胞、生长因子的表达，促进氧化应激反应，促进细胞增殖，细胞外基质积聚和组织纤维化。

6）脂质代谢紊乱：CKD患者合并脂质代谢紊乱，产生氧化脂蛋白，刺激炎性因子和致纤维化细胞因子表达，诱导细胞凋亡，引起巨噬细胞大量侵入，组织损伤。

（2）尿毒症症状的发生机制 尿毒症症状及体内各器官系统损害的原因主要如下。

1）肾脏排泄和代谢功能下降：肾小球滤过功能严重减退，导致水、电解质和酸碱平衡失调，如水、钠潴留，高血压，代谢性酸中毒等。

2）尿毒症毒素的毒性作用：尿毒症毒素是由于功能肾单位减少，不能充分排泄体内代谢废物或降解某些激素、肽类等而在体内蓄积并引起各种症状和体征的物质。毒素可分为3类：①小分子物质，包括钾、磷、H^+、氨基酸及氮代谢产物等，以尿素氮最多，其他如胍类、胺类、酚类等均可在体内蓄积，引起临床症状。②中分子物质，包括多肽类、蛋白质类物质等，它们的蓄积与慢性肾衰竭远期并发症相关，如尿毒症脑病、内分泌紊乱、细胞免疫功能低下等。甲状旁腺激素（PTH）是最常见的中分子物质，可引起肾性骨营养不良、软组织钙化等。③大分子物质，如核糖核酸酶、β_2-微球蛋白、维生素A等也具有某些毒性。尿毒症毒素可引起厌食、恶心、呕吐、皮肤瘙痒及出血倾向等尿毒症症状，并与尿毒症脑病、淀粉样变性、周围神经病变、心血管并发症、肾性骨病等发病相关。

3）肾脏的内分泌功能障碍：如促红细胞生成素（EPO）分泌减少可引起肾性贫血；骨化三醇产生不足可致肾性骨病。

4）其他：持续炎症状态、营养素（如必需氨基酸、水溶性维生素、微量元素等）的缺乏也可引起或加重尿毒症的症状。

（二）临床表现

在慢性肾脏病和慢性肾衰竭的不同阶段，其临床表现各异。CKD 1~3期患者可以无任何症状，或仅有乏力、腰酸、夜尿增多、食欲减退等轻度不适。进入CKD 3b期以后，上述症状更趋明显。到CKD 5期时，可出现急性左心衰竭、严重高钾血症、消化道出血、中枢神经系统障碍等，甚至有生命危险。

1. 水、电解质代谢紊乱 慢性肾衰竭时常出现各种电解质代谢紊乱和酸碱平衡失调，其中以代谢性酸中毒和水、钠平衡紊乱最为常见。

（1）水、钠代谢紊乱 主要表现为水、钠潴留，出现不同程度的皮下水肿和（或）体腔积液，常伴有血压升高，严重时导致左心衰竭。少数患者由于长期低钠饮食、进食差、呕吐、腹泻等，可出现低钠血症或低血容量状态。低钠血症早期表现为胃肠道症状，如恶心、呕吐等。严重者发生脑水肿，多表现为神经系统症状，如头痛、嗜睡、昏迷、癫痫等。低血容量可发现皮肤黏膜干燥、弹性下降等。

（2）代谢性酸中毒 由于肾小管分泌氢离子障碍或肾小管HCO_3^-的重吸收能力下降，代谢产物如磷酸、硫酸等酸性物质因肾排泄障碍而潴留，可发生代谢性酸中毒。常表现为食欲不振、呕吐、虚弱无力、呼吸深长等，代谢性酸中毒能加重CKD患者的营养不良、肾性骨病及心血管并发症。

（3）钾代谢紊乱 当GFR降至20~25mL/min或更低时，肾脏排钾能力下降，易出现高钾血症；尤其当钾摄入过多、酸中毒、感染、创伤、输血等情况发生时，更易出现高钾血症。需要注意的是，某些药物容易引起高钾血症，如ACEI、ARB、保钾利尿剂等。轻度高钾血症表现为肌肉轻度震颤、感觉异常。重者表现为肌无力、肌麻痹、各种心律失常甚至心脏骤停。有时由于钾摄入不足、胃肠道丢失过多、应用排钾利尿剂等因素，也可出现低钾血症。主要表现为精神淡漠、肌无力或痉挛、代谢性碱中毒、心电图T波低平，出现明显U波和QT间期延长。

（4）钙磷代谢紊乱 主要表现为低钙血症与高血磷症。低钙血症主要与钙摄入不足、活性维生素D缺乏、高磷血症、代谢性酸中毒等因素有关。神经－肌肉兴奋性增高是低钙血症最突出的临床表现，如手足搐搦、面部肌肉痉挛。当肾小球滤过率下降、尿磷排出减少时，血磷浓度逐渐升高。高血磷与血钙结合成磷酸钙沉积于软组织，导致软组织异位钙化，并使血钙降低，抑制近曲小管产生$1,25-(OH)_2D_3$（骨化三醇），刺激甲状旁腺分泌甲状旁腺素（PTH）。低钙血症、高磷血症、活性维生素D缺乏等可引起继发性甲状旁腺功能亢进和肾性骨营养不良。

2. 营养物质代谢紊乱 主要为蛋白质分解增多和（或）合成减少、负氮平衡；空腹血糖水平或餐后血糖水平升高，也可以发生低血糖反应；高甘油三酯血症和（或）高胆固醇血症；血清维生素A水平增高，维生素B及叶酸缺乏等。以上变化与饮食摄入不足或尿毒症毒素关系密切。

3. 胃肠道系统表现 消化系统症状通常是CKD最早的表现。主要表现有食欲缺乏、恶心、呕吐、口腔有尿味。消化道出血也较常见，发生率比正常人明显增高，多是由于胃黏膜糜烂或消化性溃疡所致。

4. 心血管系统表现 心血管病变是CKD患者的常见并发症和最主要死因。

（1）高血压和左心室肥厚 大部分患者存在不同程度的高血压，多由于水、钠潴留，肾素－血管紧张素增高所致。高血压可引起动脉硬化、左心室肥厚和心力衰竭。贫血会引起心高搏出量状态，加重左心室负荷和左心室肥厚。

（2）心力衰竭 随着肾功能的不断恶化，心力衰竭的患病率明显增加，至尿毒症期可达65%~70%。发生急性左心衰竭时可出现呼吸困难、不能平卧、肺水肿等症状。

（3）尿毒症性心肌病 贫血、心肌缺氧、低蛋白血症、尿毒症毒素等还可引起尿毒症性心肌炎，常表现为心肌损害和各种心律失常。

（4）心包病变 发生率大于50%，早期表现为随呼吸加重的心包周围疼痛，伴有心包摩擦音。若病情进展，则出现心包积液，甚至心脏压塞。

（5）动脉粥样硬化和血管钙化 高血压、高同型半胱氨酸血症和脂质代谢紊乱促进动脉粥样硬化的发生，钙磷代谢紊乱引起血管转移性钙化。

5. 呼吸系统表现 体液过多或酸中毒时均可出现气短、气促，诱发心功能不全可出现肺水肿或胸腔积液，严重酸中毒可致呼吸深长。由尿毒症毒素诱发的肺泡毛细血管渗透性增加，肺充血，可引起尿毒症肺水肿，此时肺部X线检查可出现"蝴蝶翼"征。

6. 血液系统表现 主要为肾性贫血、出血倾向和血栓形成倾向。

（1）贫血 多数患者均有轻至中度贫血，主要是由于肾组织分泌促红细胞生成素（EPO）减少所致，故称为肾性贫血；同时与缺铁、营养不良、红细胞寿命缩短、胃肠道慢性失血、炎症等因素有关。

（2）出血倾向 晚期慢性肾衰竭患者有出血倾向，多与血小板功能降低、有凝血因子活性降低相关。轻者出现皮下或黏膜出血点、瘀斑，重者则可发生胃肠道出血、脑出血等。

（3）血栓形成倾向 指透析患者动静脉瘘容易阻塞，可能与抗凝血酶Ⅲ活性下降、纤维溶解不足有关。

7. 神经肌肉系统表现 主要为中枢神经功能紊乱（尿毒症脑病）和周围神经病变。

（1）中枢神经功能紊乱　疲乏、失眠、注意力不集中、记忆力减退、判断力降低，其后会出现性格改变。尿毒症严重时常有反应淡漠、谵妄、惊厥、幻觉、昏迷等精神异常表现，称为尿毒症脑病。

（2）周围神经病变　以感觉神经障碍为著，最常见肢端袜套样分布的感觉丧失、麻木、烧灼感或疼痛感；深反射迟钝或消失；神经肌肉兴奋性增加（如肌肉震颤、痉挛，不宁腿综合征）；以及肌萎缩、肌无力等。

8. **内分泌功能紊乱**　主要表现如下：①肾脏本身内分泌功能紊乱，如$1,25-(OH)_2D_3$分泌不足、EPO缺乏和肾内肾素–血管紧张素Ⅱ过多；②胰岛素抵抗；③下丘脑–垂体内分泌功能紊乱；④继发性甲状旁腺亢进（血PTH升高）。

9. **骨骼病变**　慢性肾脏病患者存在钙、磷等矿物质代谢及内分泌功能紊乱［如PTH升高、$1,25-(OH)_2D_3$不足等］，导致矿物质异常、骨病、血管钙化等临床综合征，称之为慢性肾脏病–矿物质和骨异常。慢性肾衰竭出现的骨矿化和代谢异常称为肾性骨营养不良，包括高转化性骨病、低转化性骨病和混合性骨病，以高转化性骨病最多见。

（1）高转化性骨病　主要由于PTH过高引起，破骨细胞过度活跃引起骨盐溶解、骨质重吸收增加，骨胶原基质破坏，而代以纤维组织，形成纤维囊性骨炎，易发生肋骨骨折。X线检查可见骨骼囊样缺损（如指骨、肋骨）及骨质疏松（如脊柱、骨盆、股骨等处）表现。

（2）低转化性骨病　主要包括骨软化症和骨再生不良。骨软化症主要由于骨化三醇不足或铝中毒引起骨组织钙化障碍，导致未钙化骨组织过分堆积，成人以脊柱和骨盆表现最早见且突出，可有骨骼变形。骨再生不良主要与血PTH浓度相对偏低、某些成骨因子不足而不能维持骨的再生有关。

（3）混合性骨病　是指以上两种因素均存在，兼有纤维性骨炎和骨软化的组织学特点。

（三）辅助检查

1. **血液检查**　肾性贫血多为正细胞正色素性贫血，白细胞一般正常，血小板计数和凝血时间正常，出血时间延长，血小板聚集和黏附功能障碍。

2. **尿液检查**　晨尿比重<1.018，晚期固定于1.010，提示尿液浓缩功能丧失，尿沉渣可见红细胞管型、颗粒管型、蜡样管型、肾衰竭管型。

3. **血生化检查**　血尿素氮、血肌酐升高；可合并低蛋白血症；血气分析可显示代谢性酸中毒；常有低血钙、高血磷、PTH升高；碱性磷酸酶升高常提示高转化骨病。

4. **影像学检查**　B超可检测肾脏大小、对称性，有助于鉴别诊断。双肾对称性缩小支持CKD所致的CRF的诊断；双肾不对称提示慢性肾盂肾炎，单侧肾或尿路发育异常。

（四）诊断与鉴别诊断

1. **诊断**　CRF的诊断主要依据病史、临床表现、辅助检查综合判断。具备以下诊断要点：①有慢性肾炎、慢性肾盂肾炎、系统性红斑狼疮肾炎、肾结核、多囊肾、缺血性肾病、药物引起的肾病等原发病病史。②代谢产物潴留，水、电解质和酸碱平衡失调引起的临床表现。③尿常规检查显示蛋白尿、细胞尿（主要是红细胞）、管型尿（特别是肾衰管型）。④肾功能检查显示内生肌酐清除率（Ccr）降低、血清肌酐升高、血清尿素氮升高、酚红排泄率降低。⑤影像学检查示双肾对称性缩小或有肾实质弥漫性改变。

2. **鉴别诊断**

（1）肾前性氮质血症　在有效血容量补足48~72小时后，肾前性氮质血症患者肾功能即可恢复，而慢性肾衰竭患者的肾功能则难以恢复。

（2）急性肾损伤 多数情况下鉴别并不困难，往往根据患者病史即可作出鉴别。在患者病史欠详细时，可借助影像学检查（如B超、CT等）或肾图检查结果进行分析。

但需注意，慢性肾脏病有时可发生急性加重或伴发急性肾损伤。如慢性肾衰竭本身已相对较重，或其病程加重过程未能反映急性肾损伤的演变特点，则称之为"慢性肾衰竭急性加重"。如果慢性肾衰竭较轻，而急性肾损伤相对突出，且其病程发展符合急性肾损伤演变过程，则可称为"慢性肾衰竭基础上急性肾损伤"，其处理原则基本与急性肾损伤相同。

（五）预防与治疗

慢性肾衰竭的预防和治疗是CKD一体化治疗的体现，可分为3个阶段：早期预防，及时诊治；慢性肾衰竭的非替代治疗；终末期的替代治疗。

1. 早期预防，及时诊治 早期诊断，治疗原发疾病，去除肾功能恶化的危险因素，是慢性肾衰竭防治的基础，也是保护肾功能和延缓慢性肾脏病进展的关键。

（1）早期诊断 首先要提高对慢性肾脏病的警觉，重视询问病史、查体和肾功能的检查。建议正常人群每年筛查一次，努力做到早期诊断；对已有的肾脏疾患或可能引起肾损害的疾患（如糖尿病、高血压等）进行及时、有效的治疗，每年定期检查尿常规、肾功能等至少2次或以上，必要时配合肾脏影像学检查，以早期发现慢性肾脏病。

（2）综合防治 对诊断为慢性肾脏病的患者，要采取各种措施延缓慢性肾衰竭的发生，防止病情进展至终末期肾病。

防治对策如下：①坚持病因治疗：如对高血压、糖尿病肾病、肾小球肾炎等，坚持长期合理治疗。②避免和消除肾功能急剧恶化的危险因素。③阻断或抑制肾单位损害渐进性发展的各种途径，对患者血压、血糖、尿蛋白定量、血肌酐上升幅度、GFR下降幅度等指标，都应当控制在"理想范围"（表4-3-2），保护健存肾单位。

表4-3-2 CKD患者治疗目标

项目	目标
血压	
CKD 1~4	<130/80mmHg
CKD 5	<140/90 mmHg
血糖（糖尿病患者）	空腹5.0~7.2mmol/L，睡前6.1~8.3mmol/L
HbA1c（糖尿病患者）	<7%
蛋白尿	<0.5g/24h
GFR下降速度	<4mL/（min·year）
Scr升高速度	<50μmol/（L·year）

具体防治措施有以下几种。①控制高血压：24小时持续、有效地控制高血压，对保护靶器官具有重要作用。②ACEI和ARB：具有良好的降压作用，还有其独特的保护肾小球、减轻蛋白尿的作用，还能减少心肌重塑，降低心血管事件的发生率。③严格控制血糖：血糖有效控制，可延缓慢性肾脏病进

展。④控制蛋白尿：将蛋白尿控制在<0.5g/24h，或明显减轻微量白蛋白尿，均可改善疾病长期预后，包括延缓病程进展和提高生存率。⑤其他：积极纠正贫血，应用他汀类药物、戒烟等，可能对肾功能有一定保护作用。

2. 非替代治疗 非替代治疗主要包括以下内容：营养治疗，避免过劳、感染等加重肾损害因素，控制好蛋白尿、血压、血糖、血脂、血尿酸等促进肾损害进展的因素，控制并发症、保持大便通畅，定期复诊。

（1）营养治疗 限制蛋白饮食是治疗的重要环节，能够减少含氮代谢产物的生成，减轻症状及相关并发症，甚至可能延缓病情进展。CKD 1~2期患者，无论是否有糖尿病，推荐蛋白摄入量为0.8~1.0g/（kg·d）。从CKD 3期起至没有进行透析治疗的患者，推荐蛋白摄入量为0.6~0.8g/（kg·d）。血液透析及腹膜透析患者推荐蛋白质摄入量为1.0~1.2g/（kg·d）。在低蛋白饮食中，约50%的蛋白质应为高生物价蛋白，如蛋、瘦肉、鱼、牛奶等。如有条件，在低蛋白饮食，即0.6g/（kg·d）的基础上，可同时补充适量α-酮酸制剂。

无论应用何种饮食治疗方案，都必须摄入足量热量，一般为125.6~146.5kJ/（kg·d）[30~35kcal/（kg·d）]，此外还需注意补充维生素及叶酸等营养素以及控制钾、磷等的摄入。磷摄入量一般应<800mg/d。

（2）避免加重肾损害的因素 注意休息，避免劳累。平时应注意预防各种病原体（细菌、病毒、结核等）感染。若发生感染，应积极治疗。细菌感染时抗生素的选择应用原则与一般感染相同，剂量要根据GFR水平调整，应选择肾毒性最小的药物。

（3）控制肾功能损害进展因素

1）蛋白尿控制：可参考本章第一节。

2）血压控制：对高血压进行及时、合理的治疗，不仅是为了控制高血压的症状，也是为了保护心、肾、脑等靶器官。一般非透析患者应控制血压在130/80mmHg以下，维持透析患者血压不超过140/90mmHg。ACEI、ARB、钙通道阻滞剂（CCB）、袢利尿剂、β受体阻断剂、血管扩张剂等均可应用，以ACEI、ARB、CCB应用较为广泛。有研究分析显示，ACEI及ARB均可显著降低患者肾衰竭的发生率，ACEI还可以降低患者全因死亡率。ACEI及ARB可使血钾升高及血肌酐一过性升高，在使用过程中，应注意观察血钾和血肌酐水平的变化，在肾功能重度受损的人群中尤其应慎用。鉴于上述潜在风险，不推荐将ACEI和ARB联合使用。

3）血糖控制：糖尿病肾衰竭患者随着GFR下降，因胰岛素灭活减少，需相应调整胰岛素用量，一般应逐渐减少用量。

4）高尿酸血症：有研究显示，别嘌醇治疗高尿酸血症有助于延缓肾功能恶化，并减少心血管疾病风险，但需大规模循证医学证据证实。

（4）控制并发症 CRF患者常伴有并发症，需要积极控制。

1）纠正酸中毒和水、电解质紊乱。①纠正代谢性中毒：主要为口服碳酸氢钠，轻者每日1.5~3.0g即可；中、重度患者每日3~15g，必要时可静脉输入。分3~6次给予，在48~72小时或更长时间后可基本纠正酸中毒。对有明显心力衰竭的患者，输入速度宜慢，以免心脏负荷加重。②水、钠代谢紊乱的防治：一般氯化钠摄入量不超过每日6~8g；有明显水肿、高血压者，氯化钠摄入量控制在每日5~7g；个别严重病例氯化钠摄入量控制在每日2.5~5g。也可根据需要应用袢利尿剂。对严重肺水肿、急性左心衰竭者，常需及时给予肾脏替代治疗，以免延误治疗时机。对轻、中度低钠血症，一般不必积极处理，对严重缺钠的低钠血症者，也应有步骤地逐渐纠正低钠状态。③高钾血症的防治：首先应积极预防高钾血症的发生。CKD 3期以上的患者应适当限制钾摄入。当GFR<10mL/min或血清钾水平>5.5mmol/L时，则应更严格地限制钾摄入。钾>6mmol/L或心电图有高钾表现或有神经、肌肉症状时需紧急处理。措施包括：a.停用一切含钾药物和(或)食物；b.对抗钾离子心肌毒性：10%葡萄糖酸钙稀释后静推；c.转移钾至细胞内：50%葡萄糖50~100mL或10%葡萄糖250~500mL，加胰岛素6~12U静脉输注，葡萄糖与胰岛素比值为（4~6）：1；伴代谢性酸中毒者可加5%NaHCO₃250mL静滴；d.清除钾：离子交换树脂口服或灌肠，每50g降钾树脂使血钾下降0.5~10mmol/L；利尿剂（多使用袢利尿剂）；对内科治疗不能纠正的严重高钾血症（血钾>6.5mmol/L），应及时给予血液透析治疗。

2）贫血的治疗：如排除失血、造血原料缺乏等因素，透析患者若血红蛋白<100g/L可考虑开始应用重组人促红细胞生成素（rHuEPO）治疗，避免Hb下降至90g/L以下；非透析患者若Hb<100g/L，建议基于下降率、评估相关风险后，个体化决定是否开始使用rHuEPO治疗。一般开始用量为每周80~120U/kg，分2~3次（或每次2000~3000U，每周2~3次），皮下或静脉注射，并根据患者水平、Hb升高速率等调整剂量；以皮下注射更为理想，既可达到较好疗效，又可节约用量的1/4~1/3。对非透析患者，目前趋向于小剂量rHuEPO疗法（2000~3000U，每周1~2次），疗效佳，副作用小。Hb上升至110~120g/L即达标，不建议维持Hb>130g/L。在维持达标的前提下，每个月调整用量1次，适当减少rHuEPO用量。个别透析患者对rHuEPO低反应，应当首先分析影响rHuEPO疗效的原因，有针对性地调整治疗方案。

缺铁是影响rHuEPO疗效的重要原因。在应用rHuEPO时，应同时监测血清铁蛋白、转铁蛋白饱和度，重视补充铁剂。口服铁剂有琥珀酸亚铁、硫酸亚铁等，但部分透析患者口服铁剂吸收较差，需经静脉途径补充铁，常用蔗糖铁。

3）低钙血症、高磷血症和肾性骨营养不良的治疗：对明显低钙血症患者，可口服1,25-（OH）₂D₃（骨化三醇），每日0.25μg，连服2~4周；如血钙和症状无改善，可将用量增加至每日0.5μg；血钙纠正后，非透析患者不推荐常规使用骨化三醇。凡口服骨化三醇的患者，治疗中均需要监测血钙、磷、PTH浓度，维持透析患者血iPTH保持在150~300pg/mL。对于iPTH明显升高（>500pg/mL）时，如无高磷、高钙，可考虑行骨化三醇冲击治疗；iPTH极度升高（>1000pg/mL）时需警惕甲状旁腺腺瘤的发生，需借助超声等检查协助诊断，必要时行外科手术切除。

GFR<30mL/min时，除需限制磷摄入外，还可应用磷结合剂口服，如碳酸钙（含钙40%）、醋酸钙（含钙25%）、司维拉姆、碳酸镧等，应在餐中服用效果最好。应尽可能限制含钙的磷结合剂的使用，防止转移性钙化的发生。司维拉姆、碳酸镧为新型不含钙的磷结合剂，可有效降低血磷水平而不增加血钙水平。

（5）促进胃肠道排泄　胃肠道途径能排出一些尿毒症毒素。口服氧化淀粉、活性炭制剂或大黄制剂等，均是应用胃肠道途径增加尿毒症毒素的排出。这些疗法主要应用于非透析患者，对减轻氮质血症起到一定辅助作用，但不能依赖这些疗法作为治疗的主要手段，同时需注意并发营养不良，加重电解质紊乱、酸碱平衡紊乱的可能。

（6）其他　①高脂血症的治疗：非透析患者与一般高血脂患者治疗原则相同，应积极治疗，但应警惕降脂药物所致肌病。对于50岁以上的非透析慢性肾脏病患者，即使血脂正常，仍可考虑服用他汀类药物预防心血管疾病。对维持透析患者，高脂血症的标准宜放宽，血胆固醇水平保持在6.5~7.8mmol/L，血甘油三酯水平保持在1.7~2.3mmol/L。对于透析患者，一般不建议预防性服用他汀类药物。②皮肤瘙痒的治疗：口服抗组胺药物，控制高磷血症及强化透析，对部分患者有效。

3. 肾脏替代治疗　对于CKD 4期以上或预计6个月内需要接受透析治疗的患者，建议进行肾脏替代治疗准备。肾脏替代的治疗时机目前尚不确定。通常对于非糖尿病肾病患者，当GFR<10mL/min并有

明显尿毒症症状和体征时，则应进行肾脏替代治疗。对糖尿病肾病患者，可适当提前至GFR<15mL/min时安排肾脏替代治疗。

📝 知识拓展

　　肾脏替代治疗包括血液透析、腹膜透析和肾脏移植。血液透析是利用半透膜原理，通过溶质交换清除血液内的代谢产物，维持电解质和酸碱平衡，同时清除体内过多液体。腹膜透析是利用患者自身的腹膜为半透膜，通过向腹腔内灌注透析液，实现血液与透析液之间的溶质交换，以清除血液内的代谢产物、维持电解质和酸碱平衡，同时清除过多液体。但透析疗法仅可部分替代肾脏的排泄功能（对小分子溶质的清除，仅相当于正常肾脏的10%~15%），也不能代替肾脏内分泌和代谢功能，开始透析患者仍需积极纠正肾性高血压、肾性贫血等。肾移植是目前最佳的肾脏替代疗法，成功的肾移植可恢复正常的肾功能（包括内分泌和代谢功能）。

（六）预后

　　本病预后受多种因素影响，个体差异较大。主要影响因素有：①遗传因素；②原发肾脏病的控制情况；③低蛋白饮食是否长期坚持；④是否有效控制高血压；⑤贫血是否纠正；⑥患者营养状况；⑦心血管并发症防治效果；⑧血液净化的充分性；⑨肾移植配型；⑩免疫抑制药物的使用。此外，患者的社会、经济条件也影响其预后。

👨‍⚕️ 岗位情景模拟 32

　　患者，女性，50岁，食欲不振、乏力3年，加重5天，伴有头晕、水肿。患者3年前无明显诱因出现食欲减退，时有恶心或腹泻，伴有全身乏力，无法干重活。在当地医院诊断为"慢性肾炎"，给予"卡托普利"等药物，血压控制一般。5天前食欲不振、乏力加重，同时出现头晕，眼睑、下肢水肿，遂来我院就诊。发病以来饮食、睡眠欠佳，大便正常，夜尿1~2次。发现高血压3年，无糖尿病病史。

　　体格检查：T 36.4 ℃，P 88次/分，BP 170/100mmHg。慢性病容，双眼睑浮肿，睑结膜苍白，口唇无发绀。双肺呼吸音粗，未闻及干湿性啰音。心脏未闻及杂音。腹平软，肝脾未触及，肾区无叩痛，肠鸣音正常。双下肢中度凹陷性水肿。病理反射未引出。

　　实验室检查：Hb 79g/L，PLT 91×10^9/L。尿隐血（+），尿蛋白（+++）。BUN 24.38mmol/L，Ccr 869μmol/L。腹部B超提示：双肾体积缩小。

问题与思考

1. 根据现有临床资料，提出初步诊断，并写出诊断依据。
2. 若初步诊断正确，写出初步治疗计划或方案。

答案解析

（姜旭光）

答案解析

目标检测

单项选择题

1. 引起急性肾小球肾炎的常见病因是（　　）
   - A. 甲型肝炎病毒感染
   - B. 乙型肝炎病毒感染
   - C. 葡萄球菌感染
   - D. β-溶血性链球菌A组12型
   - E. 乙族甲组溶血性链球菌感染

2. 下列哪项对诊断急性肾小球肾炎最有价值（　　）
   - A. 血沉增快
   - B. 抗O增高
   - C. 尿沉渣可见红细胞管型
   - D. C3下降
   - E. 蛋白尿

3. 急性肾小球肾炎的主要治疗是（　　）
   - A. 休息和加强营养
   - B. 休息和对症
   - C. 用激素与免疫抑制剂
   - D. 抗凝疗法
   - E. 透析疗法

4. 下列不是肾病综合征并发症的是（　　）
   - A. 大量蛋白尿
   - B. 血栓及栓塞
   - C. 急性肾衰竭
   - D. 脂肪代谢紊乱
   - E. 感染

5. 34岁男性，诊断为肾病综合征，用泼尼松60mg/d治疗3个月，仍反复浮肿，尿蛋白（++~+++），下列说法错误的是（　　）
   - A. 继续加大泼尼松用量再治疗6个月
   - B. 该患者可能属于激素无效型
   - C. 可加用环磷酰胺治疗
   - D. 可试用环孢素
   - E. 可用中药配合治疗

6. 有关慢性肾炎的治疗措施中，下列说法错误的是（　　）
   - A. 以延缓肾功能进行性恶化、改善或缓解临床症状为主要目的
   - B. 由于高血压是加速肾小球硬化、促进肾功能恶化的重要因素，因此应迅速把血压控制在理想水平
   - C. ACEI具有降低血压、减少尿蛋白和延缓肾功能进行性恶化的作用
   - D. 糖皮质激素要早期使用
   - E. 对于顽固性高血压可联合多种不同类型的降压药物

7. 35岁男性患者，反复双下肢浮肿3年，临床诊断为慢性肾小球肾炎，其应选择（　　）
   - A. 普食
   - B. 高蛋白饮食
   - C. 高蛋白低磷饮食
   - D. 优质低蛋白高磷饮食
   - E. 优质低蛋白低磷饮食

8. 急性肾盂肾炎最主要的治疗措施是（　　）
   - A. 多饮水或输液
   - B. 卧床休息
   - C. 应用糖皮质激素
   - D. 应用抗生素
   - E. 解痉止痛

9. 尿路感染最常见的致病菌是（　　）
   - A. 大肠杆菌
   - B. 肺炎球菌
   - C. 变形杆菌
   - D. 葡萄球菌
   - E. 粪链球菌

10. 女性，32岁，突然寒战、高热，伴腰痛，尿频、尿急、尿痛3天就诊。查体：肾区有叩击痛。实验室检查：尿蛋白（+），镜检：白细胞满视野，白细胞管型，每高倍视野0~2个。最可能的诊断是（　　）

A. 急性肾小球肾炎

B. 慢性肾小球肾炎急性发作

C. 急性肾盂肾炎

D. 慢性肾盂肾炎隐匿型

E. 急性膀胱炎

11. 尿毒症最早期的表现为（　　）

A. 贫血

B. 高血压

C. 出血

D. 心力衰竭

E. 胃肠道症状

12. 典型慢性肾功能不全时的水、电解质紊乱是（　　）

A. 代谢性酸中毒、低血钙、高血磷、高血钾

B. 代谢性酸中毒、低血钙、低血磷、高血钾

C. 代谢性酸中毒、低血钙、低血磷、高血钠

D. 代谢性碱中毒、高血钙、低血磷、低血钠

E. 代谢性碱中毒、高血钙、高血磷、高血钾

书网融合……

知识回顾

习题

第一节　贫　血

PPT

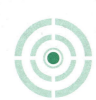

学习目标

知识要求：

1. 掌握贫血的病因、临床表现和治疗；缺铁性贫血的病因、临床表现及诊断；再生障碍性贫血的病因和发病机制、诊断及治疗措施。

2. 熟悉贫血的诊断；缺铁性贫血的治疗与鉴别诊断；再生障碍性贫血的鉴别诊断。

3. 了解缺铁性贫血的发病机制及预防。

技能要求：

1. 能够对缺铁性贫血和再生障碍性贫血进行诊断并合理治疗。

2. 针对患者和高危人群进行健康教育。

3. 学会应用临床知识解决急、慢性肾炎和肾病综合征的治疗。

一、概述

贫血（anemia）是指外周血单位容积内血红蛋白（Hb）、红细胞数（RBC）和（或）血细胞比容（HCT）低于同地区、同年龄、同性别健康人的正常值下限，其中以血红蛋白最重要（表5-1-1）。贫血不是一种疾病，而是多种病因、不同发病机制引起的一种病理状态。在妊娠、充血性心力衰竭时，血容量增加，血液被稀释；脱水或失血时，血液被浓缩，这些因素均会影响血红蛋白的含量，导致贫血误诊或漏诊。

表5-1-1　我国平原地区成年人贫血的诊断标准

	Hb（g/L）	RBC（×10^{12}/L）	HCT
男性	<120	<4.5	<0.42
女性	<110	<4.0	<0.37
孕妇	<100		

（一）分类

1. **按贫血进展速度分类** 分为急、慢性贫血。
2. **按红细胞形态分类** 分大细胞性贫血、正细胞性贫血和小细胞低色素性贫血（表5-1-2）。

表5-1-2 贫血的形态学分类

贫血类型	MCV（fl）	MCHC（%）	常见疾病
大细胞性贫血	>100	32~35	巨幼细胞贫血、骨髓增生异常综合征、肝疾病
正细胞性贫血	80~100	32~35	再生障碍性贫血、溶血性贫血、急性失血
小细胞低色素性贫血	<80	<32	缺铁性贫血、铁粒幼细胞贫血、珠蛋白障碍性贫血

3. **按贫血的严重程度分类** 分轻度、中度、重度和极重度贫血（表5-1-3）。

表5-1-3 贫血的严重程度分类

血红蛋白浓度	>90g/L	60~90g/L	30~59g/L	<30g/L
贫血严重程度	轻度	中度	重度	极重度

4. **按骨髓红系增生情况分类** 分为：①增生性贫血，如缺铁性贫血、巨幼细胞性贫血、溶血性贫血等；②增生不良性贫血，如再生障碍性贫血等。

5. **按病因和发病机制分类**

（1）红细胞生成减少

1）造血干/祖细胞异常：再生障碍性贫血、纯红细胞再生障碍、先天性红细胞异常性贫血、造血系统恶性克隆性疾病等。

2）造血调节异常：①骨髓被异常细胞浸润，如白血病、骨髓瘤、转移癌等。②造血调节因子异常：肾功能不全、垂体和甲状腺功能减退、肝病等均可因EPO合成不足而致贫血；肿瘤或病毒感染可诱导机体产生肿瘤坏死因子（TNF）、干扰素（IFN）、炎症因子等造血负调控因子而致贫血。

3）造血原料不足或利用障碍：见于铁、叶酸和（或）维生素B_{12}缺乏所致的贫血。

（2）红细胞破坏过多

1）红细胞内在缺陷：①红细胞膜缺陷，如遗传性球形红细胞增多症、阵发性睡眠性血红蛋白尿。②红细胞酶缺陷，如葡萄糖-6-磷酸脱氢酶缺乏。③珠蛋白异常，如异常血红蛋白病。④卟啉代谢异常，如遗传性红细胞生成性卟啉病。

2）红细胞外在因素：①免疫因素，如自身免疫性溶血、血型不合输血。②机械因素，如人工心脏瓣膜、行军性血红蛋白尿。③生物因素，如疟疾、毒蛇咬伤。④理化因素，如烧伤、化学毒物。⑤脾功能亢进。

（3）红细胞丢失过多 急性或慢性失血后贫血。急性失血后贫血是快速大量出血引起的贫血；慢性失血后贫血是由于长期中度出血所致的贫血，其往往合并缺铁性贫血而表现为小细胞性贫血，如慢性胃肠道疾病（消化性溃疡等）、泌尿系统或妇科的慢性出血。

（二）临床表现

贫血的临床表现主要取决于原发病的性质、贫血发生的速度和程度、患者对贫血的代偿和耐受能力。

1. 一般贫血表现 ①困倦、全身乏力是最常见和最早出现的症状；②皮肤黏膜苍白是最客观的体征，以睑结膜、口唇、舌及甲床最明显；③皮肤干燥、弹性及张力减退，毛发枯黄，指甲脆薄。

2. 组织缺氧表现 ①神经系统：头痛、头晕、耳鸣、眼花、嗜睡、失眠、记忆力减退、注意力不集中；②消化系统：消化不良、食欲减退、恶心、腹胀、大便规律和性状改变，缺铁性贫血可出现吞咽异物感和异食症，舌炎、舌乳头萎缩、镜面舌见于维生素B_{12}所致的巨幼红细胞性贫血；③泌尿生殖系统：肾小管重吸收功能减退，可引起夜尿增多、低比重尿；溶血性贫血可出现胆红素尿、血红蛋白尿以及铁血黄素尿。育龄女性可出现月经周期紊乱，月经量增多、减少或闭经，严重贫血可出现性功能减退。

3. 机体代偿表现 ①呼吸系统：轻者活动后有呼吸加快，重者休息时亦有气短甚至端坐呼吸；②循环系统：心悸、心率加快为主要症状，长期贫血可导致贫血性心脏病，此时不仅有心率变化，还会有心律失常、心脏结构异常，甚至心功能不全。

（三）诊断

1. 详细询问病史 尤其应注意现病史、既往史、家族史、营养史、月经生育史及危险因素暴露史等。从现病史可了解贫血发生的时间、速度、发展、并发症、可能诱因、对干预治疗的反应等。既往史可提供贫血的原发病线索。家族史可提供发生贫血的遗传背景。营养史和月经生育史对铁、叶酸或维生素B_{12}等造血原料缺乏和失血所致的贫血有辅助诊断价值。危险因素（射线、化学毒物或药物、病原微生物等）暴露史可协助诊断造血组织受损和感染相关性贫血。

2. 体格检查 全面检查，注意有无皮肤黏膜苍白、黄染、紫癜或瘀斑，有无淋巴结、肝、脾肿大，骨骼压痛，心脏扩大、杂音等。皮肤黏膜苍白可大致反映贫血的程度；黄疸常提示有溶血性贫血或肝脏疾患；紫癜或瘀斑多见于出血性疾病；淋巴结、肝、脾肿大，骨骼压痛常见于血液病；心脏增大、杂音可由贫血引起，但应排除可能的器质性病变。黏膜溃疡、舌乳头萎缩、匙状甲或神经系统体征等多提示营养素铁和维生素B_{12}缺乏。

3. 实验室检查 实验室检查是贫血的主要诊断依据，主要有血常规、骨髓、贫血发病机制检查。

（1）血常规检查 可以确定有无贫血，以及贫血的程度、贫血是否伴有白细胞或血小板数量的变化。红细胞参数：平均红细胞容积（MCV）、平均红细胞血红蛋白量（MCH）及平均红细胞血红蛋白浓度（MCHC），反映红细胞大小及血红蛋白水平的改变，为贫血的病理机制和病因诊断提供线索。网织红细胞是尚未完全成熟的红细胞，其在周围血液中的计数可间接反映骨髓红细胞的生成功能。外周血涂片可观察红细胞、白细胞、血小板数量或形态改变，有否病原微生物和异常细胞等。

（2）骨髓检查：为寻找贫血病因，应进行骨髓检查。常规为骨髓细胞涂片分类，必要时应行骨髓活检。涂片分类反映骨髓细胞的增生程度、细胞成分、比例和形态变化。骨髓活检反映骨髓造血组织的结构、增生程度、细胞成分和形态变化。骨髓检查可反映造血功能的高低及造血组织是否出现肿瘤性改变，是否有坏死、纤维化或髓外肿瘤浸润等。

（3）贫血的发病机制检查：包括失血性贫血的相关原发病检查，缺铁性贫血的铁代谢及引起缺铁的原发病检查，血清叶酸和维生素B_{12}水平测定及导致此类造血原料缺乏的原发病检查，溶血性贫血的红细胞膜、酶、珠蛋白、血红素、自身抗体等检查。

（四）治疗

贫血的治疗包括对因和对症两方面。

1. 对因治疗　消除病因是治疗贫血的首要原则。缺铁性贫血补铁及治疗原发病；巨幼细胞贫血补充叶酸或维生素 B_{12}；再生障碍性贫血采用抗淋巴/胸腺细胞球蛋白、环孢素及造血正调控因子；肿瘤性贫血采用化疗或放疗等。

2. 对症治疗　对症治疗的目的是减轻重度血细胞减少对患者健康的影响，改善组织缺氧，为病因治疗发挥作用赢得时间。患者应注意休息，避免劳累，加强膳食营养，多食用高蛋白和富含维生素饮食，避免可能诱发溶血的药物或食物。同时应酌情给予以下治疗。

（1）重度贫血患者、老年人或合并心肺功能不全的贫血患者应积极输注红细胞，纠正贫血，改善体内缺氧状态。

（2）贫血合并出血者，应根据出血机制的不同采取不同的止血治疗，如止血药物的应用；重度血小板减少者输注血小板。

（3）合并感染者，酌情给予抗感染治疗。

（4）对合并其他脏器功能不全者，如肝、肾功能不全等，应酌情给予相应的护肝、护肾等支持和对症治疗。

二、缺铁性贫血

缺铁性贫血（iron deficiency anemia，IDA）是指体内贮存铁减少，继而导致血红蛋白合成不足，红细胞生成障碍的小细胞低色素性贫血，是最常见的一种贫血性疾病。育龄妇女、婴幼儿及生长发育期的儿童发病率较高。

（一）铁代谢

1. 铁的分布　人体内铁分两种状态。①功能铁：血红蛋白铁（占体内铁67%），肌红蛋白铁（占体内铁15%），转铁蛋白铁（占体内铁0.1%，3~4mg）、乳铁蛋白、酶和辅因子结合的铁。②贮存铁：包括铁蛋白和含铁血黄素（占体内铁27%）。

2. 铁的来源和吸收　正常成人每日造血需铁20~25mg，其来源包括两种途径。①内源性：衰老的红细胞被巨噬细胞吞噬后，分解释放出的铁重新参与合成血红蛋白，这是人体铁的主要来源。②外源性：每日从食物中摄取铁1~1.5mg（孕、乳妇2~4mg）。铁主要在十二指肠及空肠上段吸收，食物铁以 Fe^{3+} 为主，必须在酸性环境下还原成 Fe^{2+} 才能被吸收。

> **知识拓展**
>
> 　　铁是人体必需的微量元素。含铁较丰富的食物有：海带、紫菜、木耳、香菇、动物肝脏、瘦肉、动物血、豆类等。谷类和大多数水果、蔬菜含铁量较低，乳类含铁量极低。动物食物铁的吸收率高，可达20%；植物食物铁的吸收率低，仅为1%~7%。胃酸能防止铁离子变成不溶于水的铁复合物，有利于铁的吸收。维生素C和许多还原剂能使高价铁还原成二价铁，帮助铁的吸收。而茶叶、咖啡会使铁的溶解度下降，导致铁吸收减少。

3. 铁的转运和贮存　血浆铁包括小肠吸收的外源性铁和衰老红细胞释放的内源性铁。血浆铁要先经铜蓝蛋白氧化为 Fe^{3+}，与转铁蛋白（一种肝脏合成的 β1 球蛋白）结合成为血清铁后，被转运到各组织或通过幼红细胞膜转铁蛋白受体胞饮入细胞内，再与转铁蛋白分离并还原成二价铁，参与形成血红蛋白。主要是到骨髓参与血红蛋白的合成，多余的铁以铁蛋白和含铁血黄素形式贮存于肝、脾、骨髓的单核巨噬细胞中（图5-1-1）。骨髓中未被利用的铁以小粒形式贮存在骨髓幼红细胞的胞浆中，可被亚铁氰化钾染成蓝黑色颗粒，称铁粒幼细胞。能与血浆铁结合的转铁蛋白总量称为总铁结合力，约1/3的转铁蛋白与铁结合成为血清铁，2/3转铁蛋白尚未与铁结合但有潜在的结合能力，称为未饱和的铁结合力。血清铁饱和度是指总铁结合力中血清铁所占百分比。

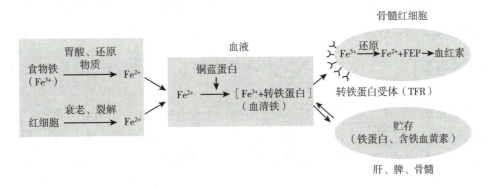

图5-1-1　铁代谢过程

4. 铁的排泄　人体每天排铁不超过1mg，主要通过肠黏膜脱落的细胞随粪便排出，少量通过尿液、汗液和皮肤上皮细胞排泄，育龄期女性因月经铁丢失较多，每天平均排泄铁1~1.5mg，哺乳期妇女每天可排泄1mg铁。

（二）病因和发病机制

1. 病因

（1）摄入不足　多见于婴幼儿、青少年、妊娠和哺乳期妇女。这些人群需铁量增加，如果食物缺铁或者长期摄入不足就容易缺铁。

（2）吸收障碍　常见于胃大部切除术后，胃酸分泌不足且食物快速进入空肠，绕过铁的主要吸收部位（十二指肠），使铁吸收减少。此外，长期腹泻、慢性肠炎等造成的胃肠道功能紊乱亦可导致铁吸收障碍。

（3）慢性失血　是缺铁性贫血最常见的原因，如慢性胃肠道失血包括痔疮、消化性溃疡、胃肠道肿瘤、寄生虫感染、食管或胃底静脉曲张破裂等；反复发作的咯血疾病如慢性肺结核、支气管扩张等；慢性反复性溶血性疾病；女性月经过多等。

2. 发病机制

（1）缺铁对铁代谢的影响　缺铁性贫血是慢性、渐进性铁缺乏的发展结果。临床分以下三个阶段（表5-1-4）。

表5-1-4　铁缺乏的三个阶段

阶段	表现
贮存铁缺乏期（ID）	缺铁初期，贮存铁开始减少：血清铁蛋白↓、含铁血黄素↓，血清铁及血红蛋白正常
缺铁性红细胞生成期（IDE）	血清铁↓，转铁蛋白饱和度↓，总铁结合力和未结合铁的转铁蛋白↑，尚未出现贫血
缺铁性贫血期（IDA）	血红蛋白减少，小细胞低色素性贫血

（2）缺铁对造血系统的影响　红细胞内缺铁，血红素合成障碍，大量原卟啉不能与铁结合成为血红素，以游离原卟啉（FEP）的形式积累在红细胞内或与锌原子结合成为锌原卟啉（ZPP），血红蛋白生成减少，红细胞胞质少、体积小，发生小细胞低色素性贫血。

（3）缺铁对组织细胞代谢的影响　组织缺铁，细胞中含铁酶活性降低，进而影响患者的精神、行为、体力、免疫功能及患儿的生长发育和智力，以及引起黏膜组织病变和外胚叶组织营养障碍。

（三）临床表现

1. **一般贫血表现**　进展缓慢，早期可无症状或症状较轻。常见有皮肤和黏膜苍白、头晕、乏力、心悸、活动后气短、易疲倦等。

2. **组织缺铁表现**　精神行为异常，如烦躁、易怒、注意力不集中、异食症；体力、耐力下降；易感染；儿童生长发育迟缓、智力低下；口腔炎、舌炎、舌乳头萎缩、口角皲裂、吞咽困难；毛发干枯、脱落；皮肤干燥、皱缩；指（趾）甲缺乏光泽、脆薄易裂，重者指（趾）甲变平，甚至凹下呈勺状（匙状甲）。

3. **原发病表现**　消化性溃疡的节律性上腹痛、黑便；痔疮引起的血便；肠道寄生虫感染导致的腹痛或大便性状改变；妇女月经过多；肿瘤性疾病的消瘦；血管内溶血的血红蛋白尿等。

（四）辅助检查

1. **血象**　小细胞低色素性贫血。平均红细胞体积（MCV）<80fl，平均红细胞血红蛋白量（MCH）<27pg，平均红细胞血红蛋白浓度（MCHC）<32%。血涂片可见红细胞体积小、中央淡染区扩大，网织红细胞计数多正常或轻度增高，白细胞和血小板计数正常或减低，有出血者血小板计数常偏高。

2. **骨髓象**　增生活跃或明显活跃。以红系增生为主，中、晚幼红细胞比例增高，体积小、核染色质致密、胞质少、边缘不整齐，有血红蛋白形成不良的表现，即"核老浆幼"现象。粒系、巨核系无明显异常。

3. **铁代谢**　血清铁<8.95μmol/L，血清铁蛋白<12μg/L，总铁结合力>64.44μmol/L，转铁蛋白饱和度<15%。由于血清铁蛋白是贮存铁，缺铁时首先减少的是贮存铁，因此血清铁蛋白是诊断缺铁性贫血最敏感、最早期的可靠指标。骨髓涂片用亚铁氰化钾（普鲁士蓝反应）染色后，在骨髓小粒中无深蓝色的含铁血黄素颗粒；在幼红细胞内铁小粒减少或消失，铁粒幼细胞少于15%。

4. **红细胞游离原卟啉（FEP）**　铁缺乏时，大量原卟啉不能与铁结合成为血红素，以游离原卟啉的形式累积在红细胞内，或与锌原子结合成锌原卟啉（ZPP）。FEP>0.9μmol/L（全血），ZPP>0.96μmol/L（全血），FEP/Hb>4.5μg/gHb，均提示血红素生成障碍。

5. **血清转铁蛋白受体（sTfR）**　红细胞内铁缺乏时，红系造血细胞膜表面的转铁蛋白受体会脱落进入血液，成为血清可溶性转铁蛋白受体（sTfR）。sTfR是目前反映缺铁性红细胞生成的最佳指标，sTfR浓度>26.5nmol/L（2.25μg/mL）可诊断缺铁。

（五）诊断与鉴别诊断

1. **诊断**

（1）ID期　①血清铁蛋白<12μg/L。②骨髓铁染色显示骨髓小粒可染铁消失，铁粒幼细胞<15%。③血红蛋白及血清铁等指标尚正常。

（2）IDE期　①ID的①+②。②转铁蛋白饱和度<15%。③FEP/Hb>4.5μg/gHb。④血红蛋白尚正常。

（3）IDA期　①IDE的①+②+③。②小细胞低色素性贫血：男性Hb<120g/L，女性Hb<110g/L，孕

妇Hb<100g/L；MCV<80fl，MCH<27pg，MCHC<32%。

（4）病因诊断　IDA仅是一种临床表现，其背后往往隐藏着其他疾病。只有明确病因，IDA可能根治；例如胃肠道恶性肿瘤伴慢性失血，应多次检查大便隐血，必要时做胃肠道X线或内镜检查；月经过多的妇女应检查有无妇科疾病。

2. 鉴别诊断

（1）铁粒幼细胞贫血　是由于幼红细胞线粒体内酶缺乏，铁利用不良，导致血红素合成障碍，小细胞低色素性贫血，但无缺铁表现。血清铁和铁蛋白均增高，骨髓小粒含铁血黄素颗粒增多。铁粒幼细胞增多，并出现环形铁粒幼细胞。

（2）珠蛋白生成障碍性贫血　是由于珠蛋白肽链合成异常导致的溶血性贫血，属遗传性疾病，常有家族史，又称为海洋性贫血。血涂片中可见大量靶形红细胞。血清铁、转铁蛋白饱和度及骨髓可染铁均增高。

（3）慢性病贫血　是由慢性感染或恶性肿瘤引起的铁代谢异常性贫血。血清铁含量也降低，但血清总铁结合力不增高反而降低，贮存铁增高，血清铁蛋白和骨髓含铁血黄素增高。一般有明确的感染灶或肿瘤病史。

（六）治疗

IDA的治疗原则：根除病因、补足贮铁。

1. 病因治疗　只有祛除病因才能达到彻底治愈本病的目的。如婴幼儿、青少年和孕妇、乳妇铁摄入不足引起的IDA，应改善饮食；月经过多者应调理月经；寄生虫感染者应予驱虫治疗；恶性肿瘤者应行手术或放、化疗等。

2. 补铁治疗　铁剂是纠正IDA的主要治疗方法，分口服和注射给药两种途径，口服铁剂更方便、安全，应首选口服铁剂治疗。

（1）口服铁剂　治疗性铁剂有无机铁和有机铁两类，无机铁的不良反应较有机铁明显。常用药物如下。①无机铁：硫酸亚铁，每次0.3g，每日3次。②有机铁：富马酸亚铁，每次0.2g，每日3次；琥珀酸亚铁，每次0.2g，每日3次；葡萄糖酸亚铁，每次0.3g，每日3次。口服铁剂注意事项：①宜餐后服用，此时服用胃肠道反应小且易耐受。②宜与维生素C、果汁等同时服用，促进铁吸收。③钙剂、抗酸剂、牛奶、咖啡及茶等会抑制铁吸收，应避免同时服用。④疗效观察：口服铁剂疗效迅速而明显，服用3天后食欲减退等症状即有改善，网织红细胞开始升高，5~10天达高峰，2周后降至正常水平；血红蛋白升高需2周，约2个月可达正常。铁剂治疗应在血红蛋白恢复正常后至少持续4~6个月，以补足贮存铁。

（2）注射铁剂　口服铁剂不能耐受、吸收障碍或急需补充铁剂，可用铁剂肌内注射。右旋糖酐铁是最常用的注射铁剂。补充铁总量（mg）=（需达到的血红蛋白浓度−患者的血红蛋白浓度）×0.33×患者体重（kg）。注射铁剂可引起局部疼痛、头痛、发热、荨麻疹等，甚至引起过敏性休克。用药时，第1天于50mg深部肌内注射，如无不良反应，以后隔日予100mg，直到补足总量为止。

（七）预防

重点放在婴幼儿、青少年和妇女的营养保健。对婴幼儿应及早添加富含铁的食物，如蛋类、肝等；对青少年应纠正偏食，定期查、治寄生虫感染；对孕妇、乳妇可补充铁剂；对月经期妇女应防治月经过多；做好肿瘤性疾病和慢性出血性疾病的人群防治。

（八）预后

单纯营养不足者，易恢复正常。继发于其他疾病者，取决于原发病能否根治。

👤 岗位情景模拟 33

患者，男性，45岁，菜农。头晕、乏力2个月，加重1周。患者2个月前出现头晕、乏力不适，伴心慌、胸闷，活动后明显，后逐渐出现食欲减退、恶心，无呕吐，无腹痛、腹泻、无发热、黑便、消瘦等，未予重视，近1周病情加重。患者既往体健，个人、家族史无特殊。

体格检查：T 36.7℃，R 18次/分，P 103次/分，BP 125/70mmHg。神清，贫血貌，睑结膜、口唇苍白，双肺呼吸音清，律齐，心尖部闻及2/6级收缩期杂音，腹软、无压痛，肝脾未触及肿大。

实验室检查：血常规示Hb 50g/L，RBC 3.0×10^{12}/L，MCV 64fl，MCH 24pg，MCHC 23%，PLT 322×10^9/L，网织红细胞0.013。大便常规示隐血试验（+），钩虫卵每高倍视野2~5个。血清铁蛋白5μg/L，血清铁6μmol/L，总铁结合力88μmol/L。

问题与思考

1. 该患者最可能的诊断是什么？请列出诊断依据。

2. 该患者该如何治疗？

答案解析

三、再生障碍性贫血

再生障碍性贫血（aplastic anemia，AA）简称再障，是一种由不同病因和机制引起的骨髓造血功能衰竭症，主要表现为骨髓造血功能低下、全血细胞减少及所致的贫血、出血、感染综合征。年发病率：欧美为（0.47~1.37）/10万，我国约为0.74/10万；可发生于各年龄段，男女发病率无明显差别。

（一）病因和发病机制

1. 病因 再障分为先天性和后天性两类，通常所说的再障多数指后者，又称为获得性再障。获得性再障包括原因不明的原发性再障和由化学、物理、生物因素等引起的继发性再障。引起继发性再障的病因如下。

（1）化学因素 如氯霉素类抗生素、磺胺类药物、抗肿瘤药物以及苯等。抗肿瘤药与苯对骨髓的抑制作用与剂量相关，但抗生素、磺胺类药物及杀虫剂引起的再障主要与个人敏感性有关。

（2）物理因素 长期接触X线、放射性核素可直接损伤血干细胞与造血微环境，影响造血干细胞分化、增殖，其损伤程度与接受电离辐射的剂量有关。

（3）病毒感染 特别是肝炎病毒、微小病毒B19等。

2. 发病机制 再障的发病机制复杂，尚未完全阐明，往往是多因素作用的结果，可能通过以下机制发病。

（1）造血干/祖细胞（"种子"）缺陷 细胞表面分化抗原34（CD34）是造血干（祖）细胞的特征性标志。再障患者骨髓$CD34^+$细胞较正常人明显减少，造血干细胞自我更新能力缺陷，集落形成能力显著降低，其减少程度与病情的严重程度呈正相关。再障患者骨髓造血干细胞移植成功，提示造血干细胞缺陷是再障发生的主要机制。

（2）造血微环境（"土壤"）异常 造血微环境是指造血器官实质细胞周围的支架细胞和组织，包括微血管、末梢神经、网状细胞、基质细胞及其分泌的细胞因子，它们支持和调节造血细胞的生长和发育。骨髓基质萎缩、脂肪化、成纤维集落形成单位减少、集落刺激因子活性降低，这些造血微环境异常，导致造血干细胞不能正常的生长与发育。

（3）免疫机制（"虫子"）异常　再障患者存在T淋巴细胞比例增高及亚群的失衡，CD4$^+$细胞减少，CD8$^+$细胞异常增高，可直接或间接损伤造血干（祖）细胞。T淋巴细胞分泌的IFN-γ、TNF等造血负调控因子明显增多，可使造血干（祖）细胞分化增殖受阻。多数再障患者临床使用免疫抑制剂治疗有效，提示免疫机制异常是再障发病的重要因素之一。

（二）临床表现

1. 重型再生障碍性贫血（SAA）　起病急，进展快，病情重。少数由非重型再障进展而来。

（1）贫血　多呈进行性加重，苍白、乏力、头晕、心悸和气短等症状明显。

（2）感染　多数患者有发热，体温在39℃以上。以呼吸道感染最常见，其次为皮肤感染、肛周感染及泌尿生殖系统感染，感染菌种以革兰阴性杆菌、金黄色葡萄球菌和真菌为主，常合并败血症。

（3）出血　均有不同程度的皮肤、黏膜及内脏出血。皮肤表现为瘀点或大片瘀斑；口腔黏膜有血疱，有鼻出血、牙龈出血、眼结膜出血等；内脏出血时可见呕血、咯血、血尿、阴道出血、眼底出血，颅内出血可危及生命。

2. 非重型再生障碍性贫血（NSAA）　起病和进展较缓慢，病情较重型再障轻。常以贫血为首发表现，感染和出血较轻，易控制。感染以上呼吸道感染为主，其次为牙龈炎、支气管炎、扁桃体炎等。出血以皮肤、黏膜出血为主，内脏出血少见。病程中如病情恶化，临床症状、血象及骨髓象与重型再障相似。

（三）辅助检查

1. 血象　SAA呈重度全血细胞减少；重度正细胞正色素性贫血，网织红细胞减少，大多数<0.005%，网织红细胞绝对值<15×10^9/L；白细胞计数<2×10^9/L，中性粒细胞<0.5×10^9/L，淋巴细胞比例明显增高；血小板计数<20×10^9/L。NSAA也呈全血细胞减少，但达不到SAA的程度。

2. 骨髓象　骨髓检查是确诊再障的重要依据。SAA表现为多部位骨髓增生重度减低，粒系、红系及巨核细胞明显减少且形态大致正常，淋巴细胞及非造血细胞比例明显增高，骨髓小粒皆空虚。

NSAA表现为多部位骨髓增生减低，可见较多脂肪滴，红系、粒系减少可不明显，巨核细胞减少或缺如。淋巴细胞及网状细胞、浆细胞比例增高，多数骨髓小粒空虚。骨髓活检显示造血组织均匀减少。

3. 发病机制检查　骨髓细胞培养结果显示，再障患者的粒-单系集落形成单位（CFU-GM）、红系集落形成单位（CFU-E）明显减少；免疫功能检测，可有T淋巴细胞亚群异常，CD4$^+$/CD8$^+$细胞比值减低，Th1/Th2型细胞比值增高。造血负调控因子IL-2、IFN-γ、TNF-α水平增高。

（四）诊断与鉴别诊断

1. 诊断

（1）再障诊断标准　①全血细胞减少、网织红细胞减少、淋巴细胞比例增高。②一般无肝、脾肿大。③骨髓多部位增生减低或重度减低，造血细胞减少，非造血细胞比例增高，骨髓小粒空虚（有条件者做骨髓活检可见造血组织均匀减少）。④除外引起全血细胞减少的其他疾病。

（2）再障分型诊断标准

1）SAA：发病急，贫血呈进行性加重，常伴严重感染和（或）出血。血象具备下述3项中的2项：

①网织红细胞绝对值<15×10⁹/L；②白细胞明显减少，中性粒细胞绝对值<0.5×10⁹/L；③血小板<20×10⁹/L。骨髓增生广泛重度减低，三系造血细胞明显减少，非造血细胞增多。

2）NSAA：指达不到重型再障诊断标准的再障。

2. 鉴别诊断

（1）阵发性睡眠性血红蛋白尿症（PNH） 一种由于红细胞膜缺陷导致对补体敏感的慢性血管内溶血。除全血细胞减少外，常有反复发作的血红蛋白尿。酸溶血试验（Ham试验）可呈阳性。骨髓或外周血可发现CD55⁻、CD59⁻各系血细胞。

（2）骨髓增生异常综合征（MDS） MDS中的难治性贫血（RA）有全血细胞减少，网织红细胞有时不高甚至降低，骨髓也可低增生，这些易与AA混淆。但RA有病态造血现象，易转化为急性白血病，早期髓系细胞相关抗原（CD34）表达增多，可有染色体核型异常等。

（3）急性白血病（AL） 特别是白细胞减少和低增生性AL，早期肝、脾、淋巴结不肿大，外周两系或三系血细胞减少，易与AA混淆。骨髓象检查、染色体和基因检测可帮助鉴别。

（五）治疗

1. 支持治疗

保护措施 预防感染（注意饮食及环境卫生，重症患者保护性隔离）；避免出血（防止外伤及剧烈活动）；杜绝接触各类危险因素（包括对骨髓有损伤作用和抑制血小板功能的药物）；给予必要的心理支持。

2. 对症治疗

（1）纠正贫血 血红蛋白<60g/L时，可输注浓缩红细胞，但应防止输血过多出现同种免疫输血反应和血色病。

（2）控制出血 给予常规止血药，如酚磺乙胺（止血敏）等。血小板<20×10⁹/L时，可输注单采血小板悬液。女性子宫出血可联合雄激素或炔诺酮。

（3）控制感染 可先用广谱抗生素治疗，同时采集可疑感染部位的分泌物或尿、大便、血液等做细菌培养和药敏试验，待细菌培养和药敏试验有结果后再换用敏感抗生素。

3. 促造血治疗

（1）雄激素 雄激素可以刺激骨髓造血干细胞分化增殖，促进肾脏产生促红细胞生成素，是治疗非重型再障的首选药，疗程不少于6个月，不良反应主要为肝功能损害及男性化作用。常用药物：①司坦唑醇（康力龙）每次2mg，口服，每日3次。②十一酸睾酮每次40mg，口服，每日3次；③达那唑每次200mg，口服，每日3次；④丙酸睾酮每次100mg，肌内注射，每日1次。

（2）造血生长因子 适用于全部AA，特别是SAA。常用粒–单系集落刺激因子（GM-CSF）或粒系集落刺激因子（G-CSF），150~300μg皮下注射，每日1次；促红细胞生成素（EPO），每次50~100U/kg皮下注射，每周3次，根据血红蛋白的检查结果调整剂量。

4. 免疫抑制治疗

（1）抗淋巴/胸腺细胞球蛋白（ALG/ATG） 有马、兔、猪等不同来源。用药前应做过敏试验，用药后注意是否出现血清病样反应。该药可与环孢素组成强化免疫抑制方案。

（2）环孢素 常与雄激素联合治疗再障。每次3~5mg/kg，口服，每日2~3次。不良反应主要有肝肾损害、牙龈增生及消化道反应等。

（3）其他 抗CD3单克隆抗体、霉酚酸酯（MMF）、环磷酰胺、甲泼尼龙等。

5. 造血干细胞移植（HSCT） 对40岁以下、无感染及其他并发症、有合适供体的重型再障患者，可首先考虑行异基因造血干细胞移植（allo-HSCT）。

🔖 **知识拓展**

造血干细胞移植（HSCT）是指在放、化疗后，把自体或异体造血干细胞移植给受体，使受体重建正常造血和免疫功能的一种治疗手段。根据造血干细胞来源不同，HSCT分为骨髓造血干细胞移植、外周血干细胞移植以及脐血干细胞移植；根据供体与受体的关系，HSCT又分为自体移植（auto-HSCT）、异基因移植（allo-HSCT）和同基因移植（syn-HSCT，供者为同卵双生者）；根据供者与受者HLA配型相合程度分为HLA全相合移植、不全相合移植与半相合移植。目前，HSCT是有可能根治难治性或恶性白血病最有效的治疗方法。

（六）预防

加强劳动和生活环境保护，避免接触各类射线、有毒化学物质（如苯类化合物等），尽量少用、不用引起骨髓损伤的药物。

（七）预后

非重型再障多数可缓解甚至治愈，仅少数进展为重型再障。重型再障以往病死率极高，近年来随着治疗方法的改进，其预后明显改善，但仍有约1/3的患者死于感染和出血。

👤 **岗位情景模拟 34**

患者，男性，32岁，刷胶工人。头晕、乏力半年，加重伴鼻出血1周。患者半年前出现乏力、头晕，伴活动后心慌，曾到当地医院检查，发现全血细胞减少（具体不详），未进一步检查和治疗。近1周症状加重，刷牙时牙龈出血，3次少量鼻出血，同时见皮肤瘀斑。发病以来饮食正常，大小便及睡眠正常，无酱油色尿，体重无变化。既往体健，无肝炎病史，未服用特殊药物，个人史及家族史无特殊。

查体：T 36.6℃，P 105次/分，R 20次/分，BP 120/70mmHg。贫血貌，双下肢散在瘀斑，浅表淋巴结未触及肿大。睑结膜苍白，巩膜未见黄染，口唇苍白，牙龈有少量出血。胸骨无压痛，心肺无异常，腹软，肝、脾肋下未触及。

实验室检查：血常规：Hb 54g/L，RBC 1.8×10^{12}/L，MCV 86fl，MCHC 34%，WBC 1.5×10^9/L，N 30%，L 65%，M 5%，PLT 15×10^9/L，网织红细胞0.002（绝对值3.6×10^9/L）。

问题与思考

1. 该患者的初步诊断是什么？并写出诊断依据。

2. 该患者的治疗原则是什么？

答案解析

（荣 灿）

第二节　白血病

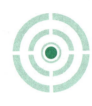

学习目标

知识要求：

1. 掌握急性白血病的临床表现、诊断及治疗要点；慢性髓系白血病的临床表现、分期、诊断及治疗原则。

2. 熟悉白血病的病因及发病机制。

3. 了解白血病免疫学、细胞形态学及分子生物学分型。

技能要求：

1. 能够对白血病患者进行诊断并合理治疗。

2. 能对白血病患者进行健康教育，做好预防感染、预防出血、合理用药、合理饮食、病情监控方面的指导。

一、概述

白血病（leukemia）是一类造血干/祖细胞的恶性克隆性疾病，由于白血病细胞自我更新增强、增殖失控、分化障碍、凋亡受阻，而停滞在细胞发育的不同阶段，在骨髓和其他造血组织中大量增生累积，使正常造血受抑制并浸润其他器官和组织。

（一）分类

根据白血病细胞的分化成熟程度和自然病程，可将白血病分为急性和慢性两大类。急性白血病（acute leukemia，AL）的细胞分化停滞在较早阶段，多为原始细胞及早期幼稚细胞，病情发展迅速，自然病程仅几个月。慢性白血病（chronic leukemia，CL）的细胞分化停滞在较晚的阶段，多为较成熟幼稚细胞和成熟细胞，病情发展缓慢，自然病程为数年。其次，根据主要受累的细胞系列可将AL分为急性淋巴细胞白血病（ALL）和急性髓系白血病（AML）。CL则分为慢性髓系白血病（CML）、慢性淋巴细胞白血病（CLL）及少见类型的白血病如毛细胞白血病、幼淋巴细胞白血病等。

我国白血病发病率为（3~4）/10万。在恶性肿瘤引起的死亡率中，白血病居第6位（男）和第7位（女）；儿童及35岁以下成人中，居第1位。

我国AL比CL多见，AL中以AML最多，其次为ALL。CL中，CML多见，CLL少见。成人以AML多见，儿童以ALL多见。CML随年龄增长而发病率逐渐升高，CLL在50岁以后发病才明显增多。男性发病率略高于女性。

（二）病因和发病机制

1. 生物因素　主要是病毒感染和免疫功能异常。成人T细胞白血病/淋巴瘤（ATL）可由人类T淋巴细胞病毒Ⅰ型（HTLV-Ⅰ）所致。病毒感染机体后，以内源性病毒方式整合到宿主细胞内，或作为外源性病毒以横向方式传播感染，直接致病，诱发白血病。

2. **物理因素** 包括X射线、γ射线等电离辐射。大面积和大剂量照射可使骨髓抑制和机体免疫力下降，DNA突变、断裂和重组，导致白血病发生。研究显示，日本广岛及长崎受原子弹袭击后，幸存者中白血病发病率比未受辐射的人群分别高30倍和17倍。

3. **化学因素** 多年接触苯以及含苯的有机溶剂与白血病发生有关。乙双吗啉是乙亚胺的衍生物，具有极强的致染色体畸变和致白血病作用。抗肿瘤药物中烷化剂和拓扑异构酶Ⅱ抑制剂有致白血病的作用。化学因素所致的白血病以急性髓系白血病多见。

4. **遗传因素** 家族性白血病约占白血病的0.7%。单卵双生子，其中一人患白血病，另一人发生率达1/5，比双卵双生子高12倍。

5. **其他血液病** 某些血液病最终可能发展为白血病，如骨髓增生异常综合征、淋巴瘤、多发性骨髓瘤、阵发性睡眠性血红蛋白尿等。

二、急性白血病

急性白血病（acute leukemia，AL）是造血干/祖细胞的恶性克隆性疾病，骨髓中异常的原始及幼稚细胞（白血病细胞）大量增殖并抑制正常造血，广泛浸润肝、脾、淋巴结等各种组织器官，表现为贫血、出血、感染和浸润等征象。

（一）分型

目前临床并行使用法美英（FAB）分型和世界卫生组织（WHO）分型。

1. **FAB分型** 根据细胞形态学和化学染色，将AML分为$M_0 \sim M_7$型（表5-2-1），ALL分为$L_1 \sim L_3$型（表5-2-2）。

表5-2-1 AML的FAB分型

分型		骨髓特点
M_0	急性髓细胞白血病微分化型	原始细胞>30%，无嗜天青颗粒及Auer小体（白细胞质中出现紫红色细杆状物质，长1~6μm，1条或数条不等），髓过氧化物酶（MPO）及苏丹黑B阳性细胞<3%，CD33或CD13阳性，淋巴抗原及血小板抗原阴性
M_1	急性粒细胞白血病未分化型	原粒细胞占非红系有核细胞（NEC）>90%，其中MPO阳性细胞>3%
M_2	急性粒细胞白血病部分分化型	原粒细胞占NEC 30%~89%，其他粒细胞>10%，单核细胞<20%
M_3	急性早幼粒细胞白血病（APL）	早幼粒细胞占NEC≥30%
M_4	急性粒-单核细胞白血病	原始细胞占NEC≥30%，各阶段粒细胞≥20%，各阶段单核细胞≥20%
M_5	急性单核细胞白血病	原单、幼单占NEC≥30%，且原单、幼单及单核细胞≥80%
M_6	急性红白血病	有核红细胞≥50%，原始细胞占NEC≥30%。
M_7	急性巨核细胞白血病	原始巨核细胞≥30%，血小板抗原阳性，血小板过氧化物酶阳性

表5-2-2 ALL的FAB分型

分型	骨髓特点
L_1	原始和幼淋巴细胞以小细胞（直径≤12μm）为主
L_2	原始和幼淋巴细胞以大细胞（直径>12μm）为主
L_3（Burkitt型）	原始和幼淋巴细胞以大细胞为主，大小较一致，细胞内有明显空泡，胞浆嗜碱性，染色深

2. WHO分型 将细胞形态学（morphology）、免疫学（immunology）、细胞遗传学（cytogenetics）和分子生物学（molecular biology）分型特征纳入，形成了MICM分型，对治疗方案的选择及预后判断更有价值。

（二）临床表现

该病起病急缓不一，呈迅速发展，主要表现为贫血、发热、出血和浸润等征象。

1. 正常造血功能受抑制的表现

（1）贫血 多呈进行性加重，表现为面色苍白、乏力、头昏，甚至呼吸困难等，老年体弱者可诱发心血管症状。

（2）发热 主要是粒细胞缺乏所致的感染，可低热，亦可高达39~40℃，常伴有畏寒、出汗等，半数患者以发热为早期表现。感染可发生在各部位，以上呼吸道、肺部、口腔、肛周、全身（败血症）多见；常见致病菌为革兰阴性杆菌，其次是革兰阳性杆菌，还可能出现病毒、真菌（包括卡氏肺孢子菌）感染等。

（3）出血 以出血为早期表现者近40%。以皮肤瘀点、瘀斑，牙龈出血，鼻衄，月经过多为多见；眼底出血可致视力障碍；颅内出血时会发生头痛、呕吐、昏迷、瞳孔大小不对称，是急性白血病的主要死因。急性早幼粒细胞白血病易并发凝血异常而出现全身广泛性出血。血小板减少、凝血异常是出血的主要原因。

2. 白血病细胞增殖浸润的表现

（1）淋巴结和肝脾肿大 淋巴结肿大以ALL较多见。肝、脾肿大多为轻至中度，除CML急性变外，巨脾罕见。

（2）骨骼和关节 儿童多见关节、骨骼疼痛，成人多有胸骨下段局部压痛，胸骨压痛有助于白血病的诊断。疼痛是白血病细胞浸润骨膜、骨和关节所致。

（3）眼部 粒细胞白血病可累及骨膜形成粒细胞肉瘤（绿色瘤），以眼眶部位最常见，可引起眼球突出、复视或失明。

（4）口腔和皮肤 由于白血病细胞浸润出现牙龈增生、肿胀；皮肤出现局限性或弥漫性紫色突起硬结或斑块。多见于M_4和M_5型。

（5）中枢神经系统（CNSL） 是白血病最常见的髓外浸润部位。由于多数化疗药物难以通过血脑屏障，不能有效杀灭隐藏在中枢神经系统的白血病细胞，因而引起中枢神经系统白血病。轻者表现为头痛、头晕，重者有呕吐、颈项强直，甚至抽搐、昏迷。脊髓浸润可导致截瘫，神经根浸润可出现各种麻痹症状。CNSL多发生在ALL化疗后缓解期，儿童常见，其次为M_4、M_5和M_2型。

（6）睾丸 多为单侧无痛性肿大。睾丸白血病多见于ALL化疗缓解后的幼儿和青年，是仅次于CNSL的白血病髓外复发的部位。

此外，白血病可浸润其他组织器官，肺、心、消化道、泌尿生殖系统等均可受累。

（三）辅助检查

1. 血象 大多数患者白细胞>$10×10^9$/L，称为白细胞增多性白血病，也有白细胞计数正常或减少，低者可<$1.0×10^9$/L，称为白细胞不增多性白血病。血涂片分类检查可见数量不等的原始和幼稚细胞。常伴有不同程度的正细胞性贫血。约50%的患者血小板<$60×10^9$/L，晚期血小板往往极度减少。

2. 骨髓象 是诊断的主要依据和必做检查。多数患者骨髓增生活跃或极度活跃，以原始细胞为主；

少数患者骨髓增生降低，称为低增生性AL。FAB分型将原始细胞≥骨髓有核细胞30%作为AL的诊断标准，WHO分型则将这一比例降至≥20%。Auer小体对AML有诊断意义。

3. **细胞化学** 通过原始细胞形态学难以区分急性白血病的类型，可借助细胞化学染色检查（表5-2-3）。

表5-2-3 细胞化学染色鉴别急性白血病类型

化学染色	急淋	急粒	急单
髓过氧化物酶（MPO）	（−）	（＋）	（−）～（＋）
糖原染色（PAS）	（＋） 成块或粗颗粒状	（−）或（＋） 弥漫、淡红或细颗粒状	（−）或（＋） 弥漫、淡红或细颗粒状
非特异性酯酶（NSE）	（−）	（−）～（＋） NAF抑制<50%	（＋） NAF抑制≥50%

4. **免疫学检查** 根据白血病细胞表达的系列相关抗原，确定其来源。如造血干/祖细胞表达CD34，APL细胞通常表达CD13、CD33和CD117，不表达HLA-DR和CD34，还可表达CD9。根据白血病细胞免疫学标志，不仅可区分急性淋巴细胞白血病与急性髓细胞白血病，而且还可将急性T淋巴细胞与急性B淋巴细胞白血病加以区别。

5. **染色体检查** 白血病常伴有特异的染色体和基因改变。例如99%的M_3有t（15；17）（q22；q21），使15号染色体上的*PML*基因与17号染色体上的*RARα*基因形成*PML-RARα*融合基因，这是APL发病及用全反式维A酸及砷剂治疗有效的分子基础。

6. **血液生化检查** 血清尿酸浓度增高，特别在化疗期间。尿酸排泄量增加，甚至出现尿酸结晶。乳酸脱氢酶（LDH）浓度增高。

7. **脑脊液检查** 出现中枢神经系统白血病时，脑脊液压力可升高，白细胞计数增加，蛋白质增多，糖定量减少，涂片中可找到白血病细胞。

（四）诊断与鉴别诊断

1. **诊断** 急性白血病的诊断要点如下。

（1）具有贫血、出血、感染及白血病细胞浸润的临床表现。

（2）骨髓象原始细胞≥20%（WHO分类）。

（3）具有血象、细胞化学或免疫学检查结果支持。

2. **鉴别诊断**

（1）白细胞减少型白血病：需与再生障碍性贫血、骨髓增生异常综合征、粒细胞缺乏症鉴别，骨髓检查有助于确诊。

（2）感染引起的白细胞异常：①EB病毒感染所致的传染性单核细胞增多症：血象中出现异形淋巴细胞，但形态与原始细胞不同，血清中嗜异性抗体效价逐步上升，病程短，可自愈。②类白血病反应：外周血白细胞增高且出现幼稚细胞，但骨髓幼稚细胞不增多，且有明确病因。

（3）巨幼细胞性贫血 容易与红白血病混淆，但前者骨髓中原始细胞不增多，幼红细胞过碘酸-雪夫反应（PAS）反应为阴性，予以叶酸、维生素B_{12}治疗有效。

（五）治疗

确诊后，应根据患者的MICM结果及临床特点进行预后危险分层，按照患者意愿和疾病特点，进行综合治疗。

1. 支持治疗

（1）紧急处理高白细胞血症　当血中白细胞>100×10⁹/L时，患者可产生白细胞淤滞症，表现为呼吸困难、低氧血症、反应迟钝、言语不清、颅内出血等，应紧急使用血细胞分离机单采去除过高的白细胞（M₃型不首选），并给予化疗前短期预处理，ALL用地塞米松10mg/m²，静脉注射；AML用羟基脲1.5~2.5g/6h（总量6~10g/d），约36小时，然后进行联合化疗。需注意预防白血病细胞溶解诱发的高尿酸血症、电解质紊乱、凝血异常等并发症。

（2）防治感染　白血病患者常伴有粒细胞减少，应注意口腔、鼻腔及肛周护理。化疗、放疗后，粒细胞缺乏将持续较长时间，宜住层流病房或消毒隔离病房。化疗后可使用粒细胞集落刺激因子（G-CSF）促进粒细胞恢复。若发热应做细菌培养和药敏试验，并及时予经验性抗生素治疗。

（3）成分输血　严重贫血可吸氧、输浓缩红细胞。血小板计数过低时，需输注单采血小板悬液，维持血小板计数≥10×10⁹/L，合并发热感染时应维持血小板计数≥20×10⁹/L。

（4）防治高尿酸血症肾病　由于白血病细胞大量破坏，血清和尿中尿酸浓度增高，积聚在肾小管，引发高尿酸血症肾病。应适量输液饮水，碱化尿液，给予别嘌醇以抑制尿酸形成。

（5）维持营养　白血病系严重消耗性疾病，特别是化疗、放疗引起患者消化道黏膜炎及功能紊乱时。应注意补充营养，维持水、电解质平衡，给患者高蛋白、高热量、易消化食物，必要时经静脉补充营养。

2. 抗白血病治疗
抗白血病治疗分两个阶段：①诱导缓解治疗：主要方法为联合化疗，目标是使患者迅速获得完全缓解，即白血病的症状和体征消失，外周血无原始细胞，无髓外白血病；骨髓三系造血恢复，原始细胞<5%；外周血中性粒细胞>1.0×10⁹/L，血小板≥100×10⁹/L。②缓解后治疗：主要方法为化疗和造血干细胞移植（HSCT），目标是继续消灭微小残留病灶，也就是残留的白血病细胞，防止复发，延长缓解期，使患者无病生存甚至治愈。

（1）ALL治疗

1）诱导缓解治疗：①VP方案：长春新碱（VCR）和泼尼松（P）组成的VP方案是ALL诱导缓解的基本方案，儿童完全缓解率高达80%~90%，成人仅50%，而且容易复发。VCR主要毒副作用为末梢神经炎和便秘。②VDP方案：VP加柔红霉素（DNR），成人完全缓解率可提高至70%，但应警惕柔红霉素的心脏毒性。③VDLP方案：VDP再加上门冬酰胺酶（L-ASP）或培门冬酰胺酶（PEG-Asp），可进一步提高完全缓解率，是目前治疗ALL常采用的诱导方案。L-ASP和PEG-Asp可提高患者无病生存率，但应注意肝损害、胰腺炎、凝血因子及白蛋白合成减少和过敏反应。④VDLP基础上加用其他药物，包括环磷酰胺（CTX）或阿糖胞苷（Ara-C），可提高部分ALL的完全缓解率和无病生存率。

2）缓解后治疗：缓解后的治疗一般分强化巩固和维持治疗两个阶段。强化巩固主要有化疗和HSCT两种方式，目前化疗多采用间歇重复原诱导方案2~4疗程，或多种药物交替序贯应用，如高剂量甲氨蝶呤（HD-MTX）、Ara-C、6-巯基嘌呤（6-MP）和L-ASP。HD-MTX的主要不良反应为黏膜炎，肝、肾功能损害，故在治疗时需要充分水化、碱化和及时亚叶酸钙解救。强化巩固治疗后仍必须给予维持治疗，多采用6-MP和MTX的同时给予VP方案化疗。

（2）AML治疗

1）诱导缓解的治疗：①IA/DA方案：多采用标准剂量Ara-C×7天联合去甲柔红霉素（IDA）或柔红霉素（DNR）×3天（即3+7方案），完全缓解率为50%~80%。②HA方案：我国率先以高三尖杉酯碱（HHT）替代IDA或DNR组成HA方案，完全缓解率为60%~65%，HA可与DNR、阿柔比星等蒽环类药物组成HAD、HAA方案，进一步提高完全缓解率。③HOAP方案：在HA基础上加长春新碱第1天静脉注射，泼尼松连续口服7天。④M_3患者多采用全反式维A酸（ATRA）联合三氧化二砷。ATRA可作用于*RARα*靶基因，诱导APL细胞分化成熟。砷剂可作用于PML，小剂量能诱导APL细胞分化，大剂量能诱导其凋亡。ATRA治疗中，由于细胞因子大量释放和黏附分子表达增加，患者出现发热、肌肉骨骼疼痛、呼吸窘迫、肺间质浸润、胸腔积液、心包积液、急性肾衰竭甚至死亡，称为"维A酸综合征"，应暂停ATRA，并给予糖皮质激素治疗。

2）缓解后的治疗：主要包括多疗程的大剂量Ara-C化疗和异基因造血干细胞移植（allo-HSCT）。年龄<60岁的患者，应根据危险度分组选择相应的治疗方案：预后不良组，首选allo-HSCT；预后良好组（非APL）首选以高剂量Ara-C为主的化疗；预后中等组，以allo-HSCT和高剂量Ara-C为主的化疗均可采用。年龄>60岁的患者，可采用标准剂量Ara-C的联合化疗或非清髓性HSCT进行巩固，或去甲基化药物（地西他滨）维持至疾病进展。

> **知识拓展**
>
> ### 名人故事——让癌细胞"改邪归正"
>
> 急性早幼粒细胞白血病（M_3）是一种病情凶险、恶化快、死亡率高的白血病。20世纪70年代末，白血病主要通过化疗达到治疗目的，但化疗在杀灭癌细胞的同时，也会杀死许多正常细胞。受中国传统文化影响，王振义院士开始思考：与其杀灭癌细胞，不如另辟蹊径，采用诱导分化的方法促使癌细胞"改邪归正"。他形象地说："这就好比对犯人进行劳动改造，把坏人改造成好人。"经过8年反复试验，王振义团队最终发现全反式维A酸具有诱导癌细胞"改邪归正"的作用。后来，我国学者继续探索，发现"砒霜"（三氧化二砷）具有使癌蛋白降解，杀灭癌细胞的作用。全反式维A酸联合三氧化二砷的"双诱导"治疗，使M_3成为临床第一个可被治愈的白血病，也是我国在白血病治疗领域取得的革命性突破。

（3）中枢神经系统白血病（CNSL）的防治 这对ALL尤为重要。①预防：通常在缓解后鞘内注射甲氨蝶呤10mg+地塞米松5mg，每周2次，共3周。②治疗：确诊为CNSL时应立即鞘内注射甲氨蝶呤+地塞米松，每周2次，同时给予颅脊椎照射，直至脑脊液恢复正常，然后改用每6~8周注射1次，随全身化疗结束而停用。甲氨蝶呤不能耐受或疗效欠佳者，也可改用阿糖胞苷。

（4）造血干细胞移植 是目前彻底根除AL的唯一手段。供者首选同胞兄弟姐妹中HLA配型完全相合者，也可选用无亲缘关系的HLA配型完全相合者，父母或兄弟姐妹中HLA配型半相合者同样可以作为供者。造血干细胞移植应在第一次完全缓解期内进行，移植后5年无病存活率为50%左右。移植前未达完全缓解则复发率高。

（六）预后

未经特殊治疗，AL平均生存期仅3~6个月，短者在诊断数天后即死亡。化疗的进展和HSCT的应用使不少患者可长期存活甚至治愈。儿童ALL预后较好，80%以上能够获得长期无病生存甚至治愈。APL若能避免早期死亡则预后良好，多可治愈。AL的预后与分型、染色体、年龄、发病时血象、对化疗药物敏感性、复发水平等均相关。

岗位情景模拟 35

　　患者，男性，20岁。发热、咳嗽1周，伴鼻出血3天。患者1周前无明显诱因开始发热，伴轻度咳嗽，无痰，最高体温38.5℃，无寒战，自行服用"感冒药"治疗无效。近3天上述症状加重伴乏力，有2次鼻出血。发病以来进食减少，睡眠差，大小便正常，体重无明显变化。既往体健，无结核和肝炎病史，无药物过敏史，无遗传病家族史。

　　查体：T 38.7℃，P 105次/分，R 20次/分，BP 120/80mmHg。贫血貌，四肢皮肤散在瘀点。右腹股沟区可触及数个肿大淋巴结，活动度好，无压痛，最大为2.5cm×2.0cm。胸骨压痛（+），双肺叩诊清音，左下肺可闻及少许湿啰音，心律齐，腹软，无压痛，肝肋下1.5cm，脾肋下1cm，双下肢无水肿。

　　实验室检查：Hb 80g/L，RBC 2.7×10^{12}/L，WBC 25×10^{9}/L，白细胞分类见原始细胞0.38，MPO染色（－），PLT 20×10^{9}/L，网织红细胞0.001。

问题与思考

1. 请问患者初步诊断可能是什么？并写出诊断依据。
2. 还需做哪些检查才能确诊？
3. 该患者的治疗措施是什么？

答案解析

二、慢性髓细胞性白血病

　　慢性髓细胞性白血病（chronic myelogenous leukemia，CML），俗称慢粒，是一种多能造血干细胞恶性骨髓增殖性疾病，主要涉及髓系。发病率仅次于急粒和急淋，居第3位，占成人白血病的15%。临床以白细胞异常增多、脾大、Ph染色体和（或）*BCR-ABL*融合基因阳性为特征。

（一）临床表现

　　CML起病缓慢，70%患者在症状出现后才就诊，部分患者因体检发现，90%~95%患者初诊时为慢性期。

　　1. **脾大**　脾大为最显著特征。一般为中度或重度肿大，患者因脾大而自觉有上腹部坠胀感。脾大超过脐部甚至达到骨盆者亦不少见。若发生脾梗死，则脾区压痛明显，并有摩擦音。严重者可出现脾破裂和出血。

　　2. **胸骨压痛**　胸骨中下段压痛是复发或病情明显变化的特征。

　　3. **全身症状**　有乏力、低热、盗汗、体重减轻等高代谢的表现。白细胞显著增高时，可有眼底静脉充血及出血。白细胞极度增高时可发生白细胞淤滞症。

（二）实验室检查

　　1. **血象**　白细胞数显著增高，常超过20×10^{9}/L，半数患者可达100×10^{9}/L以上。血象中粒细胞显著增多，以中性中幼、晚幼和杆状核粒细胞为主，原始（Ⅰ+Ⅱ）细胞<10%，嗜酸性、嗜碱性粒细胞增多有助于诊断。血小板、红细胞早期正常，晚期减少，预示病情进展。

　　2. **骨髓象**　骨髓增生活跃或极度活跃，以粒细胞为主，粒红比例明显增高，其中中性中幼、晚幼及杆状核粒细胞明显增多，慢性期时原始细胞<10%，后期可出现原始幼稚细胞增多。嗜碱性粒细胞增多。红细胞相对减少。巨核细胞正常或增多，晚期减少。中性粒细胞碱性磷酸酶（NAP）活性减低或呈

阴性反应。

3. 染色体检查 95%以上患者细胞Ph染色体阳性，即t（9；22）（q34；q11），9号染色体与22号染色体长臂易位，形成*BCR-ABL*融合基因，缺失长臂的22号染色体称为Ph染色体，其编码的蛋白具有酪氨酸激酶活性，导致CML发生。Ph染色体阴性的慢粒患者仅占5%左右，预后较差。

4. 血液生化检查 血清及尿中尿酸、乳酸脱氢酶浓度增高。

5. 中性粒细胞碱性磷酸酶（NAP） 多数CML患者NAP活性显著减低或呈阴性反应。治疗有效时NAP活性可以恢复，疾病复发时又下降。该指标有助于区别类白血病反应及其他骨髓增生性疾病。

（三）诊断与鉴别诊断

1. 诊断 根据典型的血象、骨髓象改变，脾大，Ph染色体阳性和（或）*BCR-ABL*融合基因阳性可作出诊断。确诊后要进行分期，整个病程分为以下3期。

（1）慢性期（CP） 一般持续1~4年。患者可无症状或仅有乏力、低热、多汗或盗汗、体重减轻等症状。常以脾大为显著特征，外周血原始细胞<2%，嗜酸性和嗜碱性粒细胞增多，可有少量幼红细胞。骨髓增生活跃，以粒系为主，中晚幼和杆状核增多，原始细胞<10%，Ph染色体和（或）*BCR-ABL*融合基因阳性。

（2）加速期（AP） 可维持几个月到数年。常有发热、虚弱、进行性体重下降、骨骼疼痛，逐渐出现贫血和出血。对原来治疗有效的药物无效。外周血或骨髓原始细胞占比为10%~19%，外周血嗜碱性粒细胞≥20%，血小板进行性减少或增加，出现Ph以外的其他染色体异常，如+8、双Ph染色体等。

（3）急变期（BP） 为CML的终末期，临床与AL类似。外周血或骨髓中原始细胞≥20%或出现髓外原始细胞浸润。多数为急粒变，少数为急淋变或急单变，偶有巨核细胞及红细胞等类型的急性变。急性变预后极差，常在数月内死亡。

2. 鉴别诊断

（1）其他引起脾大的疾病 血吸虫病、慢性疟疾、黑热病、肝硬化、脾功能亢进等均有脾大，但均有各自原发病的临床特点，且CML有特殊的血象及骨髓象，Ph染色体及*BCR-ABL*融合基因阳性。

（2）类白血病反应 常并发于严重感染、恶性肿瘤等基础疾病，多有相应原发病的临床表现。粒细胞胞质中常有中毒颗粒和空泡、嗜酸性粒细胞和嗜碱性粒细胞不增多。NAP反应强阳性。Ph染色体及*BCR-ABL*融合基因阴性。血小板和血红蛋白大多正常。原发病控制后，白细胞恢复正常。

（3）骨髓纤维化 原发性骨髓纤维化脾大显著，血象中白细胞增多，并出现幼粒细胞等，易与CML混淆。但骨髓纤维化外周血白细胞数多不超过30×10^9/L，NAP阳性。此外，幼红细胞持续出现于外周血中，红细胞形态异常，特别是以泪滴状红细胞易见为其特点。Ph染色体及*BCR-ABL*融合基因阴性是重要的鉴别依据。骨髓象及骨髓活检也有助于鉴别。

（四）治疗

CML治疗应着重于慢性期早期，避免疾病转化，一旦进入加速期或急变期（统称进展期）则预后不良。

1. 紧急处理高白细胞血症 采用血细胞分离机，单采除去大量白细胞。需合用羟基脲和别嘌醇。

2. 酪氨酸激酶抑制剂（TKI） TKI能特异性阻断ATP在ABL激酶上的结合位置，使酪氨酸残基不能磷酸化，从而抑制*BCR-ABL*阳性细胞的增殖。TKI治疗后完全缓解率为92%，十年总体生存率可达84%。常用药物如下。①一代TKI：甲磺酸伊马替尼（IM）；②二代TKI：尼洛替尼、达沙替尼。TKI治疗期间可发生白细胞、血小板减少和贫血的血液学毒性以及水肿、头痛、皮疹、胆红素升高等非血液学毒性，应注意疗效监测，治疗失败的患者需更换TKI或考虑造血干细胞移植。

> **知识拓展**
>
> 　　20世纪90年代末甲磺酸伊马替尼成功应用于临床，成为CML治疗的里程碑，CML治疗进入分子靶向治疗时代。伊马替尼也成为CML慢性期的一线治疗药物，但获得性耐药一直是慢粒白血病治疗的主要挑战。第二代TKI尼洛替尼、达沙替尼可以克服多数患者对伊马替尼的耐药突变，却对T315I突变无效。对一代、二代TKI耐药、不耐受的慢粒患者，可考虑造血干细胞移植，如不适合，应考虑以干扰素为主的治疗方案。

　　3. 干扰素　干扰素（IFN-α）主要用于不适合TKI和allo-HSCT的患者。常用剂量为300万~500万U/（m²·d），皮下或肌内注射，每周3~7次，持续用数月至数年。不良反应有乏力、发热、头痛、食欲缺乏、肌肉骨骼酸痛等流感样症状和体重下降、肝功能异常等。

　　4. 化学治疗

　　（1）羟基脲（HU）　为首选化疗药物。是细胞周期特异性抑制DNA合成的药物，起效快，用药后2~3天白细胞就迅速下降，停药后又很快回升。常用剂量为每日3g，分2次口服，待白细胞减至$20×10^9$/L左右时，剂量减半。降至$10×10^9$/L时，改为小剂量维持治疗。

　　（2）其他药物　包括Ara-C、高三尖杉酯碱、砷剂、白消安等，有一定疗效，但使用较少。

　　5. 异基因造血干细胞移植（allo-HSCT）　是目前唯一能治愈CML的手段，但在CML慢性期不作为一线选择，仅用于移植风险很低且对TKI耐药、不耐受以及进展期CML患者。

　　6. CML进展期的治疗　单用TKI或联合化疗，使患者回到慢性期后，尽快行allo-HSCT治疗。

（五）预后

　　CML自然病程3~5年，经历较平稳的CP后会进展至AP和BP。单纯化疗后中位生存期为39~47个月，3~5年内进入终末期，少数患者慢性期可延续10~20年。干扰素治疗的总生存率较化疗有所提高，对干扰素的反应对预后有预示作用。TKI应用以来，患者生存期显著延长，其在治疗后预计中位生存延长至20年。

> **岗位情景模拟 36**
>
> 　　患者，男，56岁。头昏乏力3个月，加重伴上腹饱胀1周。患者3个月前出现头昏、乏力、面色苍白，未予重视，近1周自觉症状加重，有双下肢酸软，活动后觉心慌，伴上腹饱胀感，消瘦，无腹痛、腹泻，无鼻衄，无牙龈出血，无畏寒发热。发病以来进食减少，睡眠差，大小便正常。既往体健，家族史、个人史无特殊。
>
> 　　体格检查：贫血貌，浅表淋巴结无肿大，胸骨无压痛。肝于剑突下3cm、右肋下2cm触及，质软，缘锐，无触痛；脾于左肋下5cm触及，质韧，无压痛。
>
> 　　实验室检查：血常规：Hb 89g/L，WBC $80.6×10^9$/L，N 78%，L 9%，E 3%，B 4%，PLT $180×10^9$/L。血涂片：原始细胞3%，幼粒19%。骨髓细胞学检查：骨髓增生明显活跃，以中晚幼粒及杆状核粒细胞为主，原始粒+早幼粒细胞占7%，嗜酸性和嗜碱性粒细胞易见。中性粒细胞碱性磷酸酶（NAP）：12分。

问题与思考

1. 该患者最有可能的诊断是什么？并写出诊断依据。
2. 还需进一步做哪些检查？
3. 该患者的治疗原则是什么？

答案解析

（荣　灿）

PPT

第三节　原发免疫性血小板减少症

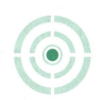

学习目标

知识要求：

1. 掌握原发免疫性血小板减少症的诊断标准和治疗原则。
2. 熟悉原发免疫性血小板减少症的临床表现、分型及实验室检查。
3. 了解原发免疫性血小板减少症的病因和发病机制。

技能要求：

1. 能够对原发免疫性血小板减少症患者进行诊断并合理治疗。
2. 可以对原发免疫性血小板减少症患者进行健康教育和随访。

　　原发免疫性血小板减少症（primary immune thrombocytopenia，ITP），又称特发性血小板减少性紫癜，是一种获得性自身免疫性出血性疾病，由于血小板自身抗原免疫耐受性丢失，体液和细胞免疫介导的血小板过度破坏与血小板生成受抑，导致血小板减少，伴或不伴皮肤黏膜出血。

　　ITP的发病率为（2~10）/10万，育龄期女性发病率高于同龄男性，60岁以上老年发病率有升高趋势。临床分为急性型和慢性型，前者好发于儿童，后者多见于成人。本节主要论述成人ITP。

（一）病因和发病机制

　　本病病因迄今未明，与发病相关的因素如下。

　　1. **免疫因素**　将ITP患者的血浆输给健康志愿者可造成后者血小板一过性减少。50%~70%的ITP患者血小板表面可检测到抗血小板膜糖蛋白特异性自身抗体（抗血小板自身抗体）（PAIg），自身抗体致敏的血小板被单核-巨噬细胞系统吞噬破坏，同时巨核细胞成熟障碍，血小板生成减少。目前认为，自身抗体致敏的血小板被单核-巨噬细胞系统过度吞噬破坏是ITP发病的主要机制。

　　2. **感染因素**　细菌或病毒感染与其发病有密切关系，急性ITP在发病前2周左右常有上呼吸道感染史，血中抗病毒抗体或免疫复合物浓度与血小板计数和寿命呈负相关；慢性ITP患者常因感染而致病情加重。

　　3. **脾**　脾是ITP患者PAIg产生的主要部位，同时使巨噬细胞介导的血小板破坏增多。

　　4. **其他因素**　慢性ITP在女性多发，尤其是40岁以前，可能与雌激素具有抑制血小板生成和（或）

增强单核-巨噬细胞系统对致敏血小板的吞噬作用有关。

（二）临床表现

1. 急性型　以儿童为多见，男女发病率相近。急性型可呈自限性，或经积极治疗，常在数周内逐渐恢复或痊愈。少数患者可迁延半年以上，亦可演变为慢性。

（1）起病方式　多数患者发病前1~2周有上呼吸道等感染史，特别是病毒感染史。起病急骤，部分患者可有畏寒、寒战、发热。

（2）出血

①皮肤、黏膜出血：全身皮肤瘀点、紫癜、瘀斑，严重者可有血肿形成。鼻出血、牙龈出血、口腔黏膜出血常见。

②内脏出血：当血小板低于20×10^9/L时，可出现内脏出血，表现为呕血与黑便、咯血、尿血、阴道出血等，颅内出血可致剧烈头痛、意识障碍、瘫痪及抽搐，甚至死亡。

③其他：出血量过大，可出现程度不等的贫血、血压降低甚至失血性休克。

2. 慢性型　成人ITP一般起病隐匿，发病前常无明显诱因，起病缓慢，出血症状轻，自行缓解较少。

（1）出血倾向　主要为反复皮肤黏膜出血，如瘀点、紫癜、瘀斑及外伤后止血不易等，鼻出血、牙龈出血、月经过多亦常见。严重内脏出血较少见。患者可因感染致病情加重，出现广泛、严重的皮肤黏膜及内脏出血，每次发作持续数周或数月。

（2）其他　出血过多或长期月经过多可出现失血性贫血，病程半年以上，部分患者因反复发作，可有轻度脾大。

（三）辅助检查

1. 血象　血小板计数减少；血小板形态异常，平均体积偏大；血小板功能一般正常，可有程度不等的正细胞或小细胞低色素性贫血。

2. 骨髓象　骨髓巨核细胞数正常或增多，伴有发育成熟障碍，表现为巨核细胞体积变小，胞质内颗粒减少，幼稚型巨核细胞和颗粒型巨核细胞增多，产血小板型巨核细胞显著减少。红系及粒系、单核系正常。

3. 出凝血检查　凝血功能正常，出血时间延长，血块收缩不良，束臂试验阳性。

4. 免疫学检查　抗血小板自身抗体（PAIg）升高，主要为IgG和IgM。血小板相关补体（PAC3）阳性。部分患者可检测到抗心磷脂抗体、抗核抗体。

（四）诊断与鉴别诊断

1. 诊断

（1）广泛出血累及皮肤、黏膜及内脏。

（2）至少连续2次检验血小板计数减少。

（3）脾不大或轻度肿大。

（4）骨髓巨核细胞数正常或增多，伴成熟障碍。

（5）排除其他继发性血小板减少症。

2. 鉴别诊断　需排除继发性血小板减少症，如再生障碍性贫血、白血病、脾功能亢进、系统性红斑狼疮、药物性免疫性血小板减少症等。上述疾病导致的血小板减少均有原发病的特点，结合实验室检查可帮助鉴别。

3. 分型与分期

（1）新诊断ITP　指确诊后3个月以内的患者。

（2）持续性ITP　指确诊后3~12个月血小板持续减少的患者，包括未自发缓解和停止治疗后不能维持完全缓解的患者。

（3）慢性ITP　指血小板减少持续超过12个月的患者。

（4）重症ITP　指血小板计数<10×10^9/L伴活动性出血，或出血评分≥5分。

（5）难治性ITP　指对一线治疗药物、二线治疗中的促血小板生成药物及利妥昔单抗治疗均无效，或脾切除无效/术后复发，进行诊断再评估仍确诊为ITP的患者。

（五）治疗

目前尚无根治方法，治疗目的是使患者血小板计数提高到安全水平，降低病死率。

1. 一般治疗　出血严重者应注意休息，血小板<20×10^9/L者，应严格卧床，避免外伤。

2. 观察　血小板计数≥30×10^9/L，无出血表现且不从事增加出血风险的工作（或活动）的患者，发生出血的风险较小，可观察和随访，暂不予药物治疗。

3. 新诊断ITP的一线治疗

（1）糖皮质激素　一般为首选治疗，能减少抗血小板抗体生成；减轻抗原-抗体反应；抑制单核-巨噬细胞系统对血小板的破坏；降低毛细血管通透性；改善出血症状。常用药物：①泼尼松1mg/（kg·d），分次或顿服，血小板升至正常或接近正常后逐渐减量，小剂量5~10mg/d，维持3~6个月后停药。②地塞米松40mg/d，口服4天，无效或复发患者可重复1个周期。病情严重者，可应用地塞米松或甲泼尼龙静脉滴注，好转后改为口服泼尼松。

（2）静脉输注丙种球蛋白（IVIg）　可以封闭单核-巨噬细胞系统的Fc受体、抗体中和及免疫调节。主要用于：①ITP的紧急治疗。②不能耐受糖皮质激素的患者。③脾切除术前准备。④妊娠或分娩前。IgA缺乏和肾功能不全患者慎用。

4. ITP的二线治疗　对于一线治疗无效或需要大剂量糖皮质激素才能维持的患者，可选择二线治疗。

（1）促血小板生成药物　主要用于糖皮质激素治疗无效或难治性ITP患者。常用药物包括：重组人血小板生成素（rhTPO）、非肽类TPO类似物（艾曲泊帕）及TPO拟肽（罗米司亭）。此类药物起效快，耐受性好，副作用少，但停药后疗效多不能维持，需要个体化维持治疗。

（2）抗CD20单体（利妥昔单抗）　可清除体内B淋巴细胞，减少抗血小板抗体的产生。常用剂量为375mg/m²，每周1次，共4次，平均起效时间4~6周。

（3）其他二线药物　如长春新碱、环孢素A、硫唑嘌呤、达那唑等，因缺乏足够的循证医学证据，需个体化选择用药。

（4）脾切除　是治疗ITP的有效方法之一，其机制在于减少血小板抗体的产生，消除血小板的破坏场所。脾切除术的缓解率为75%~90%，有部分病例复发，不作为首选方法。适用于糖皮质激素常规治疗无效，或泼尼松安全剂量下不能维持疗效，或对糖皮质激素治疗有禁忌者。术前须对ITP的诊断进行重新评估，术后应对血小板计数上升过高、过快者给予血栓风险评估。

5. ITP急症的处理　对于血小板低于20×10^9/L者；出血广泛、严重者；疑有颅内出血者；近期需要手术或分娩者，应迅速提升血小板计数至安全水平。

（1）血小板输注，成人每次10~20单位，根据病情可重复使用。

（2）静脉输注丙种球蛋白，0.4g/kg，静脉滴注，4~5日为一个疗程。

（3）大剂量甲泼尼龙起效较快，通过抑制单核-吞噬细胞系统而发挥治疗作用。每日1g，静脉注射，联合用3~5天，根据血小板恢复情况逐渐减量。

（六）预后

急性型病程短，有自愈的趋势，约80%患者可以缓解。慢性型多数病程较长，有10%~20%可以自愈，发作与缓解相间隔，有的呈周期性发作。个别严重患者，血小板极度减少，有颅内出血危险，常为本病致死原因。

岗位情景模拟 37

患者，女性，28岁。反复皮肤瘀点、瘀斑半年，月经增多2个月。患者半年前出现全身散在瘀点、瘀斑，可自行消退，但反复出现，未引起患者重视。3个月前开始出现月经增多，并感头晕、乏力、心悸。发病以来食欲可，大小便正常，睡眠可，体重无变化。既往体健，个人史及家族史无特殊。

查体：T 36.7℃，P 102次/分，R 20次/分，BP 100/60mmHg。贫血貌，全身皮肤可见瘀点和数处瘀斑，浅表淋巴结未触及肿大。胸骨无压痛，双肺呼吸音清。律齐，心尖部闻及2/6级收缩期杂音。腹软，肝脾肋下未触及。四肢及关节无肿胀。

实验室检查：血常规：Hb 87g/L，MCV 76fl，MCH 23pg，MCHC 28%，WBC 7.3×10^9/L，N 75%，L 32%，PLT 11×10^9/L。骨髓细胞学检查：增生明显活跃，成熟红细胞形态偏小，中心淡染区扩大，巨核细胞增多，其中原始巨核细胞占1/25，颗粒型巨核细胞占22/25，产板型巨核细胞1/25。

问题与思考

1. 请问患者的初步诊断可能是什么？并写出诊断依据。

2. 还需做哪些检查才能确诊？

3. 该患者的治疗原则是什么？

答案解析

（七）预防

ITP发病的预防，应改善个体过敏性体质，增强体质，减少各种感染，尤其要预防急性上呼吸道感染。

已经确诊的患者，动态随访血小板水平及各种出血表现，进行个体化用药治疗。发现血小板低于20×10^9患者，必须住院规范治疗。

（荣　灿）

PPT

第四节 过敏性紫癜

学习目标

知识要求：

1. 掌握过敏性紫癜的概念、分型、诊断和治疗原则。
2. 熟悉过敏性紫癜的临床表现和实验室检查。
3. 了解过敏性紫癜的病因和发病机制。

技能要求：

1. 能够对过敏性紫癜患者进行诊断并合理治疗。
2. 可以对过敏性紫癜患者进行健康教育和随访。

过敏性紫癜（allergic purpura）是一种微血管变态反应性疾病，因机体对某些致敏物质产生变态发应，导致毛细血管脆性及通透性增加，血液外渗，产生紫癜、黏膜及内脏出血，可伴发血管神经性水肿、荨麻疹等其他过敏表现。

本病多见于儿童，男性发病率多于女性，春、秋季多见。

（一）病因

1. **感染** ①细菌：以β-溶血性链球菌引起的呼吸道感染、猩红热和其他局灶性感染最为常见。②病毒：多见于发疹性病毒感染，如麻疹、水痘、风疹等。③其他：寄生虫感染，以蛔虫感染多见。

2. **食物** 对动物异体蛋白过敏所致，如海产品（鱼、虾、蟹）、蛋、禽、奶等。

3. **药物** ①抗生素类：如青霉素、头孢菌素类等。②解热镇痛药：如水杨酸类、保泰松、吲哚美辛等。③其他药物：如磺胺类、阿托品、异烟肼及噻嗪类利尿药等。

4. **其他** 如花粉、尘埃、疫苗接种、虫咬、寒冷刺激及精神因素等。

（二）发病机制

过敏性紫癜是一种免疫因素介导的全身性血管炎症。蛋白质大分子作为抗原刺激机体产生抗体，抗体与抗原结合成抗原-抗体免疫复合物，沉积在血管内膜下区域，激活补体，导致中性粒细胞的浸润并释放TNF-α、IL-6等一系列炎性介质，释放蛋白水解酶使血管内膜层损伤并断裂，引起血管炎症反应。此种炎症反应可引起皮肤黏膜、胃肠道、肾脏、关节腔等部位的小血管损伤，出现临床症状。

病理改变主要为全身性毛细血管和小动脉的血管炎。血管壁纤维素样坏死，血管周围浆液渗出伴炎性细胞浸润。免疫荧光检查可见以IgA为主的免疫复合物沉积。皮肤小血管周围中性粒细胞、嗜酸性粒细胞浸润，间质水肿；肠道黏膜可因微血管血栓出血坏死；肾小球毛细血管内皮增生，局部纤维化和血栓形成。

（三）临床表现

起病前1~3周常有上呼吸道感染史，随之出现典型症状，皮肤紫癜常为首发症状，少数病例以腹痛、关节炎或肾脏症状为首发。

1. **单纯型（紫癜型）**　最常见，以反复皮肤紫癜为主要表现，多位于下肢及臀部，躯干极少累及。紫癜呈对称分布、分批出现、大小不等，可融合成片。初呈深红色，按之不褪色，数日内渐变成紫色、黄褐色、浅黄色，经7~14天逐渐消退。可伴发皮肤水肿、荨麻疹。

2. **腹型（Henoch型）**　除皮肤紫癜外，因肠系膜血管炎症，50%患者出现腹痛、恶心、呕吐、腹泻及便血等症状。腹痛最常见，呈阵发性绞痛，多位于脐周、下腹或全腹，伴压痛但无腹肌紧张，反跳痛少见，可并发肠套叠、肠梗阻、肠穿孔及出血性小肠炎。腹部症状一般出现在紫癜发生1周内，部分可发生于紫癜之前，易误诊。

3. **关节型（Schönlein型）**　除皮肤紫癜外，40%患者因关节部位血管受累而出现关节肿胀、疼痛、压痛及功能障碍等表现。多发生于膝、踝、肘、腕等大关节，呈游走性、反复性发作，易误诊为风湿性关节炎，经数日而愈，不遗留关节畸形。

4. **肾型**　过敏性紫癜肾炎的病情最为严重。除皮肤紫癜外，因肾小球毛细血管袢炎症反应而出现血尿、蛋白尿及管型尿，偶见水肿、高血压及肾衰竭等表现。肾损害多发生于紫癜出现后2~4周，也可出现在紫癜消失后或疾病的静止期，多数患者能完全恢复，少数病例因反复发作而演变为慢性肾炎和肾功能不全。

5. **混合型**　皮肤紫癜合并上述两种以上临床表现。

6. **其他**　少数病例可因病变累及眼部、脑及脑膜血管，导致视神经萎缩、虹膜炎、视网膜出血及水肿，出现中枢神经系统相关症状和体征。

（四）辅助检查

1. **外周血检查**　白细胞正常或增加，嗜酸性粒细胞增加。血小板计数、出凝血检查正常。约半数患者毛细血管脆性试验阳性

2. **尿常规**　合并肾型症状者，可有血尿、蛋白尿、管型尿。

3. **大便常规**　合并腹型症状者，可有大便隐血试验阳性。

4. **肾功能检查**　合并肾型症状者，可有程度不等的肾功能损害，如血尿素氮升高、内生肌酐清除率下降等。

5. **免疫学检查**　血清IgA、IgE可升高。

（五）诊断与鉴别诊断

1. **诊断要点**　①发病前1~3周常有上呼吸道感染史。②典型下肢或臀部皮肤分批出现、对称分布、大小相等斑丘疹样皮肤紫癜。③可出现血管性肠炎、关节肿痛、蛋白尿和血尿。④血小板计数和功能、出凝血检查正常。⑤排除其他原因所致的血管炎及紫癜。

2. **鉴别诊断**　本病需与下列疾病鉴别：①遗传性毛细血管扩张症。②单纯性紫癜。③原发免疫性血小板减少症。④风湿性关节炎。⑤肾小球肾炎。⑥系统性红斑狼疮。⑦外科急腹症等。本病的特殊临床表现及绝大多数实验室检查正常可帮助鉴别。

> 🖉 **知识拓展**
>
> 　　单纯性紫癜是一种原因不明的血管出血性疾病，与血管壁异常有关，俗称乌青斑综合征，因好发于青年女性，又称为女性易发青斑综合征。其临床特点：①自发性轻微的皮肤瘀

点或瘀斑，以下肢及臂部为主，偶见于上肢，反复发作，可自行消退。②常于女性月经期发作或加重。③束臂试验多为阳性，血小板、凝血检查多正常。④本病无损健康，预后良好，一般无需治疗。临床应注意与单纯性紫癜和过敏性紫癜鉴别。

（六）治疗

本病具有自限性，主要采取支持对症等综合治疗，尽可能避免接触过敏原，积极治疗感染。

1. 一般治疗

（1）急性期卧床休息。

（2）消除病因：控制感染，清除局部病灶（如扁桃体炎等），驱除肠道寄生虫，避免接触过敏原。

（3）有荨麻疹或血管神经性水肿时，应用抗组胺药（异丙嗪、氯苯那敏、氯雷他定）和静脉注射钙剂。

（4）补充维生素C和芦丁等，可降低血管通透性。

（5）腹痛较重者可予阿托品或山莨菪碱（654-2）口服或皮下注射，消化道出血时应禁食，可用西咪替丁或质子泵抑制剂等抑制胃酸分泌。肾型紫癜可应用抗凝治疗。

2. 糖皮质激素 主要用于关节肿痛、严重腹痛合并消化道出血、急进性肾炎及肾病综合征等严重肾脏病变者。常用泼尼松1~2mg/（kg·d），顿服或分次口服。重症者可用甲泼尼龙5~10mg/（kg·d），或地塞米松10~15mg/d，静脉滴注，症状减轻后改口服。激素对缓解腹痛和关节痛效果较好，但不能预防肾脏损害的发生及影响预后。

3. 免疫抑制剂 如上述治疗效果不佳或近期内反复发作者，可酌情使用免疫抑制剂如硫唑嘌呤、环孢素、环磷酰胺等。

4. 抗凝疗法 适用于肾型患者，初以肝素钠100~200U/（kg·d）静脉滴注或低分子量肝素皮下注射，4周后改为华法林4~15mg/d，2周后改为维持量2~5mg/d，疗程2~3个月。

5. 中医中药 如贞芪扶正冲剂、复方丹参片、银杏叶片，可补肾益气和活血化瘀，适用于慢性反复发作和肾型患者。

（七）病程及预后

本病具有自限性，一般预后良好，病程通常在2~4周，少数肾型病例预后较差，可转为慢性肾炎或肾病综合征，病程可达4~5年。

（荣 灿）

第五节　骨髓增生异常综合征

PPT

学习目标

知识要求：

1. 掌握骨髓增生异常综合征的诊断和鉴别诊断。
2. 熟悉骨髓增生异常综合征的临床表现、分型及治疗原则。
3. 了解骨髓增生异常综合征的病因、发病机制及疾病转归。

技能要求：

1. 能够对骨髓增生异常综合征患者进行诊断并合理治疗。
2. 可以对骨髓增生异常综合征患者进行健康教育、心理疏导、开展社区健康检查和慢性病管理，并进行随访。

骨髓增生异常综合征（myelodysplastic syndromes，MDS）是一组起源于造血干细胞的异质性克隆性疾病，以病态造血、难治性血细胞减少、高风险向急性髓系白血病（AML）转化为特征。任何年龄男、女均可发病，约80%患者大于60岁。

（一）病因和发病机制

原发性MDS的确切病因尚不明确。继发性MDS常与病毒感染、电离辐射、环境污染、化学药物（烷化剂）和遗传因素有关。异常克隆细胞在骨髓中分化、成熟障碍，出现病态造血，在骨髓原位或释放入血后不久被破坏，导致无效造血。部分MDS患者具有染色体异常（如5q$^-$、-7、$+8$等）和基因突变（*N-RAS*），可能与MDS发病及向白血病转化有关。

🖋 知识拓展

MDS是一组克隆性造血干细胞疾病，由于髓系细胞一系或多系病态造血及无效造血，患者在病程中易发生致死性感染和出血。多数MDS病例以进行性骨髓衰竭为特征，部分MDS患者病情稳定，表现为长期"良性病程"，但20%~40%患者在数月至数年或更长时间后发展为急性髓系白血病（AML），不同亚型转白率也不同，由MDS转变来的AML对诱导化疗易产生耐药，预后差，死亡率高。

（二）临床表现

本病起病隐匿，进展缓慢。初发症状缺乏特异性，主要表现为进行性贫血而逐渐出现头晕、乏力和气短等症状，也可因白细胞和血小板减少发生感染和出血倾向，少数患者有轻度肝脾肿大。1/3患者可转化为急性髓系白血病，部分患者可因感染、出血或全身衰竭而死亡。

（三）辅助检查

1. **血象** 持续一系或多系血细胞减少：血红蛋白<100g/L、中性粒细胞<1.8×10^9/L、血小板<100×10^9/L。

2. **骨髓象** 骨髓增生多呈增生活跃或明显活跃，少部分呈增生减低。病态造血是诊断MDS的重要依据，病态造血是指骨髓及外周血细胞形态学分析可见细胞发育异常。常见的异常包括小巨核细胞、红系和粒系细胞巨幼样变、核分叶过多以及环状铁粒幼细胞等。环状铁粒幼细胞指细胞内含铁颗粒≥5颗，围绕核周1/3以上，为准确评估原始细胞比例和细胞发育异常情况，外周血和骨髓需分别计数200个和500个有核细胞，巨核系计数至少30个巨核细胞。

3. **骨髓活检病理学检查** 可提供患者骨髓内细胞增生程度、巨核细胞数量、原始细胞群体、骨髓纤维化等重要信息。正常人骨髓中的原粒细胞、早幼粒细胞沿骨小梁分布，MDS在骨小梁旁区和间区出现3~5个或更多的成簇状分布的原粒细胞和早幼粒细胞，称为不成熟前体细胞异常定位。其他病理学异常包括：红系形态及定位异常；巨核细胞胞体大小不等，核叶多变；骨髓网硬蛋白纤维增生等。

4. **细胞遗传学检查** 40%~70%的MDS有克隆性染色体核型异常，多为缺失性改变，以+8、−5/5q⁻、−7/q⁻、20q⁻最为常见。

5. **免疫学检查** 对于低危组MDS与非克隆性血细胞减少症的鉴别诊断有价值。对于无典型形态、红细胞遗传学证据、无法确诊的MDS患者，流式细胞仪检测有≥3个异常抗原标志，提示MDS可能。

（四）诊断与鉴别诊断

1. **诊断** 根据患者一系或多系血细胞减少、骨髓病态造血、骨髓原始细胞增多、细胞遗传学异常、病理学改变，不难诊断MDS。因MDS形态学改变多种多样，部分患者缺乏特异性染色体改变，使得MDS的诊断存在一定难度。高度疑似MDS者，若辅助检测未能进行，或结果呈阴性，则对患者进行随访。2007版MDS维也纳最低诊断标准见表5-5-1。

表5-5-1 MDS的最低诊断标准

条件	诊断标准
必要标准	（两个标准必须同时具备，缺一不可） 1. 持续（≥6月）一系或多系血细胞减少：红细胞（Hb<110g/L）；中性粒细胞（ANC<1.5×10^9/L）；血小板（PLT<100×10^9/L） 2. 排除其他可以导致血细胞减少或病态造血的造血及非造血系统疾患
MDS相关标准 （确定标准）	（符合两个"必备标准"和至少一个"确定标准"时，可以确诊MDS） 1. 病态造血：骨髓涂片红细胞系、中性粒细胞系、巨核细胞系中任一系至少达10%；环状铁粒幼细胞>15% 2. 原始细胞：骨髓涂片中达5%~19% 3. 典型染色体异常（常规核型分析或原位杂交检测）
辅助标准	（用于符合必要标准，但未达到确定标准，但临床呈典型MDS表现者，为高度疑似MDS） 1. 流式细胞术显示骨髓细胞表型异常，提示红细胞系或/和粒系存在单克隆细胞群 2. 单克隆细胞群存在明确的分子学标志：人雄激素受体基因分析，基因芯片谱型或点突变（如*RAS*突变） 3. 骨髓或/和循环中祖细胞的集落形成单位（CFU）显著和持久减少

2. **鉴别诊断**

（1）再生障碍性贫血（AA） MDS的网织红细胞可正常或升高，外周血可见到有核红细胞，骨髓病态造血明显，早期细胞比例不低或增加，染色体异常，而AA一般无上述异常。

（2）阵发性睡眠性血红蛋白尿症（PNH）　也可出现全血细胞减少和病态造血，但PNH检测可发现外周血细胞表面锚链蛋白缺失，Ham试验阳性及血管内溶血的改变。

（3）巨幼细胞贫血　MDS患者病态造血可见巨幼样变，易与巨幼细胞贫血混淆，但后者补充叶酸、维生素B_{12}后可纠正贫血，而MDS的叶酸、维生素B_{12}，水平不低，给予补充治疗无效。

（4）慢性粒细胞白血病（CML）　CML的Ph染色体、*BCR-ABL*融合基因检测为阳性，而MDS分类中慢性粒-单核细胞性白血病为阴性。

3. 诊断分型

（1）FAB分型　主要根据患者外周血、骨髓中的原始细胞比例、形态学改变及单核细胞数量，将MDS分为5型：难治性贫血（RA）、环形铁粒幼细胞性难治性贫血（RAS）、难治性贫血伴原始细胞增多（RAEB）、难治性贫血伴原始细胞增多转变型（RAEB-t）、慢性粒-单核细胞性白血病（CMML）（表5-5-2）。

表5-5-2　MDS的FAB分型

分型	外周血	骨髓
RA	原始细胞<1%	原始细胞<5%
RAS	原始细胞<1%	原始细胞<5%，环形铁粒幼粒细胞>有核红细胞15%
RAEB	原始细胞<5%	原始细胞5%~20%
RAEB-t	原始细胞≥5%	原始细胞>20%而<30%；或幼粒细胞出现Auer小体
CMML	原始细胞<5%，单核细胞绝对值>1×10⁹/L	原始细胞5%~20%

（2）WHO分型　2008版WHO分型标准将FAB分型中原始细胞>20%的MDS（即RAEB-t）归为急性髓性白血病，并将CMML归为MDS/MPN（骨髓增生异常综合征/骨髓增殖性肿瘤）。2016版WHO分型标准则强调病态造血累及的细胞系和骨髓中原始细胞比例，取消了"难治性贫血"命名。将有5号染色体长臂缺失伴（或不伴）其他一种染色体异常（除外7号染色体异常）的MDS独立为伴有孤立5q⁻的MDS；增加了MDS未分类（MDS-U）。目前临床MDS分型平行使用FAB和WHO标准（表5-5-3）。

表5-5-3　MDS的2016版WHO分型标准

分型	病态造血	血细胞减少¹	环状铁粒幼红细胞	骨随和外周血原始细胞	常规核型分析
MDS伴单系病态造血（MDS-SLD）	1系	1~2系	<15%或<5%²	骨髓<5%，外周血<1%，无Auer小体	任何核型，但不符合伴单纯del（5q）MDS标准
MDS伴多系病态造血（MDS-MLD）	2~3系	1~3系	<15%或<5%²	骨髓<5%，外周血<1%，无Auer小体	任何核型，但不符合伴单纯del（5q）MDS标准
MDS伴环状铁粒幼红细胞（MDS-RS）					
MDS-RS-SLD	1系	1~2系	≥15%或≥5%²	骨髓<5%，外周血<1%，无Auer小体	任何核型，但不符合伴单纯del（5q）MDS标准
MDS-RS-MLD	2~3系	1~3系	≥15%或≥5%²	骨髓<5%，外周血<1%，无Auer小体	任何核型，但不符合伴单纯del（5q）MDS标准
MDS伴单纯del（5q）	1~3系	1~2系	任何比例	骨髓<5%，外周血<1%，无Auer小体	仅有del（5q）可伴有1个其他异常（-7或del（7q）除外）

续表

分型	病态造血	血细胞减少[1]	环状铁粒幼红细胞	骨随和外周血原始细胞	常规核型分析
MDS伴原始细胞增多（MDS-EB）					
MDS-EB-1	0~3系	1~3系	任何比例	骨髓5%~9%或外周血2%~4%，无Auer小体	任何核型
MDS-EB-2	0~3系	1~3系	任何比例	骨髓10%~19%或外周血5%~19%或有Auer小体	任何核型
MDS-未分类（MDS-U）					
外周血原始细胞1%	1~3系	1~3系	任何比例	骨髓<5%，外周血=1%[3]，无Auer小体	任何核型
单系病态造血伴全血细胞减少	1系	3系	任何比例	骨髓<5%，外周血<1%，无Auer小体	任何核型
伴有诊断意义核型异常	0系	1~3系	<15%[4]	骨髓<5%，外周血<1%，无Auer小体	有定义MDS的核型异常

注：[1]血细胞减少的定义：血红蛋白<100g/L，血小板计数<100×10⁹/L，中性粒细胞绝对计数<1.8<10⁹/L，极少数情况下，MDS可见这些水平以上的轻度贫血或血小板减少；外周血单核细胞必须<1×10⁹/L

[2]如果存在SF3B1突变

[3]外周血1%的原始细胞必须有两次不同场合检查的记录

[4]若环形铁粒幼细胞≥15%的病例有红系明显病态造血，则归类为MDS-RS-SLD

（五）治疗

1. 预后分组 修订的国际预后积分系统（IPSS-R）依据患者骨髓原始细胞比例、血细胞减少程度和骨髓细胞遗传学特征进行危险度分级。极低危≤1.5分，1.5分<低危≤3分，3分<中危≤4.5分，4.5分<高危≤6分，极高危>6分（表5-5-4）。

表5-5-4　MDS的国际预后积分系统

预后变量	积分						
	0	0.5	1	1.5	2	3	4
细胞遗传学	极好		好		中等	差	极差
骨髓原始细胞（%）	≤2		>2~<5		5~10	>10	
血红蛋白（g/L）	≥100		80~<100	<80			
血小板计数（×10⁹/L）	≥100	50~100	<50				
中性粒细胞绝对值（×10⁹/L）	≥0.8	<0.8					

注：极好：del（11q），-Y；好：正常核型，del（20q），del（12p），del（5q）/del（5q）附加另一种异常；中等：+8，del（7q），i（17q），+19及其他1个或2个独立克隆的染色体异常；差：-7，inv（3）/t（3q）/del（3q），-7/7q⁻附加另一种异常，复杂异常（3个）；极差：复杂异常（3个以上）

2. 治疗措施 对于低危MDS的治疗主要是改善造血、提高生活质量，采用支持治疗、促造血、去甲基化药物和免疫调节等治疗，而中高危MDS主要是改善自然病程，采用去甲基化药物、化疗和造血干细胞移植。

（1）支持治疗　严重贫血和有出血症状者可输注红细胞和血小板，粒细胞减少和缺乏者应注意防治感染。长期输血致铁超负荷者应去铁治疗。

岗位情景模拟 38

患者，女性，72岁。皮肤瘀斑伴头昏乏力半年。患者半年前发现全身散在瘀斑，压之褪色，伴头昏、乏力，面色苍白，无鼻塞流涕，无咳嗽咳痰，无气急呕吐，无黑便，无茶色或酱色尿，无关节疼痛。发病以来饮食正常、睡眠可，大小便正常。既往体健，家族史、个人史无特殊。

体格检查：T 36.4℃，精神较差，贫血貌，全身可见散在瘀斑，巩膜无黄染。浅表淋巴结未触及肿大，胸骨无压痛。双肺呼吸音清。心率85次/分，律齐。肝脾肋下未触及，移动性浊音（−），双下肢无浮肿。

实验室检查：血常规：Hb 76g/L，RBC 2.7×10^{12}/L，WBC 6.5×10^9/L，N 0.73，L 0.14，M 0.13，网织红细胞0.5%，PLT 19×10^9/L。血涂片：白细胞分类正常，未见原始及异常细胞，成熟红细胞大小不均，可见大红细胞。骨髓细胞学检查：骨髓增生活跃，可见小巨核细胞。

问题与思考

1. 该患者最有可能的诊断是什么？诊断依据有哪些？
2. 该患者应进一步做哪些检查？
3. 该患者的治疗方案是什么？

答案解析

（2）促造血治疗　可考虑使用雄激素如司坦唑醇、11-庚酸睾丸酮等，造血生长因子，如EPO、粒细胞集落刺激因子等，能使部分患者造血功能改善。

（3）生物反应调节治疗　沙利度胺、来那度胺对伴单纯5q⁻的MDS有较好疗效。抗胸腺细胞球蛋（ATG）和（或）环孢素可用于少部分极低危MDS。

（4）去甲基化药物　阿扎胞苷和地西他滨能逆转MDS抑癌基因启动子DNA过甲基化，改变基因表达、减少血量，并提高生活质量，延迟向AML转化。

（5）联合化疗　对体能状况较好，原幼细胞偏高的MDS患者可考虑联合化疗，如蒽环类抗生素联合阿糖胞苷、预激化疗或联合去甲基化药物，部分患者能获一段缓解期。MDS化疗后骨髓抑制期长，要注意加强支持治疗和隔离保护。

（6）异基因造血干细胞移植　是目前唯一根治MDS的方法。相对高危患者首先应考虑是否适合移植，尤其是年轻、原始细胞增多和伴有预后不良染色体核型者。相对低危患者经其他治疗无效时，也可考虑行移植。

（荣　灿）

目标检测

答案解析

单项选择题

1. 成年人缺铁性贫血最常见的病因是（　　）
   A. 慢性失血　　　　　　　B. 铁需求量增加　　　　　　　C. 铁利用障碍

D. 铁吸收不良 E. 铁摄入不足

2. 缺铁性贫血患者应用铁剂治疗后，血红蛋白恢复正常的时间是（ ）

A. 10天内 B. 2周 C. 1个月 D. 2个月 E. 3个月

3. 下列各项不是再生障碍性贫血诱因的是（ ）

A. 放射线 B. 病毒性肝炎 C. 某些药物及化学物质

D. 病毒性呼吸道感染 E. 急性失血

4. 再生障碍性贫血的临床表现常不包括（ ）

A. 感染 B. 贫血 C. 出血 D. 发热 E. 脾大

5. 雄激素最适合治疗（ ）

A. 缺铁性贫血 B. 海洋性贫血 C. 慢性失血性贫血

D. 铁粒幼细胞贫血 E. 再生障碍性贫血

6. 成年人中最多见的急性白血病是（ ）

A. 急粒白血病 B. 急淋白血病 C. 急单核白血病

D. 急红白血病 E. 急巨细胞白血病

7. 急性白血病常见的首发表现是（ ）

A. 脾大 B. 关节疼痛 C. 发热

D. 贫血、出血 E. 淋巴结肿大

8. 急性淋巴细胞白血病治疗时选用（ ）

A. 白消安 B. 丙酸睾酮 C. VP方案

D. DA方案 E. 糖皮质激素

9. *BCR-ABL* 融合基因对下列哪种白血病有诊断价值（ ）

A. M_2 B. M_3 C. ALL D. CML E. CLL

10. 慢粒细胞白血病患者，白细胞 600×10^9/L，巨脾，出现左上腹剧痛。最可能的诊断是（ ）

A. 胃绞痛 B. 脾梗死 C. 胃肠穿孔 D. 胰腺炎 E. 肾结石

11. 慢性粒细胞白血病的特点是（ ）

A. 全血细胞减少 B. 嗜碱性粒细胞增多

C. 骨髓中原始细胞明显增多 D. 酸溶血试验阳性

E. 网织红细胞增多

12. ITP的主要病因是（ ）

A. 病毒感染 B. 脾脏吞噬破坏 C. 免疫因素

D. 性激素因素 E. 以上都不是

13. ITP主要的临床表现是（ ）

A. 进行性贫血 B. 皮肤、鼻腔坏死性溃疡 C. 皮肤、黏膜出血

D. 频繁性呕吐 E. 胸骨压痛

14. ITP首选的治疗药物是（ ）

A. 脾切除 B. 环磷酰胺或硫唑嘌呤

C. 大剂量免疫球蛋白 D. 糖皮质激素

E. 输注血小板悬液

15. 过敏性紫癜的常见病因不包括（ ）

A. 细菌病毒 B. 食物如鱼、牛奶 C. 某些药物

D. 寒冷因素　　　　　　　　E. 放射性物质

16. 过敏性紫癜最常见的临床表现是（　　）

A. 发热　　　　　　　　　　B. 双下肢对称性，成批反复发生的紫癜

C. 血尿　　　　　　　　　　D. 腹痛

E. 关节痛

17. 下列关于过敏性紫癜的实验室检查结果错误的是（　　）

A. 毛细血管脆性试验（+）　　B. 尿常规可有血尿

C. 血小板计数少　　　　　　D. 凝血功能正常

E. 大便隐血试验可阳性

18. 骨髓增生异常综合征属于（　　）

A. 红细胞系疾病　　　　　　B. 巨核细胞系疾病

C. 造血干细胞克隆性疾病　　D. 粒细胞系疾病

E. 浆细胞系疾病

19. 骨髓病态造血最常见于下列哪种疾病（　　）

A. 骨髓增生异常综合征　　　B. 再生障碍性贫血

C. 缺铁性贫血　　　　　　　D. 巨幼细胞性贫血

E. 多发性骨髓瘤

20. 关于骨髓增生异常综合征的治疗正确的是（　　）

A. 维生素B_{12}及叶酸治疗有效

B. 糖皮质激素治疗1个月后血象正常

C. 化疗可根治本病

D. Allo-HSCT能使部分患者长期缓解甚至治愈

E. 不需要输血支持

书网融合……

知识回顾　　　　　习题

第一节 甲状腺功能亢进症

PPT

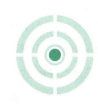

学习目标

知识要求：

1. 掌握甲状腺功能亢进症的概念、临床表现、诊断及鉴别诊断和治疗。

2. 熟悉甲状腺功能亢进症的病因和发病机制、特殊的临床表现和类型、实验室及其他检查。

3. 了解甲状腺功能亢进症的发病情况和病理特点。

技能要求：

1. 熟练掌握诊断甲状腺功能亢进症的临床技能。

2. 学会应用临床知识解决甲状腺功能亢进症治疗的问题。

甲状腺毒症是指血液循环中甲状腺激素过多，引起以神经、循环、消化等系统兴奋性增高和代谢亢进为主要表现的一组临床综合征。根据甲状腺的功能状态，甲状腺毒症可分为甲状腺功能亢进类型和非甲状腺功能亢进类型（表6-1-1）。

表6-1-1 甲状腺毒症的常见原因

甲状腺功能亢进原因	非甲状腺功能亢进原因
1. 弥漫性毒性甲状腺肿	1. 亚急性甲状腺炎
2. 多结节性毒性甲状腺肿	2. 无症状性甲状腺炎
3. 甲状腺自主高功能腺瘤	3. 桥本甲状腺炎
4. 碘致甲状腺功能亢进症	4. 产后甲状腺炎
5. 桥本甲状腺毒症	5. 外源甲状腺激素替代
6. 新生儿甲状腺功能亢进症	6. 异位甲状腺激素产生
7. 垂体TSH腺瘤	

甲状腺功能亢进症（hyperthyroidism）简称甲亢，是指甲状腺腺体本身产生甲状腺激素过多而引起的甲状腺毒症，其病因主要是弥漫性毒性甲状腺肿、多结节性毒性甲状腺肿和甲状腺自主高功能腺瘤，

其中弥漫性毒性甲状腺肿是最常见的病因。本节主要讨论弥漫性毒性甲状腺肿。

弥漫性毒性甲状腺肿

弥漫性毒性甲状腺肿（Graves病，简称GD）是器官特异性自身免疫病之一，GD是甲状腺功能亢进症的最常见病因，占全部甲亢的80%~85%，我国患病率约为1.2%，女性显著高发［男女比例是1：（4~6）］，高发年龄为20~50岁。

（一）病因和发病机制

1. 病因

（1）遗传因素　本病有显著的遗传倾向，同卵双生相继发生GD者达30%~60%，异卵双生者为3%~9%，说明遗传因素在GD致病中的作用。目前发现它与*HLA*、*CTLA-4*、*PTPN22*、*CD40*、*IL-2R*等基因相关，是一个复杂的多基因疾病。

（2）环境因素　环境因素可能参与了GD的发生，如细菌感染、性激素、应激等都对本病的发生和发展有影响。

2. 发病机制　
GD患者的血清中存在针对甲状腺细胞TSH受体的特异性自身抗体，称为TSH受体抗体（thyroid stimulating hormone receptor antibody，TRAb）。TRAb有两种类型，即TSH受体刺激性抗体（TSAb）和TSH受体刺激阻断性抗体（TSBAb）。TSAb与TSH受体结合，激活腺苷酸环化酶信号系统，使甲状腺细胞增生和甲状腺激素合成、分泌增加。所以，TSAb是GD的致病性抗体。母体的TRAb也可以通过胎盘，导致胎儿或新生儿发生甲亢。TSBAb与TSH受体结合，占据了TSH的位置，使TSH无法与受体结合，所以产生抑制效应，甲状腺细胞萎缩，甲状腺激素产生减少。GD患者可以自发性发展为甲减，TSBAb的产生占优势是原因之一。此外，50%~90%的GD患者也存在针对甲状腺的其他自身抗体，如甲状腺过氧化物酶抗体（thyroid peroxidase antibody，TPO-Ab）、甲状腺球蛋白抗体（thyroglobulin antibody，TgAb）等。

（二）病理

甲状腺呈不同程度的弥漫性肿大。甲状腺滤泡上皮细胞增生，呈高柱状或立方状，滤泡腔内的胶质减少或消失，间质可见不同程度的与淋巴组织生发中心相关的淋巴细胞浸润。这些淋巴细胞的构成特点是以T细胞为主，伴少数的B细胞和浆细胞。Graves眼病的眼球后组织中脂肪增加，纤维组织增生，大量黏多糖和糖胺聚糖，透明质酸增多，淋巴细胞和浆细胞浸润，同时眼肌纤维增粗，纹理模糊，肌纤维透明变性、断裂和破坏。胫前黏液性水肿者局部可见黏蛋白样透明质酸沉积，肥大细胞、巨噬细胞和成纤维细胞浸润。骨骼肌萎缩变性，心肌细胞肥大变性，皮肤增厚并有淋巴细胞浸润，骨质疏松，骨吸收多于骨形成。

（三）临床表现

1. 甲状腺毒症表现

（1）高代谢综合征　患者常有疲乏无力、怕热多汗、皮肤潮湿、多食善饥、体重显著下降等表现，是由于甲状腺激素分泌增多导致交感神经兴奋性增高和新陈代谢加速所致。

高代谢综合征可以通过对患者基础代谢率的检测进行评估。正常基础代谢率的计算公式：基础代谢率%=脉率+脉压-111，正常范围：-10~+15%。如果发生甲状腺功能亢进症，其基础代谢率会增高。如果超过基础代谢率的15%~30%为轻度甲亢，超过基础代谢率的30%~60%为中度甲亢，超过基础代谢率的60%以上为重度甲亢。

（2）精神神经系统　表现为多言好动、紧张焦虑、焦躁易怒、失眠不安、注意力不集中、记忆力减退、手和眼睑震颤等。

（3）心血管系统　表现为心悸、气短、胸闷；心动过速（窦性心率，休息和睡眠时心率仍快）；第一心音亢进，常有2/6级以下收缩期杂音；收缩压升高、舒张压降低，脉压增大，可见周围血管征；合并甲状腺毒症心脏病时，出现心律失常、心脏增大和心力衰竭。以心房颤动等房性心律失常多见，偶见房室传导阻滞。

（4）消化系统　表现为食欲增加，稀便、排便次数增加。重者可以有肝大、肝功能异常，偶有黄疸。

（5）肌肉骨骼系统　主要是甲状腺毒症性周期性瘫痪（TPP），在20~40岁亚洲男性好发，发病诱因包括剧烈运动、高碳水化合物饮食、注射胰岛素等，病变主要累及下肢，有低钾血症。病程呈自限性，甲亢控制后可以自愈。

（6）其他　循环血淋巴细胞比例增加，单核细胞增加，但是白细胞总数减低。可以伴发血小板减少性紫癜。女性月经减少或闭经；男性阳痿，偶有乳腺增生（男性乳腺发育）。

2. 甲状腺肿　大多数患者有程度不等的甲状腺肿大。甲状腺肿为弥漫性、对称性，质地中等，无压痛，肿大的甲状腺随吞咽动作上下移动。甲状腺上、下极可触及震颤，闻及血管杂音，为甲亢的特异性体征。

3. 眼征　GD的眼部表现分为单纯性突眼和浸润性突眼。

（1）单纯性突眼　表现为眼球轻度突出，眼裂增宽，瞬目减少。

（2）浸润性突眼　表现为眼球明显突出（超过眼球突出度参考值上限3mm），眼内异物感、胀痛、畏光、流泪、视力下降。查体见眼睑肿胀、结膜充血水肿、眼球运动受限、眼睑闭合不全、角膜溃疡，甚至失明。

4. 胫前黏液性水肿　约5%的GD患者伴发胫前黏液性水肿，多发生在胫骨前下1/3部位，也见于足背、踝关节、肩部、手背或手术瘢痕处，偶见于面部，皮损大多为对称性。早期皮肤增厚、变粗，有广泛大小不等的棕红色或红褐色或暗紫色突起不平的斑块或结节，边界清楚，直径5~30mm不等，连片时更大，皮损周围的表皮稍发亮，薄而紧张，病变表面及周围可有毳毛增生、变粗、毛囊角化，可伴感觉过敏或减退，或伴痒感；后期皮肤粗厚，如橘皮或树皮样。

（四）特殊的临床表现和类型

1. 甲状腺危象　也称甲亢危象，是甲状腺毒症急性加重的一个综合征，发生原因可能与血液循环内甲状腺激素水平增高有关。多发生于较重甲亢未予治疗或治疗不充分的患者。常见诱因有感染、手术、创伤、精神刺激等。临床表现：高热（＞39℃）、大汗、心动过速（140次/分以上）、烦躁不安、谵妄、恶心、呕吐、腹泻，严重患者可有心衰、休克及昏迷，甚至死亡。甲亢危象的诊断主要靠临床表现综合判断。临床高度疑似本症及有危象前兆者应按甲亢危象处理。甲亢危象的病死率在20%以上。

2. 甲状腺毒症性心脏病　表现为心脏增大、心律失常、心力衰竭等。在排除其他器质性心脏病变，并在甲亢控制后心脏病变有明显好转或消失，可诊断为甲状腺毒症性心脏病。

甲状腺毒症性心脏病的心力衰竭分为两种类型。一类是心动过速和心输出量增加导致的心力衰竭。主要发生在年轻甲亢患者。此类心力衰竭非心脏泵衰竭所致，而是由于心脏高输出量后失代偿引起，称为"高输出量型心力衰竭"，常随甲亢控制，心功能恢复。另一类是诱发和加重已有的或潜在的缺血性心脏病发生的心力衰竭，多发生在老年患者，此类心力衰竭是心脏泵衰竭。心房颤动也是影响心脏功能的因素之一，10%~15%甲亢患者会发生心房颤动。甲亢患者发生心力衰竭时，30%~50%与心房颤动并存。

3. **淡漠型甲亢**　多见于老年患者。起病隐袭，高代谢综合征、眼征和甲状腺肿均不明显。主要表现为明显消瘦、心悸、乏力、震颤、头晕、昏厥、神经质或神志淡漠、腹泻、厌食。可伴有心房颤动和肌病等，70%患者无甲状腺肿大。临床中，患者常因明显消瘦而被误诊为恶性肿瘤，因心房颤动被误诊为冠心病，所以老年人出现不明原因的突然消瘦、新发的心房颤动时应考虑本病。

4. **妊娠期甲状腺功能亢进症**　妊娠期甲亢有其特殊性，需注意以下几个问题：①妊娠期甲状腺激素结合球蛋白（TBG）增高，引起血清TT_4和TT_3增高，所以妊娠期甲亢的诊断应依赖血清FT_4、FT_3和TSH。②妊娠一过性甲状腺毒症（GTT）：绒毛膜促性腺激素（HCG）在妊娠3个月达到高峰，它与TSH有相同的α-亚单位、相似的β-亚单位和受体亚单位，过量的HCG能够刺激TSH受体，产生GTT。③新生儿甲状腺功能亢进症：母体的TSAb可以透过胎盘刺激胎儿的甲状腺引起胎儿或新生儿甲亢。④产后由于免疫抑制的解除，GD易于发生，称为产后GD。⑤如果患者甲亢未控制，建议不要怀孕；如果患者正在接受抗甲状腺药物（ATD）治疗，血清TT_4、TT_3达到正常范围，停用ATD或者应用ATD的最小剂量，可以怀孕；如果患者为妊娠期间发现甲亢，选择继续妊娠，则选择合适剂量的ATD治疗和在妊娠中期予甲状腺手术治疗。有效地控制甲亢可以明显改善妊娠的不良结果。

5. **Graves眼病（GO）**　又称甲状腺相关性眼病（TAO）或浸润性突眼，本病男性多见，和甲亢的发生多为同时或在甲亢之后发生，尚有5%GO患者以眼病为主，称为甲状腺功能正常型GO（EGO），EGO患者可能存在亚临床甲亢和甲状腺自身抗体阳性，诊断GO应行眶后CT或MRI检查，可见眼外肌肿胀增粗，同时排除球后占位性病变。美国甲状腺学会等国际四个甲状腺学会联合提出了判断GO活动的评分方法（CAS）（表6-1-2）。

表6-1-2　Graves眼病临床活动状态评估（CAS）

序号	项目	本次就诊	与上次就诊比较	评分
1	球后疼痛>4周	√		1
2	眼运动时疼痛>4周	√		1
3	眼睑发红	√		1
4	结膜发红	√		1
5	眼睑肿胀	√		1
6	球结膜水肿	√		1
7	泪阜肿胀	√		1
8	突眼度增加2mm		√	1
9	任一方向眼球运动减少5°以上		√	1
10	视力下降≥1行		√	1

注：CAS≥3分即为GO活动

（五）辅助检查

1. 血清甲状腺激素

（1）血清总甲状腺素（TT_4）　血清中99.96%的T_4以与蛋白结合的形式存在，其中80%~90%与甲状腺激素结合球蛋白（TBG）结合，TT_4测定的是这部分与蛋白结合的激素，但是血清TBG量和蛋白与激素结合力的变化会影响测定的结果。如妊娠、雌激素、急性病毒性肝炎、先天因素等可引起TBG升高，导致TT_4和TT_3增高；雄激素、糖皮质激素、低蛋白血症、先天因素等可以引起TBG降低，导致TT_4和TT_3减低。

（2）血清总三碘甲腺原氨酸（TT_3）　20%的血清T_3由甲状腺产生，80%的T_3在外周组织由T_4转换而来。大多数甲亢时血清TT_3与TT_4同时升高。T_3型甲状腺毒症时仅有TT_3增高。

（3）血清游离甲状腺素（FT_4）和游离三碘甲腺原氨酸（FT_3）　游离甲状腺激素是实现该激素生物效应的主要部分。尽管FT_4仅占T_4的0.025%，FT_3仅占T_3的0.35%，但它们与甲状腺激素的生物效应密切相关，所以是诊断临床甲亢的首选指标。

2. **促甲状腺激素**　血清促甲状腺激素（TSH）是反映甲状腺功能最敏感的指标。多采用敏感TSH（sTSH）（检测限0.01mU/L）和超敏TSH测定方法（检测限达到0.005mU/L）。sTSH成为筛查甲亢的第一线指标，甲亢时的TSH降低，通常小于0.1mU/L。sTSH也是诊断亚临床甲亢的主要指标。

3. **^{131}I摄取率**　是诊断甲亢的传统方法，目前已经被sTSH测定技术所代替。^{131}I摄取率正常值（盖革计数管测定）为3小时5%~25%，24小时20%~45%，高峰在24小时出现。甲亢时^{131}I摄取率表现为总摄取量增加，摄取高峰前移。本方法现在主要用于甲状腺毒症病因的鉴别：甲状腺功能亢进类型的甲状腺毒症^{131}I摄取率增高；非甲状腺功能亢进类型的甲状腺毒症^{131}I摄取率减低。

> ◉ **知识拓展**
>
> 甲状腺摄^{131}I试验：碘是甲状腺合成甲状腺激素的原料之一，放射性的^{131}I也能被摄取并参与甲状腺激素的合成，其被摄取的量和速度与甲状腺功能密切相关。将^{131}I引入受检者体内，利用体外探测仪器测定甲状腺部位放射性计数的变化，可以了解^{131}I被甲状腺摄取的情况，从而判断甲状腺的功能。

4. **甲状腺自身抗体测定**　TRAb、TSAb、TgAb、TPOAb等升高，其中TSAb是诊断GD的重要指标之一，反映该抗体不仅与TSH受体结合，而且产生了对甲状腺细胞的刺激功能，85%~100%的GD新诊断患者TSAb阳性。

5. **其他检查**　甲状腺超声检查可显示甲状腺肿大程度、是否为对称性、血流情况、有无结节等；眼部CT和MRI可以排除其他原因所致的突眼，评估眼外肌受累的情况；甲状腺放射性核素扫描对于诊断甲状腺自主高功能腺瘤有意义，肿瘤区浓聚大量核素，肿瘤区外甲状腺组织和对侧甲状腺无核素吸收。

（六）诊断与鉴别诊断

诊断的程序：①甲状腺毒症的诊断：测定血清TSH和甲状腺激素的水平。②确定甲状腺毒症是否来源于甲状腺的功能亢进。③确定引起甲状腺功能亢进的原因，如GD、结节性毒性甲状腺肿、甲状腺自主高功能腺瘤等。

1. **甲亢的诊断**　①高代谢症状和体征。②甲状腺肿大。③血清TT_4、FT_4增高，TSH减低。具备以上三项诊断即可成立。应注意的是，淡漠型甲亢的高代谢症状不明显，仅表现为明显消瘦或心房颤动，尤其在老年患者；少数患者无甲状腺肿大；T_3型甲亢仅有血清T_3增高。

2. **GD的诊断**　①甲亢诊断确立。②甲状腺弥漫性肿大（触诊和B超证实），少数病例可以无甲状腺肿大。③眼球突出和其他浸润性眼征。④胫前黏液性水肿。⑤TRAb、TSAb、TPOAb阳性。以上标准中，①②项为诊断必备条件，③④⑤项为诊断辅助条件。

3. 鉴别诊断 GD主要应与结节性毒性甲状腺肿、甲状腺自主高功能腺瘤进行鉴别。若患者伴浸润性眼征、TRAb和（或）TSAb阳性、胫前黏液性水肿等均支持GD的诊断。可通过甲状腺放射性核素扫描和甲状腺超声检查鉴别，GD的放射性核素扫描可见核素均质性地分布增强；多结节性毒性甲状腺肿者可见核素分布不均、增强和减弱区呈灶状分布；甲状腺自主性功能性腺瘤则仅在肿瘤区有核素浓聚，其他区域的核素分布稀疏。甲状腺超声检查可以发现结节和肿瘤。

（七）治疗

目前尚不能对GD进行病因治疗。主要治疗方法包括抗甲状腺药物（ATD）、^{131}I和手术治疗。ATD的作用是抑制甲状腺合成甲状腺激素，^{131}I和手术则是通过破坏甲状腺组织、减少甲状腺激素的产生来达到治疗目的。我国首选抗甲状腺药物治疗。

1. 一般治疗

（1）适当休息，给予热量充足和营养丰富的饮食，避免精神刺激。

（2）碘剂 过量碘的摄入会加重和延长病程，增加复发的可能性，所以甲亢患者应当食用无碘食盐，忌用含碘药物和含碘造影剂。

（3）β受体阻断剂 患者心率增快、多汗等交感神经兴奋症状明显时给予β受体阻断剂，阻断甲状腺激素对心脏的兴奋作用，同时又可阻断外周组织T_4向T_3的转化，主要在ATD初治期使用，可较快控制甲亢的临床症状。通常应用普萘洛尔，每次10~40mg，每天3~4次。对于有支气管哮喘或房室传导阻滞者，应用选择性β受体阻断剂，如阿替洛尔、美托洛尔等。

2. 抗甲状腺药物（ATD）

ATD治疗是甲亢的基础治疗，但是单纯ATD治疗的治愈率仅有40%左右，复发率高达50%~60%。ATD也用于手术和^{131}I治疗前的准备阶段。常用的ATD分为硫脲类和咪唑类两类，硫脲类包括丙硫氧嘧啶（PTU）和甲硫氧嘧啶等；咪唑类包括甲巯咪唑（MMI，他巴唑）和卡比马唑等。我国普遍使用MMI和PTU。两药比较：MMI半衰期长，血浆半衰期为4~6个小时，可以每天单次使用；PTU血浆半衰期为60分钟，具有在外周组织抑制T_4转换为T_3的独特作用，所以发挥作用较MMI迅速，控制甲亢症状快，但是必须保证6~8小时给药一次。国内优先选择MMI，PTU的肝毒性大于MMI，PTU在妊娠伴发甲亢（妊娠1~3个月）时及甲状腺危象时优先选用。

（1）适应证 ①轻、中度病情。②甲状腺轻、中度肿大。③孕妇、高龄或由于其他严重疾病不适宜手术者。④手术前和^{131}I治疗前的准备。⑤手术后复发且不适宜^{131}I治疗者。

（2）剂量与疗程 用药一般分3个阶段，总疗程1.5~2年。①初治期：PTU每次50~150mg，每日2~3次，口服；MMI每次10~20mg，每日1次，口服，持续6~8周。每4周复查血清甲状腺激素水平。②减量期：每2~4周减量一次，PTU每次减量50~100mg，MMI每次减量5~10mg，3~4个月减至维持量。③维持期：PTU每次50~100mg，每天2~3次，口服；MMI每次5~10mg，每日1次，口服。维持治疗1~1.5年。每2个月复查一次血清甲状腺激素。

甲亢缓解的标准：停药1年，血清TSH和甲状腺激素正常。ATD的复发率大约在50%，75%在停药后的3个月复发，复发可以选择^{131}I或者手术治疗。

（3）不良反应

①粒细胞减少：主要发生在治疗开始后的2~3个月内，故在治疗前及治疗初始阶段每1~2周检查一次血常规，减量或维持期也要注意监测。此外，监测患者的发热、咽痛可能提前发现患者的粒细胞减少倾向。如外周白细胞$<4.0 \times 10^9/L$，但中性粒细胞$>1.5 \times 10^9/L$时，通常不用停药，宜减少ATD剂量，加

用一般促进白细胞增生药如鲨肝醇、利血生等。如外周血白细胞<3.0×10^9/L或中性粒细胞<1.5×10^9/L时应当停药。由于甲亢本身也可以引起白细胞减少，所以要区分是甲亢所致，还是ATD所致。

②皮疹：发生率约为5%。轻度皮疹可先试用抗组胺药，皮疹严重时应及时停药，此时不能换用其他ATD，可选择^{131}I或者手术治疗。

③中毒性肝病：PTU引起的药物性肝炎发生率为0.1%~0.2%，多在用药后3周发生，表现为变态反应性肝炎，30%可出现转氨酶升高，升高幅度可达正常上限的3倍，甚至可导致爆发性肝坏死，起病急、进展迅速，可致死亡，难以预测。MMI的肝毒性主要是胆汁淤积，主要发生在大剂量和老年患者。另外甲亢本身也可引起转氨酶增高，需要与ATD引起的肝脏毒性不良反应鉴别，所以ATD治疗前后需要监测肝功能，药物选择时优先使用MMI。

3. ^{131}I治疗

（1）治疗机制　^{131}I被甲状腺摄取后，释放出β射线，破坏甲状腺组织细胞，使甲状腺激素合成减少。β射线在组织内的射程仅有2mm，不会累及毗邻组织。^{131}I是欧美国家治疗成人甲亢的首选疗法，我国由1958年开始应用至今。^{131}I治疗方法简单、费用低、治愈率高，尚无致畸、致癌等不良反应的报告。

（2）适应证　①甲状腺肿大Ⅱ度以上。②ATD治疗失败或过敏。③甲亢手术后复发。④甲状腺毒症心脏病或甲亢伴其他病因的心脏病。⑤甲亢合并白细胞和（或）血小板减少或全血细胞减少。⑥甲亢合并糖尿病、肝肾等脏器功能损害。⑦拒绝手术治疗或有手术禁忌证。⑧浸润性突眼。

（3）禁忌证　妊娠和哺乳期妇女。

（4）剂量　采用计算法，依照甲状腺质量和甲状腺24小时摄碘率计算得出所需^{131}I的口服剂量（MBq）。也可采用估计剂量，国内单次给予时总剂量多选择<185 MBq，口服。

（5）治疗效果　^{131}I治疗甲亢的治愈率在85%以上。但甲状腺功能减退是难以避免的结果，甲减的发生率每年增加5%左右，10年达40%~70%。治疗后2~4周症状减轻，甲状腺缩小，6~12周甲状腺功能恢复正常。^{131}I治疗后要定期监测甲状腺功能，每4周一次，宜尽早发现甲减，及时给予甲状腺素替代治疗。第1次^{131}I治疗后3~6个月，部分患者如病情需要可做第2次治疗。在用^{131}I治疗前需要患者知情并签字同意。医生应同时要告知患者^{131}I治疗后有关辐射防护的注意事项。

（6）并发症　①放射性甲状腺炎：常发生在^{131}I治疗后的7~10天，严重者可给予阿司匹林或糖皮质激素治疗。②诱发甲状腺危象：主要发生在未控制的甲亢重症患者。③加重活动性GO：对于活动性GO在治疗前1个月给予泼尼松0.4~0.5mg/kg治疗，治疗3~4个月逐渐减量。

4. 手术治疗

（1）适应证　①中、重度甲亢，长期服药无效，或停药复发，或不能坚持服药者。②甲状腺肿大显著，有压迫症状。③胸骨后甲状腺肿。④细针穿刺细胞学检查怀疑恶变。⑤ATD治疗无效或者过敏的妊娠患者，手术需要在妊娠4~6个月进行。

（2）禁忌证　①伴严重Graves眼病。②合并较重心脏、肝、肾疾病，不能耐受手术。③妊娠期1~3个月和第6个月以后。

（3）手术方式　通常为甲状腺次全切除术，两侧各留下2~3g甲状腺组织。常见的并发症是永久性甲状旁腺功能减退症和喉返神经损伤。

5. 甲状腺危象的治疗　①针对诱因治疗。②抑制甲状腺激素合成：首选PTU 500~1000mg口服或经胃管注入，以后每次给予250mg，每4小时口服，待症状缓解后减至一般治疗剂量。③抑制甲状腺激素释放：服PTU 1小时后再加用复方碘口服溶液5滴，每6小时一次，一般使用3~7日。④β受体阻断剂：

普萘洛尔60~80mg/d，每4小时口服一次。可阻断甲状腺激素对心脏的刺激作用和抑制外周组织T_4向T_3转换。⑤糖皮质激素：氢化可的松，首次300mg加入5%葡萄糖溶液静滴，以后每次100mg，每8小时一次，可预防肾上腺皮质功能低下。⑥在上述常规治疗效果不满意时，可选用腹膜透析、血液透析或血浆置换等措施迅速降低血浆甲状腺激素浓度。⑦降温：高热者予物理降温，避免用乙酰水杨酸类药物。⑧其他支持治疗。

（八）预后

本病病程长，积极正规治疗大多预后良好，^{131}I治疗和手术治疗导致的甲状腺功能减退者需要激素终身替代治疗。本病好发于青年女性，有明确遗传背景的高危者，应避免环境因素的作用诱发本病，包括预防各种细菌感染、病毒感染，日常生活中避免情绪激动、创伤、酗酒等应激状态。

岗位情景模拟 39

患者，女性，33岁，烦躁不安、消瘦1个月。患者于1个月前无明显诱因常因小事与人争吵，难以自控。着衣不多，仍感燥热多汗。发病以来饭量有所增加，体重却较前下降。既往体健。无青霉素过敏史，个人、家族史无特殊。

体格检查：T 37.4℃，R 20次/分，P 106次/分，BP 120/70mmHg。发育营养可，神情略有激动，眼球略突出，目光闪烁，瞬目减少。甲状腺Ⅰ度肿大、质地均匀，未扪及结节，无震颤和杂音，浅表淋巴结不大，双肺呼吸音清，心律齐，腹软，肝脾未触及，下肢无浮肿。

实验室检查：Hb 140g/L，WBC $5.7×10^9$/L，PLT $230×10^9$/L，FT_3、FT_4升高，TSH下降，TSAb（＋）。

问题与思考

1. 根据现有临床资料，提出初步诊断，并写出诊断依据？
2. 若初步诊断正确，写出初步治疗计划或方案？

答案解析

（邢冬杰）

PPT

第二节   甲状腺功能减退症

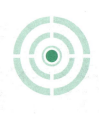

学习目标

知识要求：

1. 掌握甲状腺功能减退症的概念、临床表现、诊断及鉴别诊断和治疗。
2. 熟悉甲状腺功能减退症的病因和发病机制、类型、实验室及其他检查。
3. 了解甲状腺功能减退症的发病情况。

能力要求：

1. 熟练掌握诊断甲状腺功能减退症的临床技能。
2. 学会应用临床知识解决甲状腺功能减退症疾病治疗的问题。

甲状腺功能减退症（hypothyroidism）简称甲减，是指各种原因导致的甲状腺激素合成、分泌或生物效应不足所致的一种全身性低代谢综合征。其病理特征是黏多糖在组织和皮肤堆积，表现为黏液性水肿。我国学者报告的临床甲减患病率是1.0%，发病率为2.9/1000。

（一）分类

1. 根据病变发生的部位分类

（1）原发性甲减　由甲状腺组织本身病变引起。甲状腺组织破坏或甲状腺激素合成障碍导致甲状腺激素减少，占全部甲减的95%以上。常见的原因包括自身免疫性甲状腺炎、甲状腺手术后和甲亢 ^{131}I 治疗后等。

（2）中枢性甲减　由下丘脑或垂体病变引起的促甲状腺激素释放激素或者促甲状腺激素产生和分泌减少所致。垂体外照射、垂体大腺瘤、颅咽管瘤及产后大出血是其较常见的原因。

（3）甲状腺激素抵抗综合征　由于甲状腺激素在外周组织实现生物效应障碍引起的综合征。

2. 根据病变的原因分类　包括药物性甲减、手术后甲减、^{131}I 治疗后甲减、特发性甲减等。

3. 根据甲状腺功能减低的程度分类　包括临床甲减和亚临床甲减。

（二）病因

成人甲减的主要病因如下。

（1）自身免疫损伤　最常见的原因是自身免疫性甲状腺炎。包括桥本甲状腺炎、萎缩性甲状腺炎、产后甲状腺炎等。

（2）甲状腺破坏　包括手术、^{131}I 治疗。

（3）碘过量　碘过量可引起具有潜在性甲状腺疾病者发生甲减，也可诱发或加重自身免疫性甲状腺炎。含碘药物胺碘酮诱发甲减的发生率是5%~22%。

（4）抗甲状腺药物　如锂盐、硫脲类、咪唑类等。

（三）临床表现

本病发病隐匿，病程较长，不少患者缺乏特异性症状和体征。

1. 一般表现　畏寒、体重增加、少汗、乏力、少言懒动、表情淡漠、面色苍白、眼睑浮肿、唇厚舌肥，全身皮肤干燥、增厚、粗糙，手、脚掌呈姜黄色，指甲厚而脆。

2. 神经系统　记忆力减退，智力低下，反应迟钝，嗜睡，精神抑郁，后期痴呆，幻想，严重者昏迷。

3. 心血管系统　心动过缓、心音低钝，心浊音界扩大，心包积液。久病者并发冠心病。

4. 消化系统　食欲减退、腹胀、便秘。

5. 其他　肌肉软弱无力，亦可有暂时性肌强直、痉挛、疼痛，黏液性水肿患者可伴膝、手关节肥厚、强直、疼痛。男性性欲减退、阳痿，女性月经紊乱。长期严重的病例可导致垂体增生、蝶鞍增大。部分患者血清催乳素水平增高，发生溢乳。

（四）辅助检查

1. 血清甲状腺激素测定　TT_3、TT_4、FT_3 和 FT_4 下降，以 FT_4 变化最敏感，其降低水平与病情程度相关。

2. 垂体促甲状腺激素（TSH）测定　原发性甲减者，TSH明显升高；中枢性甲减者，TSH多降低。

3. 甲状腺自身抗体测定   甲状腺自身抗体TPOAb和TgAb，是确定原发性甲减病因的重要指标和诊断自身免疫性甲状腺炎的主要指标。

4. 其他检查   血常规检查呈轻度或中度贫血，血浆胆固醇、甘油三酯、心肌酶可升高，TRH兴奋试验等。

> **⊛ 知识拓展**
>
> TRH兴奋试验，可用于原发性甲减与中枢性甲减的鉴别。静脉注射TRH 400μg后，15分钟、30分钟、60分钟、120分钟分别抽血测定TSH浓度，正常15~30分钟达高峰，2~3小时回到基础水平。血清TSH不增高提示为垂体性甲减；延迟增高为下丘脑性甲减；血清TSH在增高的基值上进一步增高，提示原发性甲减。

（五）诊断与鉴别诊断

1. 诊断要点   ①可有甲状腺切除、放射治疗、脑部缺血或外伤等病史。②甲减的临床表现和体征。③辅助检查：TSH增高，FT_4减低，可确定原发性甲减。④TSH减低或正常，TT_4、FT_4减低，考虑中枢性甲减。行TRH兴奋试验确定垂体和下丘脑病变。

2. 鉴别诊断

（1）催乳素瘤   甲减时，TRH分泌增加可以导致高催乳素血症及溢乳易与催乳素瘤相混淆，但催乳素瘤有下列特点：①除溢乳、高泌乳素血症外，尚有闭经和（或）不孕（育）。②垂体MRI检查可显示占位性病变。

（2）低T_3综合征   指非甲状腺疾病原因引起的低T_3综合征。常可找到诱因，如严重的全身性疾病、创伤和心理疾病等导致甲状腺激素水平的改变。主要表现在血清TT_3、FT_3水平减低，血清rT_3增高，血清T_4、TSH水平正常。

（六）治疗

1. 一般治疗   适当休息，注意保暖，给予合理的饮食，保证热量，补充维生素B_1、B_6和维生素C。

2. 替代治疗   这是本病的主要治疗方法，通常需终生服药。长期维持量左旋甲状腺素片（$L-T_4$）为50~200μg/d，平均125μg/d，因半衰期是7天，所以可以每天早晨服药1次。甲状腺片是动物甲状腺的干制剂，因其甲状腺激素含量不稳定和T_3含量过高已很少使用，维持剂量为60~180mg/d。甲状腺激素使用时应从小剂量开始，逐渐调整至替代维持量。使用过程中应注意防止诱发和加重心脏病。每4~6周测定激素指标，按需要调整药物剂量，治疗达标后，每6~12个月复查一次激素指标。

3. 亚临床甲减的处理   因亚临床甲减引起的血脂异常可影响动脉粥样硬化的发病，故高胆固醇血症、血清TSH>10mU/L时给予$L-T_4$治疗。

4. 黏液性水肿昏迷的治疗   即刻补充甲状腺激素（静脉注射三碘甲状腺原氨酸起效更快）、给予氢化可的松或地塞米松、静脉滴注10%葡萄糖液或5%葡萄糖盐溶液、吸氧、保暖、抗休克、抗感染等。

（七）预防

地方性甲状腺肿流行区的居民和孕妇，应注意补充足够碘化物。胎儿、新生儿甲减的预防主要依靠产前筛查。甲状腺手术和^{131}I治疗时避免过度切除或破坏。

岗位情景模拟 40

　　患者，女性，56岁。乏力、反应迟钝4年，加重3个月。患者4年前逐渐出现易疲乏力、少言懒动、怕冷等症状，伴有注意力不集中、记忆力下降、反应迟钝、双下肢水肿等症状，未检查和治疗。近3个月来，上述表现明显加重，睡眠时间增多，偶有腹胀、便秘、嗜睡等表现。10年前曾行甲状腺部分切除术。

　　体格检查：T 35.8℃，R 16次/分，P 62次/分，BP 100/70mmHg。慢性病容，面颊及眼睑虚肿、面色苍白、唇厚舌肥、眉毛稀少，全身皮肤粗糙、少光泽。触诊甲状腺不大、无压痛，双肺正常，心律齐，心音低钝。腹软，肝脾未触及。双下肢非凹陷性水肿。

　　辅助检查：Hb 105g/L，WBC 5.5×10^9/L，PLT 260×10^9/L；甲状腺功能检查：FT_4下降，TSH升高；TPOAb（+），TgAb（+）。血脂检查：TC升高，TG升高。

　　问题与思考

　　1. 根据现有临床资料，提出初步诊断，并写出诊断依据？

　　2. 若初步诊断正确，写出初步治疗计划或方案？

答案解析

（邢冬杰）

第三节　糖尿病

PPT

学习目标

知识要求：

　　1. 掌握糖尿病的概念、临床表现、分型、实验室检查、诊断、并发症和治疗；掌握糖尿病酮症酸中毒的临床表现、实验室检查、诊断和救治措施。

　　2. 熟悉糖尿病的病因、发病机制。

　　3. 了解糖尿病的发病情况和预防。

技能要求：

　　1. 熟练掌握诊断糖尿病的临床技能。

　　2. 学会应用临床知识解决糖尿病、糖尿病酮症酸中毒的治疗。

一、糖尿病

　　糖尿病（diabetes mellitus，DM）是一组由多病因引起胰岛素分泌和（或）利用缺陷，引起以慢性高血糖为特征的代谢性疾病。主要导致碳水化合物、蛋白质、脂肪以及水、电解质代谢紊乱。久病可引起多系统损害而出现心、肾、眼、血管、神经等组织或器官的慢性进行性病变、功能减退或衰竭，病情严重或应激时可发生急性代谢紊乱。该病属于我国传统医学"消渴"的范畴，早在成书于公元前2世纪《黄帝内经》的中已有相关论述。

糖尿病是常见病、多发病，是严重威胁人类健康的世界性公共卫生问题。其患病率正随着生活水平的不断提高、人口老龄化、生活方式的改变而迅速增加，在全球呈现快速增长的流行趋势。国际糖尿病联盟（International Diabetes Federation，IDF）统计：2015年全球糖尿病患者已达4.15亿，我国成人糖尿病患者人数约为1.096亿。

（一）分型

目前国际上通用WHO糖尿病专家委员会在1999年提出的分型标准（表6-3-1）。

表6-3-1　糖尿病分型

1. 1型糖尿病（T1DM）　胰岛B细胞破坏导致胰岛素绝对缺乏
　①免疫介导性：急性型及缓发型
　②特发性：无自身免疫证据
2. 2型糖尿病（T2DM）　从以胰岛素抵抗为主伴胰岛素进行性分泌不足到以胰岛素进行性分泌不足为主伴胰岛素抵抗
3. 其他特殊类型糖尿病　是在不同水平上病因学相对明确的一些高血糖状态
　（1）胰岛B细胞功能的基因缺陷
　（2）胰岛素作用的基因缺陷
　（3）胰腺外分泌疾病
　（4）内分泌病
　（5）药物或化学物所致的糖尿病
　（6）感染
　（7）免疫介导性糖尿病
　（8）其他与糖尿病相关的遗传综合征
4. 妊娠糖尿病（GDM）

（二）病因和发病机制

本病病因和发病机制较为复杂，至今尚未完全阐明。糖尿病不是一个单一的疾病，而是包括遗传因素与环境因素在内的多种因素共同作用而引起的综合征。胰岛素由胰岛B细胞合成和分泌，经血液循环到达体内各组织器官的靶细胞，与特异性受体结合并引发细胞内物质代谢效应，该过程任何一个环节发生异常均可导致糖尿病。本节主要介绍1型糖尿病与2型糖尿病。

1. 病因

（1）1型糖尿病　绝大多数是自身免疫性疾病。

1）遗传因素：在同卵双生子中1型DM同病率达30%~40%，提示遗传因素在1型DM发病中起重要作用。1型DM的遗传易感性涉及多个基因，包括*HLA*基因和非*HLA*基因。

2）环境因素：①某些病毒感染：如柯萨奇B_4病毒、风疹病毒等。②化学毒物：如四氧嘧啶糖尿病动物模型和吡甲硝苯脲所致的人类糖尿病属于非自身免疫性胰岛B细胞破坏（急性损伤）或自身免疫性胰岛B细胞破坏（慢性损伤）。

3）饮食因素：母乳喂养时间短或者缺乏母乳喂养的儿童，1型DM的发病率增高，可能与肠道免疫失衡有关。

4）自身免疫：①体液免疫：发现90%新诊断的1型DM患者血清中存在针对B细胞的单株抗体，如胰岛细胞抗体（ICA）、胰岛素抗体（IAA）、谷氨酸脱羧酶抗体（GADA）等。这些抗体的检测可预测1型DM的发病即确定高危人群，并可协助糖尿病分型及指导治疗。②细胞免疫：一般认为发病经历三个阶段，免疫系统被激活、免疫细胞释放各种细胞因子及胰岛B细胞受攻击导致胰岛炎。

（2）2型糖尿病

1）遗传因素：参与发病的基因多，参与的程度不一，遗传因素主要影响胰岛B细胞功能。

2）环境因素：包括年龄增长、体力活动不足、营养过剩、子宫内环境以及应激、化学毒物等。

在遗传因素和上述环境因素共同作用下所引起的肥胖，与胰岛素抵抗和2型DM的发生密切相关。

2. 发病机制

（1）1型糖尿病　具遗传易感性患者，受各种环境因素影响，启动了针对胰岛B细胞的自身免疫反应，产生ICA、IAA、GADA等破坏胰岛B细胞，使其数量逐渐减少或消失，胰岛素分泌不足，出现糖耐量降低或临床糖尿病，患者需依赖外源胰岛素维持生命。

（2）2型糖尿病　胰岛素抵抗和B细胞分泌功能缺陷是2型DM发病的两个要素。①胰岛素抵抗：胰岛素作用的靶器官对胰岛素敏感性降低称为胰岛素抵抗（IR）。目前认为IR与脂质超载和炎症有关，二者通过抑制胰岛素信号转导而影响胰岛素的生物学效应。②胰岛B细胞功能缺陷：随着血糖浓度持续升高，早期胰岛B细胞可代偿性增加胰岛素分泌，此时血糖尚在正常范围内，但当血糖进一步升高时，胰岛素的分泌逐渐降低，患者进展为糖调节受损（IGR）和糖尿病。

> **⚙ 知识拓展**
>
> 　　葡萄糖调节受损（IGR），又称糖尿病前期，是介于正常人和糖尿病患者之间的过渡阶段，此时血糖浓度高于正常水平但低于糖尿病诊断阈值，IGR包括空腹血糖调节受损（IFG）和糖耐量减低（IGT）。2011年美国糖尿病协会（ADA）诊断标准：IFG是空腹静脉血糖≥5.6mmol/L且<7.0mmol/L，IGT为负荷后2小时血糖≥7.8mmol/L且<11.1mmol/L。IGR是人体糖代谢紊乱的早期阶段，ADA指出如不采取措施将会有多达70%的IGR者最终会发展为糖尿病，所以对该人群进行早期干预可降低糖尿病发生的风险。

此外，目前认为胰岛A细胞功能异常和胰高血糖素样多肽-1（GLP-1）分泌缺陷可能在2型DM发病中起重要作用。GLP-1由肠道L细胞分泌，主要生物学作用包括刺激B细胞葡萄糖介导的胰岛素合成和分泌、抑制胰高血糖素分泌。GLP-1在体内发挥生物学作用后，迅速被二肽基肽酶Ⅳ（DPP-Ⅳ）降解而失活。正常情况下，进餐后血糖升高刺激早时相胰岛素分泌和GLP-1分泌，抑制A细胞分泌胰高血糖素，从而使肝糖输出减少，防止出现餐后高血糖，2型DM患者由于胰岛B细胞数量明显减少，A/B细胞比例失调，另外A细胞对葡萄糖敏感性下降，从而导致胰高血糖素水平升高，肝糖输出增加，血糖升高。

（三）临床表现

1. 代谢紊乱症候群　糖尿病的典型表现是"三多一少"，即多尿、多饮、多食和体重减轻。此外，患者可有皮肤干燥、皮肤瘙痒，女性患者易发生外阴瘙痒；高血糖致眼房水、晶体渗透压改变而引起屈光改变导致视力模糊。

（1）1型DM　免疫介导性1型DM患者，临床表现变化大，表现为轻度非特异性症状、典型"三多一少"症状，甚至昏迷。多数青少年患者起病较急，症状较明显。如未及时诊断治疗，当胰岛素严重缺乏时，可出现糖尿病酮症酸中毒（详见二、糖尿病酮症酸中毒），多数1型DM患者起病初期都需要胰岛素治疗，胰岛B细胞自身抗体检查可以阳性。特发性1型DM患者，通常急性起病，B细胞功能明显减退甚至衰竭，临床上表现为糖尿病酮症甚至酸中毒，但病程中B细胞功能可以好转以至于一段时期无须继续胰岛素治疗，胰岛B细胞自身抗体检查阴性。

（2）2型DM　多见于成人，常在40岁以后起病，往往无典型的"三多一少"症状，甚至无任何症状，因慢性并发症、伴发病或仅在健康体检时发现高血糖而诊断为糖尿病。

2. 急性并发症

（1）糖尿病酮症酸中毒（diabetic ketoa-cldosis，DKA）　详见"二、糖尿病酮症酸中毒"。

（2）高渗高血糖综合征　以严重高血糖、高血浆渗透压、脱水为特点，无明显酮症，患者可有不同程度的意识障碍。主要见于老年2型DM患者，超过2/3患者发病前无糖尿病病史，甚至部分患者在病程早期因为误诊而输入大量葡萄糖液或因口渴多饮摄入大量含糖饮料而诱发本病或使病情恶化。常因急性感染、外伤、手术、脑血管意外等诱发。起病缓慢，主要表现为多尿、多饮，食欲减退，后逐渐出现严重脱水和神经精神症状：反应迟钝、烦躁或淡漠、由轻至重的意识障碍、抽搐等。辅助检查：血糖显著升高（一般为33.3~66.8mmol/L）、有效血浆渗透压明显升高（一般为320~430mOsm/L），血钠正常或增高，尿酮体阴性或弱阳性，一般无明显酸中毒。该并发症病死率高，注意及时诊断与治疗。

（3）感染性疾病　糖尿病患者容易并发各种感染，血糖控制差者更易发生，如急性肾盂肾炎、膀胱炎多见于女性患者，容易反复发作。糖尿病合并肺结核的发生率显著增高，影像学表现多不典型，易致漏诊或误诊。

3. 慢性并发症

（1）大血管病变　表现为大、中动脉粥样硬化，常使主动脉、冠状动脉、脑动脉、肾动脉、肢体外周动脉等受累及，引起冠心病、缺血性或出血性脑血管病、肾动脉硬化、下肢动脉硬化。其中冠心病、脑血管病是最严重的并发症，是2型DM主要的死亡原因。

（2）微血管病变　是糖尿病的特异性并发症，微血管病变可累及全身各组织器官，主要表现在视网膜、肾、神经和心肌组织。

1）糖尿病肾病（CKD）：是导致终末期肾衰的主要原因，常见于病史超过10年的患者，是1型DM的主要死因。临床上将糖尿病肾病分为五期（表6-3-2）。糖尿病患者应每年检测肾小球滤过率（GFR），在诊断糖尿病肾病时，需排除其他肾脏疾病。

表6-3-2　糖尿病肾病临床分期

分期	特点
Ⅰ期	糖尿病初期：肾小球超滤过是此期最突出的特征，肾体积增大，肾小球入球小动脉扩张，肾血浆流量增加，GFR明显升高
Ⅱ期	肾小球毛细血管基底膜轻度增宽，尿白蛋白排泄率（UAER）多数正常，GFR轻度增高
Ⅲ期	早期糖尿病肾病期：肾小球基底膜增厚及系膜基质增宽明显，小动脉壁出现玻璃样变，出现持续微量白蛋白尿，UAER持续在20~200μg/min，GFR仍高于正常或正常
Ⅳ期	临床糖尿病肾病期：肾小球病变加重，部分肾小球硬化，灶状肾小管萎缩及间质纤维化，尿蛋白逐渐增多，UAER>200μg/min，GFR下降，可伴有水肿和高血压，肾功能逐渐减退
Ⅴ期	尿毒症期：多数肾单位闭锁，UAER降低，血肌酐升高，血压升高

2）糖尿病性视网膜病变：病史超过10年的患者常合并程度不等的视网膜病变，是失明的主要原因之一。目前将糖尿病性视网膜病变分为两大类六期。即非增殖性视网膜病变和增殖性视网膜病变两大类。六期：Ⅰ期，微血管瘤、小出血点；Ⅱ期，出现硬性渗出；Ⅲ期，出现棉絮状软性渗出；Ⅳ期，新生血管形成、玻璃体出血；Ⅴ期，纤维血管增殖、玻璃体机化；Ⅵ期，牵拉性视网膜脱离、失明。Ⅰ~Ⅲ期为非增殖性视网膜病变，Ⅳ~Ⅵ期为增殖性视网膜病变。

（3）神经系统并发症

1）周围神经病变：远端对称性多发性神经病变是最常见的类型，以手足远端感觉运动神经受累最多见。通常为对称性，下肢重于上肢，进展缓慢。开始呈手套-袜套样感觉异常伴麻木、刺痛或烧灼样痛，后期感觉丧失。可伴运动神经受累，表现为肌力减弱、肌萎缩和瘫痪；腱反射早期亢进，后期减弱或消失。

2）自主神经病变：多影响胃肠、心血管、泌尿生殖系统。表现为胃排空延迟（胃轻瘫）、瞳孔异常（不规则缩小、对光反射消失）、排汗异常（多汗、少汗或无汗）、饭后或夜间腹泻、便秘、休息时心动过速、直立性低血压、尿失禁或尿潴留、阳痿等。

3）中枢神经系统：可有缺血性脑卒中、脑老化加速、老年性痴呆危险性增高等。

（4）糖尿病足　与下肢远端神经异常和不同程度周围血管病变相关的足部溃疡、感染和（或）深层组织破坏。表现为足部皮肤发凉、深溃疡、肢端坏疽，是截肢、致残的主要原因。

（5）其他　糖尿病还可引起视网膜黄斑病、白内障、青光眼等。皮肤病变也很常见。

（四）辅助检查

1. 尿糖测定　尿糖阳性是诊断糖尿病的重要线索，但阴性不能排除糖尿病的可能。

2. 血糖测定　血糖升高是目前诊断糖尿病的主要依据，同时也是判断病情和控制情况的主要指标。

3. 葡萄糖耐量试验（oral glucose tolerance test，OGTT）　当血糖高于正常范围而又未达到诊断糖尿病标准时可行OGTT。禁食至少8小时后于清晨空腹时检查。成人取无水葡萄糖75g溶于250~300mL水中，5~10分钟内饮完。空腹以及开始饮葡萄糖水后2小时测静脉血浆葡萄糖。

4. 糖化血红蛋白A1（GHbA1）测定　GHbA1是葡萄糖或其他糖与血红蛋白的结合产物，其含量与血糖浓度呈正相关。GHbA1有a、b、c三种，以GHbA1c（HbA1c）最为主要，由于红细胞在血液循环中的寿命约为120天，故HbA1c能反映患者近8~12周评价血糖水平，是糖尿病控制情况的监测指标之一。

5. 血浆胰岛素和C肽测定　常人空腹基础血浆胰岛素水平为35~145pmol/L，C肽不小于400pmol/L。胰岛素和C肽以等分子肽类物形式从胰岛生成和释放，不受肝脏酶的灭能，仅受肾脏作用而排泄，能较准确地反映胰岛B细胞的储备功能。胰岛素检测易受血清中胰岛素抗体和外源性胰岛素干扰，而C肽则不受影响。

6. 其他检查　检测ICA（胰岛细胞抗体）、IAA（胰岛素自身抗体）、GADA（谷氨酸脱羧酶抗体）以进行病因学检查；根据病情检查肝肾功能、血脂、酮体、电解质及酸碱指标，眼、心、脑、肝、肾及神经系统等各项辅助检查。

（五）诊断与鉴别诊断

大多数糖尿病患者（尤其是2型DM）在早期并无明显症状，往往出现并发症或伴发疾病时才作出诊断从而延误了治疗时机，临床工作中应对糖尿病保持警惕，重视诊断线索，才能做到早诊断、早治疗。

1. 诊断线索

（1）有"三多一少"症状。

（2）患者以糖尿病常见并发症而首诊。

（3）高危人群：45岁以上、肥胖、有巨大胎儿分娩史或有肥胖和糖尿病家族史、多囊卵巢综合征、空腹血糖受损（IFG）及糖耐量减低（IGT）、缺乏锻炼、长期使用激素或利尿剂等人群。

此外，凡30~40岁以上人群在健康体检或因病住院时应常规检查血糖。

2. 诊断标准　目前国际上通用WHO糖尿病专家委员会于1999年提出的诊断标准（表6-3-3）。

表6-3-3　糖尿病诊断标准

诊断标准	静脉血浆葡萄糖水平（mmol/L）
1.糖尿病症状+随机血糖水平	≥11.1mmol/L
或	
2.空腹血糖（FPG）水平	≥7.0mmol/L
或	
3.OGTT试验中，2小时血糖	≥11.1mmol/L

注：若无典型"三多一少"症状，需再测一次证实，诊断才能成立

糖尿病诊断是基于空腹血糖（FPG）、随机血糖（任意时间点）或OGTT 2小时血糖（2hPG）。空腹指至少8小时内无任何热量摄入；任意时间指一日内任何时间，无论上一次进餐时间及食物摄入量。糖尿病症状指多尿、烦渴、多饮和难以解释的体重减轻。FPG 3.9~6.0mmol/L为正常；6.1~6.9mmol/L为IFG；≥7.0mmol/L应考虑糖尿病。OGTT 2hPG<7.7mmol/L为正常糖耐量；7.8~11.0mmol/L为IGT；≥11.1mmol/L应考虑糖尿病。

3. **糖尿病类型的诊断**　最重要的是鉴定1型DM和2型DM。目前主要从疾病的临床特征和发展过程来区别（表6-3-4），有些暂时不能归类的患者可以随访逐渐明确分型。

表6-3-4　1型糖尿病和2型糖尿病的主要区别要点

区别要点	1型DM	2型DM
主要病理生理特征	胰岛素绝对不足	胰岛素抵抗或不足
发病年龄	幼年和青少年多见	成年和老年多见
体型特点	较瘦	较胖
起病方式	起病急	起病缓
临床表现	"三多一少"明显，病情较重	"三多一少"多不明显，病情较轻
病情稳定性	不稳定	相对稳定
心血管并发症	少	多
酮症酸中毒	常见	少见
辅助检查	①胰岛素水平低下，甚至缺如 ②自身抗体多为阳性	①胰岛素可偏低、可正常 ②自身抗体多为阴性
胰岛素治疗	需要	大多数不需要

有些患者诊断初期可能同时具有1型DM和2型DM的特点，暂时很难明确归为1型DM或2型DM，这时可先做一个临时分型，用于指导治疗。然后依据对治疗的初始反应和B细胞功能的动态变化再重新评估和分型。

4. **鉴别诊断**　甲亢、胃空肠吻合术后，因碳水化合物在肠道吸收快，可引起进食后0.5~1小时血糖过高，出现糖尿，但FPG和2hPG正常。严重肝病时肝糖原合成受阻，肝糖原贮存减少，进食后0.5~1

小时血糖过高，出现尿糖，但FPG偏低，餐后2~3小时血糖正常或低于正常。

（六）治疗

由于对糖尿病的病因和发病机制尚未完全明了，目前缺乏有效的病因治疗。治疗目标是纠正代谢紊乱、消除糖尿病症状、防止或延缓并发症的发生、保障儿童生长发育、提高生活质量、延长寿命、降低病死率。治疗原则是早期治疗、长期治疗、综合治疗、治疗措施个体化。国际糖尿病联盟（IDF）提出了现代糖尿病治疗的五个要点：糖尿病教育、医学营养治疗、运动疗法、血糖监测和药物治疗。

1. **糖尿病教育**　是糖尿病重要的基础治疗之一。通过不同的方式使患者及家属了解糖尿病基本知识，认识其治疗的长期性和重要性，知晓糖尿病的治疗控制目标（表6-3-5），学会简单的血糖测量（如使用便携式血糖计）、胰岛素注射技术，掌握饮食控制的具体方法和运动锻炼的基本要求，熟知治疗药物的不良反应及预防、处理措施，重视生活中的注意事项等。

表6-3-5　糖尿病的控制目标

（2020年中国2型糖尿病防治指南）

指　标	目标值
血糖（mmol/L）	
空腹	3.9~7.2
非空腹	≤10.0
HbA1c（%）	<7.0
血压（mmHg）	<130/80
BMI（kg/m²）	<24
TC（mmol/L）	<4.5
HDL-C（mmol/L）	
男性	>1.0
女性	>1.3
TG（mmol/L）	<1.7
LDL-C（mmol/L）	
未合并冠心病	<2.6
合并冠心病	<1.8

2. **医学营养治疗**　又称饮食治疗，是糖尿病最重要的基础治疗措施，必须严格执行和长期坚持。

（1）计算总热量　根据患者的理想体重（标准体重）和工作性质计算每日所需总热量。成人休息状态下每日每千克理想体重给予25~30kcal，轻体力劳动者30~35kcal，中度体力劳动者35~40kcal，重体力劳动者40kcal以上。儿童、妊娠妇女、哺乳期妇女、营养不良者、消瘦者，以及伴有消耗性疾病者总热量应酌增，肥胖者酌减，使患者逐步恢复到理想体重的±5%左右。

（2）计算三大营养物质的量　碳水化合物占总热量的50%~60%，蛋白质不超过总热量的15%，脂肪占总热量的30%。儿童、妊娠妇女、哺乳期妇女、营养不良者或伴有消耗性疾病者适当增加蛋白，血尿素氮升高者适当减少蛋白。依据每克碳水化合物、蛋白质、脂肪分别产热4kcal、4kcal、9kcal的比例将各自所占的热量转化为营养成分的重量。

（3）餐量分配　一般按每日三餐分配为1/5、2/5、2/5或者1/3、1/3、1/3等模式。规律饮食、定时定量。

（4）制订食谱　根据生活习惯、病情和药物治疗情况合理安排并制订食谱。制订食谱时提倡用粗制米面和一定量杂粮，忌食葡萄糖、蔗糖、蜜糖及其制品；蛋白质至少1/3来自动物蛋白；胆固醇摄入量应<300mg/d；建议成人膳食纤维的摄入量为25~30g/d；食盐摄入量每日不超过6g；戒烟酒；增加微量元素和纤维素的摄入。

（5）随访调整　饮食控制的关键在于控制总热量。当患者需要变换食谱时，应在总热量保持不变的情况下，于增加一种食物的同时撤减热量相当的另一种食物，以保证饮食平衡。

3. 运动疗法　尤其对肥胖的2型DM患者，运动可以减轻体重、增强体质，还有利于降低血糖。根据年龄、性别、体力、病情、有无并发症以及既往运动情况等，在医师指导下开展有规律的合适运动，循序渐进并长期坚持。久坐时应每隔30分钟进行一次短暂的身体活动，建议每周进行150分钟中等强度运动。运动前后要监测血糖。运动量大或激烈运动时应建议患者调整食物及药物，以免发生低血糖。不宜进行体育锻炼者：①病情未稳定，血糖>14~16mmol/L。②明显的低血糖症或血糖波动较大者。③糖尿病急性并发症患者。④严重心、脑、眼、肾等慢性并发症者。

4. 病情监测　包括血糖监测和并发症监测。血糖监测基本指标包括空腹血糖、餐后血糖和HbA1c。建议应用便携式血糖仪进行自我血糖监测，以指导治疗。HbA1c用于评价长期血糖控制情况，患者初诊时应常规检查，开始治疗时每3个月检测1次，血糖达标后每年至少监测2次。每年进行1~2次的心、脑、肾、神经、眼底和血脂情况的复查，以便及时筛查，及早发现和治疗并发症。

5. 口服降糖药治疗

（1）促胰岛素分泌剂

①磺酰脲类：主要作用是促进胰岛B细胞分泌胰岛素，需要患者机体尚保存相当数量（30%以上）有功能的B细胞。

适应证：2型DM经饮食治疗和运动疗法不能获得良好控制者。

禁忌证：1型DM；2型DM合并严重并发症或B细胞功能很差者；大手术围术期患者；儿童糖尿病者；妊娠或哺乳期妇女；全胰腺切除术后。

常用药物及使用方法（表6-3-6）。

表6-3-6　磺酰脲类常用药物及使用方法

药物名称	每片剂量（mg）	剂量范围（mg/d）	每日服药次数	作用时间（h）
格列本脲（优降糖）	2.5	2.5~15.0	1~2	16~24
格列吡嗪（美吡达）	5	2.5~30.0	1~2	8~12
格列齐特（达美康）	80	80~320	1~2	10~20
格列喹酮（糖适平）	30	30~180	1~2	8

用法：建议从小剂量开始，早餐前半小时一次性口服，当剂量较大时安排为早餐和晚餐前两次服药，不宜同时使用两种磺酰脲类药物，也不宜与其他促胰岛素分泌剂（如格列奈类）合用。

不良反应：最常见且重要的是低血糖反应，常发生于老年人、肝肾功能不全者、营养不良者，常以用药剂量过大、活动过度、进食不规则等为诱因。其他不良反应有皮肤过敏反应、消化道反应、肝功能损害、白细胞减少。

②格列奈类：是一种快速作用的促胰岛素分泌剂，降糖作用快速而短暂。适用于2型DM早期餐后高血糖阶段和以餐后高血糖为主的老年患者。可单独或与二甲双胍、噻唑烷二酮类联合使用。于餐前或进餐时口服。瑞格列奈，每次0.5~4mg，每天3次；那格列奈，每次60~120mg，每天3次。

（2）双胍类　主要作用是抑制肝葡萄糖的输出，改善外周组织对胰岛素的敏感性，促进组织细胞吸收和利用葡萄糖，并可改善血脂、增加纤溶系统活性、降低血小板聚集性等。常用药物为二甲双胍，500~1500mg/d，分2~3次口服。

适应证：是针对2型DM治疗的一线药物，可单用或联合其他药物；针对1型DM，与胰岛素联合应用可减少胰岛素用量和血糖波动。

禁忌证：1型DM者，不宜单独使用；2型DM合并急性严重代谢紊乱、严重感染、缺氧、外伤、大手术者禁用；妊娠妇女、哺乳期妇女禁用；肝肾功能不全者禁用；对药物过敏或有严重不良反应者禁用；儿童和老年人慎用。

不良反应：消化道反应和皮肤过敏反应。

（3）α–葡萄糖苷酶抑制剂　主要作用是抑制餐后肠道对葡萄糖的吸收。适用于2型DM尤其是餐后高血糖者，可单独使用也可与磺脲类药、双胍类药或胰岛素合用。忌用于胃肠功能障碍者、孕妇、哺乳期妇女和儿童。常见副作用为消化道反应。常用药物为阿卡波糖，每次50~100mg，每日3次，在进第一口饭时服药。

（4）噻唑烷二酮类　主要作用是增强靶组织对胰岛素的敏感性，被视为胰岛素增敏剂。单独或联合其他口服降糖药治疗2型DM，尤其是肥胖、胰岛素抵抗明显者。不宜用于1型DM、妊娠、哺乳期妇女和儿童。禁用于心力衰竭、活动性肝病、严重骨质疏松和有骨折病史的患者。常见副作用为体重增加和水肿，在与胰岛素合用时更为明显。常用药物有罗格列酮4~8mg/d，分1~2次口服；吡格列酮15~30mg/d，每日1次，口服。

（5）钠–葡萄糖共转运蛋白2（SGLT-2）抑制剂　通过抑制近段肾小管管腔侧细胞膜上的SGLT-2的作用而抑制葡萄糖重吸收，降低肾糖阈、促进尿葡萄糖排泄，从而达到降低血糖的作用。单独使用，或与其他口服降糖药物及胰岛素联合使用治疗2型DM。禁忌证或不适应证是1型DM，以及2型DM患者GFR<45mL/min。不良反应是可能出现生殖泌尿系统感染，多数为轻度到中度，抗感染治疗有效。常用药物有达格列净5~10mg，每日1次；坎格列净100~300mg，每日1次。

（6）DPP-Ⅳ抑制剂　通过抑制DPP-Ⅳ活性而减少GLP-1的失活，提高内源性GLP-1水平。单独使用，或与其他口服降糖药物或胰岛素联合应用治疗2型DM。禁忌证：孕妇、儿童和对DPP-Ⅳ抑制剂有超敏反应的患者，1型DM或DKA患者的治疗。可能出现头痛、超敏反应、肝酶升高、上呼吸道感染等不良反应。常用药物有沙格列汀5mg，每日1次；西格列汀100mg，每日1次。

6. 胰岛素治疗　是控制高血糖的重要和有效手段。

（1）适应证　①1型DM；②各种严重的糖尿病急性或慢性并发症；③手术者、妊娠和分娩妇女；④新发病且与1型DM鉴别困难的消瘦糖尿病患者；⑤新诊断的2型DM伴有明显高血糖，或在糖尿病病程中无明显诱因出现体重显著下降者；⑥2型DM中B细胞功能明显减退者；⑦某些特殊类型糖尿病。

（2）常用制剂类型　见表6-3-7。

表6-3-7 胰岛素常用制剂类型

作用类别	制剂	皮下注射作用时间（小时）			用药方法
		开始	高峰	持续	
短效	普通胰岛素（RI）	1/4~1	2~4	5~8	3~4次/日，餐前0.5小时
中效	中性鱼精蛋白锌胰岛素（NPH）	2.5~3	5~7	13~16	2次/日，早晚餐前1小时
长效	精蛋白锌胰岛素注射液（PZI）	3~4	8~10	20	1次/日，早或晚餐前1小时
	预混胰岛素（HI 30R）	0.5	2~12	14~24	2次/日，早晚餐前0.5小时
	预混胰岛素（50R）	0.5	2~3	10~24	2次/日，早晚餐前0.5小时

短效胰岛素起效快，持续时间短，主要控制一餐后高血糖；中效胰岛素主要控制两餐后高血糖，以第二餐为主；长效胰岛素无明显的作用高峰，主要是提供基础水平胰岛素。

（3）使用方法

①1型糖尿病：目前临床常用的强化胰岛素治疗方案是三餐前注射短效胰岛素加睡前注射中效或长效胰岛素。初次用药应谨慎确定剂量，一般初始剂量为0.5~1U/（kg·d），胰岛素总量的40%~50%用于维持基础分泌量，方法为睡前注射中效或长效胰岛素；剩余的胰岛素按需要分配于每餐前，方法为注射短效胰岛素。以后根据血糖及尿糖情况逐步调整，以期达到良好控制。

②2型糖尿病：胰岛素的补充治疗主要用于合理的饮食治疗和口服降糖药治疗仍然未达到良好控制目标的患者。空腹血糖在>7.0mmol/L时，患者白天继续口服降糖药物，于睡前注射中效胰岛素（或每天注射1~2次长效胰岛素）以维持基础分泌量；空腹血糖>10mmol/L时，应用胰岛素强化治疗。由于2型DM有较明显的胰岛素抵抗，初始剂量可偏大些，待血糖控制后再减少用量。胰岛素用量<0.3U/（kg·d）时，提示可改用口服降糖药。

（4）常见不良反应

①低血糖反应：最常见，多发生于1型DM患者，尤其是接受强化胰岛素治疗者，与胰岛素过量注射后未进食或进食太少以及运动过度有关。临床表现为心慌、出汗、软弱无力、手足震颤等交感神经兴奋症状和精神不集中、头晕、迟钝、视物不清、步态不稳，甚至昏迷等神经低糖症状。血糖低于2.8mmol/L。

处理措施：轻者进食糖水、果汁或糖果；重者静脉注射葡萄糖溶液，必要时静脉滴注葡萄糖溶液，并密切观察病情。

②过敏反应：表现为注射部位瘙痒或荨麻疹样皮疹，罕见严重过敏反应。

③胰岛素性水肿：多出现在胰岛素治疗初期，因钠潴留作用而发生轻度水肿，多可自行缓解。

7. GLP-1受体激动剂 与胰腺B细胞的GLP-1受体结合后而发挥降糖作用。可单用或与其他降糖药合用治疗2型DM，尤其是合并肥胖、胰岛素抵抗者。禁用于胰腺炎病史者、1型DM或DKA者。常见不良反应有胃肠道反应，主要见于初始治疗。常用药物：艾塞那肽，起始剂量为5μg，每日2次，于早餐和晚餐前60分钟皮下注射，逐渐增加至10μg，每日2次；利拉鲁肽，起始剂量为每天0.6mg。至少1周后，剂量应增加至每天1.2mg，每日1次，皮下注射。

（七）预后

糖尿病目前不能根治，但早期发现并通过合理治疗可以使患者血糖长期稳定接近正常，生活质量可以同正常健康人。发生急性并发症和心、脑、肾等并发症则预后不良。

二、糖尿病酮症酸中毒

糖尿病酮症酸中毒（diabetic ketoac-idosis，DKA）是糖尿病患者最常见的急性并发症。以高血糖、酮症和酸中毒为主要表现，是胰岛素不足和拮抗胰岛素激素过多，共同作用所致的一组严重代谢紊乱综合征。目前本症延误诊断和缺乏合理治疗而造成死亡的情况仍较常见。

（一）诱因

1型DM患者有自发DKA倾向，2型DM患者在一定诱因下也可发生DKA。常见诱因有感染、胰岛素治疗中断或不适当减量、饮食不当、胃肠道疾病，以及各种应激如创伤、手术、心肌梗死、妊娠和分娩等，有时无明显诱因。

（二）发病机制

酮体包括β-羟丁酸、乙酰乙酸和丙酮。

糖尿病病情加重时，胰岛素绝对缺乏，生长激素、胰高糖素和皮质醇等激素含量上升，导致糖利用障碍，血糖明显升高，同时因胰岛素缺乏不能抑制脂肪分解，机体代偿性脂肪动员增加，脂肪酸在肝脏氧化后产生大量乙酰辅酶A，由于糖代谢紊乱，乙酰辅酶A不能被氧化供能从而缩合成大量的酮体，超过正常周围组织氧化的能力而引起血液酮体含量上升；同时由于蛋白合成减少，分解增加，使血糖、血酮进一步升高及水、电解质平衡紊乱。

DKA分为几个阶段：①早期血酮升高称酮血症，尿酮排出增多称酮尿症，统称为酮症。②酮体中β-羟丁酸和乙酰乙酸为酸性代谢产物，消耗体内储备碱，初期血pH正常，属代偿性酮症酸中毒，晚期血pH下降，为失代偿性酮症酸中毒。③病情进一步发展，出现神志障碍，称糖尿病酮症酸中毒昏迷。

（三）病理

1. **高血糖**　患者胰岛素分泌能力下降，机体对胰岛素反应性降低，升糖激素分泌增多，以及脱水、血液浓缩等因素导致血糖升高。高血糖时血浆渗透压相应升高，细胞外液高渗引起细胞内液向细胞外移动，细胞脱水，而细胞脱水导致相应器官的功能障碍；同时，高血糖引起渗透性利尿，带走水分和电解质，进一步导致水、电解质代谢紊乱。

2. **酮症和（或）酸中毒**　β-羟丁酸、乙酰乙酸以及蛋白质分解产生的有机酸增加，循环衰竭、肾脏排出酸性代谢产物减少导致酸中毒。酸中毒可使胰岛素敏感性降低；组织分解增加，K^+从细胞内逸出；抑制组织氧利用和能量代谢。严重酸中毒使微循环功能恶化，降低心肌收缩力，导致低体温和低血压。当血pH降至7.2以下时，刺激呼吸中枢引起呼吸加深加快；pH低至7.1~7.0时，可抑制中枢神经系统、诱发心律失常。

3. **严重失水**　高血糖、高血酮和酸性代谢产物引起渗透压性利尿，酮体从肺排出又带走大量水分，厌食、呕吐使水分摄入减少，从而引起细胞外失水；血浆渗透压增加，水从细胞内向细胞外转移引起细胞内失水。脱水引起血容量不足，血压下降，甚至循环衰竭等严重后果。

4. **电解质平衡紊乱**　渗透性利尿使钠、钾、氯、磷酸根等大量丢失，厌食、呕吐使电解质摄入减少，细胞内外水分转移入血、血液浓缩等均可导致电解质紊乱。其中以血钾影响最为明显，由于胰岛素作用不足，K^+从细胞内逸出导致细胞内失钾，此时由于血液浓缩、肾功能减退时K^+滞留以及K^+从细胞内转移到细胞外，因此血钾浓度可正常甚或增高，掩盖体内严重缺钾。随着治疗过程中补充血容量（稀释作用），尿量增加、K⁺排出增加，以及纠正酸中毒及应用胰岛素使K⁺转入细胞内，可发生严重低血钾，诱发心律失常，甚至心脏骤停。因此，DKA患者只要肾功能无损害，治疗时均需补钾。

5. 携带氧系统失常 DKA时红细胞糖化血红蛋白（GHb）增加以及2,3-二磷酸甘油酸（2,3-DPG）减少，使血红蛋白与氧亲和力增高，血氧离解曲线左移。两者均导致氧释放减少，造成组织缺氧。引起脏器功能紊乱，尤以脑缺氧加重，导致脑水肿最为重要。酸中毒时，血氧离解曲线右移，释放氧增加，起代偿作用。若纠正酸中毒过快，失去这一代偿作用，而血GHb仍高，2,3-DPG仍低，可使组织缺氧加重。

6. 周围循环衰竭和肾功能障碍 严重失水，血容量减少和微循环障碍未能及时纠正，可导致低血容量性休克。肾灌注量减少引起少尿或无尿，严重者可发生急性肾衰竭。

7. 中枢神经功能障碍 严重酸中毒、失水、缺氧、体循环及微循环障碍可导致脑细胞失水或水肿、中枢神经功能障碍。此外，治疗不当如纠正酸中毒时给予碳酸氢钠不当导致反常性脑脊液酸中毒加重，血糖下降过快或输液过多过快、渗透压不平衡可引起继发性脑水肿并加重中枢神经功能障碍。

（四）临床表现

早期"三多一少"症状加重；酸中毒失代偿后，病情迅速恶化，疲乏、食欲减退、恶心呕吐，多尿、口干、头痛、嗜睡，呼吸深快，呼气中有烂苹果味（丙酮）；后期严重失水，尿量减少、眼眶下陷、皮肤黏膜干燥，血压下降、心率加快，四肢厥冷；晚期有不同程度的意识障碍。感染等诱因引起的临床表现可被DKA的表现所掩盖。少数患者表现为腹痛，酷似急腹症。

（五）辅助检查

1. 尿液检查 尿糖强阳性、尿酮阳性。可有蛋白尿和管型尿。

2. 血液检查

（1）血糖 一般为16.7~33.3mmol/L。

（2）血酮体 正常<0.6mmol/L，>1.0mmol/L为高血酮，>3.0mmol/L提示可有酸中毒。

（3）血气分析 血实际HCO_3^-和标准HCO_3^-降低，CO_2结合力降低，酸中毒失代偿后血pH下降；剩余碱负值增大，阴离子间隙增大，与HCO_3^-降低大致相等。

（4）血清离子 血钾初期正常或偏低，尿量减少后可偏高，治疗后若补钾不足可严重降低。血钠、血氯降低。

（5）其他检查 血尿素氮和肌酐常偏高。部分患者即使无胰腺炎存在，也可出现血清淀粉酶和脂肪酶升高，治疗后数天内降至正常。即使无合并感染，也可出现白细胞数及中性粒细胞比例升高。

（六）诊断与鉴别诊断

1. 诊断 早期诊断是决定治疗成败的关键，临床上对于原因不明的恶心呕吐、酸中毒、失水、休克、昏迷患者，尤其是呼吸有烂苹果味、血压低而尿量多者，不论有无糖尿病病史，均应想到本病的可能性。立即查末梢血糖、血酮、尿糖、尿酮，同时抽血查血糖、血酮、尿素氮、肌酐、电解质、血气分析等以确诊或排除本病。

2. 鉴别诊断

（1）与其他类型糖尿病昏迷鉴别 注意与低血糖昏迷、高血糖高渗状态、乳酸性酸中毒鉴别，通过血糖、血清酮体、血浆渗透压及用药史等可鉴别。

（2）与其他疾病所致昏迷鉴别 注意与脑膜炎、尿毒症、脑血管意外等鉴别。部分患者以DKA作为糖尿病的首发表现，某些病例因其他疾病或诱发因素为主诉，有些患者DKA与尿毒症或脑卒中共存等使病情更为复杂，应注意辨别。

（七）治疗

治疗原则：尽快恢复血容量、纠正失水状态，降低血糖，纠正电解质及酸碱平衡失调，同时积极寻找和消除诱因，防治并发症，降低病死率。

1. **补液**　是抢救DKA首要的、关键的措施。一般使用生理盐水，补液总量可按原体重的10%计算，如无心力衰竭，开始时补液速度应较快，前2小时内输入0.9%氯化钠1000~2000mL，以补充血容量，改善周围循环和肾功能。一般前4小时输入所计算失水量1/3的液体量。第1个24小时输液量应包括已失水量和部分继续失水量。当血糖下降至13.9mmol/L时根据血钠情况以决定改用5%葡萄糖液或葡萄糖生理盐水，并按每2~4g葡萄糖加入1U短效胰岛素。鼓励患者多喝水，减少静脉补液量。也可使用胃管灌注温0.9%氯化钠或温开水，但不宜用于有呕吐、胃肠胀气或上消化道出血者。如治疗前已有低血压或休克，快速输液不能有效升高血压，应输入胶体溶液并采用其他抗休克措施。对伴有心脏病、心力衰竭者，应在中心静脉压监护下调节输液速度和输液量。

2. **胰岛素治疗**　一般采用小剂量短效胰岛素治疗方案，每小时每千克体重给予0.1U胰岛素，加入生理盐水中持续静脉滴注。对于休克、严重酸中毒、昏迷的患者，应静脉注射首次负荷量普通胰岛素10~20U。血糖下降速度一般以每小时降低3.9~6.1mmol/L为宜。当血糖降至13.9mmol/L后，改为静脉滴注5%葡萄糖溶液或葡萄糖生理盐水，并按比例加入胰岛素，并继续给予每4~6小时皮下注射胰岛素4~6U，并每4~6小时复查血糖以调节胰岛素的用量。当病情稳定后再过渡到胰岛素的常规皮下注射。

3. **纠正酸中毒**　轻症患者经补液和使用胰岛素后，酸中毒可逐渐纠正，不必补碱。当血pH<7.1或HCO_3^-<5mmol/L时，用5%碳酸氢钠溶液84mL，以注射用水稀释至300mL后静脉滴注。

4. **补钾**　治疗前血钾低于正常，在开始胰岛素和补液治疗的同时立即开始补钾；血钾正常、尿量>40mL/h，也立即开始补钾。每小时补氯化钾1.5g，24小时内补充氯化钾总量为6~10g，可采用静脉滴注与口服结合的方式补钾。血钾正常、尿量<30mL/h，暂缓补钾；血钾高于正常，暂缓补钾。补钾过程中，最好用心电图监护。病情恢复后仍须继续口服钾盐数天。

5. **其他处理**　如控制感染，抗休克，防止和处理脑水肿、肾衰竭，以及加强护理等。

6. **加强病情监测**　需要每2小时测血糖1次，4~6小时复查血酮体、肌酐、电解质和酸碱平衡指标等。注意监测肝肾功能、心电图等，以便及时调整治疗方案。

> **岗位情景模拟41**
>
> 　　患者，女，56岁。口渴、多饮6月余。6个月前因与朋友不睦，精神抑郁而渐感口渴、多饮，每日饮水量达2暖瓶（约4000mL），多尿，每日10余次，不伴尿急、尿痛及血尿，昼夜尿量无明显差别，近1个月来上述症状明显加重，伴全身乏力，食量增加，但体重下降，较前减轻约6kg，无手足麻木、无视物模糊，今来诊。自患病以来精神可，睡眠差，大便无明显变化。既往体健。其姐姐3年前确诊糖尿病，其他家族成员无类似病史。
>
> 　　体格检查：T 36.6℃，P 85次/分，R 18次/分，BP 150/98mmHg。一般状态可，神志清楚，自动体位，皮肤弹性佳。双眼球无突出及凹陷，甲状腺不大。双肺呼吸音清，心律齐，未听到病理性杂音。腹软，无压痛，肝脾未触及，移动性浊音阴性。双肾区无叩击痛，双下肢无浮肿。生理反射存在，病理反射未引出。

辅助检查：空腹血糖7.9mmol/L，餐后1小时血糖10.3mmol/L，餐后2小时血糖13.5mmol/L，餐后3小时血糖10.2mmol/L；血常规：白细胞4.5×10^9/L，中性粒细胞0.70，淋巴细胞0.2；尿常规：白细胞每高倍视野1~2个；肝功、肾功、血脂、乙肝五项、尿微量蛋白四项、胸片、心电图、腹部B超未见异常。ICA（−），IAA（−）。

问题与思考

1. 根据现有临床资料，提出初步诊断，并写出诊断依据。

2. 若初步诊断正确，请写出初步治疗计划或方案。

答案解析

（八）预防

DKA是可以预防的。在治疗糖尿病时，应加强有关糖尿病知识的宣传教育，强调预防。尤其对1型DM患者，应强调要求严格胰岛素治疗制度，不能随意中断胰岛素治疗或减少胰岛素剂量，且胰岛素必须注意妥善保存（2~8℃），尤其是夏季高温季节，以免失效。2型DM患者，应随时警惕，防止各种诱因的发生，尤其感染和应激等。

（邢冬杰）

第四节　血脂异常

PPT

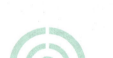

学习目标

知识要求：

1. 掌握血脂异常的概念、临床表现、诊断及鉴别诊断和治疗。

2. 熟悉血脂异常的病因和发病机制、类型、实验室及其他检查。

3. 了解血脂异常的发病情况。

能力要求：

1. 熟练掌握诊断血脂异常的临床技能。

2. 学会应用临床知识解决血脂异常治疗的问题。

血脂异常（dyslipidemia）指血浆中脂质的量和质的异常，一般指血浆胆固醇（CH）、甘油三酯（TG）、低密度脂蛋白胆固醇（VLDL-C）水平升高，高密度脂蛋白胆固醇（HDL-C）降低。由于脂质不溶或微溶于水，在血浆中必须与蛋白质结合以脂蛋白的形式存在，因此，血脂异常实际上表现为脂蛋白异常血症（dyslipoproteinemia）。目前我国成人血脂异常的总体患病率约为40.4%。长期血脂异常可导致动脉粥样硬化，增加心脑血管病的发病率和死亡率。

（一）概述

1. **血脂**　指血浆中的中性脂肪（甘油三酯和胆固醇）和类脂（磷脂、糖脂、固醇、类固醇）的总称。①外源性胆固醇由食物中的胆固醇在小肠腔内合成胆固醇脂经淋巴系统进入体循环，内源性胆固醇由肝和小肠合成。血清总胆固醇与冠心病发病有关，水平越高，发病越早。②外源性甘油三酯来自食物，内源性甘油三酯主要由小肠和肝合成，构成脂蛋白（主要是极低密度脂蛋白）后进入血浆，甘油三酯增高，发生冠心病的危险性增大。③磷脂主要由肝及小肠黏膜合成，是生物膜的重要组成部分。磷脂对脂肪的吸收、转运、存储起重要作用，也是维持乳糜微粒结构稳定的因素。

2. 载脂蛋白（Apo） 是脂蛋白中的蛋白质，在血浆中与脂质结合形成水溶性物质，成为转运脂类的载体，并参与酶活动的调节以及脂蛋白与细胞膜受体的识别和结合反应。已发现有20多种Apo，按组成分为Apo A、Apo B、Apo C、Apo D、Apo E。由于氨基酸序列的差异，每一型又可分若干亚型。

3. 脂蛋白 是由载脂蛋白、胆固醇（TC）、甘油三酯和磷脂所组成的球形大分子复合体。应用超速离心方法，可将血浆脂蛋白分为6大类：乳糜微粒（CM）、极低密度脂蛋白（VLDL）、中间密度脂蛋白（IDL）、低密度脂蛋白（LDL）和高密度脂蛋白（HDL）及脂蛋白（a）[Lp（a）]。各类脂蛋白的组成、理化性质、代谢途径和生理功能也各有差异。

（1）乳糜微粒（CM） 是食物中的脂肪在肠道中吸收后合成的甘油三酯、胆固醇脂及Apo A、B组装后释放入淋巴液，颗粒最大，含丰富甘油三酯。作用为将外源性甘油三酯送到肝外组织，不能进入动脉壁内，与动脉硬化关系不大，易诱发急性胰腺炎。

（2）极低密度脂蛋白（VLDL） 大部分由肝脏合成，主要成分为甘油三酯。作用是将内源性甘油三酯转运到肝外组织，形成LDL。VLDL水平升高是冠心病的危险因素。

（3）低密度脂蛋白（LDL） 是VLDL的降解产物，是胆固醇含量最多的脂蛋白。其主要功能是将胆固醇由肝脏转运到肝外组织，是导致动脉粥样硬化的主要危险因素。

（4）高密度脂蛋白（HDL） 由肝脏和小肠合成，主要功能是将甘油三酯从周围组织转运到肝脏，具有抗动脉粥样硬化的作用。

（5）脂蛋白a[LP（a）] 是由肝脏产生的独立脂蛋白，与动脉硬化的发生相关，并可能是独立的危险因素。LP（a）>300mg/L时，冠心病的风险显著升高。

（二）病因和发病机制

脂蛋白代谢过程复杂，不论何种病因，若引起脂质来源、脂蛋白合成、代谢过程关键酶异常或降解过程受体通路障碍等，均可能导致血脂异常。

1. 病因

（1）原发性血脂异常 大多数原发性血脂异常原因不明，认为是由多个基因与环境因素综合作用的结果。由基因缺陷所致的血脂异常多具有家族聚集性，通常称为家族性高脂血症。

（2）继发性血脂异常 全身系统性疾病如糖尿病、甲状腺功能减退症、库欣综合征、肝肾疾病、系统性红斑狼疮等可引起继发性血脂异常。药物如噻嗪类利尿剂、β受体阻断剂等也可引起继发性血脂异常。

2. 发病机制

（1）原发性血脂异常 家族性脂蛋白异常血症是由于基因缺陷所致。某些突变基因已经阐明，家族性脂蛋白异常血症由基因缺陷所致。家族性脂蛋白脂酶（LPL）缺乏症和家族性Apo C2缺乏症可造成CM、VLDL降解障碍，引起Ⅰ型、Ⅴ型脂蛋白异常血症。引起家族性高CH血症的基因突变，包括编码LDL受体基因的功能缺失型突变、编码与LDL受体结合的Apo B基因突变、分解LDL受体的前蛋白转化酶枯草溶菌素9（PCSK9）基因的功能获得型突变、转运LDL受体到细胞膜表面的LDL受体调整蛋白基因突变等。

（2）继发性血脂异常　甲状腺功能减退症、库欣综合征等疾病通过不同机制影响脂质或脂蛋白的合成、转运或代谢等环节；噻嗪类利尿剂可引起血清TC、TG、VLDL及LDL升高，HDL降低，非选择性β受体阻断剂可引起血清TG、LDL-C升高，HDL-C降低，长期大量使用糖皮质激素可促进脂肪分解，引起血浆TC和TG水平升高。

（三）临床表现

多数血脂异常无明显症状和异常体征，主要通过血液生化检验发现。血脂异常的主要临床表现如下。

1. 黄色瘤、早发性角膜环和脂血症眼底改变　黄色瘤最常见于眼睑周围，质地柔软。早发性角膜环出现于40岁以下人群，且多伴有血脂异常。严重的高甘油三酯血症可产生脂血症眼底改变。

2. 动脉粥样硬化　脂质在血管内皮沉积引起动脉粥样硬化，可导致早发性和进展迅速的心脑血管和周围血管病变。某些家族性血脂异常可于青春期前发生冠心病，甚至出现心肌梗死。

3. 其他　血脂异常可作为代谢综合征的一部分，常与肥胖、高血压、冠心病、糖尿病等病症同时存在或先后发生。严重的高胆固醇血症有时可出现游走性多关节炎，严重的高甘油三酯血症可引起急性胰腺炎。

（四）辅助检查

血脂异常的发现、诊断及分型主要依靠实验室检查，其中最主要的是测定血浆TC和TG浓度。

1. 生化检查　空腹状态下（禁食12~14小时）测定血浆或血清TC、TG、LDL-C和HDL-C是最常用的实验室检查方法。TC是所有脂蛋白中胆固醇的总和，TG是所有脂蛋白中甘油三酯的总和。

2. 超速离心技术　是脂蛋白异常血症分型的金标准，但其要求的仪器设备昂贵，技术操作复杂，一般临床实验室难以做到。

（五）诊断与鉴别诊断

诊断主要根据病史及家族史、体格检查（重点是心血管系统）以及各种黄色瘤、角膜环、眼底改变等，实验室检查以血脂测定为主。

1. 诊断　根据《中国成人血脂异常防治指南（2016年）》血脂分层标准，见表6-4-1。

表6-4-1　血脂异常诊断及分层标准（mmol/L）

	TC	LDL-C	HDL-C	TG
合适水平	<5.2	<3.4		<1.7
边缘升高	5.2~6.19	3.4~4.09		1.7~2.29
升高	≥6.2	≥4.1		≥2.3
降低			<1.0	

2. 鉴别诊断

（1）甲状腺功能减退症　甲减患者常伴发血脂异常，多表现为单纯高胆固醇血症或混合型高脂血症。甲减对TC及LDL-C影响最大，对TG、HDL-C及VLDL影响较小。甲减引起血脂异常的主要机制是，甲状腺激素分泌减少导致LDL-C摄取减少、CH合成增加和转化减少。TSH可以直接调控脂质代谢，促进CH和TG合成、抑制CH转化。甲减的诊断主要通过实验室检查，表现为血清TSH水平升高、甲状腺激素（T_3、T_4）水平降低。

（2）库欣综合征　本病引起的血脂异常多表现为混合型高脂血症。肾上腺糖皮质激素可以动员脂肪、促进TG分解；同时刺激胰岛B细胞分泌胰岛素，促进脂肪合成。库欣综合征患者的脂肪动员和合成均增加，但促进合成作用更强，导致脂肪总量增加。本病的诊断主要根据典型症状和体征，如向心性肥胖、紫纹、毛发增多、性功能障碍等。实验室诊断包括血皮质类固醇升高并失去昼夜变化节律、尿17-羟皮质类固醇排出量显著增高、小剂量地塞米松抑制试验不能被抑制。

（六）治疗

1. 一般治疗

（1）饮食控制　根据患者血脂异常的程度、性别、年龄和劳动强度等制订食谱。控制总热量，脂肪入量<30%总热量，饱和脂肪酸占8%~10%，每天胆固醇入量<300mg。对高甘油三酯血症者，应限制总热量和糖类入量。清淡饮食，多吃水果、蔬菜及纤维性食品。

（2）增加运动　每天30分钟中等强度代谢运动，每周5~7天，控制体重，保持合适的体重指数（BMI）。对于动脉粥样硬化性心血管疾病患者应充分评估其安全性。

（3）其他治疗　戒烟限酒、限盐，平衡心态，保持乐观情绪。

2. 降（调）脂药物治疗

（1）羟甲基戊二酰辅酶A（HMG-CoA）还原酶抑制剂（他汀类）　通过竞争性抑制体内胆固醇合成过程中限速酶（HMG-CoA还原酶）活性，减少胆固醇的合成，主要降低血TC和LDL-C水平，轻度降低TG，轻度升高HDL-C。他汀类是目前临床上应用最广泛的一类调脂药物。可选择下列药物之一：洛伐他汀10~80mg，辛伐他汀5~40mg，普伐他汀10~40mg，氟伐他汀10~40mg，阿托伐他汀10~80mg，瑞舒伐他汀10~20mg，均为每晚一次口服。他汀类副作用较轻，主要为胃肠道功能紊乱、转氨酶升高、肌肉触痛，血肌酸激酶升高，甚至出现横纹肌溶解症，因与贝特类调脂药合用时会增加横纹肌溶解症的风险，故应谨慎联合应用，用药期间注意定期检测肝功能。儿童、孕妇、哺乳期妇女禁用。

（2）苯氧芳酸类（贝特类）　通过激活过氧化物酶体增殖物激活受体α（PPARα），抑制腺苷酸环化酶（cAMP），使肝脏VLDL合成及分泌减少，加速VLDL和TG的分解。主要降低血清TG、VLDL-C，也可在一定程度上降低TC和LDL-C，升高HDL-C。可选择下列药物之一：非诺贝特0.1g，每日3次，或微粒型0.2g，每日1次，口服；苯扎贝特0.2g，每日3次，口服。主要副作用为胃肠道反应，少数患者出现一过性肝转氨酶和肌酸激酶升高，可见皮疹、血白细胞减少。肝肾功能不全者、儿童、孕妇和哺乳期妇女禁用。

（3）烟酸类　盐酸也称维生素B_3，可能与抑制脂肪组织脂解和减少肝脏中VLDL合成和分泌有关。大剂量时有调脂作用，可使血清TG、VLDL-C降低，TC和LDL-C降低，HDL-C轻度升高。适应证：高甘油三酯血症和以甘油三酯升高为主的混合性高脂血症。可选择下列药物之一：烟酸0.2g，每天3次，口服，渐增至每天1~2g；阿昔莫司0.25g，每天1~3次，餐后口服。主要副作用为面部潮红、皮肤瘙痒和胃肠道症状，偶见肝损害，可使消化性溃疡恶化。阿昔莫司副作用较少。

（4）胆酸螯合剂　属碱性阴离子交换树脂，通过阻止肠道吸收胆酸或胆固醇，使其随粪便排出，降低TC和LDL-C，对高TG无效。常用药物为考来烯胺（消胆胺）和考来替泊（降胆宁），从小剂量开始到每次4~5g，每天3次，口服。主要副作用为恶心、呕吐、腹胀、腹痛、便秘。

📖 知识拓展

血浆净化治疗包括血浆交换、双重滤过和血浆灌流等。①血浆交换：将患者的血液经离心或膜滤过器分离出含高浓度血脂的血浆并将其弃去，补充干冻血浆或血浆蛋白后再将血液回输入体内。一般每次交换血浆2~4.5L，每周交换3次。②双重滤过：常规双重滤过是将患者的血液先后通过两种不同孔径的滤过膜，滤过后的血液回输体内；加热双重滤过或称热滤过，是指血液通过第一膜后，加温至39℃后再通过第二膜，滤过后的血液回输体内。③血浆灌流：血液不需血浆分离，直接通过含有吸附物的吸附柱，将血脂吸附去除。

（5）肠道胆固醇吸收抑制剂 抑制胆固醇和植物固醇吸收，可单药或与他汀类联合治疗。常用药物：依折麦布10mg，每天1次，口服。常见副作用为头痛、恶心、转氨酶升高。

（6）普罗布考 通过影响脂蛋白代谢，促进LDL通过非受体途径清除，降低TC和LDL-C，适应证为高胆固醇血症。常用剂量为0.5g，每天2次，口服。常见不良反应为恶心，偶见QT间期延长。

（7）中医中药 中医认为高脂血症的主要病机是脾、肾、肝等脏腑功能紊乱，导致气机瘀滞、痰浊化生、瘀阻脉络。治疗基本原则是化痰、活血、理气。具有调脂作用的中药有山楂、苦丁、绞股蓝、石菖蒲等，可选用具有降脂作用的中成药有血脂康、脂必妥、蒲参胶囊等。中药可与其他调脂药物联用。

3. 其他治疗 如血浆净化治疗、手术治疗等。

（七）预防

普及健康教育，提倡科学饮食，规律运动，预防肥胖，控制血脂，定期检查，与肥胖症、糖尿病、心血管疾病等慢性病防治工作的宣传教育相结合，以降低血脂异常的发病率。

👥 岗位情景模拟 42

患者，男，30岁。发现血脂升高2天。患者2天前于体检中心体检测血脂等项目，结果显示血清胆固醇升高，今来诊。自诉精神、食欲无变化，大、小便正常，体重无明显变化。既往体健，好食油炸食品。无手术外伤史。否认"肝炎、结核"等传染病史。否认食物、药物过敏史。

体格检查：T 36.6℃，P 80次/分，R 22次/分，BP 130/70mmHg。神清语明，超力型，腹上角大于90°。全身皮肤黏膜无黄染、皮疹及皮下出血点。全身浅表淋巴结未触及。颈软，无抵抗。双肺听诊未闻及干湿啰音，腹部饱满，触之柔软，无压痛及反跳痛，肝、脾检查未见异常。四肢肌力、肌张力正常。生理反射存在，病理反射未引出。

辅助检查：血常规：Hb 105g/L，WBC 5.5×10⁹/L，PLT 260×10⁹/L；血脂检查：TC 6.5mmol/L，TG 1.4mmol/L，LDL-C 4.6mmol/L，HDL-C 0.9mmol/L；甲功、肝功、肾功检查正常。

问题与思考

1. 根据现有临床资料，提出初步诊断，并写出诊断依据。

2. 若初步诊断正确，写出初步治疗计划或方案。

答案解析

（邢冬杰）

PPT

第五节 高尿酸血症与痛风

学习目标

知识要求：

1. 熟悉痛风的概念、临床表现、实验室检查、诊断及鉴别诊断、治疗原则。

2. 了解痛风的分类、流行病学、病因、发病机制、预防和预后。

技能要求：

1. 熟练掌握诊断高尿酸血症、痛风的临床技能。

2. 学会应用临床知识解决高尿酸血症、痛风治疗的问题。

高尿酸血症（hyperuricemia，HUA）是一种常见的生化异常，由尿酸盐生成过量和（或）肾脏尿酸排泄减少，或两者共同存在而引起。目前将血尿酸>420μmol/L定义为高尿酸血症。近10年的流行病学研究显示，我国不同地区高尿酸血症的患病率存在较大的差别，为5.46%~19.30%，其中男性为9.2%~26.2%，女性为0.7%~10.5%。临床上分为原发性和继发性两大类，前者多由先天性嘌呤代谢异常所致，常与肥胖、糖脂代谢紊乱、高血压、动脉硬化和冠心病等聚集发生有关，后者则由其他疾病、药物、膳食产品或毒素引起的尿酸盐生成过量或肾脏清除减少所致。少数患者可以发展为痛风，表现为急性关节炎、痛风肾和痛风石等症状与阳性体征，据估计，我国痛风的患病率为1%~3%。本节主要介绍原发性痛风。

（一）病因和发病机制

1. **病因** 尿酸是嘌呤代谢的终产物，主要由细胞代谢分解的核酸和其他嘌呤类化合物以及食物中的嘌呤经酶的作用分解而来。人体中尿酸80%来源于内源性嘌呤代谢，而来源于富含嘌呤或核酸蛋白的食物仅占20%。原发性痛风患者大多数由尿酸排泄障碍引起。痛风患者常有阳性家族史，属多基因遗传缺陷。

（1）尿酸生成增多 特定酶的缺陷是引起尿酸生成增多的主要原因，酶缺陷的部位：①磷酸核糖焦磷酸合成酶活性增高，致磷酸核糖焦磷酸（PRPP）合成增多。②磷酸核糖焦磷酸酰基转移酶（PRPPAT）的浓度或活性增高，对PRPP的亲和力增强，降低对嘌呤核苷酸负反馈作用的敏感性。③次黄嘌呤-鸟嘌呤磷酸核糖转移酶（HGPRT）部分缺乏，使鸟嘌呤转变为鸟嘌呤核苷酸及次黄嘌呤转变为次黄嘌呤核苷酸减少，以致对嘌呤代谢的负反馈作用减弱。④黄嘌呤氧化酶（XO）活性增加，加速次黄嘌呤转变为黄嘌呤，黄嘌呤转变为尿酸。

也可因进食高嘌呤食物导致尿酸增多。含嘌呤丰富的食物有动物内脏、鱼、虾、蛤、蟹、酒类等。或因细胞大量破坏或细胞异常增殖，如溶血、白血病、淋巴瘤等疾病因细胞大量破坏或异常增殖，大量核酸分解，导致尿酸生成增加。

（2）尿酸排泄减少 约2/3尿酸通过肾脏排泄，其余1/3通过肠道、胆道等肾外途径排泄。约90%

持续高尿酸血症的患者存在肾脏处理尿酸的缺陷而表现为尿酸排泄减少。与非痛风患者相比，痛风患者尿酸排泄降低40%，而且痛风患者尿酸排泄的血尿酸阈值高于非痛风患者。某些药物或物质可以引起尿酸经肾小管重吸收增加，如阿司匹林；一些富含果糖和葡萄糖的饮料增加尿酸经肾小管转运吸收。酒精既可以增加尿酸的产生，又可以降低尿酸的排泄。

2. 发病机制　当血尿酸浓度过高和（或）在酸性环境下，尿酸可析出结晶，沉积在骨关节、肾脏和皮下等组织，导致痛风性关节炎、痛风肾和痛风石等。

（1）关节炎　是由于尿酸盐结晶沉积引起的炎症反应，因尿酸盐结晶可趋化白细胞，故在关节滑囊内尿酸盐沉积处可见白细胞显著增加并吞噬尿酸盐，然后释放白三烯B4（LTB4）和糖蛋白等化学趋化因子；单核细胞受尿酸盐刺激后可释放白介素1（IL-1）。

（2）痛风肾　是由于尿酸晶体在肾集合管、肾盂肾盏及输尿管内沉积，可使尿路阻塞发生少尿和急性肾衰竭，常见于骨髓增殖性疾病化疗或放疗时尿酸盐大量产生的患者。

（3）痛风石　长期尿酸盐结晶沉积致单核细胞、上皮细胞和巨噬细胞浸润，形成异物结节即痛风石。

（二）病理

急性痛风性关节炎时，可见尿酸盐沉积于关节组织内，并被白细胞吞噬，导致白细胞坏死，释放激肽等多种炎症因子，引起组织水肿、渗出。慢性关节炎时，尿酸盐呈细小针状结晶在关节组织沉积，围以上皮细胞、巨核细胞，刺激滑膜囊增厚、血管翳形成、软骨退行病变、骨质侵蚀、关节周围软组织纤维化、关节畸形。痛风性肾病是痛风特征性的病理变化之一，表现为肾髓质和椎体内有小的白色针状物沉积，周围有白细胞和巨噬细胞浸润。

（三）临床表现

临床多见于40岁以上的男性，女性多在更年期后发病。近年发病有年轻化趋势，常有家族遗传史。

1. 无症状期　仅有波动性或持续性高尿酸血症，从血尿酸增高至症状出现的时间可长达数年至数十年，有些可终身不出现症状。但随着年龄增长，痛风的患病率增加，并与高尿酸血症的水平和持续时间有关。

2. 痛风性关节炎

（1）急性关节炎　受寒、劳累、饮酒、高蛋白高嘌呤饮食以及外伤、手术、感染等均为常见的发病诱因。

常有以下特点：①多在午夜或清晨突然起病，多呈剧痛，数小时内出现受累关节红、肿、热、痛和功能障碍，可有关节腔积液。单侧蹞趾及第1跖趾关节最常见，其余依次为踝、膝、腕、指、肘。②秋水仙碱治疗后，关节炎症状可以迅速缓解。③发热。④初次发作常呈自限性，数日内自行缓解，此时受累关节局部皮肤出现脱屑和瘙痒，为本病特有的表现。⑤可伴高尿酸血症，但部分患者急性发作时血尿酸水平正常。⑥关节腔液或皮下痛风石偏振光显微镜检查可见双折光的针形尿酸盐结晶是确诊本病的依据。

（2）慢性关节炎　通常累及多关节，且多见于关节远端，关节滑膜囊肥厚，随痛风石增大，骨及软骨破坏，出现以骨质缺损为中心的关节肿胀、关节僵硬及畸形。疼痛发作频繁剧烈，甚至不完全缓解。

3. 痛风石　是痛风的特征性临床表现，常见于耳廓、蹞趾、指间和掌指关节，常为多关节受累，且多见于关节远端，痛风石大小不等，可小如芝麻或大如鸡蛋，外观为隆起的大小不一的黄白色赘生物，皮肤发亮，表面菲薄，严重时患处破溃则有白色粉状或糊状物排出。形成瘘管时周围组织呈慢性肉芽肿，虽不易愈合但很少感染。

4. 肾脏病变

（1）痛风性肾病 起病隐匿，早期仅有间歇性蛋白尿，随着病情的发展而呈持续性，伴有肾浓缩功能受损时夜尿增多，晚期可发生肾功能不全，表现为水肿、高血压、血尿素氮和肌酐升高。少数患者表现为急性肾衰竭，出现少尿或无尿，尿中可见大量尿酸晶体。

（2）尿酸性肾石病 10%~25%的痛风患者肾脏有尿酸结石，呈泥沙样，常无症状，结石较大者可发生肾绞痛、血尿。当结石引起梗阻时可导致肾积水、肾盂肾炎、肾积脓或肾周围炎，感染可加速结石的增长和肾实质的损害。

（四）辅助检查

1. **血尿酸测定** 血尿酸浓度 >420μmol/L。

2. **尿尿酸测定** 限制嘌呤饮食5天后，每日尿酸排出量超过3.57mmol（600mg）可认为尿酸生成增多。

3. **滑囊液或痛风石内容物检查** 偏振光显微镜下可见双折光的针形尿酸盐结晶。

4. **X线检查** 急性关节炎可见非特征性软组织肿胀；慢性关节炎或反复发作后可见软骨缘破坏，关节面不规则，特征性改变为穿凿样、虫蚀样圆形或弧形的骨质透亮缺损。

5. **CT与MRI检查** CT扫描受累部位可见不均匀的斑点状高密度痛风石影像；MRI的T1和T2加权图像呈斑点状低信号。

（五）诊断与鉴别诊断

1. 诊断

（1）高尿酸血症的诊断 男性和绝经后女性血尿酸 >420μmol/L、绝经前女性 >358μmol/L可诊断为高尿酸血症。

（2）痛风的诊断 中老年男性如出现特征性关节炎表现、尿路结石或肾绞痛发作，伴有高尿酸血症应考虑痛风。关节液穿刺或痛风石活检证实为尿酸盐结晶可作出诊断。X线检查、CT或MRI扫描对明确诊断具有一定的价值。急性关节炎期诊断有困难者，秋水仙碱试验性治疗有诊断意义。

2. 鉴别诊断

（1）继发性高尿酸血症 ①某些骨髓和淋巴增生性疾病，如白血病、淋巴瘤化疗、放疗过程中，由于大量的细胞破坏，可导致核酸代谢加速，进而导致继发性高尿酸血症。②噻嗪类利尿剂、阿司匹林、吡嗪酰胺、左旋多巴、乙胺丁醇、乙醇等也可干扰肾小管对尿酸的重吸收。患者有明确的服药史。③肾小球病变导致尿酸滤过减少。

（2）关节炎 ①类风湿关节炎，以青、中年女性多见，四肢近端小关节常呈对称性梭形肿胀畸形，晨僵明显。血尿酸不高，类风湿因子阳性，X线片出现凿孔样缺损少见。②化脓性关节炎与创伤性关节炎，前者关节囊液可培养出细菌，后者有外伤史。两者血尿酸水平不高，关节囊液无尿酸盐结晶。

（六）治疗

防治目的：①控制高尿酸血症，预防尿酸盐沉积。②迅速终止急性关节炎的发作。③防止尿酸结石形成和肾功能损害。

1. **一般治疗** 注意休息，避免受累关节负重。控制饮食总热量；戒烟、限制饮酒和高嘌呤食物

（如动物内脏等）的大量摄入；每天饮水2000mL以上，以增加尿酸的排泄；慎用抑制尿酸排泄的药物，如噻嗪类利尿药等。避免诱发因素，积极治疗相关疾病等。

> **知识拓展**
>
> 　　根据嘌呤含量，可将食物分为以下几类。①超高嘌呤食物（嘌呤含量>150mg/100g）：动物内脏，如肝、肾、脑等；水产品，如带鱼、鲶鱼、沙丁鱼等。②中高嘌呤食物（嘌呤含量在75~150mg/100g）：肉类，如猪肉、牛肉、驴肉等；鱼类，如鲈鱼、鲤鱼、草鱼等；豆类，如黄豆、黑豆、绿豆等。③中低嘌呤食物（嘌呤含量在30~75mg/100g）：蔬菜，如菠菜等绿叶蔬菜和白色菜花等；豆制品，如豆浆、豆皮、豆腐等。④低嘌呤食物（嘌呤含量<30mg/100g）：牛奶、鸡蛋、土豆、大白菜、番茄等。

2. 高尿酸血症的治疗

（1）排尿酸药　抑制近端肾小管对尿酸盐的重吸收，从而增加尿酸的排泄，降低尿酸水平，适合肾功能良好者；当内生肌酐清除率<30mL/min时无效。已有尿酸盐结石形成，或每日尿排出尿酸盐>3.57mmoL时不宜使用。用药期间应多饮水，并服碳酸氢钠3~6g/d，剂量应从小剂量开始逐步递增。

常用排尿酸药：①苯溴马隆，25~100mg/d，该药的不良反应轻，一般不影响肝肾功能。少数患者有胃肠道反应，过敏性皮炎、发热少见。②丙磺舒（羧苯磺胺），初始剂量为每次0.25g，每日2次；2周后可逐渐增加剂量，最大剂量不超过2g/d。约5%的患者可出现皮疹、发热、胃肠道刺激等不良反应。

（2）抑制尿酸生成药物　别嘌醇通过抑制黄嘌呤氧化酶，使尿酸的生成减少，适用于尿酸生成过多或不适合使用排尿酸药物者。每次100mg，每日2~4次，最大剂量600mg/d，待血尿酸降至360μmol/L以下，可减量至最小剂量，与排尿酸药合用效果更好。不良反应有胃肠道刺激、皮疹、发热、肝损害、骨髓抑制等，肾功能不全者剂量减半。

（3）碱性药物　碳酸氢钠可碱化尿液，使尿酸不易在尿中积聚形成结晶，成人口服量为3~6g/d，长期大量服用可致代谢性碱中毒，并且因钠负荷过高引起水肿。

3. 急性痛风性关节炎的治疗　以下三类药物均应尽早使用，见效后逐渐减停。急性发作期不进行降尿酸治疗，但已服用降尿酸药物者不需停用，以免引起血尿酸波动，导致发作时间延长或再次发作。

（1）秋水仙碱　可以抑制炎性细胞、炎性因子趋化缓解炎症。小剂量秋水仙碱有效，且不良反应少，首次剂量1mg，1小时后再给0.5mg，24小时不超过1.5mg。小剂量持续应用，直至关节红肿消退。大剂量秋水仙碱不良反应较多，如胃肠道反应、骨髓抑制、肝细胞损害、过敏、神经毒性等。

（2）非甾体抗炎药　为急性痛风性关节炎的一线药物。常用药物：①吲哚美辛，每次50mg，6~8小时1次。②布洛芬，每次0.3~0.6g，每天2次。症状缓解应减量，5~7天后停用。

（3）糖皮质激素　上述药物治疗无效或不能使用秋水仙碱和非甾体抗炎药时，可考虑使用糖皮质激素短程治疗。如泼尼松，起始剂量为0.5~1mg/（kg·d），3~7天后迅速减量或停用，疗程不超过2周。该类药物的特点是起效快、缓解率高，但停药后容易出现症状"反跳"。

4. 痛风发作间歇期和慢性期的处理　急性痛风关节炎频繁发作（>2次/年），有慢性痛风关节炎或痛风石的患者，应行降尿酸治疗。治疗目标是血尿酸<6mg/dL并终身保持。对于有痛风石、慢性关节炎、痛风频繁发作者，治疗目标是血尿酸<5mg/dL，但不应低于3mg/dL。目前降尿酸药物主要有抑制尿酸生成、促进尿酸排泄药物两类。单一药物疗效不好、血尿酸明显升高、痛风石大量形成时可合用两类降尿酸药物。其他药物有碱性药物和尿酸氧化酶等。

岗位情景模拟 43

患者，男性，60岁。足趾关节疼痛3年，加重2天。患者3年前出现右足第1跖趾关节红、肿、热、痛伴活动障碍，自行应用止痛药后症状缓解。之后上述症状常因劳累或暴饮暴食后于夜间或清晨反复发作，每隔数月发作1次，自行服用止痛药物治疗。2天前再次出现以上症状，今来诊。自患病以来饮食可，睡眠佳，二便正常。

体格检查：T 36.5℃，BP 160/96mmHg。慢性病容，贫血貌，浅表淋巴结未触及，眼睑无水肿，巩膜无黄染，扁桃体不大，心肺无异常，腹软，肝脾不大，双肾区无叩痛，双下肢无水肿，双踝关节肿胀，压痛（+），活动障碍。

实验室检查：Hb 113g/L，WBC 5.7×10^9/L，PLT 220×10^9/L；ESR 22mm/h；血尿酸：566μmol/L；X线：双踝关节处软组织肿胀，软骨及关节面未见异常。关节液检查：偏振光显微镜下可见双折光的针形尿酸盐结晶。

问题与思考

1. 根据现有临床资料，提出初步诊断，并写出诊断依据。

2. 若初步诊断正确，写出初步治疗计划或方案。

答案解析

（七）预后

高尿酸血症与痛风是一种终身性疾病，无肾功能损害及关节畸形者，经有效治疗可维持正常的生活和工作。急性关节炎和关节畸形会严重影响患者生活质量，若有肾功能损害则预后不良。

（邢冬杰）

目标检测

答案解析

单项选择题

1. 甲状腺功能亢进症最具有诊断价值的体征是（   ）

　　A. 眼球突出　　　　　　　　B. 怕热多汗　　　　　　　　C. 急躁易怒

　　D. 双手细震颤　　　　　　　E. 甲状腺弥漫性肿大伴血管性震颤和杂音

2. 甲状腺功能亢进症，诊断时应进行的检查首选是（   ）

　　A. TT_3、TT_4　　　　　　　　B. TRAb　　　　　　　　C. FT_3、FT_4、TSH

　　D. ^{131}I摄取率　　　　　　　E. TSAb

3. 甲状腺功能减退症目前最根本的治疗方法是（   ）

　　A. 合理饮食　　　　　　　　B. 补充甲状腺激素　　　　　　C. 注意保暖

　　D. 纠正贫血　　　　　　　　E. 补充维生素

4. 患者，女，55岁，近半年来逐渐出现乏力、少言懒动、怕冷等症状，伴有注意力不集中、记忆力下降、反应迟钝等症状，最可能的诊断是（   ）

　　A. 单纯甲状腺肿　　　　　　B. 甲状腺功能亢进症　　　　　C. 甲状腺炎

D．甲状腺功能减退症　　　　　　E．甲状腺癌

5．糖尿病诊断的主要依据是（　　）

  A．多饮、多食、多尿　　　　　B．尿糖阳性　　　　　　　C．血糖升高

  D．糖尿病家族史　　　　　　　E．胰腺炎病史

6．患者，男，60岁，糖尿病患者，皮下注射胰岛素后突然出现心慌、多汗、面色苍白、手足颤抖，血糖2.8mmol/L，最大可能是发生（　　）

  A．胰岛素过敏反应　　　　　　B．低血糖反应　　　　　　C．糖尿病酮症酸中毒

  D．毒血症　　　　　　　　　　E．高渗性非酮症昏迷

7．患者，男，65岁，糖尿病病史10年，近1周出现食欲减退、乏力，呼气略闻及烂苹果味，意识不清，pH 7.2，最大可能的并发症是（　　）

  A．糖尿病酮症　　　　　　　　B．糖尿病酮症酸中毒　　　C．糖尿病肾病

  D．高渗性非酮症昏迷　　　　　E．末梢神经炎

8．下列关于血脂的描述，错误的是（　　）

  A．血脂是指血浆中的中性脂肪和类脂的总称

  B．载脂蛋白是脂蛋白中的蛋白质

  C．乳糜微粒，颗粒最大，含丰富甘油三酯

  D．极低密度脂蛋白是胆固醇含量最多的脂蛋白

  E．高密度脂蛋白的主要功能是将甘油三酯从周围组织转运到肝脏

9．患者，男，45岁，平素爱吃油炸食品，超力型。生化检查：TC 7.9mmol/L，TG 1.5mmol/L，LDL-C 4.9mmol/L，HDL-C 0.85mmol/L，治疗时首选的药物是（　　）

  A．烟酸　　　　　　　　　　　B．瑞舒伐他汀　　　　　　C．普罗布考

  D．胆酸螯合剂　　　　　　　　E．非诺贝特

10．关于痛风患者临床表现的描述，错误的是（　　）

  A．从血尿酸增高至症状出现的时间可长达数年至数十年

  B．急性关节炎常因受寒、劳累、饮酒、高蛋白高嘌呤饮食等诱发

  C．痛风石是痛风的特征性临床表现

  D．痛风患者均可出现尿酸性肾石病

  E．痛风性肾病，常常起病隐匿，早期仅有间歇性蛋白尿

11．痛风患者，首选的实验室检查是（　　）

  A．血尿酸测定　　　　　　　　B．尿尿酸测定　　　　　　C．X线检查

  D．CT检查　　　　　　　　　　E．MRI检查

书网融合……

知识回顾　　　　习题

第七章 | 风湿性疾病

第一节 类风湿关节炎

PPT

学习目标

知识要求：

1. 掌握类风湿关节炎的概念、临床表现、实验室检查、诊断要点和治疗原则。

2. 熟悉类风湿关节炎的病因、发病机制、病理特点。

3. 了解类风湿关节炎的发病情况和预后。

技能要求：

1. 熟练掌握诊断类风湿关节炎的临床技能。

2. 学会应用临床知识解决类风湿关节炎治疗的问题。

类风湿关节炎（rheumatoid arthritis，RA）是一种病因未明的慢性、全身性、自身免疫性疾病，以侵蚀性、对称性多关节炎为主要临床表现，可伴有血管炎和肺间质病变等关节外系统性损害。基本病理改变为滑膜炎和血管翳形成，逐渐出现关节软骨和骨破坏，最终导致关节畸形和功能丧失。我国RA的患病率为0.32%~0.36%。可发生于任何年龄，80%发病于35~50岁，女性患病率为男性的2~3倍。

（一）病因和发病机制

类风湿关节炎的病因和发病机制复杂，由遗传、环境等在内的多种因素共同作用，使得自身免疫功能紊乱导致免疫损伤和修复。

1. 遗传因素 RA的发病与遗传因素密切相关。家系调查显示，RA患者的一级亲属患RA的概率为11%。*HLA-DRB1*等位基因突变与RA发病相关。

2. 环境因素 虽然至今尚未证实有导致RA的直接感染因子，但一些研究资料表明，病毒（如EB病毒、单纯疱疹病毒）、细菌（如链球菌、结核杆菌）、支原体等感染，可能激活T、B淋巴细胞，分泌致炎因子，产生自身抗体，影响RA的发病和病情进展。

3. 免疫紊乱 是RA主要发病机制。以活化的CD4$^+$T细胞和MHC–Ⅱ型阳性的抗原提呈细胞（APC）浸润关节滑膜为主要特点。关节滑膜组织的某些特殊成分或体内产生的内源性物质可作为自身抗原，被APC提呈给活化的CD4$^+$T细胞，启动特异性免疫应答，导致相应的关节炎症状。

（二）病理

类风湿关节炎的基本病理改变是滑膜炎和血管炎。滑膜炎是关节表现的基础；血管炎是关节外表现的基础，且是RA预后不良的因素之一。

1. **滑膜炎**   急性期滑膜下层小血管扩张，细胞间隙增大，内皮细胞肿胀，间质有水肿和中性粒细胞浸润。慢性期滑膜肥厚，形成许多绒毛样突起，绒毛又名血管翳，是一种以血管增生以及炎性细胞浸润为特征的肉芽组织。其可逐渐侵入软骨内，形成血管翳软骨交界区，最终造成软骨变性和降解。继而血管翳可以侵犯到软骨下骨质，造成骨组织破坏，最终造成关节疼痛、畸形、功能障碍。

2. **血管炎**   累及中、小动脉和（或）静脉。表现为血管内膜增生，血管腔狭窄堵塞，或管壁淋巴细胞浸润、纤维素沉着。血管炎的表现之一是类风湿结节，其中心为纤维素样坏死组织，周围为上皮样细胞浸润呈环状排列，外层为浸润淋巴细胞和浆细胞的肉芽组织。

（三）临床表现

类风湿关节炎的临床表现多样。多以缓慢隐匿的方式起病，首发表现为多关节肿痛，对称性累及双手、腕、足等，常伴有晨僵、低热、肌肉酸痛、乏力、体重下降等全身症状。少数呈急性起病，数天内出现多个关节症状。

1. **关节表现**

（1）晨僵   早晨起床病变关节僵硬和胶着感，活动后减轻。持续1小时意义较大，95%以上的RA患者可出现，常与疾病的活动程度一致。

（2）关节痛与压痛   往往是最早出现的症状，最常累及的部位是近端指间关节、掌指关节、腕关节等，其次是足趾、踝、膝、肘等，呈对称性、持续性、时轻时重。伴局部压痛、皮肤褐色色素沉着。

（3）关节肿胀   发生部位与关节痛部位相同，多呈对称性。多因关节腔内积液、软组织水肿和滑膜增生导致。

（4）关节畸形   多见于较晚期患者，常表现为近端指间关节梭形肿大、手指向尺侧偏斜、掌指关节半脱位及腕关节，如"天鹅颈样"或"纽扣花样"畸形。关节周围肌肉萎缩、痉挛而加重畸形发生。

（5）特殊关节   ①颈椎关节：病情长期控制不佳者更易出现颈椎关节受累，表现为颈痛、活动受限，颈椎半脱位可导致脊髓受压。②肩、髋关节：因周围有较多肌腱等软组织包围，关节肿胀很难发现，常表现为局部疼痛和活动受限。③颞颌关节：讲话或咀嚼时疼痛加重。

（6）关节功能障碍   美国风湿病学会根据RA影响患者生活的程度将其分为4级。Ⅰ级：患者能完成正常日常活动和工作；Ⅱ级：可进行一般的日常活动和某种职业工作，参与其他项目活动受限；Ⅲ级：可进行一般的日常活动，但参与某种职业工作或其他项目活动受限；Ⅳ级：日常生活的自理和参与工作的能力均受限。

2. **关节外表现**

（1）类风湿结节   可见于30%~40%的患者，提示RA病情处于活动期。多位于关节隆突部及受压部位的皮下，如尺骨鹰嘴下方、前臂伸面、滑囊、跟腱等处，呈对称性分布。结节大小不一，质硬，无压痛。

（2）类风湿血管炎   发病率不足1%，通常见于长病程、血清RF阳性且病情活动的患者。皮肤表现有瘀点、紫癜、指（趾）坏疽、梗死，甚至下肢深大溃疡。

（3）肺   肺受累很常见，多发于男性，有时可为首发症状，主要出现以下病变。①肺间质病变：最常见，见于约30%的患者。肺纤维化，表现为活动后气短。②胸膜炎：表现为单侧或双侧少量胸腔积液。③结节样改变：肺内出现单个或多个结节，结节可液化咳出，形成空洞。

（4）心脏 常见心包炎，多见于RF阳性、有类风湿结节的患者，可通过超声心动图检查发现。

（5）神经系统 多由局部病变压迫神经所致。正中神经在腕关节处受压可出现腕管综合征，胫后神经在踝关节处受压可出现跗管综合征。

（6）血液系统 一般表现为正细胞正色素性贫血，贫血程度与关节的炎症程度相关。在病情活动期的RA患者常见血小板增多，病情缓解后可下降。

（7）肾 很少累及，偶有轻微膜性肾病、肾小球肾炎等报道。

（8）干燥综合征 30%~40%的RA患者可继发干燥综合征，表现为口干、眼干。需结合自身抗体，经口腔科及眼科检查进一步明确诊断。

（四）辅助检查

1. 血常规检查 轻至中度贫血，多与病情活动程度相关。血小板计数在病情活动期可增高。白细胞计数及分类计数大多正常。

2. 炎性标志物检查 活动期红细胞沉降率和C反应蛋白升高，缓解期降至正常。

3. 自身抗体

（1）类风湿因子（RF） 是RA患者血清中针对IgG Fc片段上抗原表位的一类自身抗体，主要检测IgM型RF。RA患者中RF阳性率为75%~80%。但一些疾病如慢性感染、自身免疫性疾病及1%~5%的健康人群，也可出现RF阳性，故RF并非RA的特异性抗体。RF阴性也不能排除RA的诊断。

（2）抗瓜氨酸化蛋白抗体（ACPA） 是一类针对含有瓜氨酸化表位自身抗原的抗体统称，包括抗角蛋白抗体（AKA）、抗核周因子（APF）抗体、抗环状瓜氨酸（CCP）抗体、抗聚丝蛋白抗体（AFA），以上抗体针对的靶抗原均含有瓜氨酸残基。其中抗CCP抗体在RA患者中的敏感度为70%~80%，且具有很高的特异性（93%~98%）。

另外，约15%的RA患者RF和ACPA均为阴性，称为血清学阴性RA。

4. 关节滑液 滑液增多，呈淡黄色透明黏稠状，白细胞明显增多，5000~50000/μL，约2/3为多核白细胞。

5. 关节影像学

（1）X线检查 对RA诊断、关节病变分期、病变演变的监测都有重要价值。Ⅰ期：关节周围软组织肿胀影、关节附近骨质疏松；Ⅱ期：关节间隙变窄；Ⅲ期：关节面虫蚀样改变；Ⅳ期：关节半脱位和关节破坏后的纤维性和骨性强直。

（2）其他 关节MRI较X线更敏感，可显示关节软组织病变、滑膜水肿、增生和血管翳形成、骨髓水肿，对早期诊断极有意义。高频超声可清晰显示关节腔、关节滑膜、滑囊、关节腔积液、关节软骨厚度及形态，可反映滑膜增生情况，亦可指导关节穿刺及治疗。

6. 关节镜及针刺活检 关节镜对诊断及治疗均有价值，针刺活检操作简单、创伤小，应用已经日趋成熟。

（五）诊断与鉴别诊断

1. 诊断 目前RA的诊断普遍采用美国风湿病学会（ACR）1987年修订的分类标准，见表7-1-1，符合7项条目中至少4项可诊断RA。本标准敏感性为94%，特异性为89%。

表7-1-1 ACR于1987年修订的RA分类标准

症状	表现
1. 晨僵	关节或周围晨僵持续至少1小时
2. ≥3个关节区的关节炎	医生观察到下列14个关节区域（两侧的近端指间关节、掌指关节、腕、肘、膝、踝及跖趾关节中）至少3个有软组织肿胀或积液（不是单纯骨隆起）
3. 手关节炎	腕、掌指或近端指间关节区中，至少有一个关节区肿胀
4. 对称性关节炎	左、右两侧关节同时受累（双侧近端指间关节、掌指关节及跖趾关节受累时，不一定绝对对称）
5. 类风湿结节	医生观察到在骨突部位、伸肌表面或关节周围有皮下结节
6. 血清RF阳性	任何检测方法证明血清中RF含量升高（所用方法在健康人群中阳性率<5%）
7. 影像学改变	在手和腕的后前位像上有典型的RA影像学改变：必须包括骨质侵蚀或受累关节及其邻近部位有明确的骨质脱钙

注：以上7项中满足4项或者4项以上并除外其他关节炎者可诊断为RA（要求第1~4项病程至少持续6周）

2010年ACR和欧洲抗风湿病联盟（EULAR）联合提出了新的RA分类标准和评分系统，见表7-1-2，该标准包括关节受累情况、血清学指标、滑膜炎持续时间和急性时相反应物四部分，总得分6分以上可确诊RA。

表7-1-2 2010年ACR、EULAR的RA分类标准

项目		评分
关节受累情况		（0~5分）
中大关节	1个	0
	2~10个	1
小关节	1~3个	2
	4~10个	3
至少一个为小关节	>10个	5
血清学指标		（0~3分）
RF和抗CCP抗体均阴性		0
RF或抗CCP抗体低滴度阳性		2
RF或抗CCP抗体高滴度阳性（正常上限3倍）		3
滑膜炎持续时间		（0~1分）
<6周		0
≥6周		1
急性时相反应物		（0~1分）
CRP和ESR均正常		0
CRP或ESR异常		1

注：受累关节指关节肿胀疼痛。小关节包括：掌指关节、近端指间关节、第2~5跖趾关节、腕关节，不包括第1腕掌关节、第1跖趾关节和远端指间关节。大关节指肩、肘、髋、膝和踝关节。

2. 鉴别诊断

（1）系统性红斑狼疮 此病也可以指关节肿痛为首发症状，伴有RF阳性，易与RA相混淆。其特

点是：①关节病变一般为非侵蚀性。②关节外的系统性症状，如蝶形红斑、脱发、皮疹、蛋白尿等较突出。③抗核抗体、抗双链DNA抗体等阳性。

（2）银屑病关节炎　此病可表现为对称性多关节炎，与RA相似。其特点是：①多于银屑病若干年后发生。②累及远端指关节处更明显，且表现为该关节的附着端炎症和手指炎。③同时可有骶髂关节炎和脊柱炎。④血清RF多阴性。

（3）骨关节炎　多见于50岁以上患者。其特点：①主要累及膝、脊柱等负重关节。②活动时关节疼痛加重，可有关节肿胀和积液，休息后减轻。③RF、ACPA均阴性。④X线示关节边缘呈唇样增生或骨疣形成，如出现关节间隙狭窄多为非对称性。

（4）强直性脊柱炎　此病有周围关节受累，特别是以膝、踝、髋关节为首发症状者，需与RA相鉴别。其特点：①多见于青壮年男性。②主要侵犯脊柱及骶髂关节，外周关节受累以非对称性的下肢大关节炎为主，极少累及手关节。③X线检查可见骶髂关节骨质破坏、关节融合。④90%以上患者HLA-B27阳性，RF阴性。

（六）治疗

目前RA尚缺乏根治措施。治疗目标主要是减少关节破坏、保护关节功能、提高患者生活质量，延缓病情进展。应按照早期、达标、个体化方案治疗原则，监测病情，降低致残率。

1. 一般治疗　包括健康教育、休息、急性期关节制动，恢复期关节功能锻炼、物理疗法等。急性期、发热以及内脏受累者，应卧床休息。

2. 药物治疗

（1）非甾体抗炎药（NSAIDs）　本类药物可抑制环氧化酶（COX），从而抑制花生四烯酸转化为前列腺素，起到抗炎、镇痛作用，是改善关节炎症状的常用药。但不能阻止类风湿关节炎病变的进展，应与抗风湿药同服。其主要不良反应包括胃肠道反应、肝肾功能损害，以及可能增加心血管不良事件。NSAIDs使用中应注意以下几点：①注意NSAIDs种类、剂量和剂型个体化。②一般先选用一种NSAID，如无效换用另一种制剂，避免同时服用2种或2种以上NSAIDs。③对有消化性溃疡病史者，宜用选择性COX-2抑制剂，或其他NSAIDs加用质子泵抑制剂。④心血管高危病人应谨慎选用COX-2抑制剂类NSAID，如需使用NSAIDs，可选择萘普生等。⑤定期监测血常规和肝肾功能。

NSAIDs外用制剂（如双氯芬酸二乙胺乳胶剂、酮洛芬凝胶、吡罗昔康贴剂等）对缓解关节肿胀有一定作用，不良反应少，应提倡在临床上使用。

治疗RA常用NSAIDs见表7-1-3。

表7-1-3　常用NSAIDs剂量和半衰期

药物	半衰期（小时）	每次剂量（mg）	每日次数
布洛芬	2	400~600	3~4
洛索洛芬	1.2	60	2~3
双氯芬酸	2	25~50	3
吲哚美辛	3~11	25~50	3
萘普生	13	250~500	2
美洛昔康	20	7.5~15	1
塞来昔布	11	100~200	1~2

（2）改变病程的抗风湿药（DMARDs） 较NSAIDs发挥作用慢，临床症状改善需1~6个月，可延缓和控制病情进展。据患者病情活动性、严重性而选择药物和用药方案，视病情可单用，也可两种及以上DMARDs药物联合使用。常用的药物如下。

1）甲氨蝶呤（MTX）：RA治疗的首选用药，也是联合治疗的基本药物。抑制细胞内二氢叶酸还原酶，抑制嘌呤合成。每周7.5~20mg，口服，亦可静脉滴注或肌内注射。4~6周起效，疗程至少半年。不良反应有胃肠道反应、肝损害、口炎和骨髓抑制等。

2）来氟米特：抑制合成嘧啶的二氢乳清酸脱氢酶，从而抑制活化淋巴细胞的生长。口服，每日10~20mg。主要不良反应有肝损伤、胃肠道反应、脱发、高血压和骨髓抑制等。有致畸作用，孕妇禁用。

3）羟氯喹和氯喹：前者每日0.2~0.4g，分2次口服；后者每日0.25g，1次口服。该药可能导致视网膜损害，用药前和治疗期间需检查眼底。

4）柳氮磺吡啶：由小剂量开始，每日1~3g，分2~3次服用。对磺胺过敏者慎用。

5）其他：①硫唑嘌呤：抑制细胞核酸的合成和功能。每日100mg，口服，病情稳定后可改为50mg维持。服药期间需监测血象及肝、肾功能。②环孢素：每日剂量为2.5~5mg/kg，分1~2次，口服。服药期间宜严密监测血肌酐和血压上升情况。

（3）生物制剂 是近30年来RA快速发展的治疗方法，靶点主要针对细胞因子和细胞表面分子。目前使用最普遍的是TNF-α拮抗剂、IL-6拮抗剂。如最初DMARDs方案治疗未能达标或存在预后不良因素时，应考虑加用此类药物。与MTX联合应用，可增加疗效和减少不良反应。主要不良反应有注射部位局部皮疹和输液反应，可能增加感染（尤其是结核感染）的风险，长期使用可增加肿瘤发生的潜在风险。

> **知识拓展**
>
> 生物制剂是通过基因工程制造的单克隆抗体或细胞因子受体融合蛋白，利用抗体的靶向性，特异地阻断疾病发病中的某个重要环节而发挥作用。此类药物发展迅速，在风湿性疾病治疗中发挥越来越重要的作用。目前应用于多种疾病（如脊柱关节炎、RA、SLE等）的治疗。
>
> 以肿瘤坏死因子-α（TNF-α）为靶点的生物制剂，用于RA、脊柱关节炎的治疗，可迅速阻止关节破坏，改善关节功能。抗CD20单克隆抗体（利妥昔单抗）已被批准用于难治性RA的备选治疗。不良反应主要是感染、过敏等。但其价格较高，不良反应和远期疗效等还有待评估。使用时应注意检查感染（如乙肝、结核等），筛选适应人群。

（4）糖皮质激素（GC） 具有强大的抗炎作用，能迅速缓解关节肿痛和全身炎症。应小剂量、短疗程用药，且必须与DMARDs同时使用。初始治疗阶段，采用低等至中等剂量GC与DMARDs联合应用，并根据病情尽快递减GC用量至停用。有系统症状（如心、肺、眼和神经系统等器官受累）者，特别是继发血管炎者，予以中等至大量GC。GC关节腔注射有利于减轻关节炎症状，但一年内不宜超过3次，以减少感染风险。使用GC时应补充钙剂和维生素D。

（5）植物药制剂 雷公藤多苷、白芍总苷、青藤碱等，可缓解关节症状。但长期控制病情的作用尚待进一步研究证实。雷公藤多苷最为常用，不良反应有肝损伤、骨髓抑制、性腺抑制等。

3. 外科治疗 关节置换适用于较晚期、有畸形并失去关节功能的患者。滑膜切除术可在一定程度上缓解病情，但当滑膜再次增生时病情又趋复发，故必须同时应用DMARDs。

岗位情景模拟 44

　　患者，男性，46岁。患者5年前无明显诱因出现关节疼痛，以双手近端指间关节为著，伴晨僵，约持续15分钟。无发热，无咳嗽、咳痰，无胸闷气短，无恶心、呕吐，无大关节疼痛。在家间断服用消炎痛及中草药治疗（药名及剂量不详）。近1周上述症状持续存在并逐渐加重。发病以来饮食可，睡眠欠佳，大小便正常，体重无明显增减。既往体健，无食物、药物过敏史，个人、家族史无特殊。

　　体格检查：T 36.5℃，BP 125/85mmHg。全身皮肤黏膜无黄染，浅表淋巴结未触及肿大。眼睑无水肿，瞳孔对光反射存在。颈软，心肺无异常。腹平软，肝脾未及。脊柱无畸形。双手近端指关节肿胀、变形，局部皮温升高、压痛，关节活动受限。双下肢无水肿。生理反射存在，病理反射未引出。

　　实验室检查：RBC 3.2×10^9/L，Hb 108g/L，WBC 8.76×10^9/L，PLT 350×10^9/L。血沉：45mm/h。C反应蛋白：31mg/L。血清球蛋白：36.90g/L。自身抗体：RF（＋），抗CCP阳性（＋）。手部正位片：双手近端指关节软组织肿胀，关节间隙变窄，未见明显骨折。

问题与思考

1. 根据现有临床资料，提出初步诊断，并写出诊断依据。
2. 若初步诊断正确，写出初步治疗计划或方案。

答案解析

（七）预后

　　病程长短、病情程度及治疗情况，均可影响RA的预后。RA病程多迁延不愈，常出现关节破坏和致残。随着传统DMARDs的正确应用，以及生物DMARDs的临床应用，RA的预后明显改善。经早期诊断、规范化治疗，80%以上患者能缓解病情。

（陈晓艳）

第二节　系统性红斑狼疮

PPT

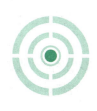

学习目标

知识要求：

1. 掌握系统性红斑狼疮的概念、临床表现、实验室检查、诊断要点和治疗原则。
2. 熟悉系统性红斑狼疮的病因、发病机制、病理特点。
3. 了解系统性红斑狼疮的发病情况和预后。

技能要求：

1. 熟练掌握诊断系统性红斑狼疮的临床技能。
2. 学会应用临床知识解决系统性红斑狼疮治疗的问题。

系统性红斑狼疮（systemic lupus erythematosus，SLE）是一种由自身免疫介导，以免疫性炎症为突出表现的弥漫性结缔组织病。血清中出现以抗核抗体为代表的多种自身抗体和多系统受累，是SLE的两个主要临床特征。我国SLE患病率为（30.13~70.41）/10万，本病好发于女性，尤其是20~40岁的育龄期女性。

（一）病因和发病机制

1. 病因

（1）遗传因素　①流行病学及家系调查资料表明，SLE患者第1代亲属中患SLE者8倍于无SLE患者家庭，单卵双胎患SLE者5~10倍于异卵双胎。②SLE是多基因相关疾病，推测SLE发病机制为多个基因在某种条件（环境）下相互作用，从而改变了正常免疫耐受。有HLA-Ⅲ类的C2或C4缺失，HLA-Ⅱ类的DR2、DR3频率异常。

（2）环境因素　①紫外线使皮肤上皮细胞凋亡，新抗原暴露而成为自身抗原。②药物：可诱发药物相关的狼疮，如芳香胺类（普鲁卡因胺、磺胺嘧啶、β受体阻断剂）、肼类（肼苯哒嗪、异烟肼）、巯基化合物（青霉胺、丙基硫氧嘧啶、甲基硫氧嘧啶）、苯类（氯丙嗪、苯妥英钠）等。③某些食物成分、病原微生物等也可诱发本病。

（3）雌激素　女性患病率明显高于男性，在更年期前阶段为9∶1，儿童及老人为3∶1。

2. 发病机制　
尚不明确。在遗传与环境因素共同作用下，机体自身免疫功能紊乱，导致机体多系统、多器官的免疫损伤。主要发病机制如下。①致病性自身抗体：这类自身抗体可以直接结合靶组织或器官。如抗血小板抗体及抗红细胞抗体导致血小板和红细胞破坏。抗SSA抗体经胎盘进入胎儿心脏，引起新生儿心脏传导阻滞。②致病性免疫复合物：自身抗体和相应自身抗原结合，形成免疫复合物（IC），沉积在组织而造成损伤。③T细胞和NK细胞功能失调：$CD8^+T$细胞和NK细胞功能失调，不能抑制$CD4^+T$细胞。B细胞持续活化而产生自身抗体。

（二）病理

SLE的主要病理改变为炎症反应和血管异常。免疫复合物沉积或抗体直接侵袭中小血管，致使血管壁炎症和坏死，继发血栓使管腔狭窄。受损器官的特征性改变：①苏木紫小体，即中性粒细胞、淋巴性、组织细胞的胞核变性，形成的嗜酸性团块。②"洋葱皮样病变"，即小动脉周围显著向心性纤维增生。主要体现在脾中央动脉，以及心瓣膜的结缔组织反复发生纤维蛋白样变性而形成赘生物。也可累及肺、心包、心肌、神经系统。

（三）临床表现

本病临床表现复杂，多系统受累。在某一病程阶段，可突出表现为某一器官或系统症状。

1. 全身表现　
活动期患者大多数有全身症状。约90%的患者在病程中出现各种热型，低、中度发热常见，可有疲倦、肌痛、体重下降等。

2. 皮肤与黏膜表现　
皮疹出现于80%患者，表现有面颊部蝶形分布的红斑、盘状皮损、指端缺血、指掌部和甲周红斑、面部及躯干皮疹，其中以鼻梁和双面颊部蝶形分布的红斑最具特征性。多无明显瘙痒。口腔或鼻黏膜无痛性溃疡和脱发较常见，常提示疾病活动。

3. 浆膜炎　
多发性浆膜炎，表现有双侧中小量胸腔积液、中小量心包积液。但SLE合并心肌病变或肺动脉高压，狼疮肾炎合并肾病综合征引起的低蛋白血症，也可导致胸腔积液、心包积液，这并非狼疮浆膜炎，应注意鉴别。

4. 肺部表现 出现肺间质磨玻璃样改变和纤维化，表现为干咳、活动后气促、低氧血症，肺功能检查显示弥散功能下降。肺血管炎、肺小血管舒缩功能异常、肺血栓栓塞和广泛肺间质病变，可导致肺动脉高压，表现为进行性加重的干咳和活动后气短。超声心动图和右心漂浮导管可协助诊断。

5. 肾脏表现 肾脏受累出现于27.9%~70%的SLE患者，表现为血尿、蛋白尿、水肿、高血压，甚至肾衰竭，肾衰竭是SLE的主要死亡原因之一。有平滑肌受累者可出现输尿管扩张和肾积水。

6. 心血管表现 常出现纤维蛋白性心包炎或渗出性心包炎。也可发生疣状心内膜炎，病理表现为发生于二尖瓣后叶的心室侧的瓣膜赘生物，为无菌性瓣膜炎，往往提示SLE病情活动。瓣膜赘生物及继发血栓可脱落引起栓塞，或并发感染性心内膜炎。约10%的患者可发生心肌损害，表现为气促、心前区不适、心律失常，严重者可发生心力衰竭。还可累及冠状动脉，表现为心绞痛和心电图ST-T的缺血性改变，甚至发生心肌梗死。

7. 神经系统表现 神经精神狼疮（NP-SLE）又称狼疮脑病，中枢神经系统和周围神经系统均可累及。中枢神经系统病变包括癫痫、脑血管病变、无菌性脑膜炎、脱髓鞘综合征、狼疮性头痛等。外周神经系统病变有吉兰-巴雷综合征、自主神经病、单神经病、重症肌无力等。脑脊液检查、磁共振等影像学检查有助于NP-SLE诊断。

8. 肌肉关节表现 表现为对称性多关节疼痛、肿胀，常累及指关节、腕关节、膝关节，较少伴红肿。X线片多无骨关节破坏。还可出现肌痛、肌无力，5%~10%患者出现肌炎。

9. 血液系统表现 活动期可出现血红蛋白下降、白细胞和（或）血小板减少。血小板减少与血清中存在抗血小板抗体、抗磷脂抗体以及骨髓巨核细胞成熟障碍有关。可有无痛性轻中度淋巴结肿大、脾大。

10. 消化系统表现 有食欲减退、呕吐、腹痛、腹泻等，血转氨酶升高。其发生与肠壁和肠系膜血管炎有关。严重者可并发肠坏死、肠梗阻、胰腺炎等急腹症。

11. 眼部表现 眼底病变如视网膜渗出、出血、视盘水肿等，可出现于约15%的患者。原因是视网膜血管炎，可累及视神经而影响视力，甚至数日内致盲。

12. 抗磷脂综合征 表现为动脉和（或）静脉血栓形成、反复的自发流产、血小板减少，出现在SLE的活动期，血清中出现抗磷脂抗体。

13. 干燥综合征 可发生于30%的SLE患者，有唾液腺和泪腺功能不全，表现为口干、眼干。

（四）辅助检查

1. 一般检查 活动期时，血常规可有血红蛋白下降，白细胞、血小板减少。肾脏受累可出现血尿、蛋白尿、管型尿。累及不同系统，可出现相应的器官功能及影像学检查异常。活动期血沉增快。

2. 自身抗体检查 患者血清中可以检测到多种自身抗体，主要检查如下。

（1）抗核抗体谱

1）抗核抗体（ANA）：见于几乎所有的SLE患者，特异性低，不能作为SLE与其他结缔组织病筛选的指标。

2）抗双链DNA（dsDNA）抗体：是诊断SLE的标记抗体，其滴度与疾病活动性密切相关。稳定期的患者如抗dsDNA滴度增高，提示复发风险较高。

3）抗可提取核抗原（ENA）抗体：①抗Sm抗体：是诊断SLE的标记抗体，特异性99%，灵敏度仅25%，有助于早期和不典型患者的诊断。②抗rRNP抗体：提示有NP-SLE或其他重要内脏损害。③其他：抗RNP抗体、抗SSA（Ro）抗体、抗SSB（La）抗体等也可以出现在SLE的血清中，但特异性低。

（2）抗磷脂抗体　包括抗心磷脂抗体、抗β_2-糖蛋白1（β_2GPI）抗体、狼疮抗凝物等针对自身不同磷脂成分的自身抗体。结合特异性临床表现，可诊断SLE是否合并磷脂综合征。

（3）抗组织细胞抗体　抗红细胞膜抗体可导致溶血反应，抗血小板相关抗体导致血小板减少，抗神经元抗体多见于NP-SLE。

3. 血清补体测定　主要检测总补体（CH50），C3、C4。补体低下，尤其是C3低下常提示SLE活动。

4. 病情活动度指标　包括CSF变化、蛋白尿增多、抗dsDNA抗体、补体等。炎症指标升高，如血清C反应蛋白升高、血沉增快、血小板计数增加等。

5. 肾活检病理　免疫荧光可见系膜区有免疫复合物沉积，有助于狼疮肾炎的诊断、治疗和预后评估。

6. X线及影像学检查　胸部高分辨CT有助于早期发现肺间质性病变。CT、磁共振有助于发现脑部梗死或出血灶。超声心动图有助于早期诊断心包积液、心肌及心瓣膜病变、肺动脉高压等。

（五）诊断与鉴别诊断

1. 诊断　目前普遍采用美国风湿病学会1997年推荐的SLE分类标准（表7-2-1）。该分类标准的11项中，符合4项或4项以上者，在除外感染、肿瘤和其他结缔组织病后，可诊断为SLE。

表7-2-1　美国风湿病学会1997年推荐的SLE分类标准

项目	表现
1. 颊部红斑	两颧突出部位固定红斑，扁平或高起
2. 盘状红斑	片状高起于皮肤的红斑，黏附有角质脱屑和毛囊栓；陈旧病变可发生萎缩性瘢痕
3. 光过敏	对日光有明显的反应，引起皮疹，从病史中得知或医生观察到
4. 口腔溃疡	经医生观察到的口腔或鼻咽部溃疡，一般为无痛性
5. 关节炎	非侵蚀性关节炎，累及2个或更多的外周关节，有压痛、肿胀或积液
6. 浆膜炎	胸膜炎或心包炎
7. 肾脏病变	尿蛋白>0.5g/24h或（+++），或管型（红细胞、血红蛋白，颗粒或混合管型）
8. 神经病变	癫痫发作或精神病，除外药物或已知的代谢紊乱
9. 血液学疾病	溶血性贫血，或白细胞减少，或淋巴细胞减少，或血小板减少
10. 免疫学异常	抗dsDNA抗体阳性，或抗Sm抗体阳性，或抗磷脂抗体阳性（包括抗心磷脂抗体，或狼疮抗凝物，或至少持续6个月的梅毒血清试验假阳性，三者中具备一项阳性）
11. 抗核抗体	在任何时候和未用药物诱发"药物性狼疮"的情况下，抗核抗体滴度异常

2. 鉴别诊断

（1）药物性狼疮　有普鲁卡因胺、异烟肼、苯妥英钠等药物应用史，抗DNA抗体阴性。停药后症状消失，再次用药症状很快出现。

（2）多发性肌炎　典型的皮肤损害为双上眼睑实质性水肿性紫红斑，肌无力明显，血清中肌酶升高，肌电图示肌源性损害，病理学检查可发现肌炎表现。肾脏病变少见，抗dsDNA抗体、抗Sm抗体均呈阴性。

（3）结节性多动脉炎　其与SLE的相似之处是结节性多动脉炎也可出现皮肤、关节、肾脏病变。但结节性多动脉炎有皮下结节、大关节肿痛，血白细胞计数升高。

（六）治疗

本病目前尚不能根治。早期诊断、合理治疗可长期缓解。治疗要个体化，主要的治疗方案是肾上腺皮质激素加免疫抑制剂。急性期尽快控制病情活动，病情缓解后调整用药，保持缓解状态，保护重要脏器功能，减少药物不良反应。

1. 一般治疗 急性活动期卧床休息，病情稳定者可适当工作。避免使用可诱发狼疮的药物，避免紫外线照射。缓解期才可行防疫注射，尽可能不用活疫苗。

2. 对症治疗 非甾体抗炎药可用于发热及关节痛者，同时重视伴发疾病（如高血压、动脉粥样硬化、糖尿病、血脂异常、骨质疏松等）的预防及治疗。

3. 药物治疗

（1）糖皮质激素 一般选用泼尼松或甲泼尼松龙。诱导缓解期，泼尼松，每日0.5~1mg/kg，病情稳定后2周或6周后缓慢减量，以泼尼松<10mg/d的小剂量长期维持。狼疮危象者应进行激素冲击治疗：甲泼尼松龙500~1000mg，静脉滴注，每天1次，连用3~5天为一疗程。据病情需要，1~2周后可重复使用，以较快控制病情活动。

（2）免疫抑制剂 病情活动时需选用免疫抑制剂联合治疗，以更好地控制病情活动，保护脏器功能，减少复发，并可减少长期激素的需要量和不良反应。在有重要脏器受累的患者中，诱导缓解期建议首选环磷酰胺（CTX）或霉酚酸酯（MMF），并至少应用6个月以上。在维持治疗中，可根据病情选择1~2种免疫抑制剂长期维持，目前认为羟氯喹作为SLE的维持治疗，可以在诱导缓解和维持治疗中长期应用。常用免疫抑制剂的剂量和不良反应见表7-2-2。

表7-2-2 常见免疫抑制剂用法及不良反应

免疫抑制剂名称	用法	不良反应
环磷酰胺（CTX）	0.4g，每周1次；或0.5~1.0g/m²，每3~4周1次；口服剂量为每日1~2mg/kg	胃肠道反应、脱发、骨髓抑制、诱发感染、肝功能损害、性腺抑制、致畸、出血性膀胱炎、远期致癌性
霉酚酸酯（MMF）	每日1.5~2g	胃肠道反应、骨髓抑制、感染、致畸
环孢素（CsA）	每日3~5mg/kg	胃肠道反应、多毛、肝肾功能损伤、高血压、高尿酸血症、高血钾
他克莫司（FKS06）	每日2~6mg	高血压、胃肠道反应、高尿酸血症、肝肾功能损伤、高血钾
甲氨蝶呤（MTX）	10~15mg，每周1次	胃肠道反应、口腔黏膜糜烂、肝功能损害、骨髓抑制，偶见肺纤维化
硫唑嘌呤（AZA）	每日50~100mg	骨髓抑制、胃肠道反应、肝功能损害
来氟米特（LEF）	每日10~20mg	腹泻、肝功能损害、皮疹、WBC下降、脱发、致畸
羟氯喹（HCQ）	0.1~0.2g，每日2次	眼底病变、胃肠道反应、神经系统症状，偶有肝功能损害
雷公藤多苷	20mg，每日2次或3次	性腺抑制、胃肠道反应、骨髓抑制、肝肾功能损伤、皮损

（3）其他药物治疗 病情危重或治疗困难者，可选择静脉注射大剂量免疫球蛋白（IVIG）、血浆置换、造血干细胞或间充质干细胞移植等。近年来，也应用生物制剂治疗SLE，如贝利木单抗（抗-BAFF抗体）和利妥昔单抗（抗CD20单抗）。

（七）预后

目前SLE患者的10年存活率已达90%以上，15年生存率达80%。急性期患者的死亡原因主要是SLE造成的多脏器严重损害和感染，远期死亡的主要原因是冠状动脉粥样硬化性心脏病、药物（尤其是长期使用大剂量激素）的不良反应和慢性肾功能不全等。

> **📑 知识拓展**
>
> ### 系统性红斑狼疮与妊娠
>
> 　　非缓解期的系统性红斑狼疮（SLE）女性患者应避孕，因SLE容易导致流产、早产和死胎。没有中枢神经系统、肾脏或其他脏器严重损害、病情处于缓解期达半年以上、口服泼尼松剂量低于15mg/d者，一般能安全地妊娠，并分娩出正常婴儿。大多数免疫抑制剂必须停用半年以上方能妊娠，因其在妊娠前3个月至妊娠期应用可能影响胎儿的生长发育。但目前认为羟氯喹、硫唑嘌呤、钙调蛋白酶抑制剂（如环孢素、他克莫司）对妊娠影响相对较小，尤其是羟氯喹可全程使用。妊娠（尤其是妊娠早期和产后6个月内）可诱发SLE活动。有习惯性流产病史或抗磷脂抗体阳性者，妊娠时应服阿司匹林，或根据病情应用低分子量肝素治疗。激素通过胎盘时被灭活（地塞米松和倍他米松例外），孕晚期应用对胎儿影响小，妊娠时及产后可按病情需要给予激素治疗。应用免疫抑制剂及大剂量激素者产后避免哺乳。

（陈晓艳）

目标检测

答案解析

单项选择题

1. 类风湿关节炎的基本病理改变是（　　）
   - A. 关节炎骨性增生
   - B. B淋巴细胞大量增殖
   - C. 炎症细胞浸润
   - D. 免疫复合物沉积
   - E. 滑膜炎

2. 类风湿关节炎常表现为（　　）
   - A. 方肩畸形
   - B. 梭形关节
   - C. 匙状甲
   - D. 杵状指
   - E. 爪形手

3. 非甾体抗炎药的作用机制是（　　）
   - A. 抑制滑膜炎
   - B. 抑制T细胞
   - C. 增强NK细胞活性
   - D. 抑制环氧化酶的活性
   - E. 抑制B细胞

4. 下列不是SLE病因的是（　　）
   - A. 遗传素质
   - B. 性激素
   - C. 环境因素
   - D. 低盐饮食
   - E. 自身免疫

5. 有关SLE的临床表现，下利描述不正确的是（　　）
   - A. 皮肤损害最常见于暴露部位
   - B. 肾脏损害最常见
   - C. 可有狼疮肺炎
   - D. 可有心包炎
   - E. 晚期大多有关节畸形

6. 有关SLE的治疗，错误的是（　　）
   - A. 病情活动时需选用免疫抑制剂联合治疗

B. 避免使用可能诱发狼疮的药物

C. 对发热及关节痛者可辅以非甾体抗炎药

D. 避免强阳光暴晒和紫外线照射

E. 出现狼疮危象者应予小剂量激素长程维持治疗

书网融合……

知识回顾　　　习题

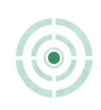

第八章 神经系统疾病

第一节 脑血管疾病

PPT

○ **学习目标**

知识要求：

1. 掌握脑血管疾病的概念、临床表现、辅助检查、诊断要点和治疗原则。

2. 熟悉脑血管疾病的病因、发病机制、分类、并发症和康复措施。

3. 了解脑血管疾病的发病情况和预后。

技能要求：

1. 能对急性脑血管病患者进行初步诊断、正确选择辅助检查方法和救治措施。

2. 能利用所学知识进行医患沟通，可以针对脑血管病高危人群和患者进行健康教育、康复锻炼和预防。

一、概述

脑血管疾病（cerebrovascular disease，CVD）是指由各种原因导致的急、慢性脑血管病变。其中，脑卒中是指由于急性脑循环障碍所致的局限或全面性脑功能缺损综合征，或称急性脑血管病事件。

CVD作为神经系统的常见病及多发病，是目前导致人类死亡的三大主要疾病之一。2019年我国脑卒中发病率276.7/10万，患病率为2022.0/10万，死亡率153.9/10万，新发病例394万，死亡病例219万，存活者中50%~70%患者遗留不同程度的残疾，给社会和家庭带来沉重负担。脑卒中发病率、患病率和死亡率随年龄增长而增加，发病率男性高于女性，男女发病比例为（1.3~1.7）∶1。

（一）分类

脑血管疾病有多种分类方法。根据发病缓急可分为慢性和急性两类。慢性脑血管病起病隐袭，进展缓慢，如血管性痴呆等。临床上以急性脑血管疾病最为多见，又称为脑卒中。根据脑的病理性质改变，急性脑血管病可分为缺血性脑血管病和出血性脑血管病。前者包括短暂性脑缺血发作和脑梗死（脑血栓形成、脑栓塞、腔隙性脑梗死等），后者包括脑出血和蛛网膜下腔出血等。

（二）脑血液循环调节及病理生理

正常成人的脑重为1500g，占体重的2%~3%，流经脑组织的血液750~1000mL/min，占心输出量的20%。脑组织耗氧量占全身耗氧量的20%~30%，脑能量来源主要依赖于糖的有氧代谢，脑组织几乎无能量储备，因此脑组织对缺血、缺氧性损害十分敏感。如果脑组织的血供中断，2分钟内脑电活动停止，5分钟后出现严重不可逆性损伤。

脑组织的血流量分布并不均匀一致，通常灰质的血流量高于白质，大脑皮质的血液供应最丰富，其次为基底核和小脑皮质。不同部位的脑组织对缺血、缺氧性损害的敏感性亦不相同，大脑皮质、海马神经元对缺血、缺氧性损害最敏感，其次为纹状体和小脑浦肯野细胞、脑干运动神经核对缺血、缺氧耐受性较高。因此，不同部位在相同缺血、缺氧时可出现程度不同的病理损害。

（三）病因

各种原因如动脉硬化、血管炎、先天性血管病、外伤、药物、血液病及各种栓子和血流动力学改变都可引起急性或慢性脑血管病。根据解剖结构和发病机制，可将脑血管病的病因归为以下几类。

1. **血管壁病变** 以高血压性动脉硬化和动脉粥样硬化所致的血管损害最常见，其次为结核、梅毒、结缔组织病和钩端螺旋体等所致的动脉炎，再次为先天性血管病（如动脉瘤、血管畸形和先天性狭窄）和各种原因（外伤、颅脑手术、穿刺操作等）所致的血管损伤，另外还有药物、毒物、恶性肿瘤等所致的血管损害等。

2. **心脏病和血流动力学改变** 如高血压、低血压或血压的急骤波动，以及心功能障碍、传导阻滞、风湿性或非风湿性心瓣膜病、心肌病及心律失常，特别是心房颤动最常见。

3. **血液成分和血液流变学改变** 包括各种原因所致的高黏血症，如脱水、红细胞增多症、高纤维蛋白原血症等，另外还有凝血机制异常，特别是应用抗凝剂、避孕药物，弥散性血管内凝血和各种血液性疾病等。

4. **其他** 包括空气、脂肪、癌细胞和寄生虫等栓子，脑血管受压、外伤、痉挛等。

（四）诊断与治疗原则

脑血管病的诊断原则与其他疾病类似，包括病史、体格检查和实验室检查。根据突然发病、迅速出现局部或全脑损害的症状及体征，颅脑CT/MRI或MRA、DSA及CSF等检查发现相应的病灶或相关的疾病证据，结合脑卒中危险因素，如高血压、心脏病、糖尿病、吸烟和高脂血症等，一般较易作出诊断。

脑血管病的治疗原则为挽救生命、降低残疾程度、预防复发和提高生活质量。一般治疗措施包括：维持生命功能、防治并发症等。治疗和管理措施包括：卒中单元、溶栓治疗、抗血小板凝集治疗、细胞保护治疗、血管内治疗、外科手术治疗和康复治疗等。

（五）预防

对脑卒中危险因素的早期发现和早期干预是减少脑卒中复发的关键。脑卒中的预防包括一级预防和二级预防。

1. **一级预防（防发病）** 指发病前的预防，即在社区人群中早期识别具有卒中危险因素但尚无卒中发作的特定人群，如高血压、糖尿病、血脂异常、心脏病等患者，针对性开展综合预防措施，控制危险因素，从而达到脑血管病不发生或推迟发病年龄的目的。

2. **二级预防（防复发）** 对已发生脑卒中的患者应更加严格地控制其卒中危险因素，积极寻找和纠正病因，以达到预防或降低再次发生卒中的危险，减轻残疾程度的目的。

二、短暂性脑缺血发作

短暂性脑缺血发作（transient ischemic attack，TIA）是指因脑血管病变引起的短暂性、局限性脑功能缺失或视网膜功能障碍，临床症状一般持续10~20分钟，多在1小时内缓解，最长不超过24小时，不遗留神经功能缺损症状，影像学（CT、MRI）检查无责任病灶。

（一）病因和发病机制

1. **病因**　本病的发病与动脉粥样硬化、动脉狭窄、心脏病、血液成分改变及血流动力学变化等多种病因及多种途径有关。

2. **发病机制**

（1）血流动力学改变　由各种原因（如动脉硬化和动脉炎等）所致的颈内动脉系统或椎-基底动脉系统的动脉严重狭窄，在此基础上血压的急剧波动导致原来靠侧支循环维持的脑区发生一过性缺血。此型TIA的临床症状比较刻板，发作频度较高，每天或每周可有数次发作，每次发作持续时间多不超过10分钟。

（2）微栓子形成　微栓子主要来自动脉粥样硬化的不稳定斑块或附壁血栓的破碎脱落、瓣膜性或非瓣膜性心源性栓子及胆固醇结晶等。微栓子阻塞小动脉常导致其供血区域脑组织缺血，当栓子破碎或溶解移向远端时，血流恢复，症状缓解。此型TIA的临床症状多变，发作频度不高，数周或数月发作1次，每次发作持续时间较长，可达数十分钟至2小时。

（3）其他因素　如锁骨下动脉盗血综合征，某些血液系统疾病如真性红细胞增多症、血小板增多、各种原因所致的严重贫血和高凝状态等。

（二）临床表现

1. **一般特点**　TIA好发于中老年人（50~70岁），男性多于女性，患者多伴有高血压、动脉粥样硬化、糖尿病或高血脂等脑血管病危险因素。发病突然，历时短暂，最长不超过24小时。局灶性脑或视网膜功能障碍，恢复完全，不留后遗症状，可反复发作，每次发作表现基本相似。

2. **颈内动脉TIA**　临床表现与受累血管分布有关。大脑中动脉供血区的TIA可出现缺血对侧肢体的单瘫、轻偏瘫、面瘫和舌瘫，可伴有偏身感觉障碍和对侧同向偏盲，优势半球受损常出现失语和失用，非优势半球受损可出现体象障碍。颈内动脉主干TIA主要表现为眼动脉交叉瘫，即病侧单眼一过性黑蒙、失明和（或）对侧偏瘫及感觉障碍，霍纳交叉瘫（病侧霍纳征、对侧偏瘫）。

3. **椎-基底动脉系统TIA**　最常见表现是眩晕、平衡障碍、眼球运动异常和复视。可有单侧或双侧面部、口周麻木，单独出现或伴有对侧肢体瘫痪、感觉障碍，呈现典型或不典型的脑干缺血综合征。此外，椎-基底动脉系统TIA还可出现下列几种特殊表现的临床综合征。

（1）跌倒发作　表现为患者转头或仰头时，下肢突然失去张力而跌倒，无意识丧失，常可很快自行站起，系下部脑干网状结构缺血所致。

（2）短暂性全面遗忘症　发作时出现短时间记忆丧失，但谈话、书写和计算能力正常，持续数分钟至数十分钟，是大脑后动脉颞支缺血累及边缘系统的颞叶海马、海马旁回和穹隆所致。

（3）双眼视力障碍发作　双侧大脑后动脉距状支缺血导致枕叶视皮层受累，引起暂时性皮质盲。

值得注意的是，椎-基底动脉系统TIA患者很少出现孤立的眩晕、耳鸣、恶心、晕厥、头痛、尿便失禁、嗜睡或癫痫等症状，往往合并其他脑干或大脑后动脉供血区缺血的症状和（或）体征。

（三）辅助检查

CT或MRI检查大多正常，部分病例（发作时间>60分钟）于弥散加权MRI可见片状缺血灶。CTA、

MRA及DSA检查可见血管狭窄、动脉粥样硬化斑。TCD检测可发现颅内动脉狭窄，并可进行血流状况评估和微栓子监测。神经心理学检查可能发现轻微的脑认知功能损害。

常规检查，如血常规（包括血小板计数）、凝血功能、血糖、血脂、电解质、肝肾功能、心电图、超声心动图，对查找病因、判断预后及预防脑卒中是十分必要的。

（四）诊断与鉴别诊断

1. 诊断　大多数TIA患者就诊时临床症状已消失，故诊断主要依靠病史。中老年患者突然出现局灶性脑功能损害症状，符合颈内动脉或椎－基底动脉系统及其分支缺血表现，并在短时间内症状完全恢复（多不超过1小时），应高度怀疑为TIA。头颅CT或MRI正常或未显示责任病灶，在排除其他疾病后，即可诊断TIA。

2. 鉴别诊断

（1）癫痫部分性发作　单纯部分性发作表现持续仅数秒至数分钟的肢体抽搐或麻木，逐渐向周围扩展，脑电图多有痫性放电异常，抗癫痫治疗往往有效。

（2）梅尼埃病　多发于中年人，常表现为发作性眩晕、恶心和呕吐，伴耳鸣，多次发作后常有听力减退，发作时除眼震外并无神经系统定位体征，无意识障碍。

（3）阿－斯综合征　因严重的心律失常，引起阵发性全脑供血不足，出现头晕、晕倒和意识障碍，发作时血压偏低，神经体征不明显。动态心电图检测和超声心动图检查可鉴别。

（4）偏头痛　先兆性偏头痛可表现为视野暗点、偏盲、偏身轻瘫或感觉异常等，但常有剧烈的搏动性头痛，发作时间可超过24小时，多于青春期起病，常有家族史，神经系统无阳性体征，麦角胺制剂止痛有效。

（五）治疗

治疗的目的是消除病因，减少及预防复发，保护脑功能。

1. 病因治疗　病因治疗是预防TIA复发的关键，尽可能明确病因并针对治疗，如控制血压、控制血糖、调节血脂、治疗心律失常、纠正血液系统疾病等。同时应建立健康的生活方式，如戒除烟酒，合理运动，适度降低体重。

2. 预防性药物治疗

（1）抗血小板聚集　①阿司匹林75~150mg/d，主要不良反应为胃肠道反应。②氯吡格雷，75mg/d，不良反应较阿司匹林明显减少，建议高危人群或对阿司匹林不能耐受者可以选用。对于未接受静脉溶栓治疗的轻型卒中患者，在发病24小时内应尽早启动双重抗血小板治疗（阿司匹林和氯吡格雷）并维持21天，有益于降低发病90天内的卒中复发风险，但应密切观察出血风险。

（2）抗凝药物　目前尚无有力临床试验证据支持抗凝治疗应作为TIA的常规治疗，但临床伴有房颤、频繁发作的TIA患者可以考虑应用。主要包括肝素、低分子肝素和华法林及新型抗凝药物（如达比加群、利伐沙班、阿哌沙班、依度沙班等）。一般短期使用肝素后改为口服抗凝剂华法林治疗，华法林治疗目标为国际标准化比值（INR）达到2~3，用药量根据结果调整。频繁发作的TIA或椎－基底动脉系统TIA，以及对抗血小板治疗无效的病例也可考虑抗凝治疗。

（3）其他　对有高纤维蛋白原血症的TIA患者，可选用降纤酶治疗如巴曲酶、降纤酶、蚓激酶等；还可酌情使用具有活血化瘀功效的中药制剂。

3. TIA的外科治疗　对有颈动脉或椎－基底动脉严重狭窄（>70%）的TIA患者，经抗血小板聚集治疗和（或）抗凝治疗效果不佳或病情有恶化趋势者，可选择血管内介入治疗、动脉内膜切除术或动脉搭桥术治疗。

（六）预后

TIA是脑卒中的高危因子，一次TIA发作后，脑卒中发生率为1个月内4%~8%，1年内为12%~13%，5年内为24%~29%。TIA频繁发作者48小时内发生缺血性脑卒中的概率可达50%。

三、动脉粥样硬化性血栓性脑梗死

脑梗死（cerebral infarct）又称缺血性脑卒中，是指各种原因所致脑部血液供应障碍，导致脑组织缺血、缺氧性坏死，出现相应神经功能缺损。脑梗死是CVD的最常见类型，约占全部CVD的70%。依据脑梗死的发病机制和临床表现，通常将脑梗死分为脑血栓形成、脑栓塞和腔隙性脑梗死。

动脉粥样硬化性血栓性脑梗死，也称脑血栓形成，是脑梗死中最常见的类型，约占全部脑梗死的60%。其是在各种原因引起的血管壁病变基础上，形成脑动脉主干或分支动脉管腔狭窄、闭塞或血栓，引起脑局部血流减少或供血中断，使脑组织缺血、缺氧性坏死，出现局灶性神经系统症状和体征的病症。

（一）病因和发病机制

1. **动脉硬化** 是本病基本病因，特别是动脉粥样硬化，常伴高血压，两者互为因果，糖尿病和高脂血症也可加速动脉粥样硬化的进程。

2. **动脉炎** 如结缔组织病、抗磷脂抗体综合征及细菌、病毒、螺旋体感染均可导致动脉炎症，使管腔狭窄或闭塞。

3. **其他少见原因** 包括：①药源性（如可卡因、安非他明）。②血液系统疾病（如红细胞增多症、血小板增多症、血栓栓塞性血小板减少性紫癜、弥散性血管内凝血等）。③蛋白C和蛋白S异常。④脑淀粉样血管病、烟雾病、肌纤维发育不良和颅内动脉夹层动脉瘤等。

（二）病理

脑梗死的发生率在颈内动脉系统中约占4/5、在椎–基底动脉系统中约占1/5。闭塞好发的血管依次为颈内动脉、大脑中动脉、大脑后动脉、大脑前动脉、椎–基底动脉等。闭塞血管内可见动脉粥样硬化或血管炎性改变、血栓形成或栓子。

脑缺血性病变病理分期如下。①超早期（1~6小时）：病变组织变化不明显，部分血管内皮细胞、神经细胞、星形胶质细胞肿胀，线粒体肿胀空化。②急性期（6~24小时）：缺血脑组织苍白、轻度肿胀，神经细胞、胶质细胞、内皮细胞明显缺血改变。③坏死期（24~48小时）：大量神经细胞消失，胶质细胞坏死，中性粒细胞、淋巴细胞和巨噬细胞浸润，脑组织水肿。④软化期（3天~3周）：病变区液化变软。⑤恢复期（3周后）：坏死脑组织被巨噬细胞清除，脑组织萎缩，小病灶形成胶质瘢痕，大病灶形成中风囊，此期持续数月至2年。局部血液供应中断引起的脑梗死多为白色梗死（贫血性梗死），如梗死区继发出血称为红色梗死（出血性梗死）。

（三）病理生理

局部脑缺血由中心坏死区及周围缺血半暗带组成。中心坏死区由于脑缺血非常严重，已达到致死性缺血缺氧程度，因而脑细胞很快出现死亡；缺血半暗带存在侧支循环，尚有存活的神经细胞。随着缺血时间的延长和严重程度的加重，中心坏死区越来越大，缺血半暗带越来越小。大部分缺血半暗带存活的时间仅有数小时，如果能在短时间内，迅速恢复缺血半暗带血供，则该区脑组织的损伤是可逆的，神经细胞有可能存活并恢复功能。因此急性脑梗死的治疗必须在发病早期进行。

挽救缺血半暗带是急性脑梗死治疗的病理学基础；而恢复缺血脑组织的供血和对缺血脑组织实施保

护是挽救缺血半暗带的两个基本治疗途径。有效挽救缺血半暗带脑组织的治疗时间，称为治疗时间窗。目前研究表明，在严格选择病例的条件下，急性缺血性脑卒中的治疗时间窗一般不超过6小时。如果血运重建的时间超过治疗时间窗，不仅不能有效挽救缺血脑组织，甚至可能因再灌注损伤和继发脑出血而加重脑损伤。

（四）临床表现

1. **一般特点**　多见于60~70岁以上的老年人，常有高血压、糖尿病等危险因素，部分病例有TIA发作的前驱症状，如短暂性肢体麻木、无力等。常在安静或睡眠中发病，脑梗死神经功能缺失症状多在发病后10余小时或1~2日达到高峰，病情可进展和波动，临床表现取决于梗死灶的大小和部位。患者一般意识清楚，当发生基底动脉血栓或大面积脑梗死时，可出现意识障碍，甚至危及生命。

2. **不同脑血管闭塞的临床特点**

（1）颈内动脉闭塞的表现　可出现单眼一过性黑蒙，偶见永久性失明（视网膜动脉缺血）或霍纳综合征（Horner征）（颈上交感神经节后纤维受损）。远端大脑中动脉血液供应不良，可以出现对侧偏瘫、偏身感觉障碍和（或）同向性偏盲等，优势半球受累可伴失语症，非优势半球受累可有体象障碍（体象障碍指患者基本感知功能正常，但对自身躯体的存在、空间位置及各部位之间的关系失去辨别能力）。

（2）大脑中动脉闭塞的表现

1）主干闭塞：导致"三偏征"，即病灶对侧偏瘫（包括中枢性面舌瘫和肢体瘫痪）、偏身感觉障碍及偏盲，伴头、眼向病灶侧凝视，优势半球受累出现完全性失语症，非优势半球受累出现体象障碍。

2）皮质支闭塞：①上部分支闭塞导致病灶对侧面部、上下肢瘫痪和感觉缺失，但下肢瘫痪较上肢轻，而且足部不受累，头、眼向病灶侧凝视程度轻。优势半球受累可伴布洛卡失语症（运动性失语），非优势半球受累可伴体象障碍。通常不伴意识障碍。②下部分支闭塞，较少单独出现，导致对侧同向性上四分之一视野缺损，优势半球受累可伴Wernicke（感觉性）失语，非优势半球受累可急性意识模糊状态，无偏瘫。

3）深穿支闭塞：最常见的是纹状体内囊梗死，表现为对侧中枢性均等性轻偏瘫、对侧偏身感觉障碍，可伴对侧同向性偏盲。优势半球病变出现皮质下失语，常为底节性失语，表现为自发性言语受限、音量小、语调低、持续时间短暂。

（3）大脑前动脉闭塞　①大脑前动脉在分出前交通动脉前闭塞，由于对侧代偿可全无症状。②若在分出前交通动脉后闭塞，可出现对侧偏瘫，下肢重于上肢，有轻度感觉障碍，优势半球病变可有布洛卡失语症，也可伴有尿潴留或尿急（旁中央小叶受损）及对侧强握反射等。③双侧大脑前动脉闭塞时，可出现表情淡漠、反应迟钝、欣快等精神症状，双下肢瘫痪，尿潴留或尿失禁及强握等原始反射。

（4）大脑后动脉闭塞　主干闭塞症状取决于侧支循环。

1）单侧皮质支闭塞：引起对侧同向性偏盲，上部视野较下部视野受累常见，黄斑区视力不受累。优势半球受累可出现失读（伴或不伴失写）、命名性失语、失认等。

2）双侧皮质支闭塞：可导致完全型皮质盲，有时伴有不成形的视幻觉、记忆受损（累及颞叶）、不能识别熟悉面孔（面容失认症）等。

3）大脑后动脉深穿支闭塞的表现：丘脑穿通动脉闭塞产生红核丘脑综合征，表现为病灶侧舞蹈样不自主运动、意向性震颤、小脑性共济失调和对侧偏身感觉障碍。

（5）椎-基底动脉闭塞的表现　血栓性闭塞多发生于基底动脉中部，栓塞性通常发生在基底动脉尖。基底动脉或双侧椎动脉闭塞是危及生命的严重脑血管事件，引起脑干梗死，出现眩晕、呕吐、四肢瘫痪、共济失调、延髓麻痹、昏迷和中枢性高热等，累及双侧脑桥出现针尖样瞳孔。

3. 特殊类型的脑梗死

（1）大面积脑梗死　是脑梗死中较为严重的类型，通常由颈内动脉主干、大脑中动脉主干闭塞或皮质支完全闭塞所致，表现为病灶对侧完全性偏瘫、偏身感觉障碍及向病灶对侧凝视麻痹，严重时可因脑水肿引发脑疝，危及生命。

（2）出血性梗死　常见于大面积脑梗死后。是由于脑梗死灶内动脉血管壁损伤、坏死，如果血管腔内血栓溶解或其侧支循环开放等原因使已损伤的血管血流得到恢复，则血液会从破损的血管壁漏出，导致出血性脑梗死。

（3）分水岭脑梗死　是由脑内相邻血管供血区交界处或分水岭区局部缺血引起，又称边缘带脑梗死。血流动力学变化造成的脑组织灌注不足是引起本病最常见的原因，典型病例发生于颈内动脉严重狭窄伴全身血压降低时。此时，局部缺血脑组织的血供严重依赖于血压，小的血压波动即可能导致卒中或TIA。通常症状较轻，纠正病因后病情易得到有效控制。可分为以下类型。

1）皮质前型：见于大脑前、中动脉分水岭脑梗死，病灶位于额中回，表现为以上肢为主的偏瘫及偏身感觉障碍，伴有情感障碍、强握反射等，优势半球病变可出现经运动性失语。

2）皮质后型：主要见于大脑中、后动脉分水岭脑梗死，病灶位于顶、枕、颞交界区。常见偏盲、象限盲，以下象限盲为主，可有皮质性感觉障碍，无偏瘫或瘫痪较轻。约半数病例有情感淡漠、记忆力减退。优势半球病变出现感觉性失语。

3）皮质下型：主要见于大脑前、中、后动脉皮质支与深穿支分水岭区梗死，病灶位于大脑深部白质、壳核和尾状核等。表现为纯运动性轻偏瘫或感觉障碍、不自主运动等。

（4）多发性脑梗死　是指2个或2个以上不同供血系统脑血管闭塞引起的梗死，一般由反复多次发生脑梗死所致。

（五）辅助检查

1. 血液学检查　血液化验包括血常规、血流变、血生化（包括血脂、血糖、肝肾功能、电解质等），这些检查有利于发现脑梗死的危险因素，对鉴别诊断也有价值。

2. 神经影像学检查　发病后应尽快进行CT检查，虽早期有时不能显示病灶，但对排除脑出血至关重要。多数病例发病24小时后逐渐显示低密度梗死灶，发病后2~15日可见均匀片状或楔形的明显低密度灶。大面积脑梗死有脑水肿和占位效应（图8-1-1），出血性梗死呈混杂密度。病后2~3周可见"模糊效应"，即由于病灶水肿消失及吞噬细胞浸润可与周围正常脑组织等密度，CT难以分辨。

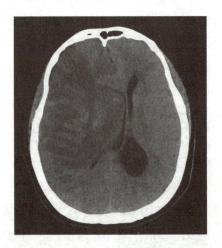

图8-1-1　CT扫描示大面积脑梗死及占位效应

MRI可清晰显示早期缺血性梗死、脑干、小脑梗死、静脉窦血栓形成等，梗死灶T1呈低信号、T2呈高信号，出血性梗死时T1相有高信号混杂。MRI弥散加权成像（DWI）可早期显示缺血病变（发病2小时内），为早期治疗提供重要信息（图8-1-2）。

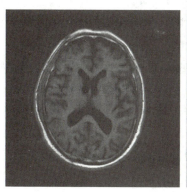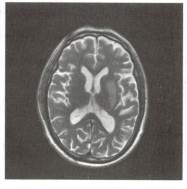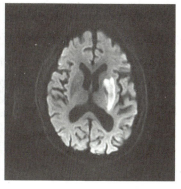

图8-1-2　脑梗死MRI（左起依次为T1加权像、T2加权像、弥散加权成像DWI）

血管造影DSA、CTA和MRA可以发现血管狭窄、闭塞及其他血管病变，如动脉炎、脑底异常血管网病、动脉瘤和动静脉畸形等，可以为卒中的血管内治疗提供依据。其中DSA是脑血管病变检查的金标准（图8-1-3），缺点为有创、费用高、技术条件要求高。

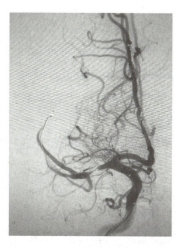

图8-1-3　脑血管DSA显示右侧大脑中动脉狭窄

3. 腰椎穿刺检查　仅在无条件进行CT检查时进行，但不能据此诊断脑梗死，脑血栓形成患者脑脊液压力、常规及生化检查正常。

4. 经颅多普勒超声（TCD）检查　对评估颅内外血管狭窄、闭塞、痉挛或血管侧支循环建立情况有帮助，目前也用于溶栓治疗监测。

5. 超声心动图检查　可发现心脏附壁血栓、心房黏液瘤和二尖瓣脱垂，对脑梗死不同类型的鉴别诊断有意义。

（六）诊断与鉴别诊断

1. 诊断　有高血压及动脉硬化的中老年患者，静息状态下或睡眠中急性起病，一至数日内出现局灶性脑损害的症状和体征，并能对应脑动脉供血区，临床应考虑急性脑梗死可能，CT或MRI检查发现梗死灶可明确诊断。有明显感染或炎症疾病史的年轻患者需考虑动脉炎致血栓形成的可能。

2. 鉴别诊断

（1）脑出血 脑梗死有时与小量脑出血的临床表现相似，但脑出血多在活动中起病，病情进展快，发病时有血压明显升高等表现，头颅CT发现高密度影的出血灶可明确诊断。

（2）颅内占位病变 如颅内肿瘤等颅内占位病变有时与脑梗死的临床表现相似，但多起病缓慢，病程较长，有进行性颅内高压和局灶性神经体征，CT、MRI可明确诊断。

（3）脑栓塞 起病急骤，局灶性体征在数秒至数分钟达到高峰，常有栓子来源的基础疾病如心源性、非心源性，大脑中动脉栓塞最常见。

（七）治疗

脑梗死治疗的主要原则：①超早期治疗：力争发病后尽早选用最佳治疗方案；②个体化治疗：根据患者年龄、缺血性卒中类型、病情严重程度和基础疾病等采取最适当的治疗；③整体化治疗：采取针对性治疗的同时，进行支持疗法、对症治疗和早期康复治疗，对卒中危险因素及时采取预防性干预。

脑梗死患者一般应在卒中单元中接受治疗，由多学科医师、护士和治疗师参与，实施治疗、护理及康复一体化的原则，以最大程度地提高治疗效果和改善预后。

◈ 知识拓展

卒中单元是指在医院的一定区域内，针对脑卒中患者的、具有诊疗规范和明确治疗目标的医疗综合体。它将卒中的急救、治疗、护理及康复有机地融为一体，使患者得到及时、规范的诊断和治疗，可有效降低病死率和致残率，提高患者生活质量，缩短住院时间，减少医疗费用，有利于患者出院后的管理和社区治疗与康复。卒中单元的工作人员包括医师、专科护士、物理治疗师、职业治疗师、语言训练师和社会工作者等。

---

1. 一般治疗 主要为对症治疗，包括维持生命体征和处理并发症。主要针对以下情况进行处理。

（1）血压 缺血性脑卒中后24小时内血压升高的患者应谨慎处理。应先处理紧张焦虑、疼痛、恶心呕吐及颅内压增高等情况。血压持续升高至收缩压≥200mmHg或舒张压≥110mmHg，或伴有严重心功能不全、主动脉夹层、高血压脑病的患者，可予降压治疗，并严密观察血压变化。可选用拉贝洛尔、尼卡地平等静脉用药，建议使用微量输液泵给予降压药，但要避免使用引起血压急剧下降的药物。准备溶栓及桥接血管内取栓者，血压应控制在收缩压<180mmHg、舒张压<100mmHg。

（2）吸氧和通气支持 轻症、无低氧血症的卒中患者无需常规吸氧，对脑干卒中和大面积梗死等病情危重患者或有气道受累者，需要气道支持和辅助通气。

（3）血糖 脑卒中急性期高血糖较常见，可以是原有糖尿病的表现或应激反应。应常规检查血糖，血糖超过10mmol/L时可给予胰岛素治疗；加强血糖监测，将高血糖患者血糖控制在7.8~10mmol/L。血糖低于3.3mmol/L时，可给予10%~20%葡萄糖口服或注射治疗，目标是达到正常血糖。

（4）脑水肿 多见于大面积梗死，脑水肿常于发病后3~5天达高峰。治疗目标是降低颅内压、维持足够脑灌注和预防脑疝发生。可应用20%甘露醇125~250mL，静脉滴注，每日3~4次；对心、肾功能不全患者可改用呋塞米20~40mg，静脉注射，每日3~4次；可酌情同时应用甘油果糖250~500mL，静脉滴注，每日1~2次；还可用注射用七叶皂苷钠和白蛋白辅助治疗。

（5）感染 脑卒中患者急性期容易发生呼吸道、泌尿系感染等，是导致病情加重的重要原因。肺炎的治疗主要包括呼吸支持（如氧疗）和抗生素治疗，注意经常翻身叩背及防止误吸；尿路感染主要继发于尿失禁和留置导尿，尽可能避免插管和留置导尿。

（6）发热　对中枢性发热患者，应以物理降温为主，如冰帽、冰毯或温水擦浴。

（7）其他　积极防治深静脉血栓形成、水电解质平衡紊乱、上消化道出血等并发症。

2. 特殊治疗　包括超早期溶栓治疗、抗血小板治疗、抗凝治疗、血管内治疗、细胞保护治疗和外科治疗等。

（1）静脉溶栓　超早期溶栓治疗可恢复梗死区血流灌注，但患者须经过严格的筛选，有明确的适应证，无禁忌证，以降低出血风险，并进行充分的沟通，使患者或其家属对静脉溶栓的收益、风险知情同意并签字。

1）适应证：年龄≥18岁；发病在4.5小时（重组组织型纤溶酶原激活物）或6小时（尿激酶）以内；有缺血性脑卒中导致的神经功能缺损症状；患者或家属签署知情同意书。

2）禁忌证：颅内出血（包括脑实质出血、脑室内出血、蛛网膜下腔出血、硬膜下/外血肿等）；既往颅内出血史；近3个月有严重头颅外伤史或卒中史；颅内肿瘤、巨大颅内动脉瘤；近3个月有颅内或椎管内手术；近2周内有大型外科手术；近3周内有胃肠或泌尿系统出血；活动性内脏出血；主动脉弓夹层；近1周内在不易压迫止血部位的动脉穿刺；血压升高：收缩压≥180mmHg，或舒张压≥100mmHg；急性出血倾向，包括血小板计数低于100×10^9/L或其他情况；24小时内接受过低分子肝素治疗；口服抗凝剂且INR>1.7或PT>15秒；48小时内使用凝血酶抑制剂或Xa因子抑制剂，或各种实验室检查异常；血糖<2.8mmol/L或>22.22mmol/L；头部CT或MRI提示大面积梗死（梗死面积>1/3大脑中动脉供血区）。

3）常用溶栓药物包括：①尿激酶（urokinase，UK）：常用100万~150万IU加入0.9%生理盐水100~200mL，持续静滴30分钟，适用于发病6小时内的急性脑梗死患者。②重组组织型纤溶酶原激活物（rt-PA）：一次用量0.9mg/kg，最大剂量<90mg，先予10%的剂量静脉推注，其余剂量在60分钟内持续静脉滴注，适用于发病4.5小时内的急性脑梗死患者。

4）溶栓并发症：①梗死灶继发性出血或身体其他部位出血。②致命性再灌注损伤和脑水肿。③溶栓后再闭塞。

（2）抗血小板聚集　常用抗血小板聚集剂包括阿司匹林和氯吡格雷。未行溶栓的急性脑梗死患者应在48小时之内服用阿司匹林，100~325mg/d，但一般不在溶栓后24小时内应用阿司匹林，以免增加出血风险。氯吡格雷则口服75mg/d，必要时可将氯吡格雷与阿司匹林联合应用。

（3）抗凝治疗　主要包括肝素、低分子肝素和华法林、新型抗凝药。一般不推荐急性缺血性卒中后急性期应用抗凝药来预防卒中复发、阻止病情恶化或改善预后。但对于长期卧床，特别是合并高凝状态有形成深静脉血栓和肺栓塞趋势者，可以使用低分子肝素预防治疗。房颤患者可以应用华法林或新型抗凝药治疗。

（4）脑保护治疗　脑保护剂包括自由基清除剂、钙通道阻滞剂、兴奋性氨基酸受体阻断剂和镁离子等，可通过降低脑代谢、干预缺血引发细胞毒性机制减轻缺血性脑损伤。

（5）中医中药　一般采用活血化瘀、通经活络的治疗原则，常用丹参、川芎、红花、地龙、黄芪、桂枝等。

（6）康复治疗　注意患侧肢体良肢位摆放，对患者进行针对性体能和技能训练。康复治疗提倡早期进行，有助于降低致残率，增进神经功能恢复，提高患者生活质量，助其早日重返社会。

3. 介入及手术治疗　血管内介入治疗包括血管成形术、支架置入术和机械取栓等。对于有或无症状、单侧重度颈动脉狭窄>70%，或经药物治疗无效者可以选择颈动脉内膜切除术。大面积脑梗死、脑疝形成征象者可行去骨瓣减压术。小脑梗死压迫脑干者，可行抽吸梗死组织和后颅窝减压术。

（八）预后

本病的病死率约为10%，致残率达50%以上。存活者中40%以上可复发，且复发次数越多病死率和致残率越高。

四、脑栓塞

脑栓塞是指各种栓子随血液流经脑动脉，使血管急性闭塞，引起相应供血区脑组织缺血坏死及脑功能障碍，占脑卒中的15%~20%。

（一）病因和发病机制

脑栓塞最常见的栓子来源是心源性栓子，引起栓塞的疾病有心房颤动、心脏瓣膜病、感染性心内膜炎赘生物或附壁血栓脱落、心肌梗死、心肌病、心脏手术、先天性心脏病等。非心源性栓子多见颅外动脉（颈动脉和椎动脉）的动脉粥样硬化斑块脱落，进入血液，能形成栓子，导致栓塞。其他少见的有脂肪滴、空气、肿瘤细胞、寄生虫和异物等。

（二）病理

80%心源性脑栓塞见于颈内动脉系统，大脑中动脉尤为多见，特别是上部的分支最易受累，大脑前动脉很少发生脑栓塞；约20%心源性脑栓塞见于椎-基底动脉系统，其中基底动脉尖部和大脑后动脉较多见。

心源性脑栓塞的病理改变与大动脉粥样硬化型脑梗死基本相同，但由于栓塞发展较快，没有时间建立侧支循环，因此栓塞性脑梗死较血栓性脑梗死临床发病更快，局部脑缺血常更严重。脑栓塞引起的脑组织坏死分为缺血性、出血性和混合性梗死，其中出血性更常见，占30%~50%，由于栓塞血管的栓子破碎向远端前移，恢复血流后栓塞区缺血坏死的血管壁在血压作用下发生破裂出血。

除脑梗死外，有时还可发现身体其他部位如肺、脾、肾、肠系膜、四肢、皮肤和巩膜等有栓塞的证据。

（三）临床表现

任何年龄均可发病，但以青壮年居多。多在活动中突然发病，常无前驱症状。局限性神经缺损症状多在数秒至数分钟内发展至高峰，多属完全性卒中。半数患者起病时有短暂的程度不同的意识障碍，当大血管及椎-基底动脉栓塞时，昏迷发生得快且重。发生癫痫大发作时，常提示梗死范围较大。与脑血栓形成相比，脑栓塞易发生多发性梗死，容易复发和出血，有些患者可同时并发肺栓塞、肾栓塞、肠系膜栓塞和皮肤栓塞等疾病表现。

血管闭塞的临床表现详见动脉粥样硬化性血栓性脑梗死。

（四）辅助检查

1. **影像学检查**　CT检查可明确梗死的部位及范围，一般于24~48小时后可见低密度梗死区，如在低密度区中有高密度影提示为出血性梗死。

2. **心电图**　为常规检查，是明确是否患有心房颤动、心肌梗死和其他心律失常的依据，超声心动图可进一步确定心脏情况。

3. 脑血管检查　怀疑有主动脉弓大血管或颈部血管病变时，可行血管造影和颈动脉超声检查。

（五）诊断与鉴别诊断

根据骤然起病，数秒至数分钟到达高峰，出现偏瘫等局灶性神经功能障碍，既往有栓子来源的基础疾病表现或病史，如心脏病、动脉粥样硬化、严重骨折等，基本可确定临床诊断。如合并其他脏器的栓塞更支持诊断。CT、MRI检查可确定脑栓塞的部位、数量及是否伴发出血。

应注意与脑出血及血栓性脑梗死鉴别，抽搐发作者与其他原因所致的癫痫鉴别。

（六）治疗

1. 脑栓塞的治疗　急性期和恢复期的治疗原则与脑血栓形成的治疗基本相同。包括急性期的综合治疗，尽可能恢复脑部血液循环，进行物理治疗和康复治疗。因为心源性脑栓塞容易再发，急性期应卧床休息数周，避免活动量过大，减少再发的风险。

当发生出血性脑梗死时，要立即停用溶栓、抗凝和抗血小板聚集的药物，防止出血加重和血肿扩大，适当应用止血药物，治疗脑水肿，调节血压；若出血量较大，内科保守治疗无效时，考虑手术治疗。

对感染性栓塞应使用抗生素，并禁用溶栓和抗凝治疗，防止感染扩散。在脂肪栓塞时，可采用肝素、低分子右旋糖酐（不能用于对本药过敏者）、5%的碳酸氢钠及脂溶剂（如酒精溶液）等，有助于脂肪颗粒的溶解。

2. 病因治疗　早期查明栓子来源并去除，有利于病情控制和防止复发。若为心源性栓塞者，应纠正心律失常，防止心力衰竭，必要时可考虑手术治疗。若为感染性栓塞者，应使用敏感抗生素，并且禁用溶栓和抗凝治疗，防止感染扩散。若为脂肪栓塞者，可应用肝素、5%碳酸氢钠及脂溶剂，有助于脂肪颗粒溶解。

（七）预后

急性期病死率为5%~15%，多死于严重脑水肿、脑疝、肺部感染及心力衰竭等疾病。脑部病变如栓塞发生后很快即有神经功能恢复者，预后良好。半数患者可复发，复发者病死率更高、预后差。

附：腔隙性脑梗死

由于长期高血压导致大脑半球或脑干深部的小穿通动脉病变，管腔闭塞，最终发生缺血性微梗死，坏死液化的脑组织被吞噬细胞清除而形成腔隙，故称腔隙性脑梗死。发病率占脑梗死的20%~30%，病变血管多为细小的深穿支，故梗死好发于壳核、丘脑、尾状核、内囊和脑桥等区域。

（一）病因和发病机制

目前认为本病的主要病因为高血压导致小动脉及微小动脉壁脂质透明变性，管腔闭塞产生腔隙性病变。病变血管是直径100~200μm的深穿支，多为终末动脉（如豆纹动脉等），侧支循环差，当血栓形成或脱落的栓子阻断血流时，就会导致供血区的梗死。当坏死组织被吸收后，可残留小囊腔。多次发病后脑内可形成多个病灶。

（二）病理

一般梗死灶直径0.2~20mm，多为3~4mm。反复发作可引起多发性腔隙性脑梗死，形成多个囊腔，称为腔隙状态。

（三）临床表现

多见于中老年人，常有高血压病史和（或）TIA病史，突然起病，出现偏瘫等局灶神经症状，但症状轻微或无症状，体征单一，恢复较完全。诊断多依赖CT或MRI检查。临床症状取决于梗死部位，常见类型如下。

1. 纯运动性轻偏瘫　是最常见类型，约占60%，常表现为对侧面部及上下肢轻瘫，瘫痪程度大致均等，多无感觉障碍、视觉障碍和语言障碍等。病变多位于内囊、放射冠或脑桥等处。

2. 纯感觉性卒中　较常见，特点是偏身感觉缺失，可伴感觉异常，如麻木、烧灼或沉重感等。病变主要位于对侧丘脑腹后外侧核。

3. 共济失调性轻偏瘫　病变对侧轻偏瘫伴共济失调，下肢偏瘫重于上肢。病变位于脑桥基底部、内囊或皮质下白质。

4. 构音障碍－手笨拙综合征　约占20%，表现为构音障碍、吞咽困难、病变对侧中枢性面舌瘫、面瘫侧手无力和精细动作笨拙。病变位于脑桥基底部、内囊前肢及膝部。

本病反复发作，引起多发性腔隙性梗死，称为腔隙状态，常累及双侧皮质脊髓束和皮质脑干束，出现假性球麻痹、认知功能下降和帕金森综合征等表现。

（四）辅助检查

神经影像学检查是确诊的主要依据。CT可见病变部位出现单个或多个低密度病灶，直径<1.5~2.0cm，边界清晰，无占位效应；MRI呈T1低信号、T2高信号，能较CT更为清楚地显示腔隙性脑梗死病灶。

（五）诊断与鉴别诊断

中老年患者，有长期高血压病史；急性起病，出现局灶性神经功能缺损症状；头颅CT或MRI检查可发现相应的脑部有腔隙病灶，可作出诊断。

本病应与小量脑出血、脑囊虫病和转移瘤等疾病鉴别。

（六）治疗

本病的治疗与脑血栓形成类似，主要控制脑血管病的危险因素。高血压是小动脉闭塞型脑梗死最重要的危险因素。降压治疗能有效预防卒中复发和认知功能衰退，所以要积极控制高血压。可以应用抗血小板聚集药如阿司匹林，也可用钙通道阻滞剂如尼莫地平等治疗。

（七）预后

腔隙性脑梗死病情一般较轻，死亡率和致残率较低，但容易反复发作。

五、脑出血

脑出血（intracerebral hemorrhage，ICH）是指原发性非外伤性脑实质内出血，发病率为每年（60~80）/10万，在我国占全部脑卒中的18.8%~47.6%，急性期病死率为35%~52%。

（一）病因和发病机制

1. 病因 ICH病例中约60%是因高血压合并小动脉硬化所致，约30%由动脉瘤或动-静脉血管畸形破裂所致，其他病因包括脑动脉粥样硬化、血液病（如白血病、再生障碍性贫血、血小板减少性紫癜、血友病等）、脑淀粉样血管病变、抗凝或溶栓治疗等。

2. 发病机制 长期高血压可使脑细小动脉发生玻璃样变性、纤维素样坏死，甚至形成微动脉瘤或夹层动脉瘤，在此基础上血压骤然升高时易导致血管破裂出血。神经功能缺损症状主要是出血和水肿引起脑组织受压，而不是破坏，故神经功能可有相当程度的恢复。

（二）病理

豆纹动脉和旁正中动脉等深穿支动脉，自脑底部的动脉直角发出，承受压力较高的血流冲击，易导致血管破裂出血。绝大多数高血压性ICH发生在基底节的壳核，其次为脑叶、脑干及小脑齿状核出血。壳核出血常侵入内囊，如出血量大也可破入侧脑室，使血液充满脑室系统和蛛网膜下腔；丘脑出血常侵入第三脑室或侧脑室，向外也可损伤内囊；脑桥或小脑出血则可直接侵入蛛网膜下腔或第四脑室。

脑内血肿较大时引起颅内压增高，可使脑组织和脑室移位、变形，甚至形成脑疝。急性期后血块溶解，吞噬细胞清除含铁血黄素和坏死脑组织，胶质增生，小出血灶形成胶质瘢痕，大出血灶形成中风囊。

（三）临床表现

好发年龄为50~70岁，男性稍多于女性，冬春两季发病率较高，多有高血压病史。多在情绪激动或活动中突然发病，发病后病情常于数分钟至数小时内达到高峰，患者发病后多有血压明显升高。脑出血后脑水肿约在48小时达到高峰，维持3~5天后逐渐消退，可持续2~3周或更长。脑水肿可使颅内压增高，出现头痛、呕吐和不同程度的意识障碍，如嗜睡或昏迷等，颅压过高可致脑疝形成，约10%的病例有抽搐发作。常见出血部位的表现如下。

1. 基底节区出血

（1）壳核出血 最常见，约占ICH的60%，系豆纹动脉尤其是其外侧支破裂所致，常有病灶对侧偏瘫、偏身感觉缺失和同向性偏盲，双眼凝视病灶侧，优势半球可有失语。出血量大者可出现意识障碍，生命体征变化，病情迅速恶化。

（2）丘脑出血 占ICH的10%~15%，系丘脑膝状体动脉和丘脑穿通动脉破裂所致，常有对侧偏瘫、偏身感觉障碍，通常感觉障碍重于运动障碍。深浅感觉均受累，而深感觉障碍更明显。

2. 脑叶出血 占ICH的5%~10%，常由脑动静脉畸形、血管淀粉样病变、血液病等所致。出血以顶叶最常见，其次为颞叶、枕叶、额叶，也有多发脑叶出血的病例。如额叶出血可有偏瘫、尿便障碍、布罗卡（Broca）失语、摸索和强握反射等；颞叶出血可有韦尔尼克（Wernicke）失语、精神症状、对侧上象限盲、癫痫；枕叶出血可有视野缺损；顶叶出血可有偏身感觉障碍、轻偏瘫、对侧下象限盲，非优势半球受累可有体象障碍。

3. 脑干出血 约占ICH的10%，绝大多数为脑桥出血，多由基底动脉脑桥支破裂所致。小量出血可无意识障碍，表现为交叉性瘫痪和共济失调性偏瘫，两眼向病灶侧凝视麻痹或核间性眼肌麻痹。大量出血（血肿>5mL）累及双侧被盖部和基底部，常破入第四脑室，患者迅即出现昏迷、双侧针尖样瞳孔、呕吐咖啡色胃内容物、中枢性高热、中枢性呼吸障碍、眼球浮动、四肢瘫痪和去大脑强直发作等。

4. 小脑出血 约占ICH的10%。多由小脑上动脉分支破裂所致。常有头痛、眩晕、呕吐，共济失调较明显，起病突然。出血量较少者，主要表现为小脑受损症状，如患侧共济失调、眼震和小脑语言等，多无瘫痪；出血量较多者，尤其是小脑蚓部出血，病情迅速进展，发病时或病后12~24小时内出现昏迷及脑干受压征象，双侧瞳孔缩小至针尖样、呼吸不规则等，严重者可致死亡。

5. 脑室出血 占ICH的3%~5%，分为原发性和继发性脑室出血。原发性脑室出血多由脉络丛血管或室管膜下动脉破裂出血所致，继发性脑室出血是指脑实质出血破入脑室。常有头痛、呕吐，严重者出现意识障碍如深昏迷、脑膜刺激征、针尖样瞳孔、眼球分离斜视或浮动、四肢弛缓性瘫痪及去大脑强直发作、高热、呼吸不规则、脉搏和血压不稳定等，酷似蛛网膜下腔出血。

6. 并发症 有消化道出血、肺部感染、心肌梗死、心律失常、泌尿系统感染、压疮等。

（四）辅助检查

1. 影像学检查

（1）CT检查　CT是临床诊断脑出血的首选检查。可清楚显示脑出血的部位、出血量和占位效应等相关情况。新鲜出血呈高密度影，边界清楚，血肿周围可见低密度水肿带和占位效应（图8-1-4，图8-1-5）。随着血肿逐渐液化吸收，密度逐渐减低至等密度或低密度灶。

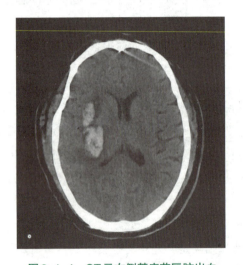 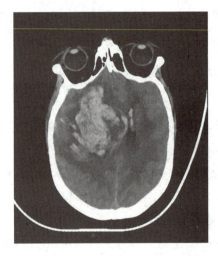

图8-1-4　CT示右侧基底节区脑出血　　　　图8-1-5　CT示大量脑出血破入脑室并脑疝

（2）MRI检查　MRI对急性期脑出血的诊断价值不如CT，但对检出脑干和小脑的出血灶及显示血肿的演变过程优于CT。

（3）DSA检查　怀疑脑血管畸形、烟雾病、血管炎等疾病，而且又需要血管介入治疗或外科手术时可进行此项检查。

2. 实验室检查 包括血常规、血液生化、凝血功能等检查。外周白细胞可暂时增高，血糖和尿素氮水平也可暂时升高，凝血活酶时间和部分凝血活酶时间异常提示有凝血功能障碍。

3. 脑脊液检查 脑出血患者一般无需进行此项检查，以免诱发脑疝形成，如需排除颅内感染和蛛网膜下腔出血，可谨慎进行。

（五）诊断与鉴别诊断

1. 诊断 中老年患者在活动中或情绪激动时突然发病，迅速出现局灶性神经功能缺损症状以及头痛、呕吐等颅高压症状应考虑脑出血的可能，结合头颅CT检查，可以迅速明确诊断。

2. 鉴别诊断

（1）与引起昏迷的其他疾病鉴别　如肝性脑病、尿毒症、糖尿病酮症酸中毒昏迷、各类中毒等。此类疾病一般都有较明显的相关病史，多无局灶性神经体征，通过详细询问病史和体格检查，结合必要的实验室和影像学检查不难鉴别。

（2）脑血管病之间的鉴别 详见表8-1-1。

表8-1-1 脑血管疾病的鉴别诊断

	脑血栓形成	脑栓塞	脑出血	蛛网膜下腔出血
好发年龄	60岁以上	青壮年	50~60岁较多	青壮年
病因	动脉粥样硬化	各种心脏病	高血压及动脉硬化	脑动脉瘤、血管畸形
TIA史	常有	可有	多无	无
起病时状态	安静睡眠时	不定	多在活动时	多在情绪激动、用力时
起病形式	较缓（以小时或天计）	最急（以秒或分钟计）	急（以分钟或小时计）	急骤（以分钟计）
起病时血压	低、正常或偏高	多正常	显著升高	正常或升高
意识障碍	无或轻	少有	较重	有
头痛、呕吐	无或轻	少有	多有	剧烈
局灶神经体征	有	有	有	多无
脑膜刺激征	一般无	一般无	可有	显著
眼底	脑动脉硬化	可有视网膜动脉栓塞	脑动脉硬化，可有视网膜出血	玻璃体膜下出血
脑脊液	多正常	多正常	血性，压力升高	均匀血性，压力升高
头颅CT	低密度影	低密度影	高密度影	蛛网膜下腔可见高密度影

（3）头部外伤史 应与外伤性颅内血肿鉴别。

（六）治疗

1. 急性期治疗

（1）内科治疗 治疗原则为安静卧床，脱水、降颅压，调整血压、防治继续出血，加强护理、防治并发症，以挽救生命，降低死亡率、残疾率和减少复发。

1）一般处理：①一般应卧床休息2~4周，保持安静，避免情绪激动和血压升高。严密观察体温、脉搏、呼吸和血压等生命体征，注意瞳孔变化和意识改变。②保持呼吸道通畅，清理呼吸道分泌物或吸入物，常规吸氧，必要时及时行气管插管或切开术。③保持水、电解质平衡和营养支持，如有高热、多汗、呕吐或腹泻者，可适当增加入液量。④调整血糖，血糖值可控制在7.8~10.0mmol/L，应加强血糖监测并相应处理。⑤明显头痛、过度烦躁不安者，可酌情适当给予镇静止痛剂；便秘者可选用缓泻剂。

2）调整血压：应综合管理脑出血患者的血压，分析血压升高的原因，再根据血压情况决定是否进行降压治疗。对于收缩压150~220mmHg的住院患者，在没有急性降压禁忌证的情况下，数小时内可降压至130~140mmHg；对于收缩压>220 mmHg的脑出血患者，在密切监测血压的情况下，可持续静脉输注药物控制血压，收缩压目标值为160mmHg。降压治疗期间应严密观察血压水平的变化，避免血压波动，每隔5~15分钟进行1次血压监测。

3）降低颅内压：积极控制脑水肿、降低颅内压是脑出血急性期治疗的重要环节。可选用：①甘露醇：125~250mL静脉滴注，每日3~4次，疗程7~10天；冠心病、心肌梗死、心力衰竭和肾功能不全者慎用。②利尿剂：呋塞米较常用，20~40mg静脉注射，每日2~4次，常与甘露醇交替使用可增强脱水效果，用药过程中应注意监测肾功和水电解质平衡。③甘油果糖：500mL静脉滴注，每日1~2次，3~6小时滴完，脱水、降颅压作用较甘露醇缓和，用于轻症患者、重症患者病情好转期和肾功能不全患者。④10%人血白蛋白：50~100mL静滴，每日1次，对低蛋白血症患者更适用，可提高胶体渗透压，作用较持久。

4）止血治疗：止血药物如6-氨基己酸、氨甲苯酸、立止血等对高血压动脉硬化性出血的疗效尚不确定。如果有凝血功能障碍，可针对性给予止血药物治疗。

5）并发症的防治：感染、应激性溃疡、中枢性高热、下肢深静脉血栓形成或肺栓塞和卒中后抑郁等并发症应注意预防，并积极处理。

（2）外科治疗　内科保守治疗效果不佳时，应及时进行外科手术治疗。目的是尽快清除血肿，降低颅内压，挽救生命，尽可能早期减少血肿对周围组织的压迫，降低残疾率。常用的手术方法有小骨窗血肿清除术、微创血肿清除术、内镜血肿清除术及脑室穿刺引流术等。

2. 康复治疗　病情稳定者宜尽早进行康复治疗，对患者进行良肢位的摆放、肢体的被动和主动运动、提高认知和言语水平等训练，最大限度地提高患者的自理能力。

（七）预后

脑出血死亡率约为40%，脑水肿、颅内压增高和脑疝形成是致死的主要原因。预后与出血量、出血部位及有无并发症有关，脑干、丘脑和大量脑室出血预后较差，仅有约20%的患者在6个月后能够恢复生活自理能力。

六、蛛网膜下腔出血

蛛网膜下腔出血（subarachnoid hemorrhage，SAH）通常为脑底部或脑表面的病变血管破裂，血液直接流入蛛网膜下腔引起的一种临床综合征，约占急性脑卒中的10%。

（一）病因和发病机制

1. 病因

（1）颅内动脉瘤　是最常见的病因（占50%~80%）。其中先天性粟粒样动脉瘤约占75%。

（2）血管畸形　约占SAH病因的10%，动、静脉畸形占血管畸形的80%。

（3）其他　如烟雾病、颅内肿瘤、垂体卒中、血液系统疾病、颅内静脉系统血栓和抗凝治疗并发症等。此外，约10%患者病因不明。

2. 发病机制

（1）动脉瘤　粟粒样动脉瘤可能与遗传和先天性发育缺陷有关，动脉壁弹力层及中膜发育异常或受损，随着年龄增长动脉壁弹性减弱，管壁薄弱处逐渐向外膨胀突出，形成囊状动脉瘤。

（2）脑动、静脉畸形　是发育异常形成的畸形血管团，血管壁薄弱处于破裂临界状态，诱因作用下可致破裂。

（3）其他　如肿瘤或转移癌直接侵蚀血管，引起血管壁病变，最终导致破裂出血。

（二）病理

先天性动脉瘤好发在脑底动脉分叉处，大多数集中在颈内动脉与后交通动脉、大脑前动脉与前交通动脉分叉处，少部分在椎-基底动脉分叉处，单发居多。动脉瘤体积大小与破裂密切关系，若直径>10mm则极易出血。血管畸形常见于大脑中动脉和大脑前动脉分布区。

（三）临床表现

SAH临床表现差异较大，轻者可没有明显临床症状和体征，重者可突然昏迷，甚至死亡。以中青年发病居多，起病突然（数秒或数分钟内发生），多数患者发病前有明显诱因（剧烈运动、过度疲劳、用力排便、情绪激动等）。临床表现主要包括以下几项。

1. 头痛　动脉瘤性SAH的典型表现是突发异常剧烈全头痛，患者常将头痛描述为"一生中经历的最严重的头痛"。多伴发一过性意识障碍和恶心、呕吐。

2. 脑膜刺激征　患者出现颈强直、克尼格征（Kernig征）和布鲁津斯基征（Brudzinski征）等脑膜刺激征，以颈强直最多见。

3. 眼部症状　20%患者眼底可见玻璃体下片状出血，发病1小时内即可出现，是急性颅内压增高和眼静脉回流受阻所致，对诊断具有提示。此外，眼球活动障碍也可提示动脉瘤所在的位置。

4. 精神症状　约25%的患者可出现精神症状，如欣快、谵妄和幻觉等。

5. 其他症状　部分患者可以出现脑心综合征、消化道出血、急性肺水肿和局限性神经功能缺损症状、癫痫发作等。

6. 并发症

（1）再出血　20%的动脉瘤患者病后10~14日可发生再出血，使死亡率约增加1倍。

（2）脑血管痉挛　发生于蛛网膜下腔中血凝块环绕的血管，痉挛严重程度与出血量相关，可导致1/3以上患者发生脑实质缺血。

（3）急性或亚急性脑积水　起病1周内部分患者由于血液进入脑室系统，和蛛网膜下腔形成血凝块阻碍脑脊液循环通路，导致急性脑积水。轻者出现嗜睡、反应迟钝、短时记忆受损、腱反射亢进等体征，严重者可表现为痴呆、步态异常和尿失禁。

（四）辅助检查

1. 影像学检查

（1）头颅CT　临床疑诊SAH首选CT检查，可早期诊断，CT显示为蛛网膜下腔如大脑外侧裂池、前纵裂池、鞍上池、桥脑小脑角池、中脑环池以及后纵裂池高密度出血征象（图8-1-6）。

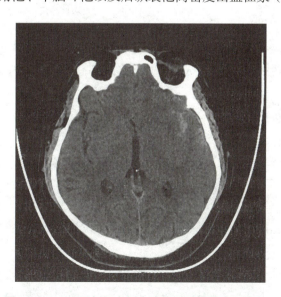

图8-1-6　CT平扫示左侧大脑外侧裂蛛网膜下腔出血

（2）头颅磁共振（MR）和CT血管成像（CTA）　MRI可检出脑干小动静脉畸形，MRA可初步筛查动脉瘤。CTA对于动脉瘤检查灵敏度更高，还可确定动脉壁有无钙化及血栓形成，有无出血，与骨性标志的关系等。

（3）数字减影血管造影（DSA）　是临床上明确有无动脉瘤的诊断金标准，病情允许的情况下，建议尽早完成（图8-1-7，图8-1-8）。

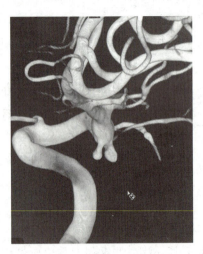
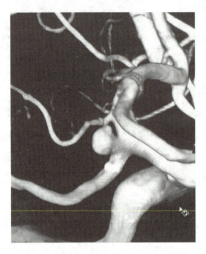

图8-1-7　脑血管造影示动脉瘤（1）　　　图8-1-8　脑血管造影示动脉瘤（2）

2. 腰椎穿刺　肉眼可见均匀一致的血性脑脊液，压力增高，可提供SAH诊断的重要证据。但须注意腰穿有诱发脑疝形成的风险。

3. 其他　血常规、凝血功能和肝功能等检查有助于寻找其他出血原因。

（五）诊断与鉴别诊断

1. 诊断　突发剧烈头痛、呕吐、脑膜刺激征阳性，伴或不伴意识障碍，检查示无局灶性神经系统体征，应高度怀疑蛛网膜下腔出血。同时CT证实脑池和蛛网膜下腔高密度征象或腰穿检查示压力增高和血性脑脊液等可临床确诊。

2. 鉴别诊断

（1）颅内感染　各种脑膜炎如结核性、细菌性、病毒性、真菌性脑膜炎，除表现有头痛、呕吐和脑膜刺激征阳性外，常伴有发热，且发病较SAH缓慢，脑脊液（CSF）检查提示感染而非出血，病原学检查可进一步确诊。

（2）偏头痛　可有剧烈头痛、呕吐，甚至少数伴有轻偏瘫，但病情可反复发作，很快恢复，脑膜刺激征阴性，头颅CT检查正常。

（3）脑出血　常出现急性头痛、呕吐，伴有局灶神经体征，脑膜刺激征多阴性，CT检查可鉴别。

（六）治疗

急性期的治疗目的是防止再出血，降低颅内压，防治继发性脑血管痉挛，减少并发症。

1. 一般治疗

（1）绝对卧床休息4~6周，避免搬动和过早离床活动。病房保持安静、舒适和暗光，保证患者充分休息，尽量避免一切可引起颅内压增高的诱因，如用力大便、咳嗽、情绪激动、疼痛等。可用缓泻剂保持大便通畅；痫性发作应予短期抗癫痫药物治疗。

（2）加强营养支持和护理，保持生命体征稳定，维持水电解质平衡。如平均动脉压>120mmHg或收缩压>180mmHg，可使用钙离子阻滞剂、β受体阻断剂或ACEI类药物，一般将收缩压控制在160mmHg以下。

2. **降低颅内压**　临床上常用20%甘露醇、呋塞米和白蛋白等脱水降颅内压治疗。适当限制液体入量、防止低钠血症也有利于降低颅内压。

3. **应用止血药物**　可选用6-氨基己酸和氨甲苯酸，防止动脉瘤周围的血块溶解引起再出血，但应注意可能发生脑缺血性病变。

4. **防治脑血管痉挛**

（1）钙离子阻滞剂　SAH后早期使用尼莫地平能有效预防迟发型脑血管痉挛，常口服尼莫地平，每次60mg，每日4~6次，或静脉注射10~20mg/d，静脉滴注1mg/h，疗程10~14天。应注意其低血压的不良反应。

（2）3H疗法　指扩充血容量、升高血压和血液稀释法，不作为预防脑血管痉挛的常规方法，但对存在脑血管痉挛和脑缺血症状的患者可以考虑选用。常用等渗晶体液、5%血浆清蛋白、羟乙基淀粉等药物。

5. **脑脊液置换**　每次放脑脊液10~20mL，再注入等量生理盐水，可减少脑脊液中血液及其分解产物，降低迟发性血管痉挛，降低颅内压，缓解头痛，促进恢复，但有诱发脑疝、颅内感染、再出血的风险。

6. **防治脑积水**　病情轻者可给予口服乙酰唑胺，每次0.25g，每日3次，严重者可酌情选用甘露醇、呋塞米等药物，必要时行脑室穿刺外引流或脑脊液分离术。

7. **血管内介入或手术治疗**　属病因治疗，是有效防止再出血的最佳方法。根据患者情况可早期、超早期或恢复后择期进行。

（1）动脉瘤　常用动脉瘤夹闭术、动脉瘤切除术、血管内介入动脉瘤栓塞术。

（2）动静脉畸形　可择期进行AVM整块切除术、供血动脉结扎术、血管介入栓塞等。

岗位情景模拟 45

　　患者，男性，69岁。右侧肢体麻木无力，言语不清3天。患者于3天前无明显诱因逐渐出现右侧肢体麻木无力，行走不便，活动不灵活，并伴有头晕、言语不清。症状逐渐加重，于第2天达高峰，入院时已不能行走。无头痛，无恶心、呕吐，无肢体抽搐，无意识障碍，无大小便失禁。既往有高血压病史10年，未规律服药治疗。否认其他病史。饮酒30余年，目前已戒酒；吸烟30余年，每天约2包。

　　查体：T 36.5℃，P 67次/分，R 18次/分，BP 160/110mmHg。神志清，构音欠清，命名性失语，眼球活动充分。额纹对称，闭眼有力，右侧鼻唇沟浅，口角左歪，伸舌偏右。右上肢肌力2级，右下肢肌力2~3级，右侧偏身感觉减退，右侧肢体腱反射减弱，右侧巴宾斯基征阳性，脑膜刺激征阴性。

　　辅助检查：头颅CT示左侧颞区片状低密度病灶；心电图示慢性冠脉供血不足；颈动脉彩超示颈动脉硬化；血生化示总胆固醇增高。

　　问题与思考

　　1. 根据现有临床资料，提出初步诊断，并写出诊断依据。

　　2. 若初步诊断正确，写出初步治疗计划或方案。

答案解析

（七）预后

SAH预后与病因、出血部位、出血量、有无并发症及是否得到适当治疗有关。动脉瘤性SAH死亡率高，约12%的患者到达医院前死亡，20%死于入院后，60%的患者可存活，但其中有一半患者会遗留永久性残疾，主要是认知功能障碍。未经外科治疗者约20%死于再出血，死亡多在出血后最初数日。90%的颅内AVM破裂患者可以恢复，再出血风险较小。

（尤　蕾）

PPT

第二节　周围神经疾病

学习目标

知识要求：

1. 掌握三叉神经痛、特发性面神经麻痹、急性炎症性脱髓鞘性多发性神经病的临床表现、诊断、鉴别诊断和治疗措施。

2. 熟悉三叉神经痛、特发性面神经麻痹、急性炎症性脱髓鞘性多发性神经病的概念、病因、辅助检查、预后。

3. 了解三叉神经痛、特发性面神经麻痹、急性炎症性脱髓鞘性多发性神经病的发病机制和病理。

技能要求：

1. 能对三叉神经痛、特发性面神经麻痹、急性炎症性脱髓鞘性多发性神经病患者进行诊断，并制订初步的治疗方案。

2. 可以为三叉神经痛、特发性面神经麻痹、急性炎症性脱髓鞘性多发性神经病患者提供简单的康复治疗指导和健康教育。

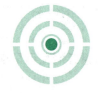

周围神经疾病（peripheral neuropathy）指由感染、外伤、中毒、机械压迫、肿瘤、缺血和代谢障碍等各种病因，引起的除嗅、视神经以外的10对脑神经和脊神经、自主神经及其神经节组成的周围神经系统发生结构和功能障碍的疾病。

一、三叉神经痛

三叉神经痛（trigeminal neuralgia）是原发性三叉神经痛的简称，表现为三叉神经分布区内反复发作的阵发性、短暂的、剧烈的针刺样或电击样疼痛，常发生于单侧。

（一）病因和发病机制

原发性三叉神经痛病因尚未完全明了，中枢学说认为三叉神经痛为一种感觉性癫痫样发作，异常放电部位可能在三叉神经脊束核或脑干；周围学说认为病变位于半月神经节到脑桥间的部分，是由多种原因引起的压迫所致。近年来，外科临床观察发现，多数三叉神经痛患者小脑桥脑角部位的后根受到异位血管的压迫从而引发疼痛，而解除这种压迫后，疼痛常得到缓解。

继发性三叉神经痛可找到明确的原因，如多发性硬化、颅底或桥小脑角的肿瘤、转移瘤、脑膜炎、脑干梗死等侵犯三叉神经感觉根或髓内感觉核而引起疼痛，常伴邻近结构损害。

（二）病理

三叉神经感觉根切断术活检可见神经节细胞消失、炎症细胞浸润，神经鞘膜不规则增厚、髓鞘瓦解，轴索节段性退变、裸露、扭曲、变形等。电镜下尚可见郎飞结附近轴索内大量线粒体集结，后者可能与神经组织受机械性压迫有关。

（三）临床表现

1. **一般情况**　本病常于40岁后发病，女性略高于男性，通常为单侧发病，40岁以下双侧发病者应考虑多发性硬化的可能性。

2. **疼痛的部位**　疼痛多位于一侧三叉神经分布区的第2支或第3支，即上颌支或下颌支；第1支即眼支，发病较少。疼痛常由某一痛点开始，并沿受累神经分布区放散。

3. **疼痛的性质**　疼痛常呈刀割样、电击样、撕裂样或针刺样。疼痛呈发作性，常突发突止，每次发作持续数秒至2分钟，间歇期如常。随着病程迁延，发作次数逐渐增多，发作时间延长，间歇期缩短，甚至为持续性发作，疼痛亦逐渐加重而剧烈，很难自愈。

4. **扳机点**　疼痛以面颊、口角、鼻翼、舌部等处最敏感，轻触、轻叩即可诱发，称"扳机点"或"触发点"。患者不敢进食、咀嚼、洗脸、刷牙、剃须、说话、咳嗽等，导致面部口腔卫生差、面色憔悴、情绪低落。

5. **伴发症状**　疼痛发作时可出现面部潮红、球结膜和鼻黏膜充血、流泪和流涕等症状。因反复搓揉刺激皮肤，可出现患侧面部皮肤粗糙、擦伤和眉毛脱落。严重病例可因疼痛出现面肌反射性抽搐，口角牵向患侧，即痛性抽搐。神经系统体格检查一般无阳性体征。

（四）辅助检查

1. **神经电生理检查**　通过电刺激三叉神经分支并观察眼轮匝肌及咀嚼肌的表面电活动，判断三叉神经的传入及脑干三叉神经中枢路径的功能。

2. **影像学检查**　头颅MRI检查可排除器质性病变所致继发性三叉神经痛，如颅底肿瘤、多发性硬化、脑血管畸形，以及压迫三叉神经的异常责任血管等。

（五）诊断与鉴别诊断

典型的原发性三叉神经痛根据疼痛发作部位、性质、面部扳机点及神经系统无阳性体征，不难确诊。本病需与以下疾病鉴别。

1. **继发性三叉神经痛**　疼痛为持续性，伴患侧面部感觉减退、角膜反射迟钝等，常合并其他脑神经损害症状。

2. **牙痛**　多有牙病史，常为持续性钝痛，局限于牙龈部，可因进食冷、热食物加剧。口腔检查和X线片可发现龋齿、肿瘤等有助鉴别。

3. **舌咽神经痛**　疼痛常位于患侧舌根、软腭、扁桃体、咽部及外耳道等处，可向下面部放射。进食、说话和吞咽等活动可诱发疼痛发作，扁桃体可有压痛，丁卡因局部喷涂可缓解疼痛。

（六）治疗

首选药物治疗，无效或失效时选用其他疗法。

1. 药物治疗

（1）卡马西平   首选治疗药物。首次剂量0.1g，口服，每日2次，每日增加0.1g，至疼痛控制为止，最大剂量不超过1.0g/d。维持治疗2~3周后，逐渐减量至最小有效剂量，再服用数月。眩晕、走路不稳、皮疹、白细胞减少和肝功损害等是常见的不良反应，应注意观察，孕妇忌用。

（2）苯妥英钠   初始剂量0.1g，口服，每日3次。如无效可加大剂量，最大剂量不超过0.6g/d。如产生头晕、步态不稳、眼球震颤等中毒症状即应减量至中毒反应消失为止。

（3）加巴喷丁   初始剂量0.3g，口服，每日1次。此后可根据临床疗效酌情逐渐加量，一般最大剂量为1.8g/d。常见不良反应有嗜睡、眩晕、步态不稳，孕妇忌用。

（4）普瑞巴林   初始剂量75mg，每日2次。可在1周内根据疗效及耐受性增加至每次150mg，每日2次。常见的不良反应有头晕、嗜睡、共济失调，如需停用，应逐渐减量。

2. 封闭治疗
也称神经阻滞治疗，采用无水酒精、甘油或维生素B_2等注入三叉神经的分支或半月节内，使之凝固、坏死，阻断痛觉传导，达到镇痛作用。该法虽然操作简便安全，但镇痛作用维持时间较短，易于复发，注射区面部感觉缺失。

3. 经皮半月神经节射频电凝疗法
适用于经药物治疗失败或难以耐受药物不良反应者。采用立体定向控温技术，对三叉神经根或三叉神经半月节行加热凝固，破坏三叉神经的痛觉纤维。

4. 手术治疗
可选用三叉神经感觉根部分切断术或伽玛刀治疗，止痛效果确切。目前推崇行三叉神经显微血管减压术，可通过分离压迫三叉神经根的责任血管，用隔离棉片垫起，从而起到治疗作用。这是近年来广泛应用的最安全有效的手术方法，但可出现听力减退、气栓及滑车神经、展神经、面神经暂时性麻痹等并发症。

（七）预后

该病预后较好，药物控制不佳时可考虑行封闭、经皮半月神经节射频电凝、三叉神经显微血管减压术等手术治疗，绝大部分患者症状可得到有效控制。

二、特发性面神经麻痹

特发性面神经麻痹（idiopathic facial palsy）亦称为面神经炎或贝尔麻痹，是原因不明的、一侧茎乳孔内面神经非特异性炎症所致的周围性面瘫。

（一）病因和发病机制

面神经炎病因未明，目前认为本病与嗜神经病毒感染有关，常在受凉或感染后发病。由于骨性面神经管只能容纳面神经通过，所以面神经一旦水肿必然导致神经受压、血液循环障碍，引起临床症状。

（二）病理

面神经炎早期病理改变主要为神经水肿和脱髓鞘，严重者可出现轴索变性。

（三）临床表现

各种年龄均可发病，但以青壮年多见，男性多于女性，呈急性起病，2天内病情达到高峰，常为单侧起病。病前可有患侧耳后或乳突区或同侧面部轻度疼痛，数日即消失。患侧面部表情肌出现周围性面瘫，表现为额纹消失，眼裂增大，鼻唇沟平坦，口角下垂，示齿时口角歪向健侧。患侧面部不能皱额、蹙眉、闭目、鼓腮和吹口哨等。闭目时，眼球转向外上方露出角膜下缘的巩膜，称为Bell现象。由于眼球外露，常伴有流泪、结膜炎或角膜炎等；鼓腮和吹口哨时，患侧口唇不能闭合而漏气；进食时，食物残渣常滞留于患侧的牙颊间隙内；饮水时，水可从患侧口角漏出。

因面神经管中神经损害部位不同，还可有一些特殊表现。如损伤鼓索神经时，则有患侧舌前2/3味觉障碍；损伤镫骨肌神经时，有味觉损害和听觉过敏；损伤膝状神经节时，除有面神经麻痹、听觉过敏和舌前2/3的味觉障碍外，还有患侧乳突部疼痛，以及耳廓和外耳道感觉迟钝，外耳道、鼓膜出现疱疹，称为Hunt综合征。

（四）辅助检查

1. 肌电图检查　生理检查对于面瘫的诊断和预后评估具有重要意义，有助于判断面神经暂时性传导障碍或永久性失神经支配。早期（起病后7天内）完全面瘫者受累侧诱发的肌电动作电位M波波幅为正常侧的30%或以上者，在2个月内有可能完全恢复，如病后10天中出现失神经电位，则恢复缓慢。

2. 影像学检查　怀疑临床颅内器质性病变时应行头部MRI或CT检查。

（五）诊断与鉴别诊断

1. 诊断要点　①有面部经风受寒或病毒感染史。②突然出现一侧面神经周围性瘫痪，可以伴有舌前2/3味觉减退或消失、听觉过敏、耳内及耳后疼痛等表现。③多在1~2个月内恢复，极少数留有后遗症。

2. 鉴别诊断

（1）中枢性面瘫　由脑血管病引起。表现为面下部肌肉瘫痪，即颊肌、口轮匝肌等麻痹，安静状态时患侧鼻唇沟变浅，口角下垂，口角歪向健侧。面上部无肌肉瘫痪，能闭目、扬眉、皱眉，额纹与对侧深度相等，眉毛高度与睑裂大小均与对侧无异。中枢性面瘫通常伴有偏瘫、腱反射亢进、锥体束征阳性等。颅脑影像学检查可见相关病灶。

（2）吉兰-巴雷综合征　急性起病，多为双侧周围性面瘫，伴对称性四肢迟缓性瘫和感觉障碍，脑脊液检查有特征性的蛋白-细胞分离。

（3）耳源性面神经麻痹　中耳炎、迷路炎、乳突炎常并发耳源性面神经麻痹，有明确的原发病表现及特殊症状。

（4）后颅窝肿瘤或脑膜炎　周围性面瘫起病缓慢，常伴有其他脑神经受损症状及各种原发病的特殊表现，影像学检查有助鉴别。

（5）糖尿病神经病变　该病常伴其他脑神经麻痹，以动眼神经、外展神经、面神经多见，可单独发生，血糖测定及糖耐量检查有助鉴别。

（六）治疗

治疗原则为改善局部血液循环，减轻面神经水肿，缓解神经受压，促进神经功能恢复。

1. 药物治疗

（1）糖皮质激素　急性期尽早使用糖皮质激素。常选用地塞米松5~10mg/d静脉注射，或泼尼松30~60mg/d口服，连用5天，之后于7天内逐渐减量至停用。

（2）B族维生素　维生素B_1 100mg，维生素B_{12} 500μg，肌内注射，每日1次，促进神经髓鞘恢复。

（3）抗病毒治疗　急性期根据病情联合使用糖皮质激素和抗病毒药物，口服阿昔洛韦，每次

0.2~0.4g，每日5次，连服7~10日。

2. **护眼** 由于长期不能闭眼瞬目使角膜和结膜暴露、干燥，易致感染，可戴眼罩防护，滴人工泪液保湿，或用左氧氟沙星眼药水等预防感染。

3. **理疗** 急性期可在茎乳口附近行超短波透热疗法、红外线照射或局部热敷等，有利于改善局部血液循环，减轻神经水肿。

4. **康复治疗** 恢复期可采用低频脉冲电疗、针灸治疗及运动疗法，增进患侧面肌运动，限制健侧面肌牵拉，可采用增强肌力训练、自我模仿训练和按摩疗法等治疗。

5. **手术治疗** 病后半年至1年内仍恢复较差者，可酌情施行面–副神经、面–舌下神经吻合术，有面肌痉挛后遗症者，可用肉毒素局部注射治疗。

（七）预后

不完全性面瘫患者1~2个月内可能恢复或痊愈，1周内味觉恢复提示预后良好。完全性面瘫患者一般需2~8个月甚至1年时间恢复，少数患者可遗留面肌无力、面肌联带运动、面肌痉挛或"鳄鱼泪"现象等症状。年轻患者预后好，老年患者伴乳突疼痛或合并糖尿病、高血压、动脉硬化、心肌梗死等预后较差。

三、急性炎症性脱髓鞘性多发性神经病

急性炎症性脱髓鞘性多发性神经病（acute inflammatory demyelinating polyradiculoneuritis，AIDP），又称吉兰–巴雷综合征（Guillain–Barré syndrome，GBS）或格林–巴利综合征。主要损害多数脊神经根和周围神经，也常累及脑神经。病理改变是周围神经组织中小血管周围淋巴细胞浸润，巨噬细胞浸润，以及神经纤维的脱髓鞘。临床特点为急性起病，进行性、对称性、弛缓性肢体麻痹，脑脊液检查常有脑脊液蛋白–细胞分离现象。

> **知识拓展**
>
> #### 感染因素——空肠弯曲菌
>
> 临床及流行病学资料显示部分GBS患者发病可能与空肠弯曲菌（CJ）感染有关。CJ是革兰阴性微需氧弯曲菌，有多种血清型，本菌有内毒素能侵袭小肠和大肠黏膜引起急性肠炎，患者常在腹泻停止后发病。以腹泻为前驱症状的GBS患者CJ感染率高达85%，常引起急性运动轴索性神经病。
>
> 此外，GBS还可能与巨细胞病毒、EB病毒、水痘–带状疱疹病毒、肺炎支原体、乙型肝炎病毒、HIV感染相关。

（一）病因和发病机制

GBS确切病因未明。目前普遍认为本病为一种自身免疫性疾病，多数病例有前驱感染史与疫苗接种史，由于病原体的某种组分与周围神经髓鞘的某些组分相似，机体发生了错误的免疫识别，产生自身免疫T细胞和自身抗体，并对周围神经组分发生免疫应答，引起周围神经脱髓鞘。

（二）病理

病变位于神经根（以前根为多见且明显）、神经节和周围神经，主要病理改变为周围神经组织小血

管周围淋巴细胞、巨噬细胞浸润，神经纤维脱髓鞘和轴突变性，严重病例可继发轴突变性。

（三）临床表现

1. 一般情况　可发生于任何年龄，我国以儿童及青壮年较多，四季均可发病，夏秋季居多。急性或亚急性起病，多数患者发病2~4周内病情达到高峰，病前1~3周常有感染史，如上呼吸道、胃肠道感染史、疫苗接种史等。

2. 神经系统表现

（1）运动障碍　为该病最突出的症状，常为首发表现。表现为四肢对称性、弛缓性无力，自远端向近端发展，也可由近端开始向远端发展，严重病例可累及支配肋间肌及膈肌的神经，导致呼吸肌麻痹。神经系统体征为下运动神经元性瘫痪，表现为肌张力减低，腱反射减退或消失，病理反射阴性。严重患者远期可出现肌肉萎缩。

（2）感觉障碍　感觉障碍往往比运动障碍症状轻，具体表现如下：①主观感觉异常，见四肢麻木、肌肉压痛，尤其是腓肠肌的压痛。②客观感觉障碍，多表现为肢体远端感觉异常，如手套、袜套样感觉减退。

（3）脑神经障碍　成人以双侧面神经麻痹最常见，其次为舌咽迷走神经，表现为周围性面瘫、声音嘶哑、吞咽困难。展神经、动眼神经、舌下神经、副神经及三叉神经受累较少见。部分患者以脑神经损害为首发表现。

（4）自主神经功能障碍　可有皮肤潮红、出汗、皮肤营养障碍、心动过速、血压改变等表现，括约肌一般不受影响。

3. 并发症　本病可发生肺部感染、急性呼吸衰竭、深静脉血栓、压疮、心力衰竭等并发症，累及呼吸肌的患者可导致呼吸麻痹，甚至需要人工辅助呼吸。一旦发生并发症，死亡风险较高。

（四）辅助检查

1. 脑脊液检查　多数患者在起病第1周内脑脊液蛋白可正常，第2周开始出现特征性的蛋白-细胞分离现象，即脑脊液中蛋白含量增高，而细胞数正常或几乎正常，这种改变于第3周最为明显。部分患者脑脊液出现寡克隆区带。

2. 电生理检查　早期可出现F波或H反射延迟或消失。神经传导速度减慢，远端潜伏期延长，动作电位波幅降低相对不甚明显。

3. 其他检查　可检测到血清抗神经节苷脂抗体及抗空肠弯曲杆菌、巨细胞病毒、EB病毒等的抗体。

（五）诊断及鉴别诊断

1. 诊断要点

（1）常有前驱感染史，呈急性起病，进行性加重，多在2周左右达高峰。

（2）迅速进展的四肢对称性、迟缓性瘫痪，可累及脑神经。

（3）可伴轻度感觉异常和自主神经功能障碍。

（4）脑脊液出现蛋白-细胞分离现象。

（5）电生理检查提示远端运动神经传导潜伏期延长、传导速度减慢、F波或H反射异常等。

（6）病程有自限性。

2. 鉴别诊断

（1）急性脊髓灰质炎　起病时常有发热，肌肉瘫痪多为节段性，瘫痪肢体多明显不对称，无感觉障碍，肌萎缩出现较早。常未接种脊髓灰质炎疫苗。脑脊液蛋白及细胞数均增多，肌电图呈失神经支配现象。

（2）重症肌无力　一般起病较慢，症状有波动，晨轻暮重，疲劳试验及新斯的明试验阳性，脑脊液正常。肌电图重复电刺激波幅下降15%以上。

（3）低钾型周期性瘫痪　反复发作肢体对称性弛缓性瘫痪，病前常有饱食、劳累、饮酒史等诱因，无感觉障碍及脑神经损害，发作时有低钾血症及心电图改变，补钾后症状迅速缓解。

（4）急性脊髓炎　表现为截瘫或四肢瘫，神经系统查体可定位脊髓损伤平面，伴尿便障碍。脑脊液细胞数、蛋白正常或轻度增高。脊髓磁共振检查有助鉴别。

（六）治疗

急性期治疗旨在挽救生命，针对呼吸肌麻痹程度采取不同措施，并进行相关免疫治疗和对症治疗、康复治疗。

1. **保持呼吸道通畅和维持呼吸功能**　GBS的主要死因是呼吸肌麻痹，有效抢救呼吸肌麻痹是增加治愈率、减少病死率的关键。首要措施是保持呼吸道通畅，维持呼吸功能。当有呼吸肌麻痹和气道阻塞时，应尽早行气管切开和人工辅助呼吸。

2. **营养支持**　当患者出现吞咽困难和饮水呛咳而不能进食时，需给予鼻饲营养，以保证每日足够热量、维生素，防止电解质紊乱，同时避免误吸导致肺部感染。合并有消化道出血或胃肠麻痹者，则给予静脉营养支持。

3. **血浆置换**　可迅速降低血浆中抗体和其他炎症因子，推荐有条件者尽早应用。禁忌证包括严重感染、心律失常、心功能不全和凝血功能障碍等。GBS发病后7天内使用疗效最佳，但在发病后30天内仍然有效。

4. **静脉注射免疫球蛋白**　是最主要的免疫调节方法，可明显缩短病程，减少并发症等。研究发现，静脉注射免疫球蛋白可中和体内致病性自身抗体、抑制炎性细胞因子、抑制补体结合、调节T细胞及促进髓鞘修复，从而达到治疗作用。成人剂量0.4g/（kg·d），连用5天。禁忌证：免疫球蛋白过敏、高球蛋白血症或先天性IgA缺乏者。

血浆置换和免疫球蛋白不必联合应用，联合应用不增效。

5. **糖皮质激素**　目前国内外指南均不推荐糖皮质激素用于GBS治疗。但在一些基层医院，由于经济或医疗条件限制，无法开展免疫球蛋白和血浆置换治疗，可试用甲泼尼龙500mg/d，静脉滴注，连用5日后逐渐减量，或地塞米松10mg/d，静脉滴注，7~10天为一个疗程。

6. **营养神经**　可用ATP、辅酶Q_{10}、B族维生素等药物营养神经。

7. **对症治疗**　如出现肺部感染、泌尿系感染时，可应用抗生素治疗和预防感染。考虑有胃肠道CJ感染者，可用大环内酯类抗生素治疗。对尿潴留者，可加压按摩或热敷下腹部，无效时导尿，便秘时可给予缓泻剂和润肠剂。

8. **康复治疗**　卧床期加强护理，患肢摆放功能位，可采用理疗、针灸、按摩、康复锻炼等方式，早期进行康复治疗，防止患肢挛缩变形。

（七）预后

本病具有自限性，预后较好。瘫痪多在3周后开始恢复，多数患者2个月至1年内恢复正常，少数患者遗留较严重后遗症。病死率约5%，主要死于呼吸肌麻痹、感染、低血压、严重心律失常等并发症。

（鲍　宇）

第三节 癫 痫

PPT

学习目标

知识要求:

1. 掌握癫痫的概念、临床表现、实验室检查、诊断要点和治疗原则。
2. 熟悉癫痫的病因、发病机制、病理特点。
3. 了解癫痫的发病情况和预后。

技能要求:

1. 具备对癫痫患者进行初步诊断、正确选择辅助检查和救治的能力。
2. 能够正确指导癫痫患者的治疗和预防。

癫痫(epilepsy)是由脑部神经元高度同步化异常放电所致的,以短暂的中枢神经系统功能失常为特征的一组临床综合征,具有发作性、短暂性、重复性和刻板性的特点。临床上每次发作或每种发作的过程称为痫性发作,一个患者可有一种或数种形式的痫性发作。流行病学资料显示:癫痫的年发病率为(50~70)/10万,患病率约为5%,死亡率为(1.3~3.6)/10万,为一般人群的2~3倍。我国目前约有900万以上癫痫患者,每年新发癫痫患者65万~70万。

(一)病因和发病机制

1. 病因 癫痫不是独立的疾病,而是一组疾病或综合征,引起癫痫的病因非常复杂,根据病因不同,癫痫可分为三大类。

(1)特发性癫痫 病因不明,未发现脑部有足以引起癫痫发作的结构性损伤或功能异常,可能与遗传因素密切相关,常在某一特定年龄段起病,一般预后良好。

(2)症状性癫痫 由各种明确的中枢神经系统结构损伤或功能异常所致,包括先天性畸形、代谢障碍、感染、颅脑外伤、颅内占位病变等。

(3)隐源性癫痫 临床表现提示为症状性癫痫,但现有的检查手段不能发现明确病因。其约占全部癫痫的60%~70%。

此外,年龄、遗传因素、觉醒与睡眠周期、内分泌改变及疲劳、饥饿、过饱、饮酒、睡眠不足、情绪激动、便秘、过度换气、闪光刺激、不合理更换药物等因素均会对癫痫发作产生影响。

2. 发病机制 癫痫的发病机制十分复杂,目前尚未完全阐明。神经元异常放电是癫痫发病的电生理基础。致痫灶是脑电图出现1个或数个最明显的痫性放电部位,痫性放电可因病灶挤压、局部缺血等导致局部皮质神经元减少和胶质增生所致。痫性放电传播的范围不同,就会引起不同类型的痫性发作。异常放电局限于大脑皮质的某一区域时,表现为部分性发作;若异常放电在局部反馈回路中长期传导,表现为部分性发作持续状态;若异常放电通过电场效应和传导通路,向同侧其他区域甚至一侧半球扩散,表现为杰克逊(Jackson)发作;若异常放电不仅波及同侧半球,还可同时扩散到对侧大脑半球,表现为继发性全面性发作;若异常放电的起始部分在丘脑和上脑干,并仅扩及脑干网状结构上行激活系统时，表现为失神发作；若异常放电广泛投射至两侧大脑皮质并使网状脊髓束受到抑制时，则表现为全身强直-阵挛性发作。

（二）临床表现

癫痫临床表现丰富多样，2001年国际抗癫痫联盟将癫痫发作分为自限性发作、持续癫痫状态和反射性癫痫三个类型（表8-3-1）。

表8-3-1　2001年国际抗癫痫联盟将癫痫发作类型

1.自限性发作	2.持续性癫痫发作
1.1全面性发作	2.1全面性癫痫持续状态
强直-阵挛性发作	全面性强直-阵挛性持续状态
强直性发作	全面性强直发作持续状态
阵挛性发作	全面性阵挛发作持续状态
典型失神发作	全面性肌阵挛发作持续状态
不典型失神发作	失神性癫痫持续状态
肌阵挛性失神发作	2.2部分性癫痫持续状态
肌阵挛性发作	Kojewnikow部分性持续性癫痫状态
眼睑肌阵挛发作	持续性先兆
肌阵挛失张力发作	边缘系统性癫痫持续状态
负性肌阵挛发作	伴有轻偏瘫的偏侧抽搐状态
失张力发作	3.反射性癫痫
痉挛（指婴儿痉挛）	3.1视觉刺激诱发的反射性癫痫痉挛
全面性癫痫综合征中的反射性发作	闪光刺激诱发的反射性癫痫
1.2部分性发作	其他视觉刺激诱发的反射性癫痫
伴有初级感觉症状的发作	3.2思考诱发的反射性癫痫部分性感觉发作
伴有经验性感觉症状的发作	3.3音乐诱发的反射性癫痫部分性运动发作
局灶阵挛性发作	3.4进食诱发的反射性癫痫部分性癫痫综合征中的反射动作
伴有非对称性强直性发作（辅助运动区发作）	3.5躯体感觉诱发的反射性癫痫痴笑发作
伴典型自动症的发作	3.6本体感觉诱发的反射性癫痫偏侧阵挛发作
伴有运动过多自动症的发作	3.7阅读诱发的反射性癫痫部分性继发全面性发作
伴有局灶负性肌阵挛	3.8热水刺激诱发的反射性癫痫
伴抑制性运动发作	3.9惊吓诱发的反射性癫痫
发笑性发作	
偏侧肌阵挛发作	
部分继发全身性发作	
局灶性癫痫反射性发作综合征	

癫痫临床表现丰富多样，但都具有如下共同特征：①发作性，即症状突然发生，持续一段时间后迅速恢复，间歇期正常。②短暂性，即发作持续时间非常短，通常为数秒钟或数分钟，除癫痫持续状态外，很少超过半小时。③重复性，即第一次发作后，经过不同间隔时间会有第二次或更多次的发作。④刻板性，指每次发作的临床表现几乎一致。

1.全面性发作　最初的症状和脑电图提示发作起源于双侧大脑皮质，多在发作初期就有意识丧失。

（1）全面性强直-阵挛发作（GTCS）：以意识丧失、双侧强直发作后出现阵挛为主要特征。发作分为3期。

①强直期：患者意识丧失后跌倒，随后出现全身骨骼肌持续性收缩，眼球上翻或凝视，喉部痉挛、

尖叫一声后呼吸停止；口先张开，而后突然闭合、可咬破舌尖；头后仰，躯干先屈曲、后反张，上肢上举后内收旋前，下肢屈曲后猛然伸直。持续10~20秒后进入阵挛期。

②阵挛期：肌肉有节律地抽动，阵挛频率随时间的延长逐渐减慢，最后一次强烈阵挛后抽搐突然停止，历时数分钟，进入发作后期。

以上两期均伴有呼吸停止、发绀，血压升高，瞳孔扩大，对光反射消失，唾液及其他分泌物增多等，巴宾斯基征可为阳性。

③发作后期：此期可有短暂阵挛，可引起牙关紧闭和舌咬伤。随后全身肌肉松弛，可出现大小便失禁。呼吸首先恢复，随后瞳孔、血压、心率逐渐恢复正常，意识逐渐清醒，历时5~10分钟。醒后常感头痛、全身酸痛和疲乏、嗜睡，对发作情况不能回忆。

（2）失神发作　突然发生和迅速终止的意识丧失是失神发作的特征。

①典型失神发作：表现为活动突然停止，呆立不动，两眼凝视，呼之不应，状似"愣神"，手持物体掉落，但无肌肉抽动，一般不会跌倒，每次发作持续数秒，一日可发作数次至数百次，发作后继续原来的活动，无痛苦感受，不能回忆发作过程。儿童期起病，青春期前停止发作。

②不典型失神发作：发作和恢复均较典型失神发作缓慢，发作起始和结束界线不清晰，常伴随肌张力改变，偶伴轻微阵挛动作或突然全身肌张力丧失或跌倒。

（3）其他类型　如强直性发作、阵挛性发作、肌阵挛发作、失张力发作等。

2. 部分性发作　是指源于大脑半球局部神经元的异常放电。

（1）部分性运动发作　表现为某一局部或一侧肢体的强直、阵挛发作。如发作沿大脑皮质运动区有序扩散，如抽搐自一侧拇指开始沿腕部、前臂、肘、肩、口角、面部扩展，称杰克逊（Jackson）癫痫。发作后的肢体可遗留短暂的无力，称为托德（Todd）瘫痪。

（2）部分感觉性发作　有体觉性、特殊感觉性、自主神经性、精神性发作等。表现为躯体某部位发作性感觉异常，如麻木感、针刺感、蚁走感等；特殊感觉以视、听、味、嗅幻觉等。感觉性发作可作为先兆症状出现。

（3）伴典型自动症的发作　自动症可表现为反复咂嘴、咀嚼、舔舌、吞咽，或反复搓手、拂面，不断地穿衣、脱衣、解衣扣，或无目的地开门、关门、自言自语、叫喊、唱歌等。其主要特征是有意识障碍，发作时患者对外界有一定的适应性和协调性，少数患者发作时间较长，发作后不能回忆发作过程。

（4）部分性发作继发全面性发作　先出现部分性发作，随后进展为全面性发作。

3. 癫痫持续状态

（1）全面性强直-阵挛性癫痫持续状态　是指全面性强直-阵挛发作持续时间超过30分钟或癫痫发作频繁而在发作间期意识未完全恢复者，是神经内科常见的急危重症，常伴有高热、循环衰竭、脱水、酸中毒，如不及时治疗，可发生多脏器衰竭及永久性脑损坏。

（2）其他　包括全面性强直性癫痫持续状态、全面性阵挛性癫痫持续状态、全面性肌阵挛性癫痫持续状态、失神癫痫持续状态。

4. 部分性癫痫持续状态

（1）单纯部分性持续性癫痫状态　临床表现以反复的局部颜面或躯体持续抽搐为特征，或持续的躯体局部感觉异常为特点，发作时意识清楚，脑电图上有相应脑区局限性放电。病情演变取决于病变性质，部分隐源性患者治愈后可能不再发。

（2）其他　包括持续性先兆、边缘叶性癫痫持续状态等。

5. 反射性癫痫　有视觉诱发、音乐诱发、进食诱发、阅读诱发和躯体感觉诱发等类型。

（三）辅助检查

1. 脑电图（EEG）　是诊断癫痫最重要的辅助检查方法。典型表现为棘波、尖波、棘-慢或尖-慢复合波，不同类型的癫痫脑电图可表现不同。常规脑电图的检出率约为50%，采用过度换气、闪光刺激、睡眠或剥夺睡眠等诱发方法能提高异常波的检出率。长程脑电图监测和视频脑电图使发现癫痫样放电的可能性大为提高，有助于明确癫痫的诊断、分型和确定特殊综合征，并可作为手术前致痫灶的定位依据。

2. 神经影像学检查　包括颅脑CT和MRI，可判断是否存在脑结构异常或病变，对癫痫综合征诊断和分类颇有帮助。

3. 实验室检查　包括血常规、血生化、寄生虫卵检查、药物浓度检测和脑脊液检查等，对诊断和治疗有重要意义。

（四）诊断与鉴别诊断

1. 诊断　首先确定是否为癫痫，然后判定癫痫的类型，最后确定癫痫的病因。

（1）详尽和完整的病史对明确癫痫发作的类型至关重要　①全面询问患者及亲属或目击者，以了解起病年龄、发作的详细过程、病情发展过程、发作诱因、是否有先兆、发作频率和治疗经过。②详细询问既往史，包括过去所患重要疾病（如颅脑外伤、脑炎、脑膜炎、心脏疾病或肝肾疾病）、母亲妊娠是否异常、围生期是否异常等。

癫痫发作的临床表现形式以及脑电图检查发现有痫样放电表现是诊断癫痫的主要依据。

（2）明确癫痫发作类型　癫痫发作类型是一种由独特病理生理机制和解剖基础所决定的发作性事件，是一个具有病因、治疗和预后含义的诊断。

（3）确定癫痫的病因　头颅CT、磁共振、同位素扫描或脑血管造影等检查可以排除继发性癫痫。

2. 鉴别诊断

（1）假性癫痫发作　又称癔症样发作，是由心理障碍而非脑电紊乱引起的脑部功能异常。发作前多有明显的情绪因素，通常有人在场发作，可有运动感觉和意识模糊等类似癫痫发作症状，难以区分。发作时脑电图上无相应的痫性放电和抗癫痫治疗无效是鉴别的关键。

（2）晕厥　由于脑血流灌注短暂全面下降，缺血、缺氧引起一过性意识丧失和跌倒。多有明显的诱因，如久站、剧痛、见血、情绪激动和严寒等，胸腔内压力急剧增高如咳嗽哭泣、大笑、用力、憋气、排便和排尿等也可诱发。发作时常伴面色苍白、眼前发黑、出冷汗，有时脉搏不规则，脑电图检查多无痫样放电。

（3）短暂性脑缺血发作（TIA）　临床症状多为神经系统局部功能障碍，肢体抽动不规则，症状常持续15分钟到数小时，脑电图无明显痫性放电。多见于老年人，常有动脉硬化冠心病、高血压、糖尿病等病史。

（五）治疗

癫痫的治疗以积极治疗原发病、尽快控制癫痫发作、预防复发和提高生活质量为原则。

1. 一般治疗

（1）避免疲劳、饥饿、过饱、睡眠不足、情绪激动、便秘、过度换气、闪光刺激等诱发因素，戒除烟酒。

（2）日常生活及工作中时刻注意安全，避免意外伤害发生。

（3）癫痫发作时，可于头下垫软物，松解领扣和裤带，头偏向一侧，去除口腔和鼻腔分泌物，保持呼吸道通畅。注意不要强行按压患者肢体，不强行喂水喂药，可垫牙垫或厚纱布，但不可强行塞入。

2. 病因治疗 如颅内肿瘤的手术治疗、特发性癫痫致痫灶的手术干预等。

3. 药物治疗 目前控制癫痫发作仍以药物治疗为主，药物治疗的主要目标是控制发作次数，减少不良反应，回归正常生活。近年来新型抗癫痫药物的问世为有效治疗癫痫提供了条件。

> ### 知识拓展
>
> #### 新型抗癫痫药物
>
> 22世纪80年代以后，陆续上市了多种新型抗癫痫药物，包括奥卡西平、妥泰、拉莫三嗪、左乙拉西坦、加巴喷丁、替加宾、唑尼沙胺等。新型抗癫痫药与传统抗癫痫药相比，有许多优点：广谱性高，安全性好，不良反应少，线性药代动力学，不会或很少与血浆蛋白结合，不诱导肝代谢酶，无活性代谢产物，与其他抗癫痫药无或很少相互作用等。
>
> 随着医学的发展，新的抗癫痫药物还在不断涌现。

（1）基本原则

1）确定是否用药：一般说来，半年内发作2次以上者，一经诊断就应用药；首次发作或间隔半年以上发作1次者，可在告之抗癫痫药可能的不良反应和治疗的可能后果的情况下，根据患者及家属的意愿，酌情选择是否使用抗癫痫药。

2）正确选择药物：根据癫痫发作类型、癫痫及癫痫综合征类型选择用药，选用得当，可以增加治疗成功的可能性；如选药不当，不仅治疗无效，而且还会导致癫痫发作加重。用药从小剂量开始，逐渐增加，以达到既能有效控制发作，又没有明显不良反应为止，有条件者可定期检测血药浓度来指导用药。

3）合理联合治疗：尽可能单药治疗，如治疗无效，可换用另一种单药。单药治疗不能控制发作者，可考虑合理的联合治疗。大多数抗癫痫药都有不同程度的不良反应，因而除常规体检外，用药前后均需查肝肾功能、血尿常规等。

4）规范药物用法：①增减药物：增加药物可适当地快，减少药物一定要慢，以利于确切评估疗效和毒副作用。②长期服药：控制发作后必须坚持长期服用，除因不良反应外，不宜随意减量或停药，以免诱发癫痫持续状态。③换药和停药：如果一种药物已达耐受剂量仍然不能控制发作，可加用另一种药物，至发作控制剂量后再逐渐减掉原有的药物，换药期间应有5~7天的过渡和逐渐减量的原则。停药需缓慢进行，GTCS、强直性发作、阵挛性发作完全控制4~5年后，失神发作停止半年后可考虑停药，但停药前应有缓慢减量的过程，一般不少于1年。

（2）常用抗癫痫药物 常用传统和新型抗癫痫药物的剂量、适用类型及不良反应见表8-3-2。

表8-3-2 常用抗癫痫药剂量、适用类型及不良反应

药物	初始剂量（mg/d）	维持剂量（mg/d）	适用类型	不良反应
传统抗癫痫药物				
苯妥英钠	200	300~500	对GTCS和部分性发作有效，可加重失神和肌阵挛发作。	可能产生眼球震颤、共济失调、厌食、恶心、呕吐、巨幼红细胞性贫血等不良反应，长期使用可能导致痤疮、齿龈增生、面部粗糙、多毛、骨质疏松等。
卡马西平	200	600~1200	部分性发作的首选药物，对继发性GTCS亦有较好的疗效，但可加重失神和肌阵挛发作	头晕、视物模糊、恶心、困倦、中性粒细胞减少、低钠血症、皮疹、stevens-Johnson、骨髓和肝损害等

续表

药物	初始剂量 （mg/d）	维持剂量 （mg/d）	适用类型	不良反应
丙戊酸钠	200	600~1800	广谱抗癫痫药，是全面性发作，尤其是GTCS合并典型失神发作的首选药	震颤、厌食、恶心、呕吐、困倦，长期使用可能导致体重增加、脱发、月经失调或闭经、多囊卵巢综合征、肝损害等
苯巴比妥	30	60~90	常作为小儿癫痫的首选药物，较广谱，起效快，对GTCS效果好，也用于单纯及复杂部分性发作，对发热惊厥有预防作用	疲劳、抑郁、嗜睡、注意力涣散、多动、易激惹（儿童多见）、攻击行为、记忆力下降等
新型抗癫痫药物				
托吡酯	25	75~200	为难治性部分性发作及继发性GTCS的附加或单药治疗药物	厌食、注意力障碍、语言障碍、记忆障碍、感觉异常、无汗等不良反应，长期服用可能出现肾结石、体重下降
左乙拉西坦	1000	1000~3000	对部分性发作伴或不伴继发GTCS、肌阵挛发作等都有效	嗜睡、乏力和头晕
拉莫三嗪	25	100~300	部分性发作及GTCS，也用于Lennox-Gastaut综合征	嗜睡、头晕、疲劳、复视、感觉异常、健忘，长期服用可能引起攻击行为、易激惹
奥卡西平	300	600~1200	主要用于部分性发作及继发全面性发作的附加或单药治疗	疲劳、困倦、复视、头晕、共济失调、恶心，长期服用可能出现低钠血症
加巴喷丁	300	900~1800	主要用于耐药性癫痫的添加治疗，对自动症及部分继发全面性发作特别有效	震颤、厌食、恶心、呕吐、困倦等不良反应，远期不良反应较少

4. 癫痫持续状态的治疗

（1）积极有效的控制抽搐　必须在最短的时间内终止癫痫发作，首选地西泮10~20mg静脉注射，半小时无效可重复给药1次；有效后给予地西泮60~100mg加入500mL溶液中持续缓慢静滴。还可单用或联合苯妥英钠静脉滴注控制发作。10%水合氯醛保留灌肠必要时也可使用。

岗位情景模拟 46

　　患者，男性，19岁。发作性幻嗅30天，意识不清四肢抽搐3天。患者30天前无明显诱因闻到烧焦的刺鼻气味，数秒钟后消失，共发作3次。3天前于家中看电视时，突然出现高喊一声，头偏向一侧，随后出现意识不清，呼之不应，四肢抽搐，口吐白沫，牙关紧闭，伴舌咬伤。约持续3分钟后，抽搐停止，半小时后意识逐渐恢复，不能回忆发作过程，觉困倦，发现有尿失禁，6小时后以上症状再次发作。既往体健，患者母亲患有癫痫。

　　体格检查：T 36.3℃，P 80次/分，R 18次/分，BP 120/75mmHg。双肺呼吸音清，未闻及干湿性啰音。心界不大，律齐。腹部平软。神经系统：神清语明，计算力、记忆力正常，颅神经检查正常，四肢肌力5级，肌张力正常，双侧深浅感觉正常，双侧腱反射对称存在，双侧巴宾斯基征阴性，颈软。

　　辅助检查：①颅脑磁共振未见明显异常。②视频脑电图：异常脑电图，双侧顶-枕-后颞区散发尖波，清醒期增多。

　　问题与思考

　　1. 根据现有临床资料，作出初步诊断，给出诊断依据。

　　2. 请给予合理的治疗方案。

答案解析

（2）巩固和维持疗效　发作控制后，可予苯巴比妥0.1~0.2g肌注，每日2次。同时给予足量适宜的抗癫痫药物，达血药浓度后停用苯巴比妥。

（3）难治性癫痫持续状态　对地西泮、苯妥英钠、苯巴比妥等一线治疗药物无效，连续发作1小时以上者，可选用异戊巴比妥、咪达唑仑、丙泊酚等迅速终止发作。

（4）处理并发症　保持呼吸通畅、利尿脱水减轻脑水肿、防止酸中毒。

（六）预后

不同的癫痫发作及癫痫综合征具有不同的临床特点及预后，即使是相同癫痫类型的患者，预后也有差别。整体来说，1/3左右的癫痫患者经过一段时间的单药治疗，甚至小部分患者不进行治疗也可以获得长期的缓解。另有约1/3的患者采用单药或者合理的多药联合治疗，可以有效地控制发作，获得满意的疗效。多项研究证实，尽管予以合理的药物治疗，另外仍然有30%左右患者的癫痫发作迁延不愈，即难治性癫痫，对患者的身体健康造成严重损害，其病死率显著高于正常人群水平。

（鲍　宇）

第四节　帕金森病

PPT

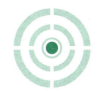

学习目标

知识要求：

1. 掌握帕金森病的概念、临床表现、诊断要点和治疗措施。
2. 熟悉帕金森病的病因、发病机制、病理特点、鉴别诊断。
3. 了解帕金森病的实验室检查和预后。

技能要求：

1. 熟练掌握诊断帕金森病的临床技能。
2. 学会应用临床知识解决帕金森病治疗的问题。

帕金森病（parkinson disease，PD），又名震颤麻痹，是一种常见于中老年的神经系统变性疾病，临床上以静止性震颤、运动迟缓、肌强直和姿势平衡障碍为主要特征。

（一）病因和发病机制

本病病因迄今未明，普遍认为PD并非由单一因素所致。

1. **年龄因素**　帕金森病主要发生于中老年人，提示神经系统老化与发病有关。有资料显示，30岁以后，随年龄增长，黑质多巴胺能神经元始呈退行性变，多巴胺能神经元逐渐减少，事实上，只有当黑质多巴胺能神经元数目减少至50%以上，纹状体多巴胺含量减少达80%以上时，临床上才会出现帕金森病的运动障碍症状，正常神经系统老化不会达到这一水平，所以年龄增高只是帕金森病的促发因素。

2. **环境因素**　海洛因成瘾者可出现神经症状，与帕金森极为相似，经研究发现海洛因毒品含有一种嗜神经毒1–甲基4–苯基1,2,3,6–四氢吡啶（MPTP），可诱发灵长类动物典型的帕金森综合征，MPTP

在化学结构上与某些杀虫剂和除草剂相似，有学者认为环境中与该神经毒结构类似的化学物质可能是帕金森病的病因之一。现在较多的流行病学调查结果显示：长期接触或生活在上述相关环境者，帕金森发病率升高，而饮茶、喝咖啡者发病率降低。

3. **遗传因素**　迄今已经发现许多基因易感性可能是帕金森病发病的易感因素。目前认为约10%的患者有家族史，绝大多数患者为散发性。

（二）病理

1. **基本病变**　主要有两大特征：①黑质致密区多巴胺能神经元及其他含色素的神经元大量变性丢失，出现临床症状时丢失至少达50%以上。其他部位含色素的神经元，如蓝斑、脑干的中缝核、迷走神经背核等也有较明显的丢失。②在残留的神经元胞质内出现嗜酸性包涵体，即路易小体，由细胞质蛋白质所组成的玻璃样团块，其中央有致密的核心，周围有细丝状晕圈。α-突触核蛋白、泛素、热休克蛋白是形成路易小体的重要成分，阐明这些重要成分的改变在帕金森病发病机制中的作用已成为目前的研究热点。

2. **生化改变**　纹状体中多巴胺（DA）与乙酰胆碱（ACh）两大递质系统的功能相互拮抗，两者之间的平衡对基底核运动功能起着重要调节作用。黑质多巴胺能神经元通过黑质-纹状体通路将多巴胺输送到纹状体，由于帕金森病患者的黑质多巴胺能神经元显著变性丢失，纹状体多巴胺递质水平显著降低，多巴胺递质降低的程度与患者的症状严重度呈正相关。

纹状体多巴胺水平显著降低，造成乙酰胆碱系统功能相对亢进，这种递质失衡与肌张力增高、动作减少等运动症状的产生密切有关。中脑-边缘系统和中脑-皮质系统的多巴胺水平的显著降低，是智能减退、情感障碍等高级神经活动异常的生化基础。多巴胺替代药物和抗胆碱能药物对帕金森病的治疗原理正是基于纠正这种递质失衡。

（三）临床表现

发病平均年龄约55岁，多见于60岁以后，男性略多于女性。隐匿起病，缓慢进展。

1. **运动症状**

（1）**静止性震颤**　常为首发症状，多始于一侧上肢远端，静止状态时出现或明显，随意运动时减轻或停止，紧张或激动时加剧，入睡后消失。典型表现是拇指与食指呈"搓丸样"动作，频率为4~6Hz。常始于一侧上肢，逐渐累及同侧下肢，再波及对侧上肢及下肢，呈"N"型进展。令患者一侧肢体运动如握拳或松拳，可使另一侧肢体震颤更明显，该试验有助于发现早期轻微震颤。

（2）**肌强直**　被动运动关节时阻力增高，呈均匀一致性，类似弯曲软铅管的感觉，故称"铅管样强直"；弯曲震颤患者的手臂时，可感到在均匀的阻力中出现断续停顿，如同转动齿轮，称为"齿轮样强直"。将患者肘部置于桌面上，前臂竖起，嘱患者尽量放松时，正常腕关节与前臂会有大约90°的屈曲，而患者可因肌张力增高，腕关节依然保持伸直状态，俨如路边竖立的路标，称为"路标手"。

（3）**运动迟缓**　早期主要表现为手指精细动作受影响，如解系组扣、系鞋带等动作缓慢，逐渐发展成全面性随意运动减少，动作缓慢、笨拙，晚期因合并肌张力增高，导致起床、翻身均有困难。表情单一，双眼凝视，瞬目减少，酷似"面具脸"；书写字体越写越小，呈现"小字征"；做快速轮替精细动作时，速度缓慢和幅度减小；言语表达语速变慢，语音低调。

（4）**姿势步态障碍**　患者呈特殊的屈曲体姿，表现为头部前倾，躯干俯屈，肘关节屈曲，腕关节伸直，前臂内收，髋及膝关节弯曲。在疾病早期，表现为走路时患侧上肢摆臂幅度减小或消失；行走时步幅缩小，一旦迈步会越走越快，不能及时止步，称为"慌张步态"。启动、转弯时步态障碍尤为明显，自坐位、卧位起立时困难，有时行走中全身僵住，不能动弹，称为"冻结"现象。

2. 非运动症状　是十分常见和重要的临床症状，可以早于或伴随运动症状而发生。

（1）感觉障碍和睡眠障碍　疾病早期即可出现嗅觉减退，中、晚期常有肢体麻木、疼痛，有些患者可伴有不安腿综合征。可伴有不同程度的睡眠障碍，尤其是快速眼动期睡眠行为异常。

（2）自主神经功能障碍　较常见，如便秘、多汗、溢脂性皮炎等，吞咽活动减少可导致流涎。疾病后期也可出现性功能减退、排尿障碍或体位性低血压。

（3）精神和认知障碍　近半数患者伴有抑郁，并常伴有焦虑。15%~30%的患者在疾病晚期发生认知障碍乃至痴呆，以及幻觉，其中视幻觉多见。

（四）辅助检查

1. 血、唾液、脑脊液常规检查　常规检查均无异常，可检测到脑脊液中高香草酸和5-羟吲哚醋酸含量降低，但无特异性。

2. 影像学检查　CT、MRI检查无特征性改变；分子影像PET或SPE-CT检查在疾病早期甚至亚临床期即能显示异常，可检测到多巴胺转运体功能降低，多巴胺合成减少等，有较高的诊断价值。

（五）诊断及鉴别诊断

1. 诊断　①常见于50岁以上老年人，起病隐袭，进展缓慢。②运动迟缓为诊断的必备条件，至少存在肌强直和静止性震颤中的其中一项。③左旋多巴治疗有效。④结合相关的辅助检查。

2. 鉴别诊断

（1）特发性震颤　发病年龄早，常有家族史，多为姿势性或运动性震颤，饮酒或服用普萘洛尔后症状减轻，无肌强直和运动迟缓。

（2）继发性帕金森综合征　有明确的病因，如感染、外伤、中毒、药物、动脉硬化、卒中及其他脑部疾病等，有相关病因所致的原发性脑损害的临床表现及影像学证据。

（3）伴发于其他神经系统变性疾病的帕金森综合征　指伴发帕金森病样表现的其他遗传病和变性疾病，如肝豆状核变性、亨廷顿舞蹈病和进行性核上性麻痹、多系统萎缩、皮质基底节变性等，这些疾病各有其脑损害的临床表现及影像学特点。

（六）治疗

应对PD的运动症状和非运动症状采取综合治疗，包括药物治疗、手术治疗、运动疗法、心理疏导及照料护理。目前应用的治疗手段，只能改善症状，不能阻止病情的发展，更无法治愈。药物治疗作为首选，用药原则以达到有效改善症状，提高工作能力和生活质量为目标，提倡早期诊断、早期治疗，坚持"剂量滴定"以避免产生药物急性副作用。

1. 药物治疗

（1）复方左旋多巴　是目前治疗帕金森病最基本、最有效的药物，目的是提高多巴胺水平，对少动、强直、震颤均有较好疗效。由于多巴胺前体左旋多巴经肠道吸收后95%在外周脱羧成为多巴胺，而不能通过血-脑屏障，因此目前广泛应用左旋多巴胺复方制剂，即左旋多巴与外周脱羧抑制剂，如左旋多巴和苄丝肼，左旋多巴和卡比多巴。常用的复方制剂如下。

①标准剂：美多芭（左旋多巴苄丝肼）和帕金宁（卡比多巴左旋多巴），应根据临床表现不同选用不同剂量，并从小剂量开始逐渐增量，标准片开始剂量为62.5~125mg，口服，3~4次/天，以后每周的日服量增加125mg，直至达到适合该患者的治疗量。

②控释剂：如息宁控释片（卡比多巴–左旋多巴），优点是有效血药浓度稳定，作用时间长，服药次数少，但生物利用度较低、起效缓慢，适用于症状波动或早期轻症患者。

③水溶剂：弥散型美多芭，优点是吸收迅速、起效快，适用于吞咽障碍鼻饲患者及终末剂量效应造成肌张力障碍的患者。

药物常见不良反应如下：

①外周性不良反应：表现为恶心、呕吐、便秘等消化道症状。

②中枢性不良反应：运动障碍，又称异动症，与纹状体受体的超敏感有关，可表现为类似舞蹈症及手足徐动症。症状波动，包括剂末现象（指每次用药的有效作用时间缩短，症状随血液药物浓度发生波动）和"开—关"现象（指症状在突然缓解与加重之间波动，与血药浓度无关）；精神症状，表现为欣快、躁狂、抑郁、焦虑、错觉、幻觉等，故精神病患者禁用。

（2）抗胆碱能药物　通过对乙酰胆碱的抑制使多巴胺的效应相对增高而达到缓解症状的目的，常用苯海索（安坦），每次1~2mg，每天3次。适用于震颤明显且年轻患者，老年患者慎用，闭角型青光眼及前列腺肥大患者禁用。不良反应有口干、便秘、尿潴留、幻觉、妄想等。

（3）金刚烷胺　促进突触前多巴胺在神经末梢的释放，还有一定的抗ACh作用，对少动、强直、震颤均有改善作用，对改善异动症有帮助。常用量为每次50~100mg，每天2~3次，每日最大量为400mg，末次应在下午4时前服用。不良反应有心神不宁、失眠、意识模糊、踝部水肿等。

（4）多巴胺能受体激动剂　目前大多推荐非麦角类多巴胺受体激动剂为首选药物，尤其用于早发型患者，可以减少或推迟运动并发症的发生，不良反应与复方左旋多巴相似，不同之处是症状波动和异动症发生率低，而体位性低血压和精神症状发生率较高。常用的药物：①吡贝地尔缓释片，初始剂量每次25mg，每日2次，第二周增至每次50mg，每日2次，有效剂量150mg/d。②普拉克索：初始剂量每次0.125mg，每日3次，每5~7天增加一次剂量，个体维持治疗剂量应该在每天0.375~4.5mg。③溴隐亭每次0.625mg，每日1次，每隔5天增加0.625mg，有效剂量3.75~15mg/d。

（5）单胺氧化酶B抑制剂　能阻止多巴胺的降解，增加脑内多巴胺的含量。常用司来吉兰，每次2.5~5mg，每日2次，应早上或中午服用，以免引起失眠。不良反应有口干、纳差、兴奋、失眠等。

（6）儿茶酚–氧–甲基转移酶（COMT）抑制剂　COMT抑制剂可阻止左旋多巴转化为失活的甲基多巴，使左旋多巴的浓度提高，从而提高疗效。恩他卡朋和托卡朋通过抑制左旋多巴在外周的代谢，使血浆左旋多巴浓度保持稳定，并能增加其进脑量。

2.外科治疗　凡药物治疗无效、不能耐受药物治疗或在治疗中出现运动障碍者可考虑外科治疗。目前常用的手术方法有苍白球、丘脑毁损术和深部脑刺激术（DBS）。

◉ **知识拓展**

深部脑刺激术（DBS）

脑深部电刺激术（DBS），又称脑起搏器植入术，原理是通过植入大脑中的电极发放高频电刺激到控制运动的相关神经核团（苍白球内侧部、丘脑底核等），电刺激信号会干扰异常神经电活动，将运动控制环路或紊乱的神经递质恢复到相对正常的功能状态，从而达到减轻患者运动障碍症状、提高生活质量的目的。DBS手术属于神经外科微创手术，术中创面小、出血量低、术后康复快，脑起搏器是一套精密的微电子器械，植入体内后不影响正常生活。该手术的安全性已经逐渐得到了广泛的关注和认可。

3. **中医、康复及心理治疗** 中药或针灸和康复治疗作为辅助手段对改善症状亦有一定作用。对患者进行语言、进食、走路及各种日常生活训练和指导，日常生活帮助如设在房间和卫生间的扶手、防滑脚垫和桌垫、大把手餐具等，注意穿着宽松舒适的衣服和鞋子，尽量改善生活质量。对于自理困难的患者要加强护理，同时教育与心理疏导也是不容忽视的辅助措施。

（七）预后

本病是一种慢性进展性疾病，无法治愈。多数患者在疾病的前几年可继续工作，但数年后逐渐丧失工作能力。疾病晚期，由于全身僵硬、活动困难，终至不能起床，最后常死于肺炎等各种并发症。

（鲍 宇）

目标检测

答案解析

单项选择题

1. 脑梗死临床表现中，不应有的症状或体征（　）

　　A．意识不清　　　　　　　　B．肢体瘫痪　　　　　　　　C．头痛

　　D．抽搐　　　　　　　　　　E．脑膜刺激征

2. 患者，男，65岁。睡醒后发现右侧肢体无力，伴言语不利1小时。既往有高血压病史10年，未规律服药治疗。否认有糖尿病病史。神经系统查体：神志清楚，运动性失语，右侧肢体肌力0级，双侧痛觉、温度觉对称，右侧巴宾斯基征（＋）。颅脑CT检查未见异常。最可能的诊断是（　）

　　A．脑梗死　　　　　　　　　B．蛛网膜下腔出血　　　　　C．脑肿瘤

　　D．脑出血　　　　　　　　　E．脑炎

3. 以下最可能是短暂脑缺血发作临床表现的是（　）

　　A．血压突然升高，短暂意识不清，抽搐

　　B．眩晕、呕吐、耳鸣持续数日

　　C．发作性神经系统功能障碍，24小时内完全恢复

　　D．昏迷、清醒、再昏迷

　　E．一侧轻偏瘫，历时数日渐恢复

4. 患者，女，55岁。4小时前突发头痛，言语不清，右侧肢体无力，继之昏迷。颅脑CT示：左侧丘脑高密度影，血压180/120mmHg，血糖7.5mmol/L，其病因应先考虑（　）

　　A．糖尿病　　　　　　　　　B．血液病　　　　　　　　　C．脑动脉瘤破裂

　　D．脑血管畸形　　　　　　　E．高血压和动脉硬化

5. 患者，男，56岁。工作中突然出现头痛、呕吐、左侧肢体不能动，5分钟后昏迷，10小时后送来医院。查体：浅昏迷，血压180/120mmHg，瞳孔2mm，光反射正常，眼底动脉硬化，左鼻唇沟浅。左侧上下肢肌力0级，左侧病理反射（＋）。颅脑CT示右基底节有一高密度影，直径为5cm。此时最重要的治疗是应用（　）

　　A．止血药　　　　　　　　　B．脱水剂　　　　　　　　　C．血管扩张药

　　D．抗生素　　　　　　　　　E．降血压药

6. 蛛网膜下腔出血最常见的病因是（　）

　　A．高血压　　　　　　　　　B．血液病　　　　　　　　　C．脑动脉粥样硬化

　　D．先天性颅内动脉瘤　　　　E．脑血管畸形

7. 患者，男，59岁。突发剧烈头痛后昏迷1小时。查体：深昏迷，颈强直，四肢无自主活动，肌张力高，腱反射活跃。颅脑CT示脑沟与脑池高密度影。最可能的诊断是（   ）

    A. 脑血栓   B. 脑栓塞   C. 短暂性脑缺血发作

    D. 蛛网膜下腔出血   E. 脑出血

8. 三叉神经痛发生率最高的是三叉神经的（   ）

    A. 第2支   B. 第2、3支   C. 第1、2支

    D. 第1、3支   E. 第3支的运动支

9. 吉兰-巴雷综合征脑神经损害最常见（   ）

    A. 动眼神经   B. 副神经   C. 面神经

    D. 舌下神经   E. 视神经

10. 下列哪项是吉兰-巴雷综合征的症状（   ）

    A. 截瘫   B. 无感觉障碍和脑神经损害

    C. 肌无力症状，晨轻暮重   D. 四肢远端对称无力，可波及躯干和脑神经

    E. 补钾后症状快速缓解

11. 关于特发性面神经麻痹的表述，下利正确的是（   ）

    A. 多为慢性起病   B. 双侧受累多见

    C. 多数病例伴舌前2/3味觉丧失   D. Bell征（+）

    E. 多数患者不能恢复

12. 关于癫痫持续状态的治疗，下列不恰当的是（   ）

    A. 保持呼吸道通畅   B. 安定静脉注射   C. 按压患者肢体控制发作

    D. 积极治疗并发症   E. 苯巴比妥钠肌内注射

13. 癫痫患者服用抗癫痫药最忌（   ）

    A. 用药剂量小   B. 同时合用两种药   C. 只在夜间服

    D. 换药   E. 突然停药

14. 震颤麻痹可见的步态是（   ）

    A. 鸭步   B. 蹒跚步态   C. 慌张步态

    D. 跨阈步态   E. 痉挛性偏瘫步态

15. 帕金森病主要的病理改变在（   ）

    A. 小脑及脑干   B. 黑质纹状体   C. 大脑皮质

    D. 周围神经   E. 外周肌肉

16. 下列不是帕金森病治疗药物的是（   ）

    A. 金刚烷胺   B. 溴隐亭   C. 美多芭

    D. 安坦   E. 新斯的明

书网融合……

知识回顾   习题

第九章　常见急危重症

第一节　中　毒

PPT

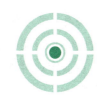

学习目标

知识要求：

1. 掌握中毒的概念、治疗原则。掌握急性有机磷杀虫药中毒、急性一氧化碳中毒的临床表现、实验室检查、诊断要点和治疗原则。

2. 熟悉急性有机磷杀虫药中毒、急性一氧化碳中毒的病因、发病机制、病理特点。

3. 了解急性有机磷杀虫药中毒、急性一氧化碳中毒的发病情况和预后。

技能要求：

1. 熟练掌握诊断急性有机磷杀虫药中毒、急性一氧化碳中毒的临床技能。

2. 学会应用临床知识解决急性有机磷杀虫药中毒、急性一氧化碳中毒治疗的问题。

一、概述

进入人体的化学物质达到中毒量，产生组织和器官损害而引起的全身性疾病，称为中毒。根据毒物暴露的时间、剂量和毒性，中毒分为急性中毒（acute poisoning）和慢性中毒（chronic poisoning）两类。急性中毒发病急，病情重，如不积极治疗常危及生命。慢性中毒毒物长时间进入人体并蓄积，常因缺乏特异性症状而容易误诊和漏诊。

（一）病因和发病机制

1. 病因

（1）职业中毒　在生产、运输、保管和使用过程中，防护不利或意外发生，接触毒物引起中毒。

（2）生活中毒　用药过量、误食、意外接触、自杀或谋害等，引起中毒。

2. 发病机制　毒物对人体的损害机制如下。

（1）抑制酶活性 酶是细胞代谢的重要活性物质，有些毒物可抑制酶的活性而产生毒性作用。如含金属离子的毒物抑制含颈基的酶，氰化物抑制细胞色素氧化酶，有机磷杀虫药抑制胆碱酯酶。

（2）竞争相关受体 阿托品过量，可竞争性阻断毒蕈碱受体。

（3）腐蚀作用 强酸和强碱吸收组织水分，与蛋白质或脂肪结合，引起局部组织细胞变性坏死。

（4）干扰细胞或细胞器功能 酚类（二硝基酚、五氯酚和棉酚）阻碍线粒体内三磷酸腺苷形成和贮存。四氯化碳代谢为三氯甲烷自由基，作用于肝细胞膜中不饱和脂肪酸，使线粒体及内质网变性和肝细胞坏死。

（5）麻醉作用 有机溶剂和吸入性麻醉药有较强的亲脂性，易通过血–脑屏障而进入含脂量高的脑组织，抑制脑功能。

（6）组织和器官缺氧 一氧化碳、硫化氢或氰化物等可阻碍氧的吸收、转运或利用。

（二）诊断

中毒的诊断通常根据毒物接触史、临床表现、实验室毒物分析，并与其他可出现相似症状的疾病鉴别后诊断。

1. 毒物接触史 包括毒物接触时间、途径、毒物名称和剂量。对生活中毒，要了解周围环境有无毒物存在、患者精神状态、长期用药种类等，以判断服药时间和剂量。

2. 临床表现 急性中毒起病急、变化快。不同毒物中毒，常呈现某些特殊表现，对提示诊断有重要意义。如口唇呈樱桃红色提示一氧化碳中毒；呼出气呈大蒜味提示有机磷农药中毒；瞳孔扩大提示阿托品和莨菪碱类中毒；瞳孔缩小可提示有机磷农药中毒；皮肤呈黑色痂皮提示浓硫酸烧伤。慢性中毒多见于职业中毒和地方病。如周围神经异常表现可见于铅、砷、铊、二硫化碳等中毒；贫血表现可见于苯、三硝基甲苯等中毒。

3. 辅助检查 常规留取剩余毒物、可能含毒的标本（如呕吐物、胃内容物、血、尿等），通过化验确定毒物种类。某些中毒可出现特异性改变，如有机磷杀虫药中毒时血清胆碱酯酶活力降低，一氧化碳中毒时血液碳氧血红蛋白浓度升高。

（三）治疗

1. 终止继续暴露于毒物中 将患者撤离中毒现场。脱去污染衣物，清洗皮肤、毛发、眼内、伤口处毒物。

2. 紧急复苏和对症支持治疗 许多中毒尚无特殊解毒方法，采取对症支持治疗，可保护患者生命器官。保持呼吸道通畅、维持呼吸和循环功能。出现水电解质和酸碱平衡紊乱、肾衰竭、心脏停搏、休克、呼吸衰竭、循环衰竭时，立即采取有效急救复苏措施。给予鼻饲或肠外营养。脑水肿时应用甘露醇或山梨醇和地塞米松。惊厥时选用苯巴比妥钠、异戊巴比妥或地西泮等抗惊厥药。

3. 清除体内尚未吸收的毒物

（1）催吐 催吐法可应用于清醒、合作的经口摄入中毒者。①物理法刺激催吐：饮温水200~300mL，刺激咽后壁或舌根诱发呕吐。应反复进行，直到呕出清亮胃内容物为止。②药物催吐，临床少用。阿扑吗啡直接作用于延髓催吐化学感受区，但不宜重复应用。吐根糖浆直接刺激胃肠黏膜感受器，反射性作用于呕吐中枢引起呕吐。

（2）洗胃 越早越好。服用吸收缓慢的毒物、胃蠕动功能减弱或消失者，服毒4~6小时后仍应洗胃。食管静脉曲张、吞服强腐蚀性毒物、惊厥或昏迷者，不宜洗胃。应注意洗胃并发症：胃穿孔或出血、吸入性肺炎、窒息等。

> 🔍 **知识拓展**
>
> **洗胃液的选择**
>
> 　　最常用的洗胃液是温开水。根据进入胃内毒物种类不同，可选用不同的洗胃液。①胃黏膜保护剂：吞服腐蚀性毒物时，用蛋清、牛奶、植物油、米汤等保护胃肠黏膜。②溶剂：口服脂溶性毒物（如汽油或煤油等）时，先用液体石蜡150~200mL，使其溶解不被吸收，然后洗胃。③氧化剂：1∶5000高锰酸钾液，可使蕈类毒素、生物碱氧化而解毒。④中和剂：强碱类毒物可用弱酸类物质（如食醋、果汁等）中和。强酸类毒物可用弱碱（如镁乳、氢氧化铝凝胶等）中和。需注意碳酸氢钠遇酸后可生成二氧化碳，有胃肠穿孔危险，不宜应用。⑤沉淀剂：与毒物作用，生成溶解度低、毒性小的物质。如乳酸钙或葡萄糖酸钙与氟化物或草酸盐作用，生成氟化钙或草酸钙沉淀。2%~5%硫酸钠与可溶性钡盐作用，生成不溶性硫酸钡。生理盐水与硝酸银作用生成氯化银。⑥解毒药：通过与体内存留毒物起中和、氧化和沉淀等化学作用而解毒。

　　（3）导泻　常用导泻药有甘露醇、山梨醇、硫酸镁、硫酸钠、复方聚乙二醇电解质散等。将硫酸镁15g溶于水中，口服或由胃管注入。因镁离子吸收过多可抑制中枢神经系统，故有机磷杀虫药中毒晚期、肾衰竭、呼吸衰竭、昏迷者不宜使用。油脂类泻药可促进脂溶性毒物吸收，故一般不用。

　　（4）灌肠　除腐蚀性毒物中毒外，口服中毒6小时以上、导泻无效及抑制肠蠕动毒物（巴比妥类、颠茄类或阿片类）中毒者，可选择灌肠治疗。用1%温肥皂水连续多次灌肠。

4. 促进已吸收毒物排出

　　（1）供氧　一氧化碳中毒者，吸氧（尤其是高压氧治疗）可促使碳氧血红蛋白解离，加速一氧化碳排出。

　　（2）强化利尿和改变尿液酸碱度　强化利尿：静脉注射呋塞米、葡萄糖、糖盐溶液，增加尿量而促进毒物排出。改变尿液酸碱度：根据毒物溶解后酸碱度不同，改变尿液酸碱度，增加毒物排出。

　　（3）血液净化　①血液透析：清除血液中分子量较小和非脂溶性的毒物。②血液灌流：血液流过装有活性炭或树脂的灌流柱，毒物被吸附后，血液再输回患者体内。③血浆置换：用于清除游离或与蛋白结合的毒物，特别是生物毒（如蛇毒、蕈中毒）及砷化氢等溶血毒物中毒。

5. 解毒药

　　（1）金属中毒解毒药　依地酸钙钠治疗铅中毒。二巯丙醇治疗砷、汞中毒。二巯丙磺钠治疗汞、砷、铜或锑等中毒。二巯丁二钠治疗锑、铅、汞、砷或铜等中毒。

　　（2）高铁血红蛋白血症　亚甲蓝（美蓝）治疗亚硝酸盐、苯胺或硝基苯等中毒引起的高铁血红蛋白血症。

　　（3）氰化物中毒解毒药　可采用亚硝酸盐–硫代硫酸钠疗法。

　　（4）中枢神经抑制剂解毒药　氟马西尼治疗苯二氮䓬类中毒，纳洛酮治疗阿片类麻醉药和急性酒精中毒。

　　（5）有机磷杀虫药中毒　应用M受体阻断剂（阿托品）和胆碱酯酶复活药（碘解磷定）。

　　6. 预防并发症　长期卧床者，定时翻身，预防压疮、坠积性肺炎或血栓栓塞性疾患等。发生惊厥时，保护患者避免受伤。

（四）预防

　　向广大群众介绍有关中毒的预防和急救知识：严格遵守有关毒物管理、防护和使用规定，加强毒物保管。注意废水、废气和废渣治理。不吃有毒或变质的动植物性食物。不易辨认有无毒性的蕈类，不可食用。防止误食毒物或用药过量。医院、家庭和托幼机构的消毒液和杀虫药要严加管理。医院用药和发药要执行严格查对制度，以免误服或用药过量。管控儿童、精神患者用药。预防地方性中毒病。

二、急性有机磷杀虫药中毒

有机磷杀虫药（organic phosphorus insecticides poisoning，OPI），是目前农业生产中应用最广泛的农药之一。急性有机磷杀虫药中毒（acute organic phosphorus insecticides poisoning，AOPIP）是指有机磷杀虫药进入体内抑制乙酰胆碱酯酶（AChE）活性，引起体内乙酰胆碱（ACh）大量蓄积，出现毒蕈碱样、烟碱样和中枢神经系统等中毒症状和体征，严重者常死于呼吸衰竭。

OPI属于有机磷酸酯或硫化磷酸酯类化合物，大都呈淡黄色至棕色，油状液体，有大蒜臭味，稍有挥发性。除美曲膦酯（敌百虫）外，难溶于水，不易溶于多种有机溶剂，在酸性环境中稳定，在碱性环境中易分解失效。甲拌磷和三硫磷耐碱，敌百虫遇碱能变成毒性更强的敌敌畏。

（一）病因和发病机制

1. 有机磷杀虫药分类　根据其毒性分为以下四类。

（1）剧毒类　对硫磷、内吸磷、甲拌磷、特普、速灭磷等。

（2）高毒类　氧乐果、甲基对硫磷、敌敌畏、久效磷、杀扑磷等。

（3）中度毒类　乙硫磷、倍硫磷、乐果、二嗪磷、除线磷、敌百虫等。

（4）低毒类　甲基乙酯磷、辛硫磷、马拉硫磷、氯硫磷、碘硫磷等。

2. 中毒方式

（1）职业中毒　农药生产、运输、使用过程中，防护不当或意外发生，接触毒物而引起中毒。生产过程手套破损、衣服和口罩污染、生产设备密闭不严，使用过程配制、喷洒农药等环节药液外渗。

（2）生活中毒　故意吞服、误服、摄入OPI污染的水源或食品。滥用OPI治疗皮肤病或驱虫也可发生中毒。

3. 毒物代谢　OPI主要经胃肠道、呼吸道及皮肤黏膜吸收。吸收后迅速分布至肝、肺、肾、脾等器官，主要在肝内进行转化和代谢。有的OPI（如对硫磷、内吸磷）氧化后毒性增强，有的OPI（如马拉硫磷）经水解后毒性降低。OPI吸收后6~12小时血中浓度达高峰，24小时内通过肾由尿排泄，48小时后完全排出体外。

4. 中毒机制　有机磷杀虫药对人的毒性作用机制是抑制体内的胆碱酯酶（ChE）。乙酰胆碱（ACh）是胆碱能神经的传导介质，正常情况下，在ChE的参与下，将完成神经冲动后的ACh迅速水解而失去活性。OPI进入机体后，迅速与结合形成稳定的磷酰化胆碱酯酶，使ChE丧失水解ACh的能力，ACh不能被水解而大量积聚，过度兴奋胆碱能神经，引起毒蕈碱、烟碱样和中枢神经系统症状，严重者常死于呼吸衰竭（图9-1-1）。

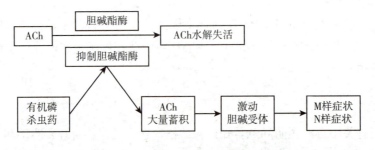

图9-1-1　有机磷杀虫药对人毒性作用机制

（二）临床表现

1. 急性中毒 急性中毒发病时间和症状与毒物种类、剂量、侵入途径有关。口服中毒在10分钟至2小时发病，吸入者数分钟至半小时内发病，皮肤吸收者2~6小时发病。

（1）毒蕈碱样症状（M样症状） 主要是副交感神经末梢过度兴奋。平滑肌痉挛：表现为瞳孔缩小、腹痛、腹泻。腺体分泌增加：表现为流泪、流涎、大汗。括约肌松弛：表现为大小便失禁。气道分泌物增多：表现为气促、咳嗽、呼吸困难、双肺干性或湿性啰音，甚至出现肺水肿。

（2）烟碱样症状（N样症状） ACh在横纹肌神经–肌肉接头处蓄积，表现为全身肌强直性痉挛、肌纤维颤动，而后发生肌力减退或瘫痪，呼吸肌麻痹引起呼吸衰竭。交感神经节节后纤维末梢释放儿茶酚胺，引起血压增高、心律失常。

（3）中枢神经系统症状 脑AChE活力值>60%时，通常不出现中枢症状。脑AChE活力值<60%时，出现头痛、头晕、烦躁不安、谵妄、抽搐和昏迷，甚至出现呼吸、循环衰竭而死亡。

（4）局部损害 接触皮肤后出现皮肤水疱、过敏性皮炎、剥脱性皮炎。污染眼部出现结膜充血、瞳孔缩小。

2. 迟发性多发神经病 可发生于急性重度和中度OPI（甲胺磷、敌敌畏、乐果和敌百虫等）中毒者。患者症状消失后2~3周，出现有感觉、运动型多发性神经病变，表现有下肢瘫痪、四肢肌肉萎缩等，主要累及肢体末端。可能是由于OPI抑制神经靶酯酶，使其老化所致。

3. 中间型综合征 多发生在重度OPI（敌敌畏、甲胺磷、久效磷、乐果）中毒后24~96小时，及ChE复能药用量不足者。经治疗，胆碱能危象消失、意识清醒或未恢复和迟发性多发神经病发生前，患者突发屈颈肌和四肢近端肌无力及第Ⅲ、Ⅷ、Ⅸ、Ⅹ对脑神经支配的肌肉无力，表现有眼外展障碍、上睑下垂、面瘫和呼吸肌麻痹。其发生与ChE长期受抑制，影响神经–肌肉接头处突触后功能有关。

（三）辅助检查

1. 血ChE活力测定 血ChE活力测定，可判断中毒程度、疗效和预后。正常人血ChE活力值为100%，轻度中毒ChE活力值为70%~50%，中度中毒为50%~30%，重度中毒为30%以下。

2. 毒物检测 患者血、尿、粪便或胃内容物中可检测到OPI或代谢产物。敌百虫在体内代谢为三氯乙醇，对硫磷和甲基对硫磷氧化分解为对硝基酚。

（四）诊断与鉴别诊断

1. 诊断 诊断需根据：①有机磷杀虫药接触史。②OPI相关中毒症状及体征，如瞳孔缩小、多汗、呼出气大蒜味、肌纤颤、肺水肿和昏迷。③全血ChE活力降低。④血、胃内容物OPI及其代谢物检测。

2. 分级诊断

（1）轻度中毒 仅有M样症状（头痛、头晕、呕吐、多汗、流泪、流涕、瞳孔缩小等），ChE活力70%~50%。

（2）中度中毒 M样症状加重，出现N样症状（肌纤维颤动、轻度呼吸困难），ChE活力50%~30%。

（3）重度中毒 具有M、N样症状，并伴有肺水肿、抽搐、昏迷、呼吸肌麻痹和脑水肿，ChE活力30%以下。

3. 鉴别诊断 应与急性胃肠炎、中暑、脑炎、拟除虫菊酯类中毒、甲脒类中毒鉴别。拟除虫菊酯类中毒可出现皮肤红色丘疹或大疱样损害，血ChE活力正常。甲脒类中毒可出现发绀、瞳孔扩大及出血性膀胱炎。

（五）治疗

1. 迅速清除毒物　立即将患者撤离中毒现场。彻底清除未被机体吸收的毒物。眼部污染时，用清水、生理盐水、2%碳酸氢钠溶液或3%硼酸溶液冲洗。口服中毒者，用清水、2%碳酸氢钠溶液（敌百虫忌用）或1:5000高锰酸钾溶液（对硫磷忌用）反复洗胃，直至洗出液清亮为止。然后用硫酸钠导泻。将硫酸钠20~40g溶于20mL水，口服，观察30分钟，若无泻出，再口服或经鼻胃管注入水500mL。

2. 解毒药　根据病情，早期、足量、联合和重复应用解毒药。

（1）胆碱受体阻断剂　阿托品和山莨菪碱等作用于外周M受体，缓解M样症状，对N受体无明显作用。阿托品每10~30分钟或1~2小时给药一次，直至患者M样症状消失或出现"阿托品化"。阿托品化指征为口干、皮肤干燥、心率增快（90~100次/分）和肺湿啰音消失。此时，应减少阿托品剂量或停用。阿托品中毒的表现：瞳孔明显扩大、神志模糊、烦躁不安、抽搐、昏迷和尿潴留等，此时立即停用阿托品。

> ### 知识拓展
>
> #### N胆碱受体阻断剂
>
> 　　N胆碱受体阻断剂主要阻断中枢M和N受体，对外周M受体阻断作用较弱，故又称中枢性抗胆碱能药。苯那辛、东莨菪碱、丙环定、苄托品等均属此类。盐酸戊乙奎醚（长托宁）可作用于中枢M、N受体和外周M受体，对M_1、M_3受体亚型作用较强，抗胆碱作用较阿托品强，能改善毒蕈碱症状，半衰期6~8小时，作用时间长。同时盐酸戊乙奎醚对心脏M_2受体作用极弱，对心率无明显影响，不良反应少。
>
> 　　急性有机磷杀虫药中毒时，积聚的ACh首先兴奋中枢N受体，使N受体迅速发生脱敏反应，对ACh刺激不再发生作用，并且脱敏的N受体还能改变M受体构型，增强M受体对ACh敏感性，使得M受体阻断剂（如阿托品）疗效降低。故应将外周与中枢性抗胆碱能药联合应用以发挥协同作用。

（2）ChE复活药　与磷酰化胆碱酯酶中的磷形成复合物，使其与ChE酯解部位分离，恢复ChE活性。但对中毒24~48小时后已老化的ChE无复活作用。ChE复活药尚能作用于外周N_2受体，对抗外周N胆碱受体活性，能有效解除烟碱样毒性作用。ChE复活药不良反应有视物模糊、复视、短暂眩晕、血压升高等。常用ChE复活药如下：

①氯磷定：是首选的解毒药，复能作用好，可供静脉或肌内注射。首次要足量给药，足量指征：外周N样症状（如肌颤）消失，血液ChE活性恢复到50%~60%或以上。停药指征：中毒表现消失、血ChE活性在50%~60%或以上。②碘解磷定：复能作用较差，仅能静脉注射，是次选的解毒药。

应根据OPI中毒程度选用药物：轻度患者单用胆碱酯酶复能药，中度至重度患者可联合应用胆碱酯酶复活剂与胆碱受体阻断剂。两药合用时，应减少胆碱受体阻断剂（阿托品）用量，以免发生中毒。

3. 紧急复苏与对症治疗　呼吸抑制者，需清除呼吸道分泌物，保持呼吸道通畅，给氧，根据病情应用气管插管，机械辅助呼吸。心脏停搏时，行体外心脏按压复苏等。肺水肿应用阿托品，不能应用氨茶碱和吗啡。重度OPI中毒患者常伴有多种并发症，如低钾血症、严重心律失常、酸中毒、脑水肿等，应根据不同情况采取积极的治疗措施。脑水肿时，给予20%甘露醇和地塞米松。抽搐时，可给予地西泮。休克时，给予抗休克治疗。

（六）预防

加强宣传，普及农药防治中毒常识。有机磷农药生产、加工、运输各环节，规范并严格执行安全生产制度和操作规程。使用农药时应做好安全防护，避免皮肤、眼内接触。存储容器设置醒目标识。监管儿童，避免误服误用。

🔲 岗位情景模拟 47

患者，女性，52岁。因为家庭压力自服农药1小时，种类及剂量不详。意识不清，口吐白沫。大汗，头晕头痛，流泪，呼吸困难，腹痛，恶心呕吐，呕吐2次，呕吐物为胃内容物，吐出物有大蒜味。无发热寒颤，无黄疸，无呕血、黑便，无血尿。既往体健，无高血压、糖尿病史，无肝、肾疾病史，无药物过敏史，月经史、个人史及家族史无特殊。

体格检查：T 37.1℃，P 60次/分，R 24次/分，BP 110/65mmHg。平卧位，烦躁不安，神志不清。皮肤多汗湿冷，肌肉颤动。巩膜不黄，瞳孔针尖样，对光反射弱，口腔流涎。呼吸急促浅表，两肺较多哮鸣音和散在湿啰音。心界不大，心率60次/分，律齐，无杂音。腹平软，肝脾未触及，下肢不肿。

实验室检查：血常规：Hb 125g/L，WBC 10.4×10^9/L，N 68%，L 30%，M 2%，PLT 156×10^9/L。血生化：肝功能正常；肾功：尿素氮轻度偏高；心肌酶正常。胆碱酯酶为正常的50%。

问题与思考

1. 根据现有临床资料，提出初步诊断，并写出诊断依据。

2. 若初步诊断正确，写出初步治疗计划或方案。

答案解析

三、急性一氧化碳中毒

含碳物质不完全燃烧可产生一氧化碳（CO）。吸入过量CO引起的中毒称急性一氧化碳中毒（acute carbon monoxide poisoning），俗称煤气中毒。急性一氧化碳中毒是较为常见的生活中毒和职业中毒。

（一）病因和发病机制

1. 病因 一氧化碳是一种无色、无臭、无味的气体。工业生成中，高炉煤气、发生炉煤气含CO 30%~35%。水煤气含CO 30%~40%。在炼钢、炼焦和烧窑等生产过程中，如炉门、窑门关闭不严，煤气管道漏气或煤矿瓦斯爆炸产生大量CO，可引起现场人员中毒。日常生活中毒主要见于家庭中煤炉取暖及煤气泄漏。煤炉产生的气体含CO量高达6%~30%，失火现场空气中CO浓度高达10%。吸烟、浴室使用燃气热水器、汽车内使用空调，均能产生一氧化碳。

2. 发病机制 CO中毒主要导致细胞水平的氧输送和氧利用障碍。CO吸入体内后，与血液中红细胞的血红蛋白结合，形成稳定的碳氧血红蛋白（COHb）。CO与血红蛋白的亲和力比氧与血红蛋白的亲和力大240倍，吸入较低浓度CO即可产生大量COHb。COHb不能携带氧，且不易解离，血氧不易释放给组织而造成细胞缺氧。此外，CO还可抑制细胞色素氧化酶活性，阻碍细胞对氧的利用。

（二）病理

CO中毒时，体内血管吻合支少且代谢旺盛的器官（如脑和心脏）最易遭受损害。急性中毒在24小时内死亡者，血呈樱桃红色；各器官充血、水肿和点状出血。昏迷数日后死亡者，大脑明显充血，水肿；大脑皮质有坏死灶，负责管理记忆的海马区因血管供应少，受累明显；位于大脑深部基底核的苍白球出现软化灶；小脑有细胞变性；心肌可见缺血性损害或心内膜下多发性梗死。

（三）临床表现

1. 急性中毒　正常人血液中COHb含量为5%~10%，血液中COHb浓度直接影响了中毒的表现。患者中毒前的健康状况（如有无心、脑血管病）、中毒时体力活动等情况也会影响中毒后的临床表现。

（1）轻度中毒　有不同程度的头晕、头痛、视物不清、恶心、呕吐、心悸、感觉迟钝、抽搐或四肢无力等。血液COHb浓度为10%~20%。脱离中毒环境及吸入新鲜空气或氧疗，症状很快消失。

（2）中度中毒　口唇黏膜可呈樱桃红色，有呼吸困难、意识模糊或浅昏迷。对疼痛刺激可有反应，对光反射迟钝，腱反射减弱。血液COHb浓度为30%~40%。氧疗后患者可恢复正常且无明显并发症。

（3）重度中毒　受压部位皮肤可出现红肿和水疱，患者出现深昏迷、肺水肿、呼吸抑制、心律失常或心力衰竭。部分患者合并吸入性肺炎，可呈去皮质综合征状态。眼底检查可发现视盘水肿。血液COHb浓度达40%~60%。

2. 急性一氧化碳中毒迟发脑病（神经精神并发症）　部分患者在意识障碍恢复后，经过2~60天的"假愈期"，出现下列临床表现之一。①精神意识障碍：呈现痴呆、谵妄或去皮质状态。②锥体系神经损害：如偏瘫、病理反射阳性、小便失禁。③锥体外系神经障碍：如震颤麻痹综合征，与基底神经节和苍白球损害有关。④脑神经及周围神经损害：如视神经萎缩、听神经损害及周围神经病变等。⑤大脑皮质局灶性功能障碍：如失语、失明、不能站立及继发性癫痫。

（四）辅助检查

1. 血液COHb检查　这是诊断一氧化碳中毒的可靠方法，可明确诊断、有助于病情分级和预后评估。COHb超过10%或呈阳性。现场生物样品采集应注明采集时间，密封保存，冷藏转运，血样应于24小时内检测。死亡者应采集心腔血。

2. 脑电图检查　可见与缺氧性脑病进展相平行的弥漫性低波幅慢波。

3. 头部CT与MRI检查　CT检查的典型表现：双侧大脑皮层下白质及苍白球或内囊出现大致对称的密度减低区。MRI检查：早期可见双侧苍白球、侧脑室周围白质T2加权像呈典型对称性高信号，T1加权像呈等信号或低信号。

（五）诊断与鉴别诊断

1. 诊断　根据较高浓度CO吸入史，中枢神经损害的症状和体征，结合血液COHb测定，按照国家诊断标准《职业性急性一氧化碳中毒诊断标准及处理原则》（GB8781-1988），可作出急性CO中毒诊断。

2. 鉴别诊断　急性CO中毒应与脑震荡、脑膜炎、脑血管意外、糖尿病酮症酸中毒、其他中毒引起的昏迷相鉴别。血液COHb测定是有价值的诊断指标。

（六）治疗

1. 现场急救　迅速将患者转移到空气新鲜处，终止CO吸入。保持呼吸道畅通，密切观察生命体征，必要时行心肺复苏。病情严重者及早建立静脉通路。及时转运至距离近、有救治能力的医疗机构。

2. 氧疗　可采取鼻导管和面罩吸氧。无高压氧舱治疗指征者，给予100%氧治疗，直至症状消失且COHb浓度降至10%以下。严重者尽快采取高压氧舱治疗。患者在超大气压的条件下用100%氧气进行治疗，可使COHb半衰期缩短，能增加血液中物理溶解氧，提高总体氧含量，促进氧释放和加速CO

排出，可迅速纠正组织缺氧，缩短昏迷时间和病程，预防CO中毒引发的迟发性脑病。

🌱 知识拓展

　　高压氧治疗是指高气压环境下吸入纯氧，可以提高氧气的弥散渗透能力，纠正局部组织的缺氧问题。还能降低颅内压，有助于意识障碍的恢复；更重要的是促进神经功能恢复，减少后遗症。多数高压氧舱中心把头痛、恶心、COHb浓度>25%作为选择高压氧舱治疗的主要参考标准。

　　临床医师常用下述情形作为选择高压氧治疗的重要参考标准：昏迷、短暂意识丧失、心电图提示心肌缺血表现、局灶神经功能缺陷等；孕妇COHb浓度超过20%或出现胎儿窘迫也应考虑高压氧治疗。

---

　　3. 防治脑水肿 　CO严重中毒后2~4小时即可出现脑水肿，在24~48小时发展到高峰。20%甘露醇1~2g/kg快速静脉滴注（10mL/min），2~3天后颅内压增高好转可减量。配合使用利尿剂及糖皮质激素。

　　4. 防治并发症 　保持呼吸道通畅，必要时行气管插管或气管切开。定时翻身以防压疮和坠积性肺炎发生。给予营养支持，必要时予鼻饲。有频繁抽搐者首选地西泮，10~20mg静脉注射。抽搐停止后再静脉滴注苯妥英钠0.5~1g，剂量可在4~6小时内重复应用。

🧑‍⚕️ 岗位情景模拟 48

　　患者，男性，55岁。1小时前家属发现患者意识不清，倒在地上，呼之不应。口唇发绀，口周有呕吐物，为胃内容物，不含咖啡色物。无抽搐，无腹痛，无肢体活动障碍，无大小便失禁。其房间密闭，内有炭火盆，可闻及煤烟气味。未见异常药瓶。由急救车送入我院。发病以来未进食，未解二便，体重无明显增减。既往体健，无高血压、糖尿病病史，无药物过敏史。个人、家族史无特殊。

　　体格检查：T 36.5℃，P 104次/分，R 22次/分，BP 105/65mmHg。神志恍惚，精神差，抬入门诊。皮肤黏膜无出血点，巩膜无黄染，球结膜水肿，瞳孔等大、直径3mm、对光反射迟钝。口唇樱桃红色。颈软，甲状腺不大。肺呼吸音粗，可闻及湿啰音。心律齐，无杂音。腹平软，肝脾未触及。四肢肌力对称。生理反射存在，病理反射未引出。

　　实验室检查：血常规：Hb 130g/L，WBC 6.8×10^9/L。尿常规（－）。血生化：ALT 38U/L，TP 68g/L，ALB 38g/L，Scr 98umol/L，BUN 6mmol/L，血钾4.0mmol/L，血钠140mmol/L，血氯98mmol/L。血液COHb 30%。

问题与思考

1. 根据现有临床资料，提出初步诊断，并写出诊断依据。
2. 若初步诊断正确，写出初步治疗计划或方案。

答案解析

（七）预防

　　加强预防一氧化碳中毒的宣教。认真执行安全操作规程，加强矿井下空气中CO浓度的监测和报警。煤气发生炉和管道经常检修。产生CO的车间和场所加强通风。进入高浓度CO环境时，要戴好防毒面具。居室内火炉安装烟筒管道，防止管道漏气。

（陈晓艳）

第二节 中 暑

PPT

学习目标

知识要求：

1. 掌握中暑的概念、临床表现、实验室检查、诊断要点和治疗原则。
2. 熟悉中暑的病因、发病机制、病理特点。
3. 了解中暑的发病情况和预后。

技能要求：

1. 熟练掌握诊断中暑的临床技能。
2. 学会应用临床知识解决中暑治疗的问题。

中暑（heat illness）是在温度较高、湿度较大的环境中，患者因体温调节中枢功能障碍、汗腺功能衰竭和水、电解质丧失过多，而出现相关临床表现的疾病。营养不良、肥胖、年老体弱和慢性疾病者更易发生中暑。

（一）病因和发病机制

1. 病因 在大气温度较高（>32℃）、湿度较大（>60%）的环境中，长时间工作、剧烈运动或军事训练，又无充分防暑降温措施时极易发生中暑。常见原因：①环境因素：烈日照射的田间劳作、工厂的炼钢车间。②产热增加：重体力劳动、甲状腺功能亢进症、发热疾病和应用苯丙胺等药物。③散热障碍：肥胖、穿透气不良衣服、湿度大或无风天气等。④汗腺功能障碍：广泛皮肤瘢痕或先天性无汗症、系统性硬化病、抗胆碱能药或滥用毒品。

知识拓展

下丘脑体温调节中枢通过控制产热和散热，来维持体温的相对稳定。

（1）产热 人体产热主要来自体内氧化代谢过程，运动和寒战也能产生热量。气温在28℃左右，静息状态下，人体产热量为210~252kJ/（h·m²）。体重70kg的人，基础代谢产热量约418.7kJ。缺乏降温机制时，体温可升高1.1℃。人体剧烈运动时的产热量较静息状态时增加20倍，为2520~3780kJ/（h·m²），占人体总产热量的90%。

（2）散热 人体与环境通过下列几种方式进行热交换。①辐射：约占散热量的60%。室温在15~25℃时，辐射是人体主要的散热方式。②蒸发：约占散热量的25%。高温环境下，蒸发是人体主要的散热方式。湿度大于75%时，蒸发减少。相对湿度达90%~95%时，蒸发完全停止。③对流：约占散热量的12%。散热速度取决于皮肤与环境的温度差和空气流速。④传导：约占散热量的3%。人体皮肤直接与水接触时，散热速度是正常的20~30倍。

2. 发病机制 体内产热过多、散热不良以及对热应激的适应能力不强，均可导致体内温度升高，发生中暑。在热环境下每天工作100分钟持续7~14天后，人体对热应激的适应能力增强，通过增加心输出量和出汗量增加（汗液钠含量较正常人少）等代偿，产生抗高温能力。无此种适应代偿能力者，易发生中暑。

（二）病理

中暑损伤主要是由于体温过高（>42℃），对细胞产生直接损伤作用，引起线粒体功能障碍、酶变性、细胞膜稳定性丧失和有氧代谢途径中断，导致多器官功能障碍或衰竭。热射病患者病的死后尸检可发现，小脑和大脑皮质神经细胞坏死；心脏有局灶性出血、心肌细胞坏死和溶解；肾上腺皮质出血；不同程度的肝细胞坏死和胆汁淤积。对劳力性热射病病死者做病理检查，可见肌肉组织变性和坏死。

（三）临床表现

根据发病机制和临床表现，中暑分为热痉挛、热衰竭和热（日）射病。三者可顺序发展，也可重叠发生。

1. **热痉挛**　剧烈活动、大量出汗和饮用低张液体后，出现头晕、头痛、肢体活动受限、肢体和腹壁肌群痛性痉挛。一般无明显体温升高，无神志障碍。热痉挛也可为热射病早期表现。

2. **热衰竭**　表现为头晕、头痛、恶心、呕吐、多汗、肌痉挛、心率明显增快、直立性低血压或晕厥。无神志障碍。血细胞比容增高、高钠血症、肝功能异常和轻度氮质血症。多见于老年人、儿童和慢性病患者。热衰竭的发生与严重热应激时，体液和体钠丢失过多引起循环容量有关。

3. **热射病**　高热（体温>40℃）伴神志障碍。早期受损器官依次为脑、肝、肾和心脏。热射病分为劳力性热射病和非劳力性热射病。

（1）劳力性热射病　主要原因是内源性产热过多，多发生在青壮年人群。患者从事体力劳动或剧烈运动后，大量出汗，心率160~180次/分，脉压增大，可发生急性肾衰竭、肝衰竭（发病24小时后肝转氨酶可升至数万单位）、横纹肌溶解、DIC或MODS，病死率高。

（2）非劳力性热射病　主要原因是体温调节功能障碍致散热减少，多见于居住通风不良的产妇及老年体衰者。表现为皮肤干热和发红、无汗，直肠温度最高可达46.5℃。初起行为异常或痫性发作，继之出现谵妄、昏迷、瞳孔对称缩小，严重者出现低血压、心律失常、心力衰竭、肺水肿、脑水肿、急性肾衰竭、DIC。

（四）辅助检查

1. **血生化检查**　了解血清电解质（钠、钾等）及水分丢失情况。
2. **动脉血气分析**　了解动脉血氧分压和血氧饱和度的情况。
3. **脏器损害情况**　生化检查（AST、ALT、LDH、CK）、凝血功能及动脉血气分析，可反映肝、肾、胰、横纹肌损伤及重要器官功能障碍。怀疑颅内出血或感染时，应行脑CT和脑脊液检查。

（五）诊断与鉴别诊断

1. **诊断**　炎热夏季，遇有高热伴昏迷者首先考虑中暑。诊断要点：①在高温、高湿环境下进行生产或剧烈活动史。②中暑的临床表现。③实验室检查有电解质、体液丢失、脏器损害情况。

2. **鉴别诊断**　应与甲状腺危象、脑血管疾病、脑炎、脑膜炎、伤寒、斑疹伤寒、脑恶性疟疾、药物及各种毒物中毒鉴别。

（六）治疗

1. 降温治疗 快速降温是治疗的基础，降温速度决定患者预后。降低劳力性热射病患者体温的时间段已由原来的"黄金1小时"改为"黄金半小时"。

（1）物理降温　①体外降温：将患者置于通风良好的低温环境。无虚脱者进行冷水浸浴，在头顶部周围放置用湿毛巾包裹的冰块。虚脱者采用蒸发散热降温，用15℃冷水反复擦拭皮肤，用电风扇或空气调节器散热。待体温降至39℃时，停止降温。②体内降温：体外降温效果欠佳者，用冰盐水进行胃或直肠灌洗，必要时进行腹膜腔灌洗或血液透析，或将自体血液体外冷却后回输体内降温。

（2）药物降温　应注意，热射病者用解热镇痛药水杨酸盐治疗无效，而且可能有害。迅速降温出现寒战者，用生理盐水500mL加氯丙嗪25~50mg静脉输注，同时注意监测血压。

2. 监测

（1）连续监测体温　逐渐使体温降到37~38℃。

（2）DIC实验室参数　注意监测纤维蛋白原、纤维蛋白降解产物、凝血酶原时间和血小板等指标。发病24小时（尤其是48~72小时）可出现凝血障碍。

（3）监测尿量　放置Foley导尿管，保持尿量>30mL/h。

3. 对症治疗

（1）液体复苏　低血压者应静脉输注生理盐水或乳酸林格液恢复血容量，最初4小时补充1200mL等张晶体溶液。必要时静脉滴注异丙肾上腺素，勿用血管收缩药，以免影响皮肤散热。

（2）昏迷者应进行气管内插管，保持呼吸道通畅，防止误吸。

（3）颅内压增高者静脉输注甘露醇1~2g/kg，30~60分钟输入。痫性发作时，静脉输注地西泮。

（4）多器官衰竭　予对症支持治疗。心力衰竭合并肾衰竭伴有高钾血症时，慎用洋地黄。出现横纹肌溶解时，尿量至少保持在2mL/（kg·h），尿pH>6.5。DIC患者根据病情输注新鲜冷冻血浆和血小板。持续性无尿、尿毒症和高钾血症是血液透析或腹膜透析的指征。注意预防应激性溃疡并发上消化道出血。

岗位情景模拟 49

患者，男性，53岁。患者1小时前于夏日午后田间劳作时，突发四肢无力，跌倒在地，皮肤灼热，呼吸急促，无明显跌伤，被家人发现后呼之能应，诉头晕头痛。急送医院途中出现意识不清，呼之不应，寒颤，高热，体温最高41℃。呕吐1次，为胃内容物。无肢体抽搐。发病以来未进食水，无大小便失禁。既往体健，无高血压、糖尿病病史，无药物过敏史。个人、家族史无特殊。

体格检查：T 41.1℃，P 140次/分，R 22次/分，BP 105/65mmHg。意识不清，平车推入病房。面色潮红，双侧瞳孔约3mm，对光反射迟钝。口唇稍发绀，颈软。呼吸急促，双肺呼吸音粗，双肺底可闻及少量湿啰音。心律齐，心音低钝，未闻及杂音，腹平软，肝脾未及。下肢无水肿。双下肢肌张力高，肌力检查不合作，腱反射消失。

实验室检查：血常规：RBC 5.6×10^9/L，Hb 158g/L，WBC 11.76×10^9/L，PLT 420×10^9/L。血生化：ALT 146U/L，AST 96U/L，ALB 47g/L，血钾4.12mmol/L，血钠138mmol/L。

问题与思考

1. 根据现有临床资料，提出初步诊断，并写出诊断依据。

2. 若初步诊断正确，写出初步治疗计划或方案。

答案解析

（七）预后

热射病的死亡率为20%~70%，50岁以上患者高达80%，发病30分钟内的降温速度决定其预后。如发病30分钟内将直肠温度降至40℃以下，通常不发生死亡。如降温延迟，则病死率明显增加。

（八）预防

加强防暑宣传。在炎热季节尽量减少户外活动，改善年老体弱、慢性病患者及产褥期妇女的居住环境，改善工作环境。多饮用渗透压<200mOsm/L的钾、镁和钙盐防暑饮料，配备防暑降温药品。

（陈晓艳）

第三节 淹 溺

PPT

学习目标

知识要求：

1. 掌握淹溺的概念、临床表现、实验室检查、诊断要点和治疗原则。
2. 熟悉淹溺的病因、发病机制、病理特点。
3. 了解淹溺的发病情况和预后。

技能要求：

1. 熟练掌握诊断淹溺的临床技能。
2. 学会应用临床知识解决淹溺治疗的问题。

人体浸没于水或其他液体后，反射性引起喉痉挛和（或）呼吸障碍，发生窒息性缺氧的临床死亡状态称淹溺（drowning）。淹溺常发生在夏季，多见于沿海国家和地区，男性淹溺约为女性的3倍。淹溺事故常见于儿童和青少年，是14岁以下儿童的首位致死原因。

（一）病因和发病机制

1. **病因** 可能造成淹溺的情况：跳水、游泳、划船意外等水上运动；下水前饮酒或服用损害脑功能药物；水中运动时间较长，过度疲劳；潜水员因癫痫、心脏病或心律失常、低血糖发作引起神志丧失；洪涝灾害、交通意外或投水自杀等。

2. **发病机制** 机体溺水后，起初数秒钟内本能地屏气（<1分钟），引起呼吸暂停、心动过缓和外周血管剧烈收缩等潜水反射，以保证重要脏器（尤其是心脏和大脑）的血供。不能屏气后，继之出现非自发性吸气，水进入气道引起反射性咳嗽。气道液体增多导致严重呼吸障碍、缺氧、高碳酸血症和代谢性酸中毒。严重脑缺氧发生窒息和昏迷，继而出现心动过速、心动过缓及无脉性电活动，最终心脏停搏。

（二）病理

尸检发现，大多数淹溺者吸入水量<4mL/kg。溺死者双肺含水量多、重量明显增加，有不同程度水

肿、出血、肺泡壁破裂。约70%溺死者呼吸道有误吸的呕吐物、泥沙或水生植物。继发溺死患者肺泡上皮细胞脱落、出血、透明膜形成和急性炎性渗出。可见急性肾小管坏死性病变。

> 📝 **知识拓展**
>
> 吸入1~3mL/kg淡水或海水即能破坏肺泡表面活性物质，导致肺泡塌陷、肺内分流和通气/血流灌注比例失调、肺不张、非心源性肺水肿。严重心律失常是大多数淹溺者猝死原因。心动过缓或心脏停搏常为冰水淹溺迅速致死的原因。患者突然接触冷水，刺激迷走神经导致QT间期延长及儿茶酚胺大量释放，继而发生心室颤动或心脏停搏和意识丧失。身体及淹溺介质间温差越大，淹溺综合征患者预后越差。如果入水前用冷水润湿脸部和头部可能会有一定预防作用。体温由37℃降至20℃的过程中，每降低1℃，大脑氧耗率约减少5%。淹溺引起的低体温可降低大脑氧耗，延迟细胞缺氧和ATP消耗，有时可延长救治患者的时间，提高存活机会。

（三）临床表现

个体差异较大，与吸水量多少、溺水持续时间长短、吸入介质性质和器官损伤严重程度有关。

1. **症状**　近乎淹溺者可有剧烈咳嗽、咳粉红色泡沫样痰、呼吸困难、胸痛、头痛、视觉障碍。溺入海水者，口渴感明显。淹溺者神志丧失、呼吸停止或大动脉搏动消失，处于临床死亡状态。

2. **体征**　鼻腔和口腔内充满泡沫或泥污，皮肤发绀、颜面肿胀、球结膜充血和肌张力增加。呼吸表浅、急促或停止，肺部可闻及干、湿啰音。心律失常、心音微弱或心搏停止。腹部膨隆。抽搐、四肢厥冷。烦躁不安、昏睡和昏迷等精神和神志状态改变。

（四）辅助检查

1. **动脉血气检查**　出现低氧血症，严重混合性酸中毒。

2. **血液和尿液检查**　淡水淹溺者，血钾升高，血液和尿液可出现游离血红蛋白。海水淹溺者，可有高钠血症或高氯血症。

3. **影像学检查**　淹溺后数小时可出现肺浸润和肺水肿，胸片显示斑片状浸润。颈椎X线检查可帮助诊断颈椎损伤。脑磁共振能预测患者神经系统预后，淹溺3~4天后检查对判断预后价值较为理想。

4. **心电图检查**　表现为窦性心动过速、非特异性ST段和T波改变、室性心律失常或完全性心脏传导阻滞。

（五）诊断

跳水或潜水淹溺者可伴有头或颈椎损伤。诊断淹溺时，要注意淹溺时间长短、有无头部及颅内损伤。

（六）治疗

1. **院前急救**　尽快将溺水者从水中救出。头低俯卧位行体位引流，排出口鼻腔中的污水、污物、分泌物及其他异物。保持气道通畅，拍打背部促使气道液体排出。心搏呼吸停止者，立即现场施行心肺复苏，气管内插管和吸氧。复苏期间注意避免误吸。患者转送过程中，不应停止心肺复苏。

2. **院内处理**

（1）复温　体外或体内复温，使中心体温至少达到30~35℃。

（2）供氧　监测动脉血气，吸入高浓度氧或高压氧。据病情予面罩或鼻罩持续气道正压吸氧。严重或进行性呼吸窘迫、缺乏气道反射保护、合并头胸部损伤的患者应行气管内插管。$PaCO_2$分压超过50mmHg者，行气管内插管和机械通气。经高流量吸氧后血氧饱和度低于90%或PaO_2低于60mmHg者需行气道正压通气。

（3）脑复苏　有颅内压升高或昏迷者，应用呼吸机增加通气，使$PaCO_2$保持在25~30mmHg。静脉输注甘露醇降低颅内压，缓解脑水肿。

（4）抗生素　用于污水淹溺、有感染体征或脓毒症的淹溺者。

（5）处理并发症　对合并电解质和酸碱平衡紊乱、应激性溃疡伴出血、低血压、惊厥、肺水肿、急性呼吸窘迫综合征、心律失常者进行相应处理。

（七）预后

淹溺所致肺损伤和脑缺氧严重程度与吸水量、淹溺时间有关。经治疗，1小时内恢复神志的淹溺者，预后好。约20%淹溺者恢复后遗留不同程度脑功能障碍、锥体外系综合征、中枢性四肢瘫痪和外周神经或肌肉损伤。

（八）预防

下水前要做好充分准备活动，避免在情况复杂的自然水域游泳。饮酒者、有慢性或潜在疾病者不宜从事水上活动。进行水上自救互救知识和技能训练、水上作业时应备用救生器材。

（陈晓艳）

目标检测

答案解析

单项选择题

1. 服毒后，进行洗胃抢救的最有效时间是（　　）
   A. 4~6小时内　　　　　　B. 10小时内　　　　　　C. 12小时内
   D. 24小时内　　　　　　E. 36小时内

2. 下列关于急性中毒的临床表现的描述，错误的是（　　）
   A. 瞳孔扩大提示阿托品和莨菪碱类中毒
   B. 口唇呈樱桃红色提示氰化物中毒
   C. 呼出气呈大蒜味提示有机磷农药中毒
   D. 皮肤呈黑色痂皮提示浓硫酸烧伤
   E. 瞳孔缩小提示有机磷农药中毒

3. 下列不符合有机磷农药中毒患者的临床表现是（　　）
   A. 意识障碍　　　　　　B. 腺体分泌增多　　　　　　C. 肌纤维颤动
   D. 呼出气有蒜味　　　　E. 瞳孔散大

4. 应用阿托品治疗有机磷杀虫药中毒，"阿托品化"的表现有（　　）
   A. 肺湿啰音消失　　　　B. 皮肤干燥　　　　　　C. 心率增快（90~100次/分）
   D. 口干　　　　　　　　E. 肌肉紧张

5. CO中毒的中毒机制是（　　）
   A. 迷走神经过度兴奋　　B. 抑制胆碱酯酶活性　　　　C. 高铁血红蛋白蓄积

D. 交感神经过度兴奋　　　　　　　E. 碳氧血红蛋白蓄积

6. 急性一氧化碳中毒时，最易遭受损害的器官是（　　）

A. 肌肉　　　　　　　　　B. 大脑和心脏　　　　　　C. 肺脏

D. 外周动脉　　　　　　　E. 肾脏

7. 热射病患者，治疗错误的是（　　）

A. 低血压患者应静脉输注生理盐水或乳酸林格液恢复血容量

B. 昏迷者应进行气管内插管，保持呼吸道通畅，防止误吸

C. 应用解热镇痛药水杨酸盐治疗

D. 体外降温效果欠佳者，用冰盐水进行胃或直肠灌洗

E. 将患者转移到通风良好的低温环境

8. 关于中暑，下列说法错误的是（　　）

A. 热射病早期受损器官依次为脑、肝、肾和心脏

B. 非劳力性热射病多见于居住在通风环境不良的老年体衰者及产妇

C. 中暑的好发原因为环境温度过高、机体产热增加、散热障碍

D. 劳力性热射病患者心率减慢，脉压减小

E. 中暑损伤主要是由于体温过高（>42℃）对细胞产生直接损伤作用

9. 下列关于淹溺的治疗措施，错误的是（　　）

A. 吸入高浓度氧或高压氧治疗，根据病情采用机械通气

B. 心搏呼吸停止者，立即现场施行心肺复苏，而在转运过程中，应停止心肺复苏

C. 抗生素适用于污水淹溺、有感染体征或脓毒症的淹溺者

D. 体温过低者，可采用体外或体内复温措施

E. 尽快将溺水者从水中救出，拍打背部促使气道液体排出，保持气道通畅

10. 关于淹溺，下列说法错误的是（　　）

A. 溺入海水者，口渴感明显

B. 溺死者双肺含水量多，有不同程度出血、水肿、肺泡壁破裂

C. 淹溺后数小时可出现肺浸润和肺水肿

D. 淡水淹溺者，血钾降低

E. 淹溺事故常见于儿童和青少年

书网融合……

知识回顾　　　　　微课　　　　　习题

主要参考书目

1. 葛均波，徐永健，王辰.内科学［M］.北京：人民卫生出版社，2018.
2. 贾建平，苏川.神经病学［M］.北京：人民卫生出版社，2018.
3. 王辰，王建安.内科学［M］.北京：人民卫生出版社，2015.
4. 李兰娟，任红.传染病学［M］.北京：人民卫生出版社，2018.
5. 王卫平，孙锟，常立文.儿科学［M］.北京：人民卫生出版社，2018.
6. 李相中，李广元.西医内科学［M］.北京：中国中医药出版社，2018.
7. 刘柏炎，岳淑英.西医内科学［M］.北京：中国医药科技出版社，2018.